本书获

2013年贵州省出版发展专项资金
资　助

彩色药图

救荒本草

主编 周 静

原著 明·朱橚

○●

古籍整理之本草彩色药图系列

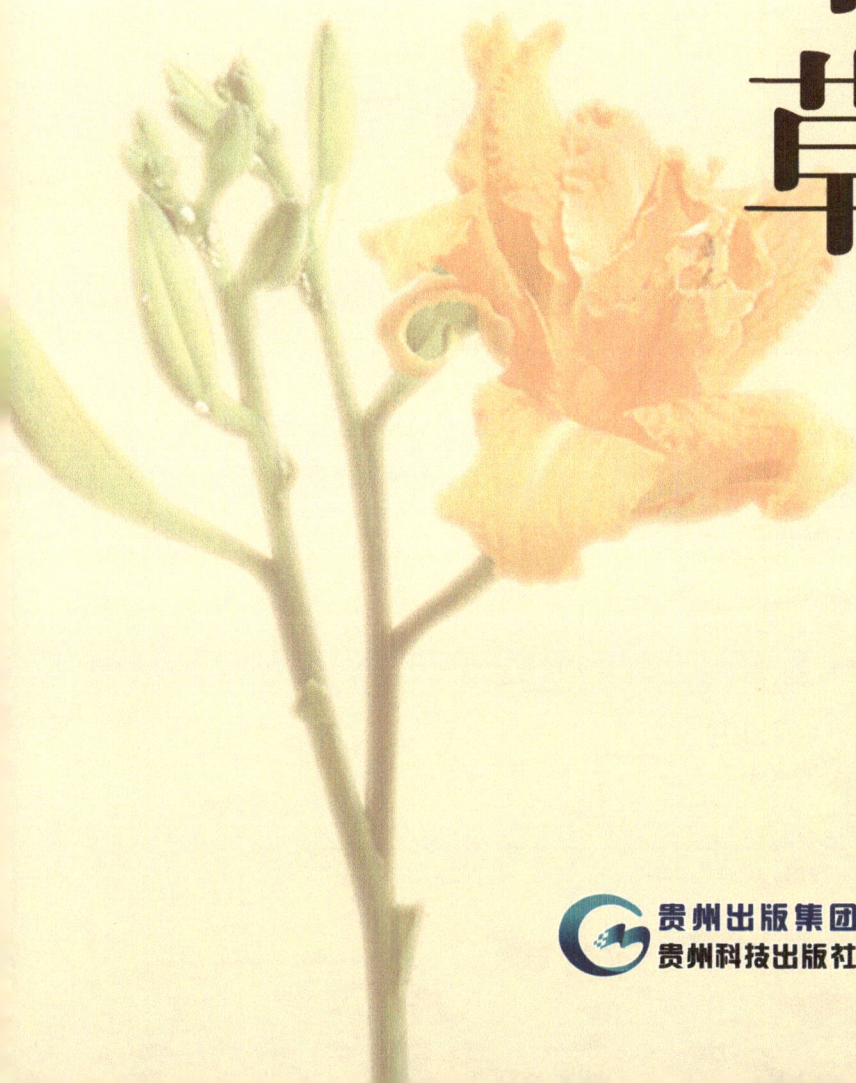

贵州出版集团
贵州科技出版社

图书在版编目（CIP）数据

救荒本草彩色药图 / 周静主编 . — 贵阳 : 贵州科
技出版社, 2017.2（2025.1重印）
（古籍整理之本草彩色药图系列）
ISBN 978-7-5532-0414-7

Ⅰ . ①救… Ⅱ . ①周… Ⅲ . ①食物本草—中国—图谱
Ⅳ . ①R281.5-64

中国版本图书馆CIP数据核字（2015）第211680号

救荒本草彩色药图
JIUHUANGBENCAO CAISE YAOTU

出 版 发 行	贵州出版集团　贵州科技出版社
地　　　址	贵阳市中天会展城会展东路A座（邮政编码：550081）
网　　　址	http://www.gzstph.com　　http://www.gzkj.com.cn
出　版　人	熊兴平
经　　　销	全国各地新华书店
印　　　刷	北京兰星球彩色印刷有限公司
版　　　次	2017年2月第1版
印　　　次	2025年1月第2次
字　　　数	410千字
印　　　张	19
开　　　本	889 mm×1194 mm　1/16
书　　　号	ISBN 978-7-5532-0414-7
定　　　价	124.00元

天猫旗舰店：http://gzkjcbs.tmall.com

《救荒本草彩色药图》
编委会

主 编 周 静

副主编 杨卫平 夏同珩 袁维真

编 委 （以姓氏笔画为序）

刘绍欢 孙 超 宋胜武 张 洁

陈灵修 罗梦羽 杨卫平 周 静

夏同珩 袁维真 蒲小君 蔡恒懋

潘 璠

前　言

　　治病之药，古来有之，我国人民使用中药的历史延绵上千年。历代的医药人员在治疗疾病的过程中，经过无数实践和努力，积累了大量的用药经验，为我们防病治病提供了大量的原始资料。中华中医药学会曾经在全国范围内发起了"学经典，读名著"的大型读书活动，希望通过专业人士对大量中医药经典文献的整理和普通民众的阅读，能够普及中国传统文化和中医药知识，培养更多优秀的中医药人才，以更好地促进中医药的发展和进步，为人类的健康事业做出贡献。

　　中药、本草典籍中，前人留下了大量的宝贵文字材料。但是，大多文字艰涩，且描述粗略，难窥全貌和细节，更难以被今人利用。历史证明，要认真继承、应用和发扬中医药的理论和知识，必须认真阅读"经典"。

　　我们选择在中药发展史上具有代表性的本草类著作进行文献整理、现代研究内容补充和药物原植物（动物、矿物）的识别等工作，形成了《古籍整理之本草彩色药图系列》丛书。本丛书整理的本草典籍共有《神农本草经》《名医别录》《新修本草》《救荒本草》和《珍珠囊补遗药性赋》5本，其内容设置有【古籍原文】、【来源】、【形态特征】、【性味功效】、【古方选录】、【用法用量】、【使用注意】、【现代研究】等板块，并在每本书后面设有中文药名索引、方剂名索引、拉丁学名索引等，方便读者查询和阅读。

　　本丛书的文字编写以贵阳中医学院的教师杨卫平、冯泳、陈芳、云雪林、周静为主，部分其他院校的教师和学生参与；书中彩色图片的筛选参考了大量的医药文献，具体的拍摄工作主要由夏同珩、杨卫平、刘绍欢、宋胜武和尹武燕等人完成。同时，原文中涉及的部分动物药材如犀角、虎骨等，来源于珍稀动物，按照国家的法律，目前已经不再使用。

　　本丛书立足于保留古代本草典籍的原貌以及选择有价值的古代用方，力求符合现代药物的使用规范，具有内容丰富翔实、层次分明、文字通俗易懂、图文并茂等特点，可供中医药专业人士和中医药专业学生以及部分中医药爱好者使用。

　　本丛书编写过程中，参考了国内外大量医药文献和相关书籍，在此，向所有参考用书和文献的原作者表示谢意。

　　由于编者的学识水平有限，书中难免有疏漏和不足，敬请广大读者批评指正。

编　者

2015年10月

目　录

救荒本草·卷上·上之后

草 部

✳ 叶可食 ✳

新 增

救荒本草·卷上·上之前

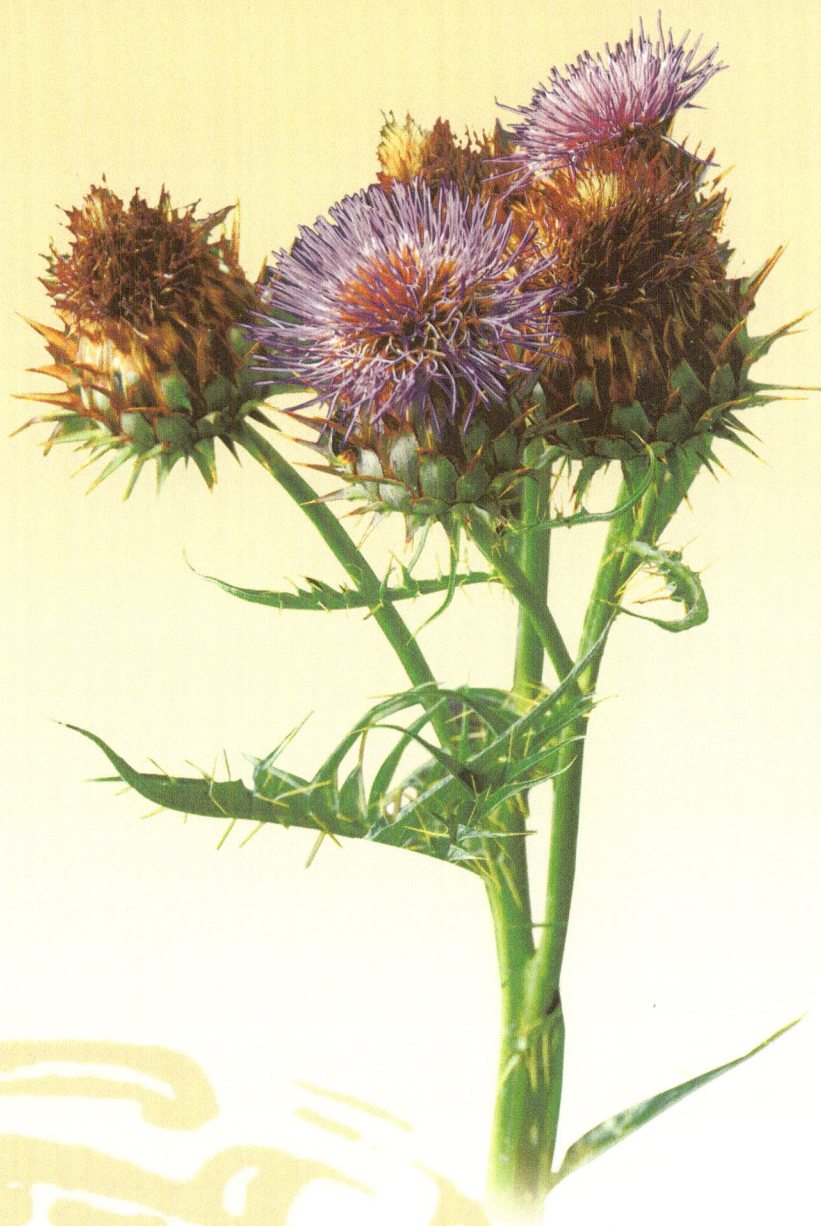

草部（二百四十五种）

叶可食

本草原有

刺蓟菜（小蓟）

【古籍原文】本草名小蓟，俗名青刺蓟，北人呼为千针草。出冀州，生平泽中，今处处有之。苗高尺余，叶似苦苣叶，茎叶俱有刺，而叶不皱，叶中心

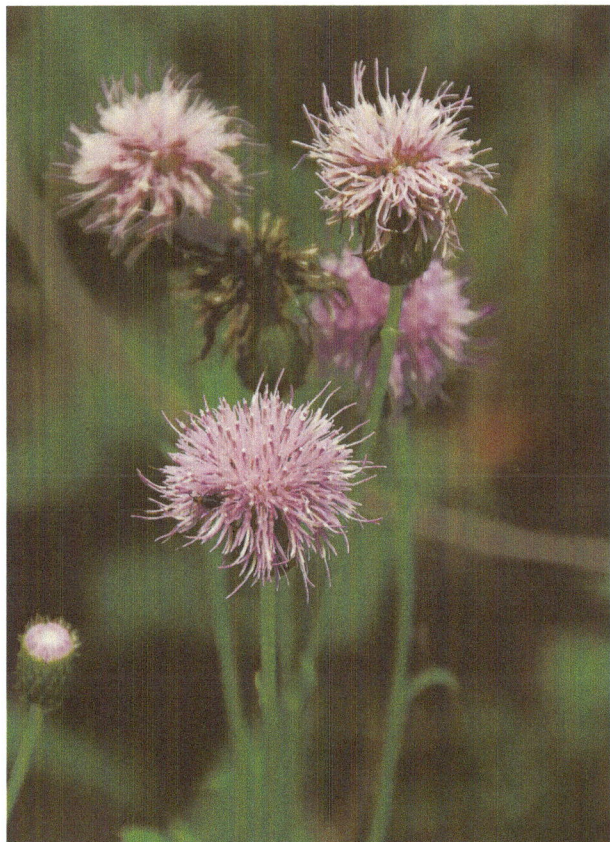

出花头，如红蓝花而青紫色。性凉，无毒。一云味甘，性温。「救饥」采嫩苗叶煤*熟，水浸淘净，油盐调食，甚美。除风热。「治病」文具本草草部大小蓟条下。

【来　　源】为菊科植物刺儿菜*Cirsium setosum*（Willd.）MB.的全草或根。

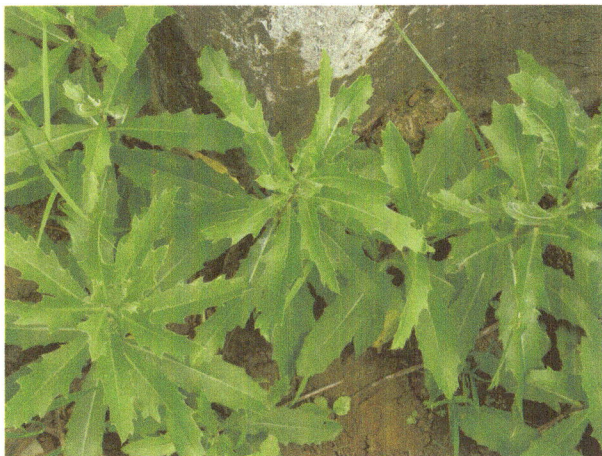

【形态特征】多年生草本。根状茎长。茎直立，高30～80cm，无毛或披蛛丝状毛。基生叶花期枯萎，下部叶和中部叶椭圆形或椭圆状披针形，通常无叶柄，全部茎叶两面同色。头状花序单生于茎端，雌雄异株。瘦果椭圆形或长卵形，略扁平。

【性味功效】甘、苦，凉。凉血止血，解毒散瘀消痈。

【古方选录】《医学入门石病衡要·卷五》小蓟琥珀散：小蓟、琥珀各等分。用法：上为散，每次三钱，水煎服。主治：血淋。

【用法用量】内服：①煎汤，4.5～9.0g；鲜品可用30～60g。②或捣汁。外用：适量，捣敷。

【现代研究】化学研究显示，本品主要含生物碱、黄酮、三萜以及简单酚酸。其中，止血活性成分有刺槐素-7-鼠李葡萄糖苷、芸香苷、咖啡酸、绿

---

*煤，同炸，为二类异体字。为尊重古医籍原著，本书"古籍原文"项下保留了原著中出现的一类、二类异体字。

原酸、原儿茶醛、蒲公英甾醇。药理研究显示，有明显的止血、抗菌作用。现代临床用于治疗鼻腔出血、胃及十二指肠溃疡出血、痔疮出血、尿路感染所致血尿及功能性子宫出血等。

2 大 蓟

【古籍原文】旧不著所出州土，云生山谷中，今郑州山野间亦有之。苗高三四尺，茎五棱，叶似大花苦苣菜，茎叶俱多刺，其叶多皱，叶中心开淡紫花。味苦，性平，无毒，根有毒。「救饥」采嫩苗叶炸熟，水淘去苦味，油盐调食。「治病」文具本草草部大小蓟条下。

【来　　源】为菊科植物大蓟*Cirsium japonicum* Fisch. ex DC.的地上部分或根。

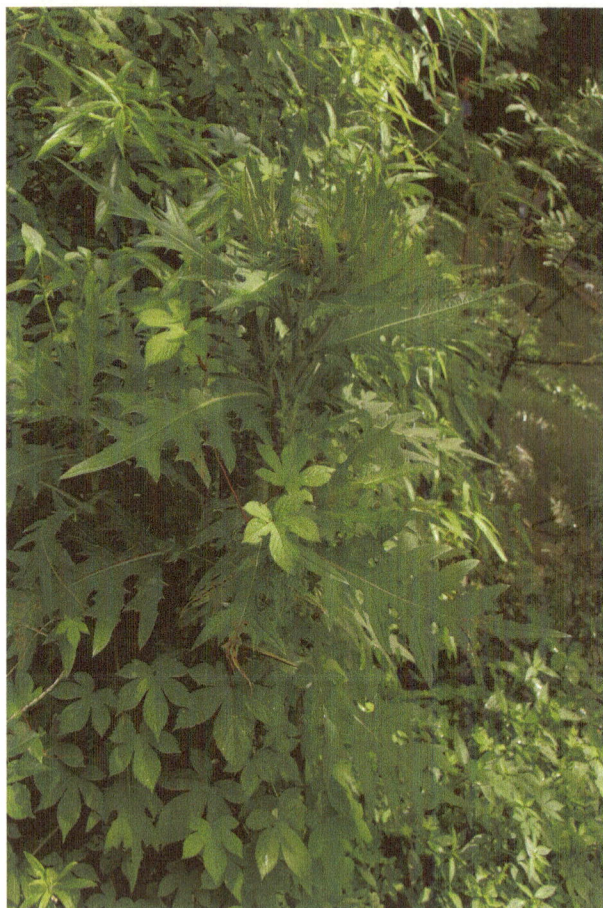

【形态特征】多年生草本，高可达100cm。根圆锥形。茎直立，茎枝有长棱，被长毛。基生叶较大，丛生，羽状深裂至全裂，边缘齿端具刺；茎生叶渐小，互生；叶片长椭圆形，先端尖，边缘羽状分裂；两面沿脉有白色棉毛。头状花序直立，单生在枝端；总苞钟状；管状花两性，花冠紫色或紫红色，5裂；雄蕊5枚。瘦果长椭圆形，稍扁。

【性味功效】甘、苦，凉。凉血止血，散瘀消肿。

【古方选录】《卫生简易方》治头部诸窍出血：单用大蓟，鲜品适量，捣汁内服。

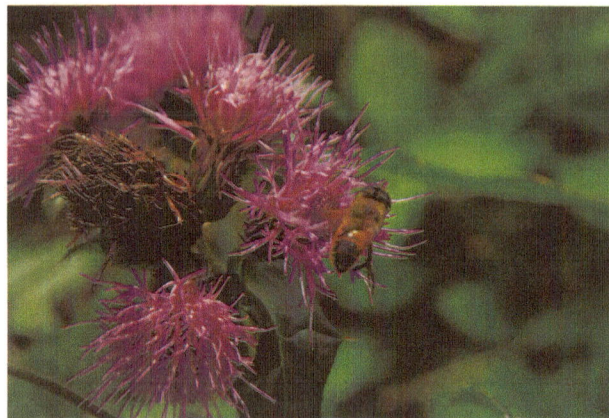

【用法用量】内服：煎汤，5～10g；鲜品可用30～60g。外用：适量，捣敷。止血宜炒炭用。

【使用注意】脾胃虚寒者不宜。

【现代研究】化学研究显示，根含蒲公英甾醇乙酸酯、β-谷甾醇、菊糖和黄酮类；全草含生物碱和挥发油等。药理研究显示，有止血、消炎、利尿、降血压和抗癌等作用，能抑制金黄色葡萄球菌、伤寒及副伤寒杆菌等。现代临床用于治疗尿血、外伤出血、痔疮和肺结核咯血等。

3 山苋菜（牛膝）

【古籍原文】本草名牛膝，一名百倍，俗名脚斯蹬，又名对节菜。生河内川谷及临朐，江淮、闽粤、关中、苏州皆有之，然皆不及怀州者为真，蔡州者最长大柔润，今钧州山野中亦有之。苗高二尺已来，茎方，青紫色，其茎有节如鹤膝，又如牛膝状，以此名之。叶似苋菜叶而长，颇尖艄，叶皆对生，开花作穗。根味苦、酸，性平，无毒。叶味甘、微酸。恶萤火、陆英、龟甲，畏白前。「救饥」采苗叶煤熟，换水浸去酸味，淘净，油盐调食。「治病」文具本草草部牛膝条下。

【来　　源】为苋科植物牛膝*Achyranthes bidentata* Bl.的根。

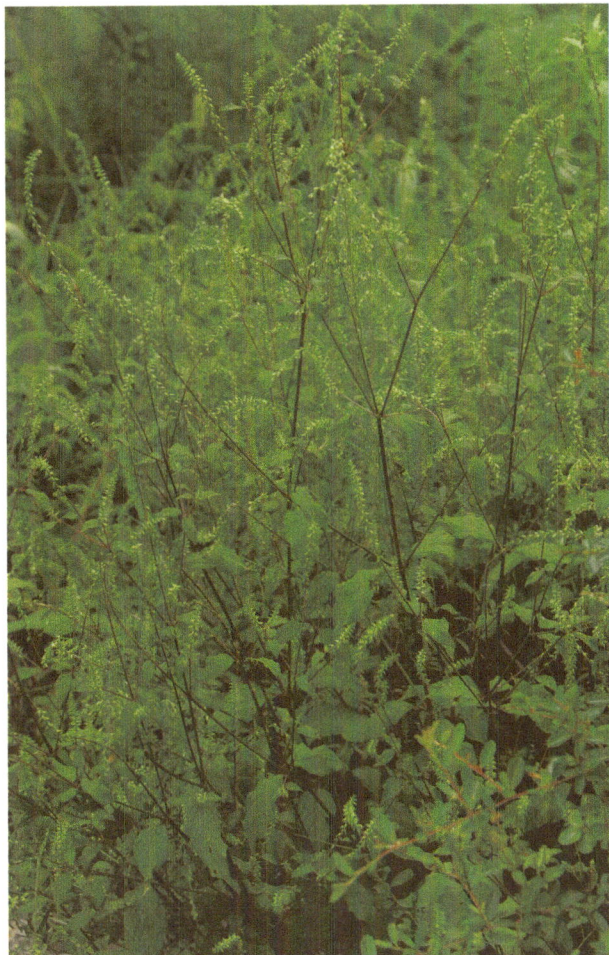

【形态特征】多年生草本，高70～120cm。根圆柱形，直径5～10mm，土黄色。茎有棱角或四方形，绿色或带紫色，有白色贴生或开展柔毛，节膨大。单叶对生，先端渐尖，基部宽楔形，全缘，两面被柔毛。穗状花序顶生或腋生。胞果长圆形，黄褐色，光滑。种子长圆形，黄褐色。花期7～9月，果期9～10月。

【性味功效】苦、酸，平。活血祛瘀，补肝肾，强筋骨，引火（血）下行，利水通淋。

【古方选录】《痎疟论疏》牛膝汤：牛膝（取肥大者，去芦，锉碎，用黄精适量，锉片同拌，蒸，去黄精，晒干）四两。用法：以水四升，煮取两升，分两次温服，未发时一服，临发时一服。主治：疟疾久不愈者。

【用法用量】内服：煎汤，4.5～9.0g；或浸酒、熬膏；或入丸、散。外用：适量，捣敷。活血祛瘀、引火（血）下行、利水通淋宜生用；补肝肾、强筋骨宜制用。

【使用注意】孕妇及月经过多者忌服。

【现代研究】化学研究显示，主要含三萜类、甾体类、多糖类等成分。药理研究显示，能扩张血管，改善循环，降低全血黏度、血糖和胆固醇，有抗凝、镇痛、抗炎及轻度利尿作用。现代临床用于治疗血栓闭塞性血管炎、动脉硬化性闭塞症、类风湿性关节炎、前列腺增生等。

4　款冬花

【古籍原文】一名橐石，一名颗东，一名虎须，一名菟奚，一名氏冬。生常山山谷及上党水傍，关中、蜀北宕昌、秦州、雄州皆有，今钩州密县山谷间亦有之，茎青，微带紫色，叶似葵叶，甚大而丛生，又似石葫芦叶，颇团。开黄花，根紫色。《图经》云："叶如荷而斗直，大者容一升，小者容数合，俗呼为蜂斗叶，又名水斗叶。"此物不避风雪，最先春前生，雪中出花，世谓之钻冻。又云："有叶似萆薢，开黄花，青紫萼，去土一二寸，

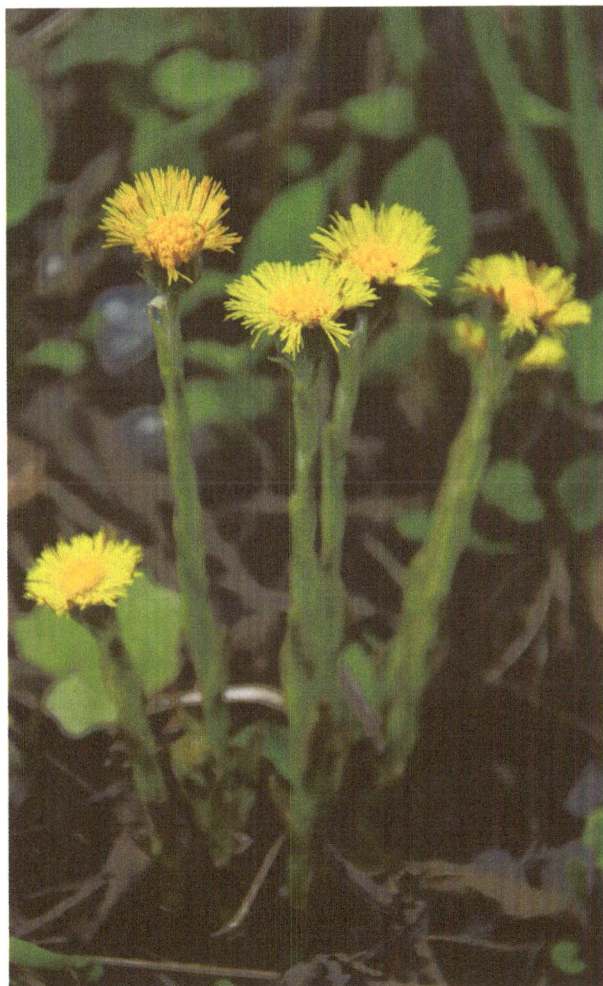

初出入菊花萼，通直而肥实无子，陶隐居所谓出高丽百济者，近此类也。"其叶味苦，花味辛、甘，性温，无毒。杏仁为之使，得紫菀良，恶皂荚、消石、玄参，畏贝母、辛夷、麻黄、黄芩、黄连、青葙。「救饥」采嫩叶煠熟，水浸淘去苦味，油盐调食。「治病」文具本草草部条下。

【来　源】为菊科植物款冬*Tussilago farfara* L.的花蕾。

【形态特征】多年生草本。根茎褐色，横生地下。叶于花期过后由近根部生出，叶片宽心形或肾形，顶端近圆形或钝尖；掌状网脉。冬春之间抽出花葶数条，被白茸毛；苞片椭圆形，淡紫褐色；头状花序顶生，鲜黄色。瘦果长椭圆形，有5～10棱，冠毛淡黄色。花期1～2月，果期4月。

【性味功效】辛、微苦，温。润肺下气，止咳化痰。

【古方选录】《济生方》百花膏：款冬花、百合（蒸、焙）各等分，上为细末，炼蜜为丸，如龙眼大。用法：每服一丸，食后、临卧细嚼，姜汤咽下，噙化尤佳。主治：咳嗽不已，或痰中带血。

【用法用量】内服：煎汤，3～10g；或熬膏；或入丸、散。外用：适量，研末调敷。外感暴咳宜生用，内伤久咳宜炙用。

【现代研究】化学研究显示，主要含黄酮类、生物碱类、三萜皂苷、挥发油及鞣质等。药理研究显示有镇咳、祛痰作用。现代临床用于治疗急、慢性支气管炎，支气管扩张，上呼吸道感染，肺结核等。

5 萹蓄

【古籍原文】亦名萹竹。生东莱山谷，今在处有之，布地生道傍。苗似石竹，叶微阔，嫩绿如竹，赤茎如钗股，节间花出甚细，淡桃红色，结小细子，根如蒿根。苗、叶味苦，性平。一云味甘，无毒。「救饥」采苗叶煠熟，水浸淘净，油盐调食。「治病」文具本草草部条下。

【来　源】为蓼科植物萹蓄*Polygonum aviculare* L.的地上部分。

【形态特征】一年生或多年生草本。茎平卧地上或斜上伸展，基部分支，绿色。单叶互生，托叶

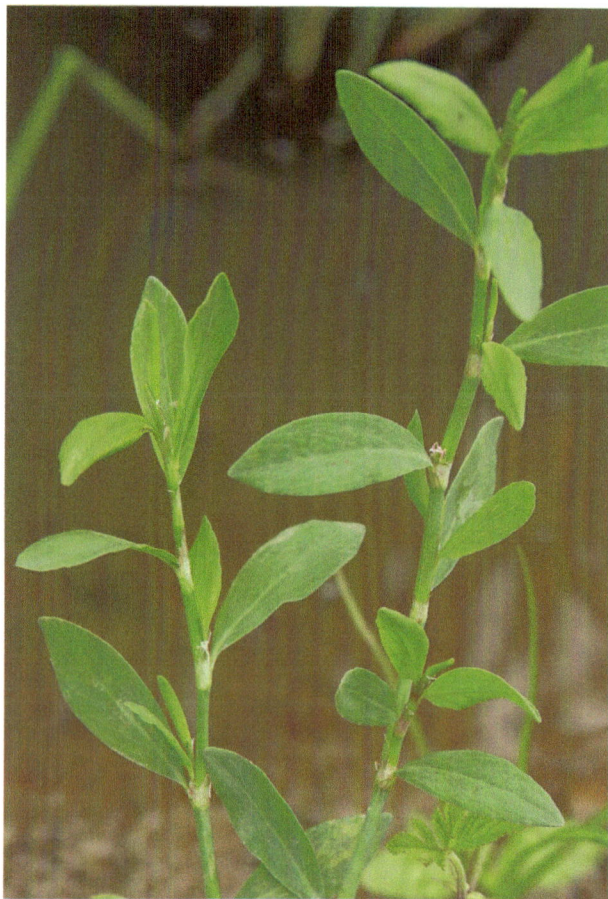

鞘抱茎，膜质，叶片狭长椭圆形或披针形，侧脉明显。花小，1～5朵簇生于叶腋；花被绿色，5裂，裂片椭圆形，边缘白色或淡红色；雄蕊8枚。瘦果三角状卵形，棕黑色或黑色。

【性味功效】苦，微寒。利水通淋，杀虫止痒。

【古方选录】《太平惠民和剂局方》八正散：车前子、瞿麦、萹蓄、滑石、栀子仁、木通、大黄、炙甘草各等量。用法：研末，每服二钱，加灯芯水煎，去渣后温服。功用：清热泻火，利水通淋。主治：湿热淋证。

【用法用量】内服：①煎汤，10～15g；或入丸、散。②杀虫：单用30～60g，鲜品捣汁饮50～100g。外用：适量，煎水洗，捣烂敷或捣汁搽。

【使用注意】脾虚者慎用。

【现代研究】化学研究显示，含槲皮素、萹蓄苷、槲皮苷、木樨草素、金丝桃苷、氨基酸类、葡萄糖和水溶性多糖等。药理研究显示，有利尿、驱虫（蛔虫、烧虫）、降血压、利胆、增加子宫平滑肌张力等作用，能抑制葡萄球菌、福氏痢疾杆菌、铜绿假单胞菌（旧称绿脓杆菌）以及皮肤真菌等。现代

临床用于治疗胆道蛔虫、流行性腮腺炎、细菌性痢疾、尿路结石、急性尿道炎、膀胱炎和胆道结石等。

6 大蓝（板蓝根）

【古籍原文】 生河内平泽，今处处有之，人家园圃中多种。苗高尺余，叶类白菜叶，微厚而狭窄尖艄，淡粉青色，茎叉梢间开黄花，结小荚，其子黑色。本草谓菘蓝可以为靛染青，以其叶似菘菜，故名菘蓝，又名马蓝。《尔雅》所谓"葳，马蓝"是也。味苦，性寒，无毒。「救饥」采叶煠熟，水浸去苦味，油盐调食。「治病」文具本草草部蓝实条下。

【来　　源】 为十字花科植物菘蓝*Isatis indigotica* Fort.的根。

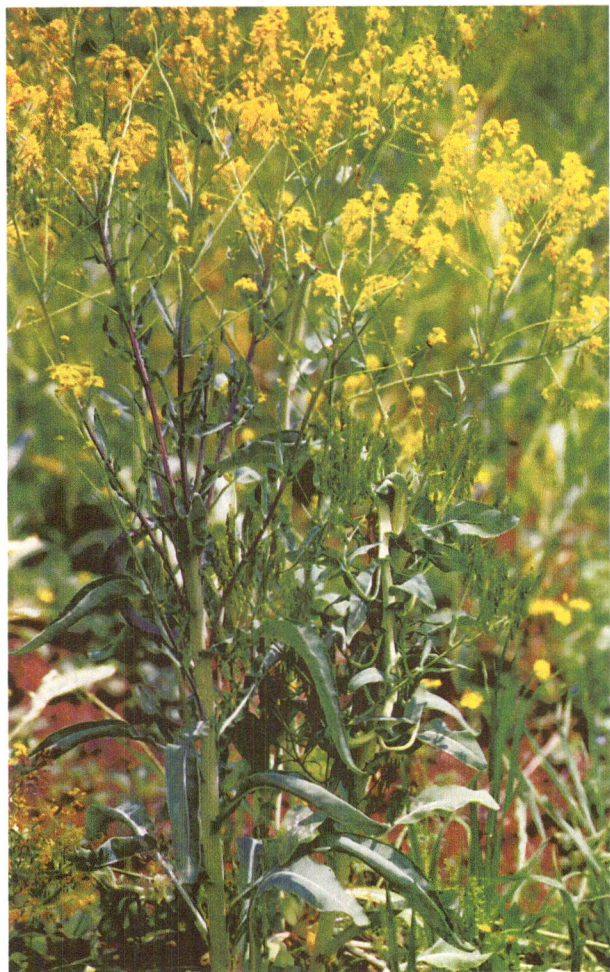

【形态特征】 二年生草本，植株高50～120cm。光滑无毛，常被粉霜。根肥厚，近圆锥形，表面土黄色。基生叶莲座状，叶片长圆形至宽倒披针形，

顶端钝尖，边缘全缘；茎顶部叶宽条形，全缘，无柄。总状花序顶生或腋生，在枝顶组成圆锥状。

【性味功效】 苦，寒。清热解毒，凉血利咽。

【临床用方】 《山西中草药》治腮腺炎：板蓝根15g。用法：水煎服，药渣挤汁搽敷患处。

【用法用量】 内服：煎汤，15～30g，大剂量可用60～120g；或入丸、散。外用：适量，煎汤熏洗。

【使用注意】 脾胃虚寒者忌用。

【现代研究】 化学研究显示，含板蓝根乙素、丙素、丁素，尚含靛蓝、靛玉红及多种氨基酸等。药理研究显示，对流行性感冒病毒（简称流感病毒）、腮腺炎病毒及多种细菌均有抑制作用，并有抗内毒素作用。现代临床用于治疗病毒性感冒、急性扁桃体炎、急性咽喉炎和腮腺炎等。

7 石竹子（瞿麦）

【古籍原文】 本草名瞿麦，一名巨句麦，一名大菊，一名大兰，又名杜母草、燕麦、蘥麦。生太山川谷，今处处有之。苗高一尺已来，叶似独扫叶儿尖小，又似小竹叶儿细窄，茎亦有节，梢间开红白花而结蒴，内有小黑子。味苦、辛，性寒，无毒。蓑草、牡丹为之使，恶螵蛸。「救饥」采嫩苗叶煠熟，水浸淘净，油盐调食。「治病」文具本草草部瞿麦条下。

【来　　源】 为石竹科植物石竹*Dianthus chinensis* L.的地上部分。

【形态特征】 多年生草本，高达1m。茎丛生，直立，无毛。上部二歧分支，节明显。叶对生，线形或线状披针形。花萼圆筒形，淡紫红色；花瓣5片，淡红色、白色或淡紫红色。蒴果长圆形，与宿萼近等长。种子黑色。

【性味功效】 苦，寒。利尿通淋，活血通经。

【古方选录】 《魏氏家藏方·卷七》瞿麦汤：瞿麦、苦杖各等分。用法：上药研为细末，每次五钱，加灯芯三十茎，水煎，不拘时服。主治：小便不通。

【用法用量】 内服：煎汤，3～10g；或入丸、散。外用：适量，煎汤洗；或研末撒。

【使用注意】 孕妇慎用。

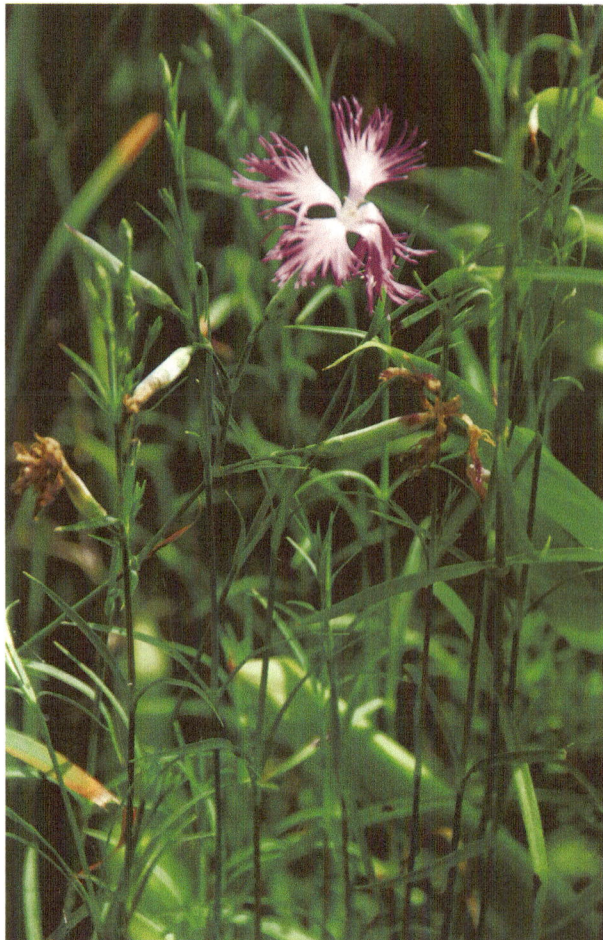

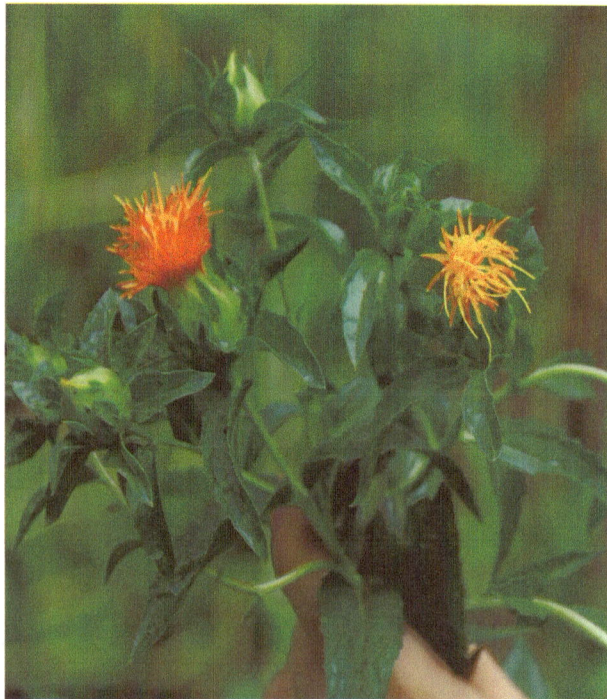

【现代研究】化学研究显示，含多种黄酮化合物、石竹皂苷元、生物碱、磷酸、维生素A类物质等。药理研究显示，有显著利尿作用；对大肠杆菌、伤寒杆菌、铜绿假单胞菌和金黄色葡萄球菌均有抑制作用；还有兴奋肠管、抑制心脏、降低血压和影响肾血容积等作用。现代临床用于治疗泌尿系感染、妇女外阴糜烂、皮肤湿疮、湿疹和尿路结石等。

8 红花菜（红花）

【古籍原文】本草名红蓝花，一名黄蓝。出梁汉及西域，沧魏亦种之，今处处有之。苗高二尺许，茎叶有刺，似刺蓟叶而润泽窊面，稍结梂彙，亦多刺，开红花，蕊出梂上，圃人采之，采已复出，至尽而罢。梂中结实，白颗如小豆大。其花暴干，以染真红及作胭脂。花味辛，性温，无毒。叶味甘。「救饥」采嫩叶煤熟，油盐调食。子可笮作油用。「治病」文具本草草部红蓝花条下。

【来　　源】为菊科植物红花 *Carthamus tinctorius*

L.的花。

【形态特征】越年生草本，高50～100cm。茎直立，上部分支，白色或淡白色，光滑无毛。叶互生，无柄。头状花序顶生，排列成伞房状；总苞片数层，外层绿色，内层为白色膜质；花为两性的管状花，初开时黄色，后转为橙红色。瘦果椭圆形，长约5mm，无冠毛。

【性味功效】辛，温。活血祛瘀，通经止痛。

【古方选录】《太平圣惠方》红花散：红花一分，白矾（烧灰）一两。用法：上药研为细末，每用少许纳耳中。主治：聤耳，累年脓水不绝，臭秽。

【用法用量】内服：煎汤，3～9g。

【使用注意】有出血倾向者不宜多用；孕妇忌用。

【现代研究】化学研究显示，含红花黄色素、红花醌苷、红花苷等。药理研究显示，有心奋心脏、增加冠脉血流量、减轻心肌缺血等作用；能扩张血管，改善微循环，抑制血小板聚集和促进纤溶，防止血栓形成。现代临床单用红花注射液治疗冠心病心绞痛、脑梗死、脑动脉硬化症、缺血性中风、脑出血后遗症、血栓闭塞性脉管炎、多形红斑等。

9 萱草花（黄花菜）

【古籍原文】俗名川草花，本草一名鹿葱，谓生山

野，花名宜男。《风土记》云："怀妊妇人佩其花，生男故也。"人家园圃中多种，其叶就地丛生，两边分垂，叶似菖蒲叶儿柔弱，又似粉条儿菜叶而肥大，叶间撺葶，开金黄花。味甘，无毒。根凉，亦无毒。叶味甘。「救饥」采嫩苗叶煤熟，水浸淘净，油盐调食。「治病」文具本草草部条下。

【来　　源】为百合科植物黄花菜*Hemerocallis citrina* Baroni的花蕾。

【形态特征】多年生草本，高30~65cm。根簇生，肉质，根端膨大呈纺锤形。叶基生，狭长带状，下端重叠，向上渐平展，全缘，中脉于叶下面凸出。花茎自叶腋抽出，茎顶分支开花，有花数朵；花大，橙黄色，漏斗形，花被5裂。蒴果革质，椭圆形。种子黑色光亮。

【性味功效】甘，微寒。活血解毒，除湿消肿。

【临床用方】治便血、痔疮出血：鲜萱草花、鲜藕丝各适量。用法：上药同煮，加蜂蜜调服。

【用法用量】内服：鲜品20~50g，煎汤，或煮食，或炒菜。

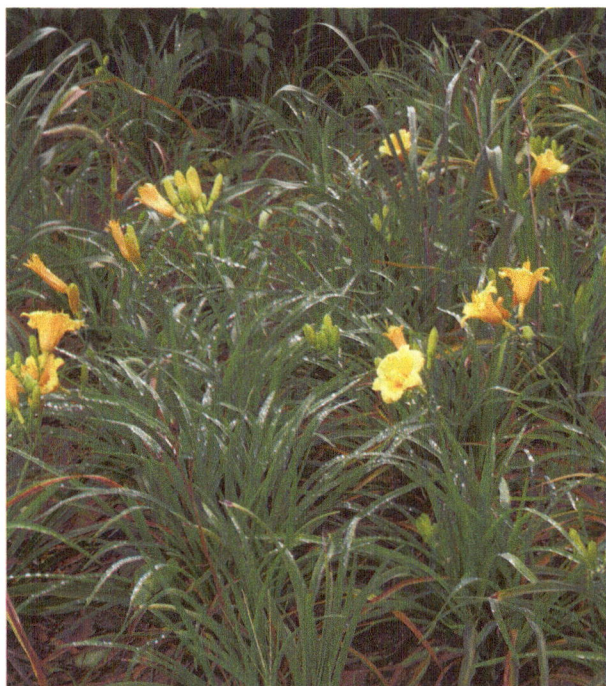

【使用注意】新鲜黄花菜不宜生吃，易使人中毒。

【现代研究】化学研究显示，含胡萝卜素、维生素C、烟酸、蛋白质、糖类及钙、磷、铁等。药理研究显示，有健脑、抗衰老、降低胆固醇、抗癌等作用。现代临床用于治疗便血、痔血、心烦、夜盲、产后乳汁不下、鼻衄、声音嘶哑和目赤肿痛等。

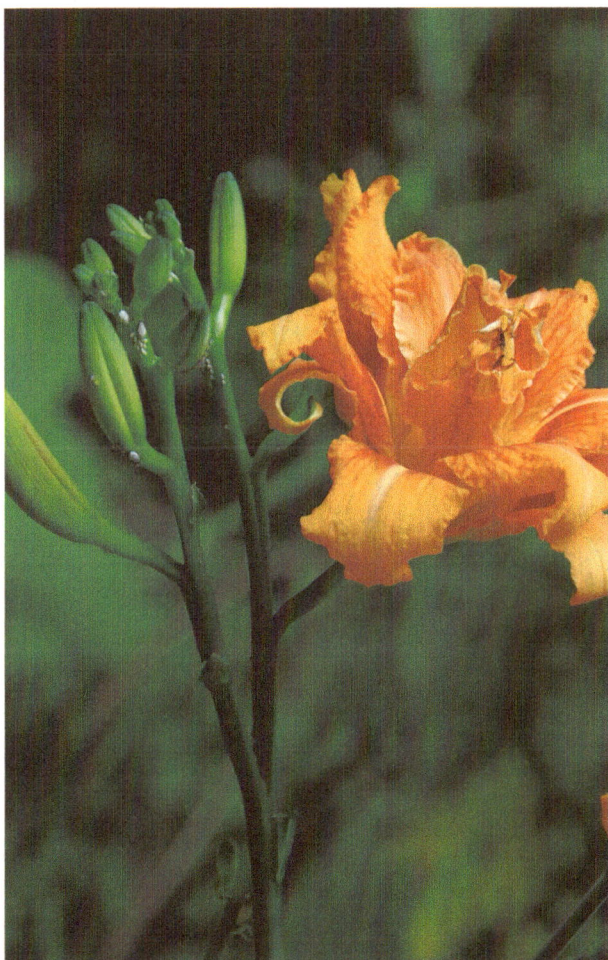

10 车轮菜（车前子）

【古籍原文】本草名车前子，一名当道，一名茉苢，一名虾蟆衣，一名牛遗，一名胜舄，《尔雅》云"马舄"，幽州人谓"之牛舌草"。生滁州及真定平泽，今处处有之。春初生苗，叶布地如匙面，

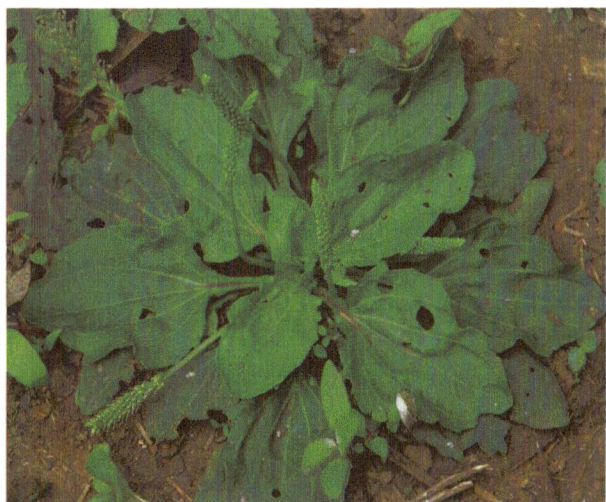

累年者长及尺余，又似玉簪，叶稍大而薄，叶丛中心撺葶三四茎，作长穗如鼠尾，花甚密，青色微赤，结实如葶苈子，赤黑色，生道傍。味甘、咸，性寒，无毒。一云味甘，性平。叶及根味甘，性寒。常山为之使。「救饥」采嫩苗叶煠熟，水浸去涎沫，淘净，油盐调食。「治病」文具本草草部车前子条下。

【来　　源】为车前草科植物车前*Plantago asiatica* L.以及同属近缘多种植物的种子。

【形态特征】多年生草本，连花茎高达50cm，具须根。叶根生，具长柄，基部阔大；叶片卵形或椭圆形，基部狭窄成长柄，全缘或具不规则波状浅齿，有5～7条弧形脉。花茎3～10个；穗状花序，淡绿色花；花萼4片；花冠小，膜质，花冠状卵形，先端4裂，裂片三角形；雄蕊4枚。蒴果卵状圆锥形。种子4～8颗，熟时黑色。

【性味功效】甘、淡，寒。清热除湿，利尿通淋。

【古方选录】《证治准绳·类方》车前子散：车前子、淡竹叶、赤茯苓、荆芥穗各二钱半。用法：灯芯草二十茎，水煎，食前服。功用：清热利尿通淋。主治：热淋，小便痛不可忍。

【用法用量】内服：煎汤，9～15g，宜包煎；或入丸、散。外用：适量，煎水洗，或研末撒。生用利尿通淋，清热力强；盐水炙用以增明目之功。

【使用注意】肾虚精滑无湿热者忌用。

【现代研究】化学研究显示，含黏液质、琥珀酸、车前烯醇、车前子碱、脂肪油、有机酸、挥发油、黄酮苷、豆甾醇、果胶、熊果酸及维生素A、B等。药理研究显示，有利尿，预防肾结石，促进呼吸道黏液分泌，稀释痰液，有抑制伤寒杆菌、大肠杆菌、铜绿假单胞菌和金黄色葡萄球菌等作用。现代临床用于治疗高血压、充血性心力衰竭、小儿秋季腹泻和小儿单纯性消化不良等。

【附】车前草

　　车前草为车前的全草。味甘、淡，性微寒，功效清热利尿、祛痰、凉血、解毒。适用于水肿尿少，热淋涩痛，暑湿泄泻，痰热咳嗽，吐血衄血，痈肿疮毒等。内服：煎汤，9～30g；鲜品加倍，煎服或捣汁服。外用：鲜品适量，捣敷患处。

11 白水荭苗（荭草）

【古籍原文】本草名荭草，一名鸿蔼。有赤白二色，《尔雅》云："红，茏古。其大者茮。"《郑诗》云"隰有游龙"是也。所在有之，生水边下湿地。叶似蓼叶而长大，有涩毛，花开红白，又似马蓼，其茎有节而赤。味咸，性微寒，无毒。「救饥」采嫩苗叶煠熟，水浸淘净，油盐调食。洗净蒸食亦可。「治病」文具本草草部荭草条下。

【来　　源】为蓼科植物红蓼*Polygonum orientale* L.的全草。

【形态特征】一年生草本，植株高1～3m。茎直立，中空，多分支，且密生长毛。叶互生，被长毛，叶片为窄卵形近披针形，两面都有稀疏的软毛。圆锥状花序顶生或腋生，长约9cm，柔软而下垂；苞片宽卵形，裂片椭圆形。瘦果近于圆形，扁平，黑色而有光泽。

【性味功效】辛，平；有小毒。祛风除湿，清热解毒，活血，截疟。

【临床用方】《全国中草药汇编》治风湿性关节炎：鲜荭草60g，鲜鹅不食草15g。用法：水煎服。

【用法用量】内服：煎汤，9～15g；或浸酒；或研末。外用：适量，研末或捣敷；或煎汁洗。

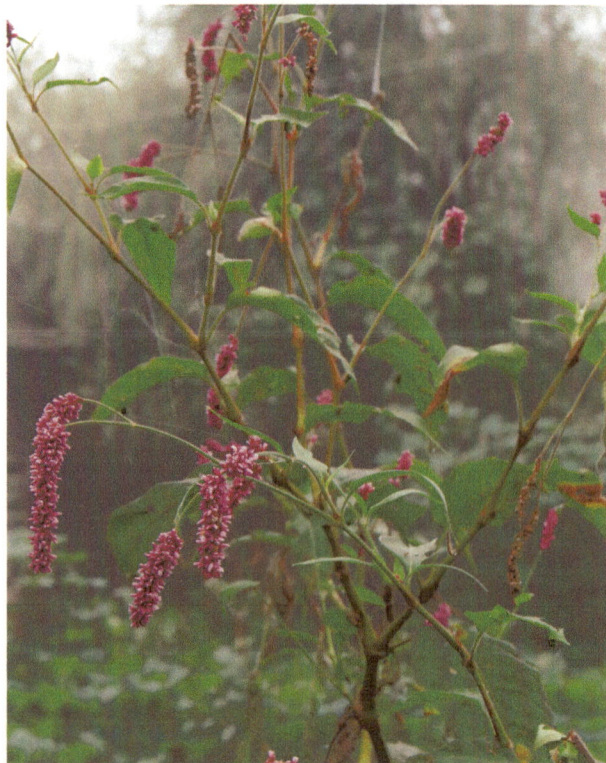

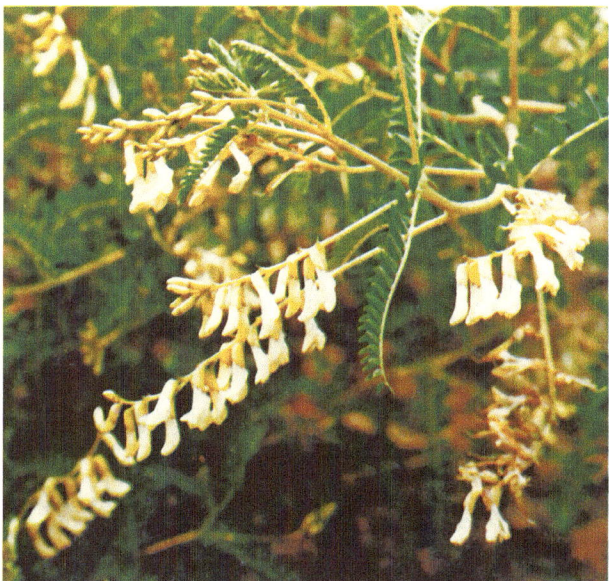

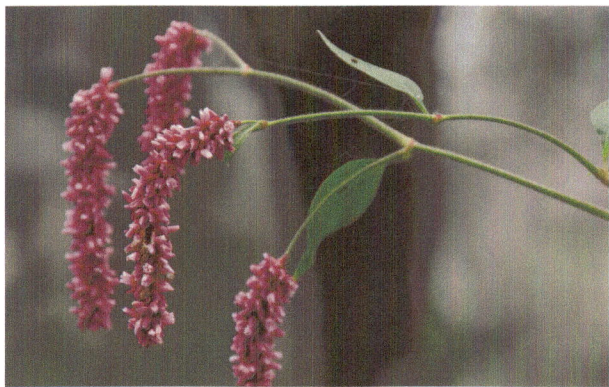

【使用注意】内服用量不宜过大，孕妇禁用。

【现代研究】化学研究显示，地上部分含槲皮苷、黄酮类；叶含荭草素、荭草苷、大量的叶绿醌及牡荆素等。药理研究显示，有抗急性心肌缺血、增加心肌营养性血流量、耐缺氧及抗菌、扩张支气管、心奋子宫、抗癌等作用。现代临床用于治疗水肿、小儿脓疱疮、小儿疳积和外伤骨折等。

12 黄耆（黄芪）

【古籍原文】一名戴糁，一名戴椹，一名独椹，一名芰草，一名蜀脂，一名百本，一名王孙。生蜀郡山谷及白水、汉中、河东、陕西，出绵上呼为绵黄耆，今处处有之，根长二三尺，独茎，丛生枝干，其叶扶疏，作羊齿状，似槐叶微尖小，又似蒺藜叶，阔大而青白色，开黄紫花，如槐花大，结小尖角，长寸许。味甘，性微温，无毒。一云味苦，微寒。恶龟甲、白鲜皮。「救饥」采嫩苗叶煠熟，换

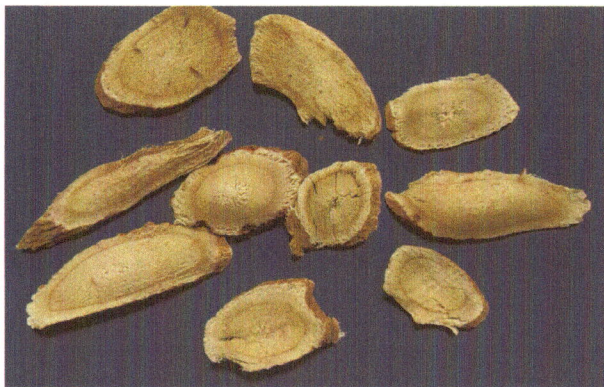

水浸淘，洗去苦味，油盐调食。药中补益，呼为羊肉。「治病」文具本草草部条下。

【来　　源】为豆科植物膜荚黄芪*Astragalus membranaceus*（Fisch.）Bunge的根。

【形态特征】多年生草本，高0.5～1.5m。主根肥厚，木质，常分支，灰白色。茎直立。叶为奇数羽状复叶，叶轴有长柔毛；叶椭圆形至长圆状卵形。总状花序顶生或腋生，黄色或淡黄色。荚果卵状长圆形，长2.0～2.5cm，先端有喙，被黑色短毛。种子3～8颗。

【性味功效】甘，温。补气升阳，益卫固表，利水退肿，托毒生肌。

【古方选录】①《太平惠民和剂局方》黄耆六一汤：黄耆（去芦，蜜汁涂炙）六两，炙甘草一两。用法：每二钱，水一盏，枣二枚，煎至七分，去滓，温服，不拘时。功用：补气生津。主治：男子、妇人诸虚不足，肢体劳倦，胸中烦悸，时常焦渴，唇干口燥，面色萎黄，不能饮食，或先渴而欲发疮疖，或病痈疽而后渴。②《圣济总录》治吐血不止：黄芪二钱半，紫背浮萍五钱，为末。用法：每服一钱，姜蜜水下。

【用法用量】内服：煎汤，10～15g，大剂量可用至30～60g；或入丸、散；或膏剂。补中益气宜炙用，其他功效生用为主。

【使用注意】表实邪盛、内有积滞、阴虚阳亢、疮疡阳证属实者均不宜用。

【现代研究】化学研究显示，含有皂苷类、黄酮类、多糖类化合物。药理研究显示，具有促进造血、抗病毒、增强免疫力、抗炎、抗菌、利尿等作用。现代临床用于治疗贫血，神经衰弱属气血不足者，脏器下垂属气血不足、中气下陷者，病毒性心肌炎、慢性肝炎、慢性肾炎水肿等属脾虚者。

13 威灵仙

【古籍原文】一名能消。出商周、上洛、华山并平泽，及陕西、河东、河北、河南、河湖、石州、宁化等州郡，不闻水声者良，今密县梁家冲山野中亦有之。苗高一二尺，茎方如钗股，四棱，茎多细茸白毛。叶似柳叶而阔，边有锯齿，又似旋复花叶，其叶作层生，每层六七叶，相对排如车轮样。有六层至七层者，花浅紫色，或碧白色，作穗似蒲台子，亦有似菊花头者，结实青色，根稠密多须。味苦，性温，无毒。恶茶及面汤，以甘草、栀子代饮可也。「救饥」采叶煠熟，换水浸去苦味，再以水淘净，油盐调食。「治病」文具本草草部条下。

【来　　源】为玄参科植物草本威灵仙*Veronicastrum sibiricum*（L.）Pennell的根及全草。

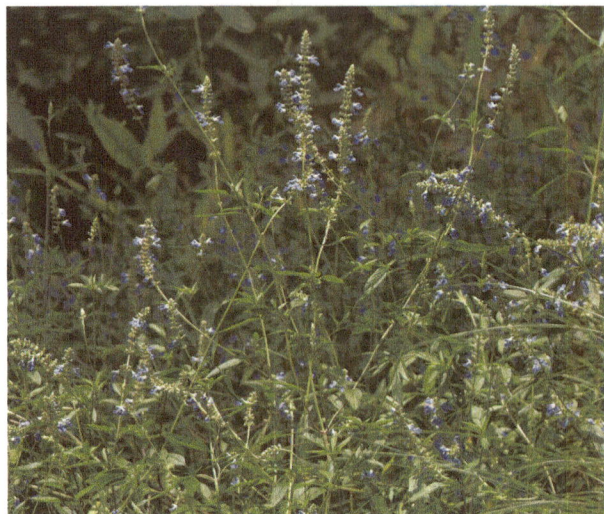

【形态特征】多年生草本，高80~150cm。根状茎横走，多须根。茎直立，不分支。叶无柄；叶片长圆形至宽条形，先端渐尖，边缘有三角状锯齿，两面无毛或疏被柔毛。花序顶生；花梗短；花萼5深裂；花红紫色、紫色或淡紫色。蒴果卵形，两面有沟。种子椭圆形。

【性味功效】辛、微苦，寒。祛风除湿，清热解毒。

【临床用方】《全国中草药汇编》治毒蛇咬伤：鲜草本威灵仙45g或干品15~30g。用法：上药水煎服；另用鲜品适量，捣烂敷患处。

【用法用量】内服：煎汤，干品10~15g，鲜品30~60g。外用：鲜品适量，捣敷，或煎水洗。

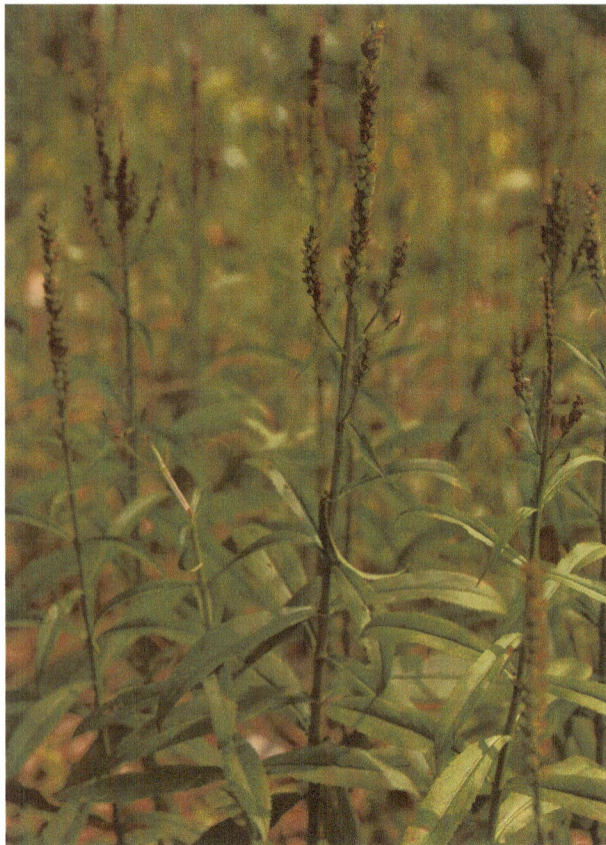

【现代研究】化学研究显示，含异阿魏酸、桂皮酸、齐墩果酸、甘露醇、胡萝卜苷等。药理研究显示，有显著抗炎镇痛作用。现代临床用于治疗风热感冒、咽喉肿痛、腮腺炎、风湿痹痛等。

14 马兜零（马兜铃）

【古籍原文】一名云南根，一名土青木香。生关中及信州、滁州、河东、河北、江淮、夔、浙州郡皆有，今高阜去处亦有之。春生苗如藤蔓，叶如山药叶而厚大，背白，开黄紫花，颇类枸杞花，结实如铃，作四五瓣，叶脱时铃尚垂之，其状如马项铃，故得名。味苦，性寒。又云平，无毒。「救饥」采叶煠熟，用水浸去苦味，淘净，油盐调食。「治病」文具本草草部条下。

【来　　源】为马兜铃科植物北马兜铃*Aristolochia contorta* Bge.的果实。

【形态特征】多年生缠绕或匍匐细弱草本。根细长，圆柱形。茎草质。叶互生，叶柄丝状，叶片三角状阔卵形，先端钝或钝尖，基部心形，全缘。花紫色；花梗细；花被暗紫色；雄蕊6枚；子房下

位。蒴果广倒卵形或椭圆状倒卵形，成熟时黄绿色；种子扁平，三角状。

【性味功效】苦、微辛，寒。清肺降气，止咳平喘，清泄大肠。

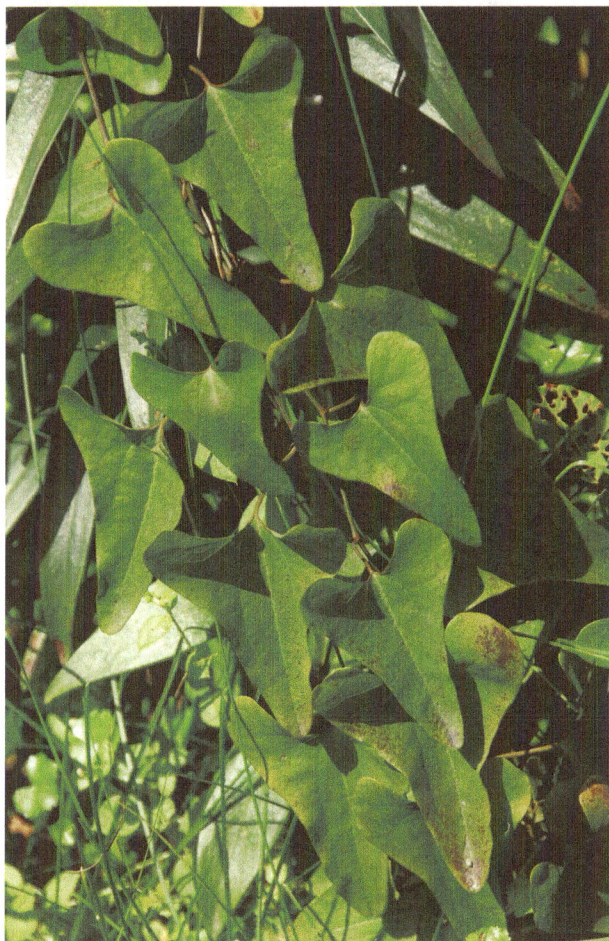

【古方选录】《小儿药证直诀》补肺阿胶散：阿胶、炒牛蒡子、炙甘草、马兜铃、杏仁、炒糯米各等量。用法：研末，每次一至两钱，水煎服。主治：咳喘、痰中带血。

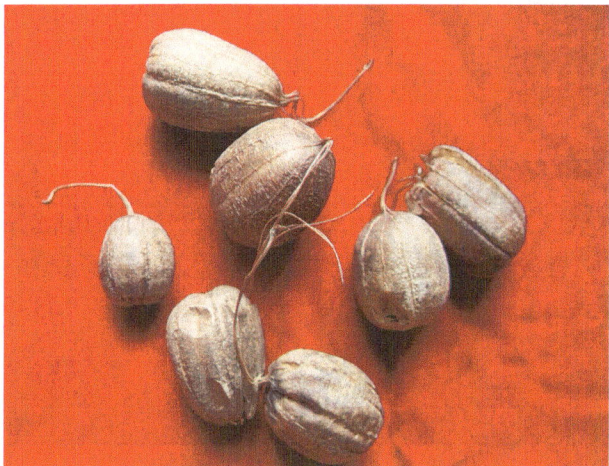

【用法用量】内服：煎汤，2~6g；或入丸、散。

【使用注意】虚寒咳喘及脾虚便溏者禁用。

【现代研究】化学研究显示，含马兜铃酸类、生物碱类、黄酮、香豆素、木质素和有机酸等。药理研究显示，有祛痰、镇咳、镇静和抗菌等作用，近代研究发现其有肾毒性。现代临床用于治疗高血压、支气管炎咳嗽、水肿、腹水和胃脘痛等。

15 旋覆花

【古籍原文】一名戴椹，一名金沸草，一名盛椹，上党田野人呼为金钱花。《尔雅》云："覆，盗庚。"出随州，生平泽川谷，今处处有之。苗多近水傍，初生大如红花叶而无刺，苗长二三尺已来，叶似柳叶稍宽大，茎细如蒿干，开花似菊花，如铜钱大，深黄色。花味咸、甘，性温、微冷，有毒。叶味苦，性凉。「救饥」采叶煠熟，水浸去苦味，淘净，油盐调食。「治病」文具本草草部条下。

【来　　源】为菊科植物欧亚旋覆花*Inula britannica* L.的头状花序。

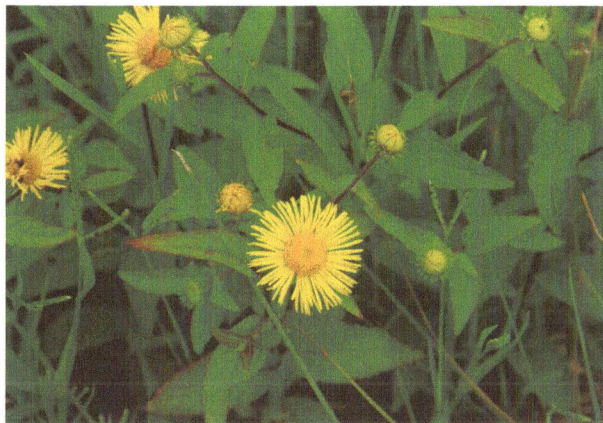

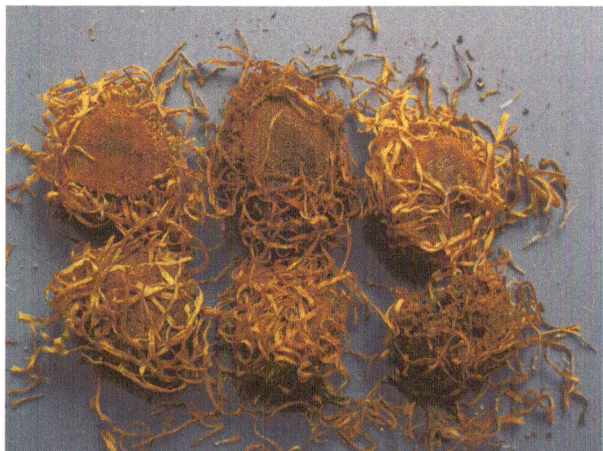

【形态特征】多年生草本。根状茎短，横走或斜升。茎直立，单生或2～3个簇生，上部有伞房状分支，全部有叶。叶片长圆形或椭圆状披针形，基部宽大，无柄，半抱茎。头状花序1～5个，生于茎端或枝端，径2.5～5.0cm；总苞半球形。瘦果圆柱形。花期7～9月。

【性味功效】苦、辛、咸，微温。降气化痰，降逆止呕。

【古方选录】《妇人良方》旋覆花汤：旋覆花、枇杷叶、川芎、细辛、赤茯苓各一钱，前胡一钱五分。用法：姜、枣水煎服。主治：风痰呕逆，饮食不下，头目昏闷。

【用法用量】内服：煎汤，3～10g，宜纱布包煎或滤去毛。

【使用注意】阴虚劳嗽、风热燥咳者忌用。

【现代研究】化学研究显示，含有旋覆花内酯、黄酮苷、旋覆花甾醇、槲皮素、绿原酸等。药理研究显示，有镇咳祛痰、平喘、抗炎、抗菌及强大的杀阴道滴虫和阿米巴原虫等作用。现代临床用制剂复方旋覆花片治疗急、慢性支气管炎，支气管哮喘等。

16 防 风

【古籍原文】一名铜芸，一名茴草，一名百枝，一名屏风，一名茴根，一名百蜚。生同州沙苑川泽，邯郸、琅邪、上蔡、陕西、山东处处皆有，今中牟田野中亦有之。根土黄色，与蜀葵根相类稍细短，茎叶俱青绿色，茎深而叶淡，叶似青蒿叶而阔大，又似米蒿叶而稀疏，茎似茴香，开细白花，结实似胡荽子而大。味甘、辛，性温，无毒。杀附子毒，恶干姜、藜芦、白敛、芫花。又有石防风，亦疗头风眩痛。又有叉头痛，令人发狂。又尾者，发痼疾。「救饥」采嫩苗叶作菜茹煠食，极爽口。「治病」文具本草草部条下。

【来　　源】为伞形科植物防风 *Saposhnikovia divaricata* (Tuncz.) Schischk.的根。

【形态特征】多年生草本。根粗壮。茎单生。基生叶三角状卵形，全缘。复伞形花序顶生，伞梗5～9枚，不等长，小伞形花序有花4～9朵；萼齿短三角形；花瓣5片，白色，倒卵形；子房下位，2室，花柱2枚。双悬果卵形，分果有棱。

【性味功效】辛、甘，温。解表祛风，胜湿止痛，止痉，止泻。

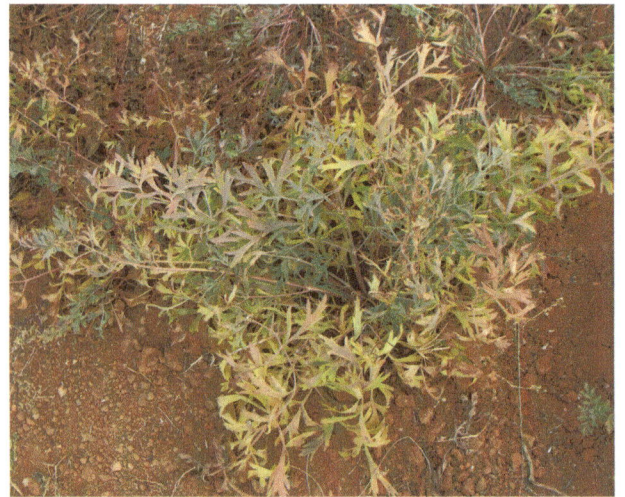

【古方选录】《太平圣惠方》防风散：防风、木通、麦门冬、升麻、葛根、虎杖各一两。用法：研末，每次三钱，水煎服。主治：伤寒阳痉，壮热不歇，筋脉拘急，牙关急痛。

【用法用量】内服：煎汤，5～10g；或入丸、散。外用：适量，煎水熏洗。

【使用注意】阴血亏虚、热盛动风者不宜。

【现代研究】化学研究显示，含5-O-甲基齿阿密醇、前胡素、色满酮苷、β-谷甾醇及挥发油等。药理研究显示，有解毒、镇痛、镇静、抗炎、抗惊厥、抗过敏、抑制金黄色葡萄球菌等作用。现代临床用于治疗风湿性关节炎、面神经炎、过敏性皮炎、风疹、湿疹和慢性腰背痛等。

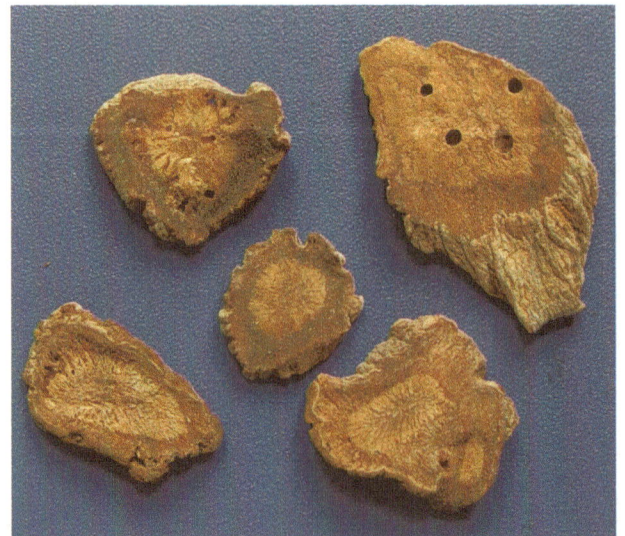

17 郁臭苗（茺蔚子）

【古籍原文】本草茺蔚子是也。一名益母，一名益明，一名大札，一名贞蔚，皆云蓷，益母也。亦谓蓷，臭秽。生海滨池泽，今田野处处有之。叶似荏子叶，又似艾叶而薄小，色青，茎方，节节开小白花，结子黑茶褐色，三棱细长。味辛、甘，微温。一云微寒，无毒。「救饥」采苗叶煤熟，水浸淘净，油盐调食。「治病」文具本草草部茺蔚子条下。

【来　　源】为唇形科植物益母草*Leonurus japonicus* Houtt.的果实。

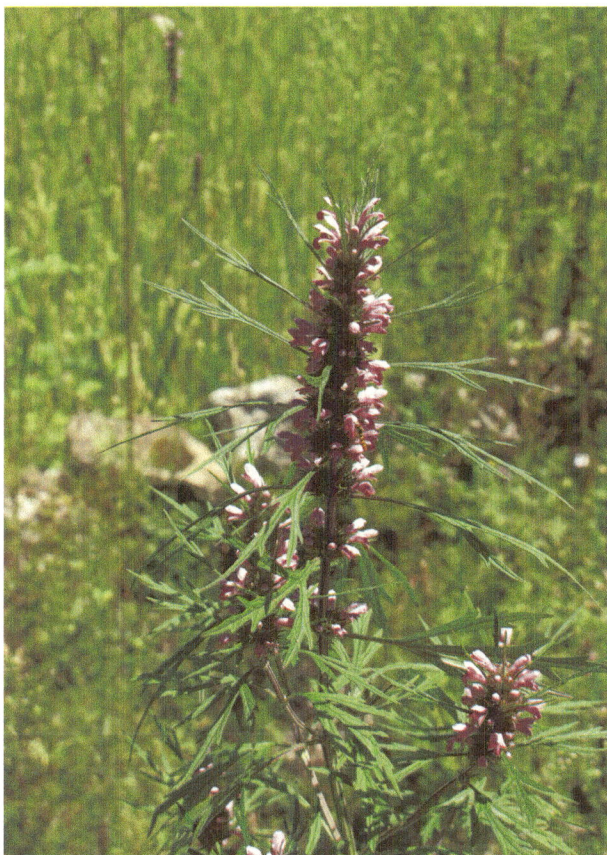

【古方选录】《秘传眼科龙木论》茺蔚子散：茺蔚子、防风各二两，玄参、细辛、大黄、枳壳、知母、芒硝各一两，芍药一两半。用法：研末，每服一钱，水煎去滓，食后服。主治：黑睛星翳，多少不定，久损全目。

【用法用量】内服：煎汤，6~9g；或入丸、散；或捣绞取汁。

【使用注意】月经过多及孕妇忌用。

【现代研究】化学研究显示，含益母草宁碱、水苏碱等生物碱，脂肪油和维生素A样物质等。药理研究显示有轻微降血压作用。现代临床用于治疗月经不调、子宫脱垂、原发性高血压、乳腺炎和小儿消化不良大便异常等。

【形态特征】一年生或二年生草本。茎直立，方形。叶对生；叶片略呈圆形，叶缘5~9浅裂，基部心形；上、下两面均被短柔毛；花序上的叶呈条状披针形，全缘。轮伞花序；花萼筒状钟形；花冠粉红色或淡紫色，花冠筒内有毛环，中裂片倒心形；雄蕊4枚；子房4室，柱头2裂。小坚果三棱形。

【性味功效】甘、辛，微寒；有小毒。活血调经，清肝明目。

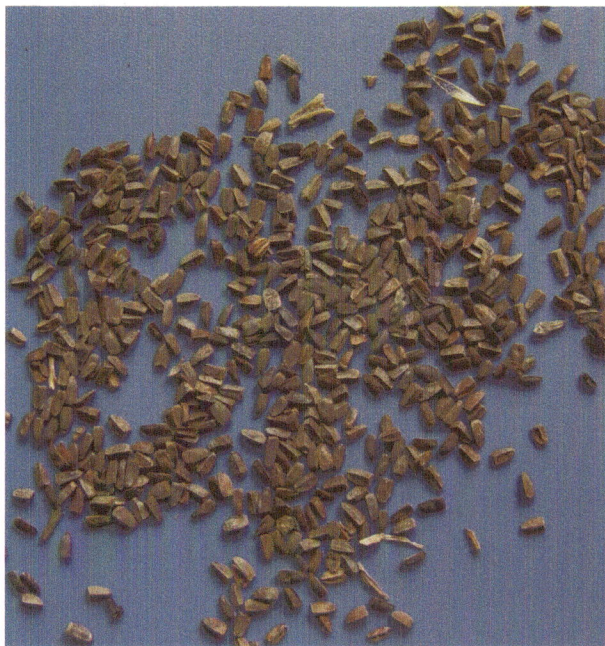

18 泽漆

【古籍原文】本草一名漆茎，大戟苗也。生太山川泽及冀州、鼎州、明州，今处处有之。苗高二三尺，科叉生，茎紫赤色，叶似柳叶微细短，开黄紫花，状似杏花而瓣颇长。生时摘叶有白汁出，亦能啮人，故以为名。味苦、辛，性微寒，无毒。一云有小毒。一云性冷，微毒。小豆为之使，恶薯蓣。今尝叶味涩苦，食过回味甜。「救饥」采叶及嫩茎煤熟，水浸淘净，油盐调食。采嫩叶蒸过晒干，做茶吃亦可。「治病」文具本草草部条下。

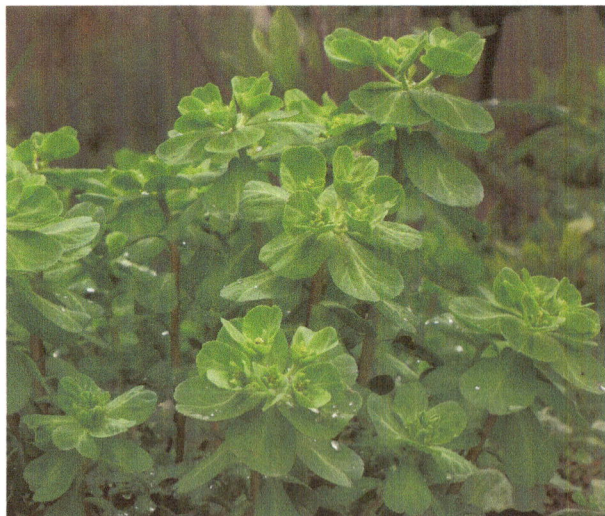

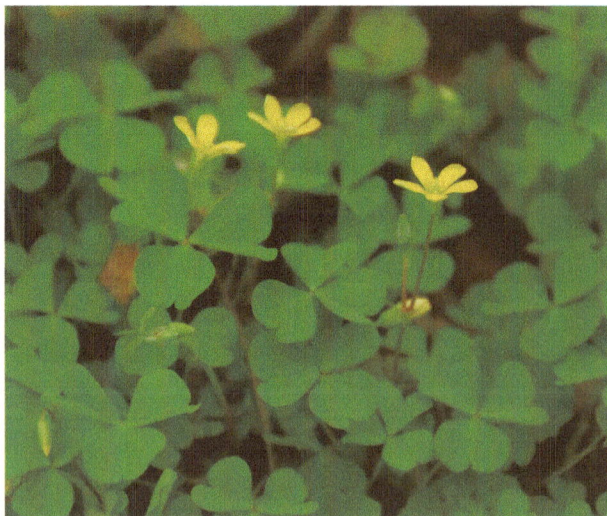

【来　　源】为大戟科植物泽漆*Euphorbia helioscopia* L.的全草。

【形态特征】一年生或二年生草本，全株含乳汁。茎基部分支，茎丛生，基部紫红色，上部淡绿色。叶互生呈倒卵形或匙形，先端微凹，边缘中部以上有细锯齿，无柄。茎顶有5片轮生的叶状苞；总花序多歧聚伞状，顶生；杯状聚伞花序钟形，总苞顶端4裂；子房3室，花柱3枚。蒴果无毛。种子卵形。

【性味功效】辛、苦，微寒；有毒。利水消肿，化痰止咳，解毒杀虫。

【古方选录】《卫生简易方》治癣疮有虫：泽漆。用法：晒干为末，取适量，香油调搽。

【用法用量】内服：煎汤，5～10g。外用：适量，煎水洗，或研末调敷。

【使用注意】气血虚弱和脾胃虚者慎用。

【现代研究】化学研究显示，含槲皮素、泽漆皂苷、三萜、丁酸、泽漆醇、甾醇、葡萄糖、果糖、麦芽糖等。药理研究显示有镇咳祛痰、抗癌等作用。泽漆的乳状汁液对皮肤、黏膜有很强的刺激性，接触皮肤可致发红，甚至发炎溃烂，但临床用其煎液内服，即使剂量大至150g/kg，也未见明显毒性反应。现代临床用于治疗结核性瘘管、细菌性痢疾、食道癌、无黄疸型肝炎、流行性腮腺炎等。

19 酸浆草（酢浆草）

【古籍原文】本草名酢浆草，一名醋母草，一名鸠酸草，俗为小酸茅。旧不著所出州土，今处处有之，生道傍下湿地，叶如初生小水萍，每茎端皆丛生三叶，开黄花，结黑子。南人皆用苗揩输石器，令白如银色光艳。味酸，性寒，无毒。「救饥」采嫩苗叶生食。「治病」文具本草草部酢浆条下。

【来　　源】为酢浆草科植物酢浆草*Oxalis corniculata* L.的地上部分。

【形态特征】多年生草本。根茎细长，多分支。总叶柄长2.0～6.5cm；托叶明显；小叶3片，倒心形。花单生或数朵组成腋生伞形花序，花梗与叶柄等长；花黄色，萼片长卵状披针形，花瓣倒卵形；雄蕊的花丝基部合生成筒；花柱5枚。蒴果近圆柱形，有5棱，熟时裂开将种子弹出。种子深褐色，近卵形而扁。

【性味功效】酸，寒。清热利湿，凉血散瘀，消肿解毒。

【临床用方】《江西草药》治急性腹泻：鲜酢浆草60g。用法：洗净，取冷开水半碗，捣汁，一次性顿服。

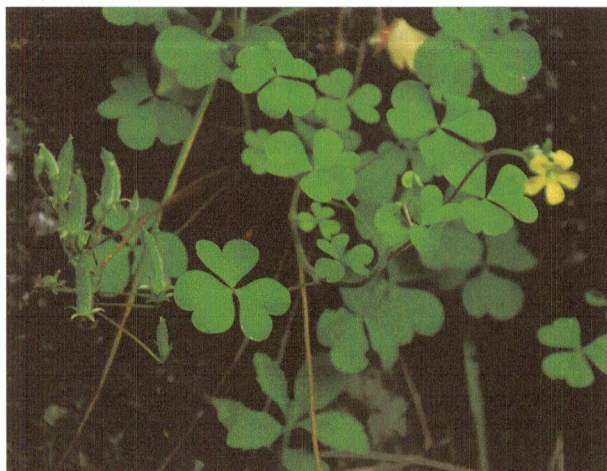

【用法用量】内服：煎汤，9~15g，鲜品30~60g；或研末；或鲜品捣汁饮。外用：适量，煎水洗、捣烂敷、捣汁涂，或煎水漱口。

【使用注意】孕妇及体虚者慎服。

【现代研究】化学研究显示，含抗坏血酸、丙酮酸、乙醛酸、牡荆素、脂肪酸、生育酚等。药理研究显示，对金黄色葡萄球菌、福氏痢疾杆菌、伤寒杆菌、铜绿假单胞菌、大肠杆菌均有抑制作用。现代临床用于治疗急性咽喉炎、扭伤、血肿、失眠等。

20 蛇床子

【古籍原文】一名蛇粟，一名蛇米，一名虺床，一名思益，一名绳毒，一名枣棘，一名墙蘼，《尔雅》一名盰。生临淄川谷田野，今处处有之。苗高二三尺，青碎作丛似蒿枝，叶似黄蒿叶，又似小叶蘼芜，又似藁本叶，每枝上有花头百余，结同一窠，开白花如伞盖状，结子半黍大，黄褐色。味苦、辛、甘，无毒，性平。一云有小毒。恶牡丹、巴豆、贝母。「救饥」采嫩苗叶煠熟，水浸淘洗净，油盐调食。「治病」文具本草草部条下。

【来　源】为伞形科植物蛇床Cnidium monnieri（L.）Cuss.的果实。

【形态特征】一年生草本，植株高20~80cm。根细长，圆锥形。茎直立或斜上，圆柱形，多分支，中空，表面具深纵条纹，棱上常具短毛。叶互生；基生叶有长柄，柄基部扩大成鞘状。复伞形花序顶生或腋生；总苞片线形；花白色，花柱基短圆锥形。双悬果宽椭圆形，果棱具翅。花期4~7月，果期6~8月。

【性味功效】辛、苦，温。温肾壮阳，燥湿杀虫，祛风止痒。

【古方选录】《千金要方》治阳痿不起：菟丝子、蛇床子、五味子各等分。用法：上三味末之，蜜丸如梧子，饮服三十丸，日三。

【用法用量】内服：煎汤，3~9g；或入丸、散。

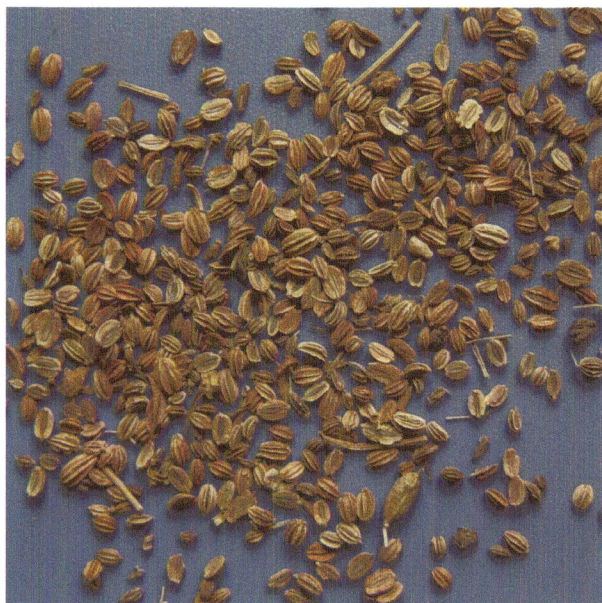

外用：适量，煎汤熏洗；或做成坐药、栓剂；或研细末调敷。

【使用注意】下焦湿热或相火妄动、精关不固者禁服。

【现代研究】化学研究显示，含挥发油、甲氧基欧芹酚、异虎耳草素、佛手柑内酯、阿奇白芷内酯、哥伦比亚苷元、蛇床素、蛇床明素、棕榈酸、β-谷甾醇等。药理研究显示，有抗病原微生物、抗心律失常、祛痰、平喘、抗变态反应等作用。现代临床用于治疗疔疮、滴虫性阴道炎、急性渗出性皮肤病、哮喘等。

21 桔梗

【古籍原文】一名利如，一名房图，一名白药，一名梗草，一名荠苨。生嵩高山谷及冤句*、和州、解州，今钧州密县山野亦有之。根如手指大，黄白色。春生苗，茎高尺余，叶似杏叶而长椭，四叶相对而生，嫩时亦可煮食。开花紫碧色，颇似牵牛花，秋后结子，叶名隐忍。其根有心。无心者，乃荠苨也。根叶味辛、苦，性微温，有小毒。一云味苦，性平，无毒。节皮为之使，得牡蛎、远志疗恚怒，得硝石、石膏疗伤寒。畏白芨、龙眼、龙胆。

_____
*冤句，古地名，故址已无存，一说为山东省境内菏泽市内的古地名之一。

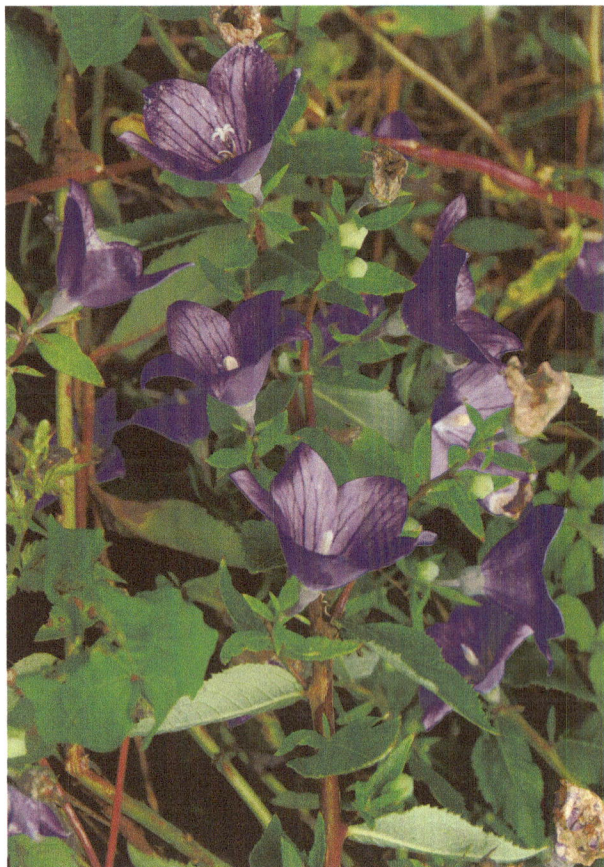

「救饥」采叶煠熟，换水浸去苦味，淘洗净，油盐调食。「治病」文具本草草部条下。

【来　　源】为桔梗科植物桔梗*Platycodon grandiflorum*（Jacq.）A. DC.的根。

【形态特征】多年生草本，植株高30～120cm。全株有白色汁液。主根长纺锤形，少分支。茎直立。叶近于无柄，对生或3～4片轮生，上部叶有时互生，叶片卵状披针形。花单生于茎顶；花萼钟状；花冠钟状，蓝紫色；雄蕊5枚，花药围绕花柱四周；子房下半位，5室。蒴果倒卵形；种子卵形。

【性味功效】苦、辛，平。宣肺，祛痰，利咽，排脓。

【古方选录】《本草纲目》治咽喉肿痛：桔梗适量。用法：水一升，煎成半升，温服。

【用法用量】内服：煎汤，3～10g；或入丸、散。外用：适量，烧灰研末敷。

【使用注意】阴虚久咳及咯血者禁服；胃溃疡者慎服。内服过量可引起恶心呕吐。因桔梗皂苷有溶血作用，不宜注射给药。

【现代研究】化学研究显示含有多种皂苷，其中主要成分为桔梗皂苷D。药理研究显示，有祛痰、镇咳、抗炎、抗溃疡、降血糖等作用。现代临床用于治疗上呼吸道感染，支气管炎，支气管哮喘，急、慢性咽炎和急性扁桃体炎等。

22　茴　香

【古籍原文】一名菜香子，北人呼为土茴香，茴、菜声相近故云耳。今处处有之，人家园圃多种。苗高三四尺，茎粗如笔管，傍有淡黄袴叶抪茎而生，袴叶上发生青色细叶，似细蓬叶而长，极疏细，如丝发状，袴叶间分生叉枝，梢头开花，花头如伞盖，黄色，结子如蒔萝子，微大而长，亦有线瓣。味苦、辛，性平，无毒。「救饥」采叶煠熟，换水淘净，油盐调食。子调和诸般食味香美。「治病」文具本草草部菜香子条下。

【来　　源】为伞形科植物茴香*Foeniculum vulgare* Mill.的成熟果实。

【形态特征】多年生草本，高0.4～2.0m，有强烈香气。茎直立，圆柱形，上部分支，灰绿色。茎生叶互生；叶片三至四回羽状分裂，最终裂片线形至丝形。复伞形花序顶生；花小，无花萼；花瓣5片，金黄色；雄蕊5枚，花药卵形，2室；雌蕊1枚；子房下位，2室。双悬果卵状长圆形，外表黄

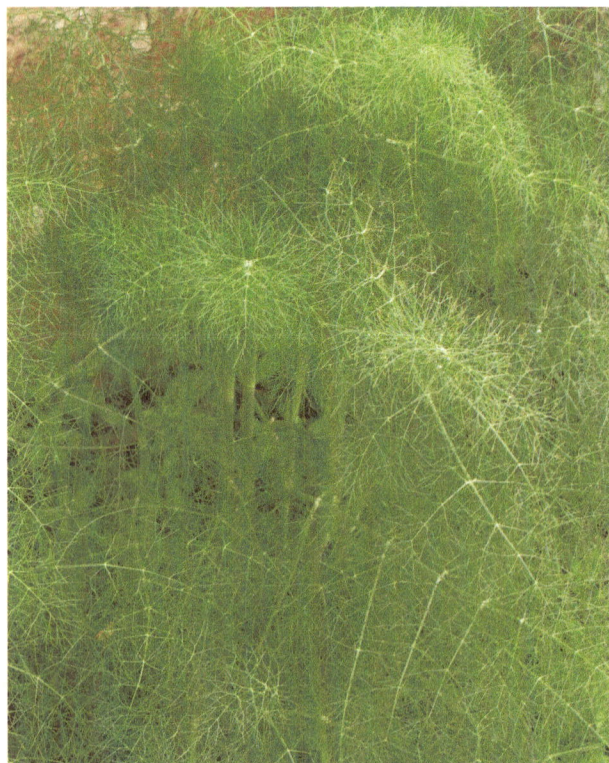

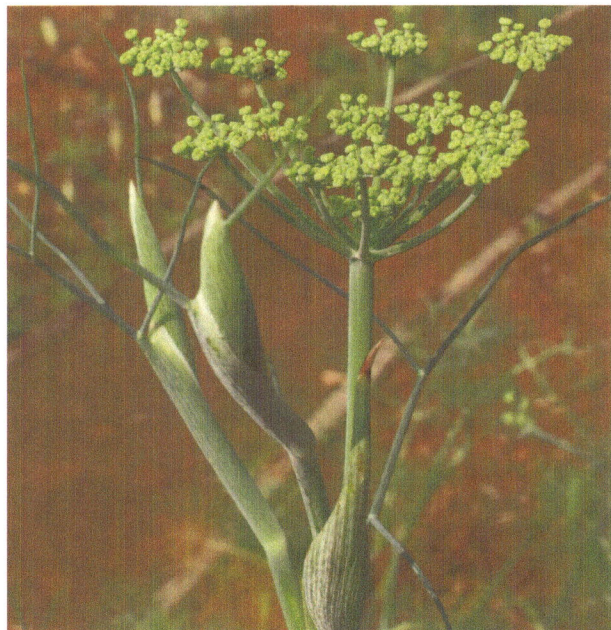

绿色。花期6～9月，果期10月。

【性味功效】辛，温。温肾暖肝，行气和胃，止痛。

【古方选录】《医方集解》导气汤：川楝子四钱，木香三钱，茴香二钱，吴茱萸一钱。用法：水煎服。主治：寒疝腹痛。

【用法用量】内服：煎汤，3～6g。外用：适量，研末调敷；或炒热温熨。

【使用注意】阴虚火旺者禁用。

【现代研究】化学研究显示，主要含挥发油，如反式茴香脑、柠檬烯、小茴香酮、爱草脑、γ-松油烯、α-蒎烯等。药理研究显示，有镇痛、抗溃疡、利胆等作用。现代临床用于治疗小肠疝、睾丸鞘膜积水和阴囊象皮肿等。

23 夏枯草

【古籍原文】本草一名夕句，一名乃东，一名燕面。生蜀郡川谷及河、淮、浙、滁平泽，今祥符西四野中亦有之。苗高二三尺，其叶对节生，叶似旋复叶，而极长大，边有细锯齿，背白，上多气脉纹路，叶端开花作穗，长二三寸许，其花紫白，似丹参花。叶味苦、微辛，性寒，无毒。土瓜为之使。俗又谓之郁臭苗，非是。「救饥」采嫩叶煠熟，换水浸淘去苦味，油盐调食。「治病」文具本草草部条下。

【来　　源】为唇形科植物夏枯草*Prunella vulgaris*

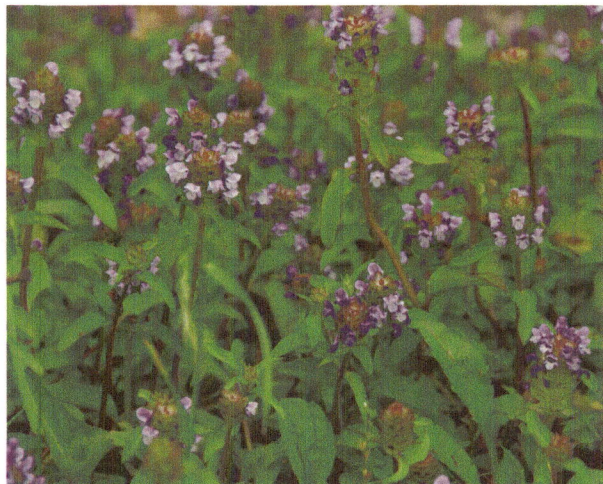

L.的果穗。

【形态特征】多年生草本，茎方形，高约30cm。全株密生细毛。叶对生，近基部的叶有柄，上部叶无柄；叶片椭圆状披针形。轮伞花序呈穗状；苞片肾形；花萼唇形，上唇长椭圆形，3裂，下唇2裂；花冠紫色或白色，唇形，下部管状；雄蕊4枚；子房4裂。小坚果褐色。

【性味功效】苦、辛，寒。清肝明目，消肿散结。

【古方选录】《证治准绳》治溲血：夏枯草。用法：烧存性为末，米饮或水调下。

【用法用量】内服：煎汤，6～15g，大剂量可用至30g；或熬膏；或入丸、散。外用：适量，煎水洗，或捣敷。

【使用注意】脾胃虚弱者慎用。

【现代研究】化学研究显示，含三萜类、黄酮类、甾体糖苷及香豆素类等。药理研究显示，有降血压、降血糖、抗炎、抗病毒、抗菌、抗细胞毒及免疫抑制等作用。现代临床用于治疗急性黄疸型肝炎、肺结核、原发性高血压、甲状腺肿大、淋巴结结核和乳腺增生等。

24 藁　本

【古籍原文】一名鬼卿，一名地新，一名微茎。生崇山山谷及西川、河东、兖州、杭州，今卫辉辉县栲栳圈山谷间亦有之，俗名山园荽。苗高五七寸，叶似芎叶细小，又似园荽叶而稀疏，茎比园荽茎颇硬直。味辛、微苦，性温、微寒，无毒。恶茼茹，畏青葙子。「救饥」采嫩苗叶煠熟，水浸淘净，油

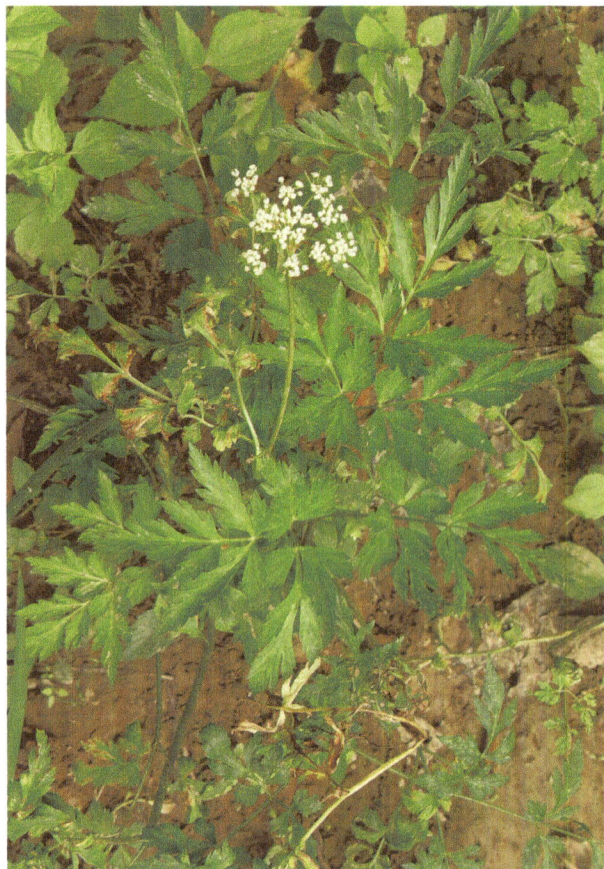

盐调食。「治病」文具本草草部条下。

【来　　源】为伞形科植物藁本*Ligusticum sinensis* Oliv.的根茎。

【形态特征】多年生草本，高达1m。根茎发达，具膨大的结节。茎直立，中空，表面有纵直沟纹。叶互生；基生叶三角形，二回羽状全裂。复伞形花序，顶生或腋生；小总苞线形或狭披针形；花小，无花萼；花瓣5片，白色；雄蕊5枚；花柱2枚；子房卵形，下位，2室。双悬果椭圆形，无毛，分生果具5条果棱。

【性味功效】辛，温。祛风散寒，胜湿止痛。

【古方选录】《小儿卫生总微论方》治小儿疥癣：藁本。用法：煎汤浴之，或用洗衣。

【用法用量】内服：煎汤，3～10g；或入丸、散。外用：适量，煎水洗；或研末调涂。

【使用注意】血虚头痛者忌服。

【现代研究】化学研究显示，主要含挥发油，油中主要成分是新蛇床内酯、蛇床内酯、4-松油醇、棕榈酸等。药理研究显示，有中枢抑制、降血压、抗炎、耐缺氧等作用。现代临床用于治疗神经性皮炎、感冒头痛等。

25 柴　胡

【古籍原文】一名地薰，一名山菜，一名茹草叶，一名芸蒿。生弘农山谷及冤句，寿州、淄州，关陕、江湖间皆有，银川州者为胜，今钧州密县山谷间亦有。苗甚辛香，茎青紫硬坚，微有细线楞，叶似竹叶而小，开小黄花，根淡赤色。味苦，性平、微寒，无毒。半夏为之使，恶皂荚，畏女菀、藜芦。又有苗似斜蒿，亦有似麦门冬苗而短者，开黄花，生丹州，结青子，与他处者不类。「救饥」采苗叶煠熟，换水浸淘去苦味，油盐调食。「治病」文具本草草部条下。

【来　　源】为伞形科植物柴胡*Bupleurum chinense* DC.的根。

【形态特征】多年生草本，高40～85cm。主根较粗大，坚硬。茎单一或数茎丛生，上部多回分支，微作"之"字形曲折。叶互生；基生叶倒披针形或狭椭圆形；茎生叶长圆状披针形，上面的鲜绿色，下面的淡绿色，常有白霜。复伞形花序多分支，顶生或侧生，梗细；总苞片2～3片，或无，狭披针

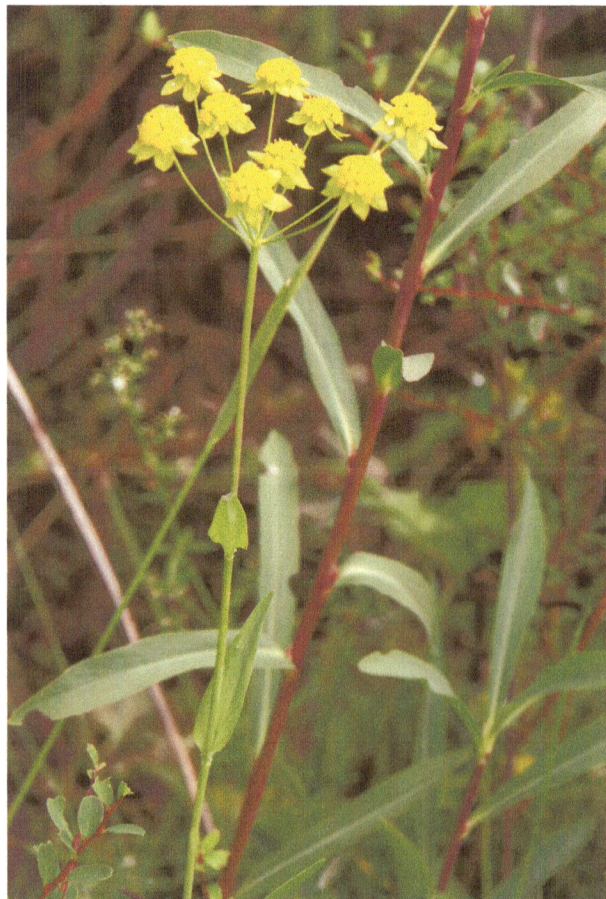

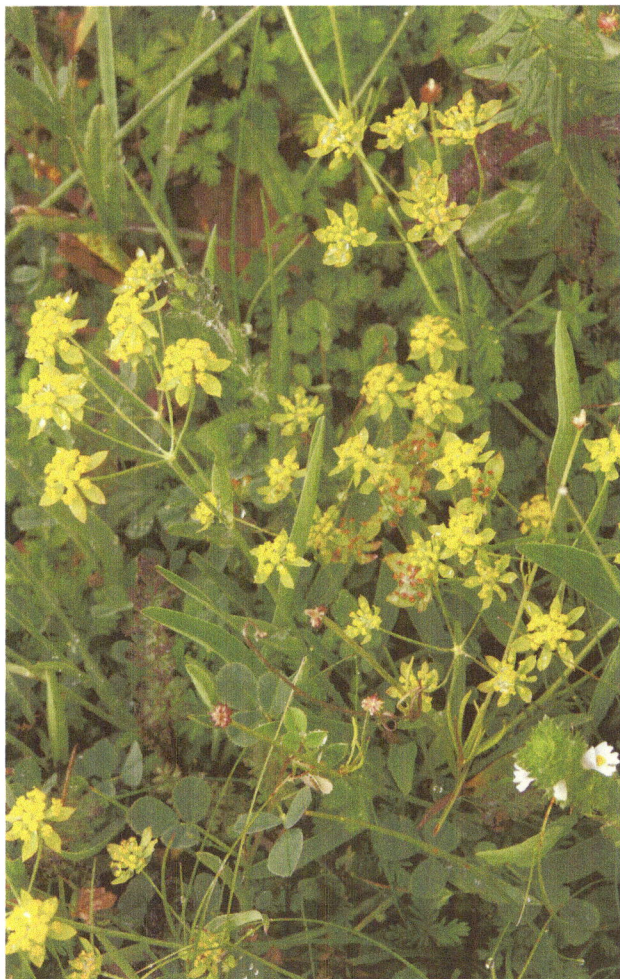

形；小伞形花序有花5～10朵；花瓣鲜黄色。双悬果广椭圆形，棕色，两侧略扁。

【性味功效】苦、辛，微寒。疏散退热，疏肝解郁，升阳举陷。

【古方选录】《太平圣惠方》治积热下痢不止：柴胡、黄芩各四钱。用法：水煎服。

【用法用量】内服：煎汤，3～9g。和解退热宜生用，疏肝解郁宜醋炙。

【使用注意】肝阳上亢、肝风内动、阴虚火旺及气机上逆者忌用。

【现代研究】化学研究显示，含 α-菠菜甾醇、春福寿草醇、挥发油，以及柴胡皂苷a、c、d等。药理研究显示，对中枢神经系统有解热、镇静及抗惊厥、镇痛、镇咳等作用，尚有抗炎、抗菌、抗病毒、抗肿瘤、保护肝细胞等作用。现代临床用于治疗感冒发热、病毒性肝炎、高脂血症、流行性腮腺炎和单纯疱疹性角膜炎（旧称单疱病毒性角膜炎）等。

26 漏芦

【古籍原文】一名野兰，俗名荚蒿，根名鹿骊根，俗呼为鬼油麻。生乔山山谷及秦州、海州、单州、曹、兖州，今钧州新郑沙岗间亦有之。苗叶就地丛生，叶似山芥菜叶而大，又多花叉，亦似白屈菜叶，又似大蓬蒿叶，及似风花菜脚叶而大，叶中撺葶，上开红白花。根苗味苦、咸，性寒、大寒，无毒。连翘为之使。「救饥」采叶煤熟，水浸淘去苦味，油盐调食。「治病」文具本草草部条下。

【来　源】为菊科植物祁州漏芦 *Rhaponticum uniflorum* （L.）DC.的根。

【形态特征】多年生草本，高30～100cm。根状茎粗厚。主根圆柱形。茎直立，不分支，簇生或单生，具白色棉毛或短毛。基生叶及下部茎叶全为椭圆形；中部及上部叶较小，有短柄或无柄。头状花序单生茎顶；总苞片多层；花冠淡紫色；雄蕊5枚；子房下位，柱头2裂，紫色。瘦果，倒圆锥形，棕褐色，具4条果棱。

【性味功效】苦，寒。清热解毒，消痈，下乳。

【古方选录】《本草汇言》治瘰疬：漏芦、连翘、

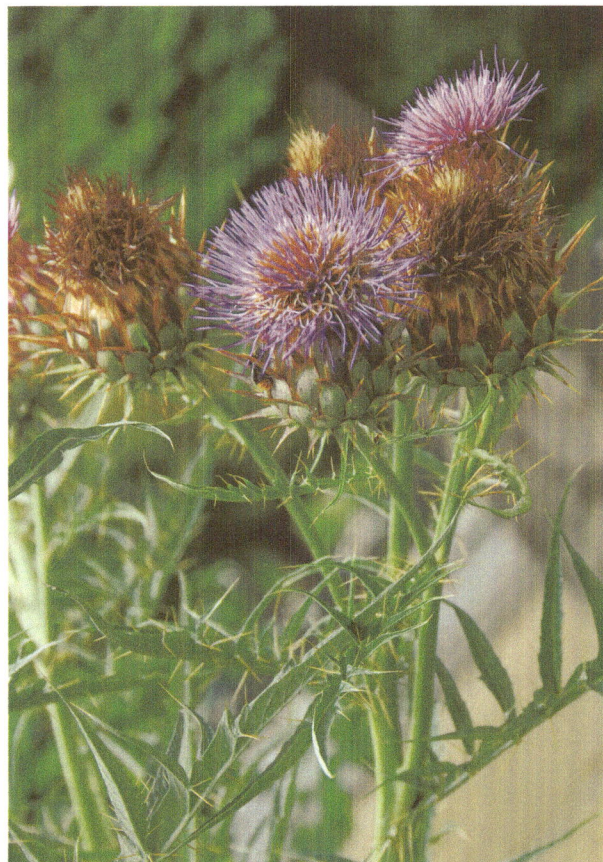

贝母、金银花、紫花地丁、夏枯草、甘草各等分。
用法：水煎服。

【用法用量】内服：煎汤，5~9g。

【使用注意】气虚、疮疡平塌者及孕妇慎用。

【现代研究】化学研究显示，含牛蒡子醛、牛蒡子醇、棕榈酸、β-谷甾醇、漏芦甾醇、蜕皮甾酮及挥发油等成分。药理研究显示，有抗动脉粥样硬化、抗氧化、保肝等作用。现代临床用于治疗流行性腮腺炎、乳痈红肿、乳腺癌、产后缺乳、蛔虫腹痛等。

27 龙胆草（龙胆）

【古籍原文】一名龙胆，一名陵游，俗呼草龙胆。生齐朐山谷及冤句，襄州、吴兴皆有之，今钧州新郑山岗间亦有。根类牛膝，而根一本十余茎，黄白色宿根。苗高尺余，叶似柳叶而细短，又似小竹，开花如牵牛花，青碧色，似小铃形样。陶隐居注云：状似龙葵，味苦如胆，因以为名。味苦，性寒、大寒，无毒。贯众、小豆为之使，恶防葵、地黄。又云：浙中又有山龙胆草，味苦涩，此同类而别种也。「救饥」采叶煤熟，换水浸淘去苦味，油盐调食。勿空腹服饵，令人溺不禁。「治病」文具本草草部条下。

【来　　源】为龙胆科植物条叶龙胆 *Gentiana manshurica* Kitag. 的根及根茎。

【形态特征】多年生草本，高30~60cm。根茎短，其上丛生多数细长的根，长可达30cm。花茎单生，不分支。叶厚，近革质，无柄；上部叶线状披针形至线形，基部钝，边缘微外卷。花1~2朵；花萼裂片线状披针形；花冠筒状钟形，蓝紫色；花冠裂片先端渐尖。蒴果内藏，长圆形，有柄。种子多数，褐色，有光泽，具网纹，两端具宽翅。

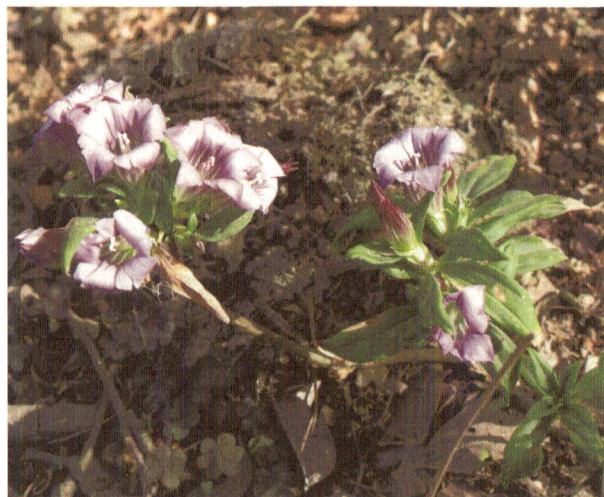

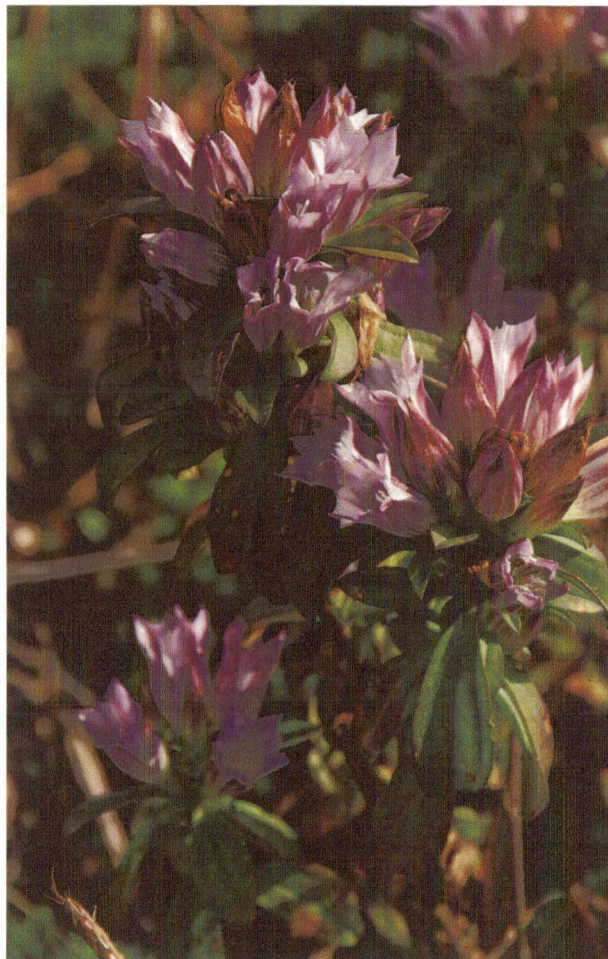

【性味功效】苦，寒。清热燥湿，泻肝胆火。

【古方选录】《小儿卫生总微论方·卷十三》龙胆汤：龙胆一两。用法：水煎，去渣，隔宿不食，至五更头顿服。主治：蛔虫攻心，其痛如刺，吐出清水。

【用法用量】内服：煎汤，3~6g；或入丸、散。外用：适量，煎水洗；或研末调搽。

【使用注意】虚寒证忌用。

【现代研究】化学研究显示，含龙胆苦苷、当药苷、苦龙胆酯苷、苦当药酯苷、龙胆碱和β-谷甾醇等。药理研究显示，有抑制铜绿假单胞菌、伤寒杆菌、变形杆菌、金黄色葡萄球菌、真菌、保肝利胆、镇静、抗惊厥、降低体温、降血压、抗炎和抗过敏等作用。现代临床用于治疗急性黄疸型肝炎、高血压、急性卡他性结膜炎和带状疱疹等。

28 鼠菊（马鞭草）

【古籍原文】本草名鼠尾草，一名葝，一名陵翘。出黔州及所在平泽有之，今钧州新郑岗野间亦有之。苗高一二尺，叶似菊花叶，微小而肥厚，又似野艾蒿叶而脆，色淡绿，茎端作四五穗，穗似车前子穗而极疏细，开五瓣淡粉紫花，又有赤白二色花者。黔中者苗如蒿，《尔雅》谓："葝，鼠尾，可以染皂。味苦，性微寒，无毒。"「救饥」采叶煠熟，换水浸去苦味，再以水淘令净，油盐调食。「治病」文具本草草部鼠尾草条下。

【来　　源】为马鞭草科植物马鞭草 *Verbena officinalis* L.的全草。

【形态特征】多年生草本，植株高30～120cm。茎四方形。叶对生；叶片卵圆形至长圆状披针形；茎生叶多为3深裂，两面均被硬毛。穗状花序顶生及腋生；花具1片苞片；花萼管状，膜质，有5棱；花冠淡紫色至蓝色，先端5裂；雄蕊4枚。果长圆形。

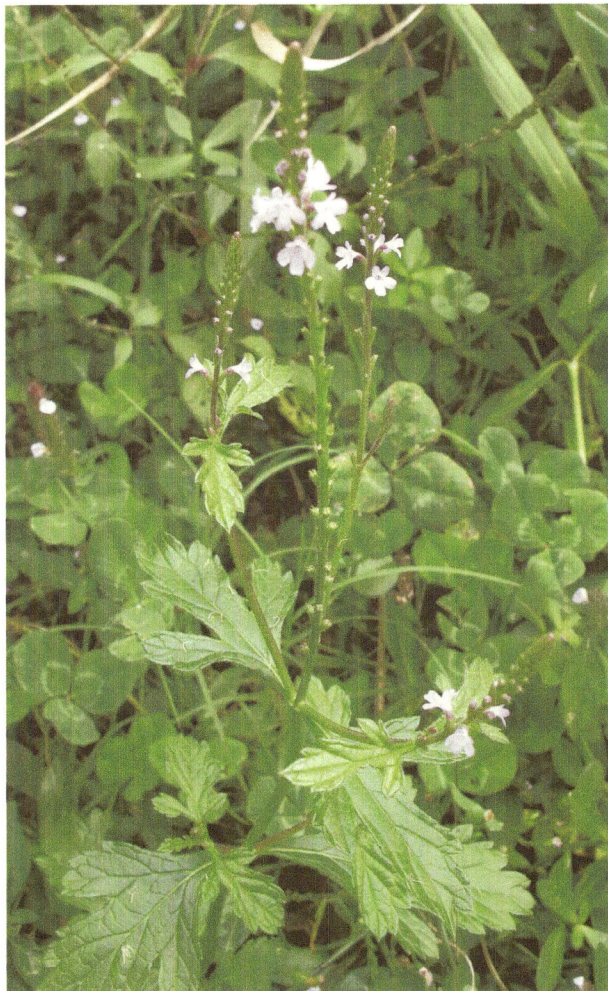

【性味功效】苦、辛，微寒。清热解毒，活血通经，利水消肿，截疟。

【古方选录】《卫生简易方》治乳痈肿痛：马鞭草一握，酒一碗，生姜一块。用法：擂汁服，渣敷之。

【用法用量】内服：煎汤，15～30g，鲜品30～60g；或入丸、散。外用：适量，捣敷；或煎水洗。

【使用注意】孕妇慎服。

【现代研究】化学研究显示，全草含马鞭草苷、戟叶马鞭草苷、羽扇豆醇、熊果酸、β-谷甾醇、桃叶珊瑚苷、蒿黄素等。药理研究显示，有抗炎、止痛、镇咳、兴奋子宫等作用。现代临床用于治疗感冒发热、咽喉肿痛、牙龈肿痛、黄疸、痢疾、闭经、水肿、跌打损伤等。

29 前胡

【古籍原文】生陕西、汉、梁、江淮、荆襄、江宁、成州诸郡，相、孟、越、衢、婺、睦等州皆有，今密县梁家冲山野中亦有之。苗高一二尺，青白色，似斜蒿，味甚香美，叶似野菊叶而细瘦，颇似山萝卜叶亦细，又似芸蒿，开黪白花，类蛇床子花，秋间结实，根细，青紫色。一云外黑里白。味甘、辛、微苦，性微寒，无毒。半夏为之使，恶皂荚，畏藜芦。「救饥」采叶煠熟，换水浸淘净，油盐调食。「治病」文具本草草部条下。

【来　　源】为伞形科植物白花前胡 *Peucedanum praeruptorum* Dunn的根。

【形态特征】多年生草本，高60～100cm。根圆锥形，有少数侧根。茎直立。基生叶有长柄，基部扩大成鞘状，抱茎；叶片宽三角状卵形。复伞形花序顶生或侧生；小总苞片卵状披针形；花瓣5片；雄蕊5枚；花柱短。双悬果卵圆形。

【性味功效】苦、辛，微寒。疏散风热，降气化痰。

【古方选录】《四海同春·国医宗旨》治骨蒸热：前胡一钱，柴胡二钱，胡黄连一钱，猪脊髓一条，猪胆一个。用法：水煎，入猪胆汁服之。

【用法用量】内服：煎汤，5～10g；或入丸、散。

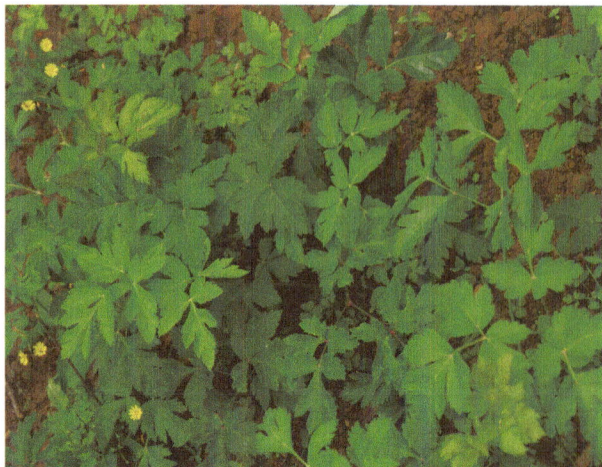

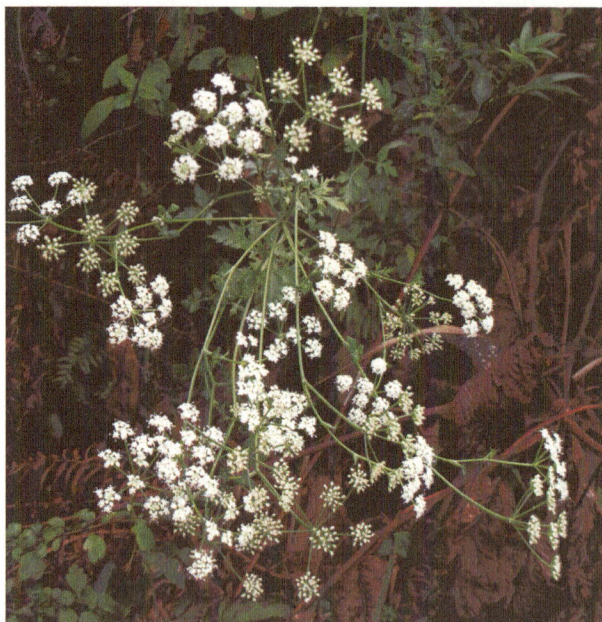

【使用注意】阴虚咳嗽、寒饮咳嗽者慎服。

【现代研究】化学研究显示，含挥发油、香豆精类化合物、白花前胡戊素、D-甘露醇等。药理研究显示，能增加心冠脉流量、耐缺氧、抗菌、抗肿瘤等作用。现代临床用于治疗上呼吸道感染、支气管炎等咳嗽。

30 猪牙菜（角蒿）

【古籍原文】本草名角蒿，一名莪蒿，一名萝蒿，又名廪蒿。旧云生高岗及泽田，堨洳处多有，今在处有之，生田野中。苗高一二尺，茎叶如青蒿，叶似邪蒿叶而细，又似蛇床子叶颇壮，梢间开花，红赤色，鲜明可爱，花罢结角子，似蔓菁角，长二寸许，微弯，中有子黑色，似王不留行子。味辛、

苦，性温，无毒。一云性平，有小毒。「救饥」采嫩苗茎叶煠熟，水浸去苦味，淘净，油盐调食。「治病」文具本草草部角蒿条下。

【来　　源】为紫葳科植物角蒿*Incarvillea sinensis* Lam.的全草。

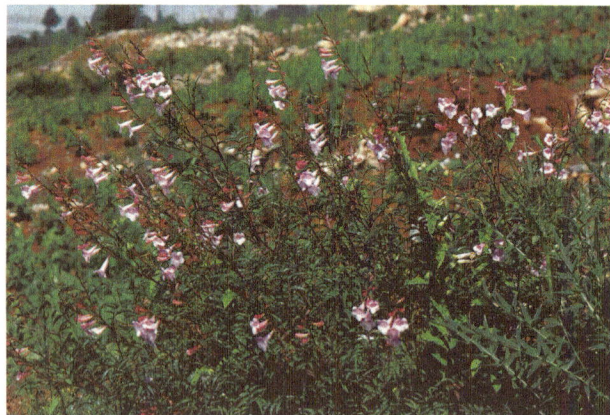

【形态特征】一年生或多年生草本，高达80cm。根近木质而分支。叶互生；叶片二至三回羽状细裂。顶生总状花序；花梗长1~5mm；小苞片绿色，线形；花萼钟状；花冠淡玫瑰色或粉红色；雄蕊4枚；子房上位，2室，柱头2裂。蒴果淡绿色，细圆柱形。

【性味功效】辛、苦，寒；有小毒。祛风湿，解毒，杀虫。

【古方选录】《千金要方》治齿龈宣露：角蒿。用法：烧灰，夜敷龈间使满，勿食油。

【用法用量】外用：适量，烧灰存性，研末掺，或煎汤熏洗。

【现代研究】化学研究显示含生物碱，主要成分为角蒿酯碱A、B、C，角蒿原碱，角蒿特灵酯碱等。现代临床用于治疗风湿痹痛、跌打损伤、口疮、齿龈溃烂、耳疮、湿疹、疥癣、阴道滴虫病等。

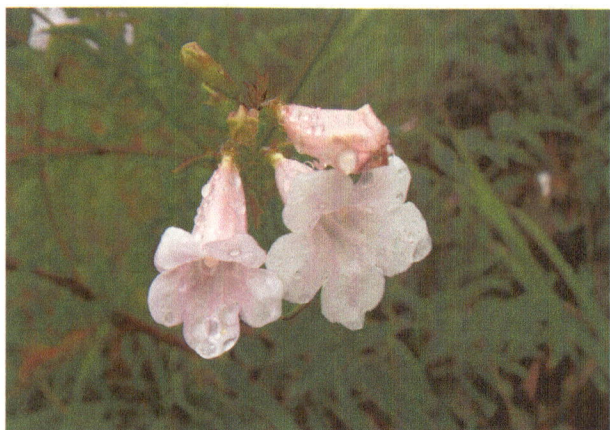

31 地 榆

【古籍原文】生桐柏山及冤句山谷，今处处有之，密县山野中亦有此，多宿根，其苗初生布地，后撺莛直高三四尺，对分生叶，叶似榆叶而狭细，颇长，作锯齿状，青色，开花如椹子，紫黑色，又类豉，故名玉豉，其根外黑里红，似柳根。亦入酿酒药，烧作灰能烂石。味苦、甘、酸，性微寒。一云沉寒，无毒。得发良，恶麦门冬。「救饥」采嫩苗叶煠熟，水浸去苦味，换水淘净，油盐调食。无茶时用叶作饮，甚解热。「治病」文具本草草部条下。

【来　　源】为蔷薇科植物地榆*Sanguisorba officinalis* L.的根。

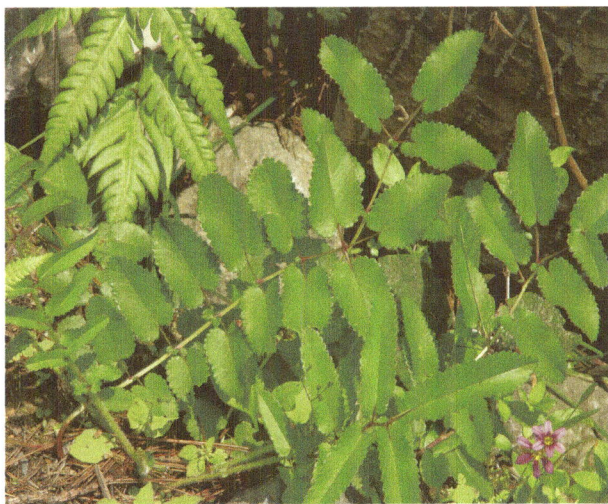

【形态特征】多年生草本。根多呈纺锤形。茎直立，有棱。基生叶为羽状复叶；小叶片卵形或长圆形。穗状花序椭圆形、圆柱形或卵球形，直立；苞片2片；萼片4片；雄蕊4枚。瘦果包藏在宿存萼筒内，倒卵状长圆形或近圆形，外面有4条果棱。

【性味功效】苦、涩，微寒。凉血止血，解毒敛疮。

【古方选录】《外科证治全书》治烫火伤：地榆适量。用法：急用地榆磨油如面，麻油调敷，其痛立止。如已起泡，则将泡挑破放出毒水，然后敷之，再加干末撒上，破损者亦然。

【用法用量】内服：煎汤，6~15g，鲜品30~120g；或入丸、散；亦可绞汁内服。外用：适量，煎水或捣汁外涂；也可研末外掺或捣烂外敷。

【使用注意】脾胃虚寒、中气下陷、冷痢泄泻、崩漏下血、血虚有瘀者均应慎服。

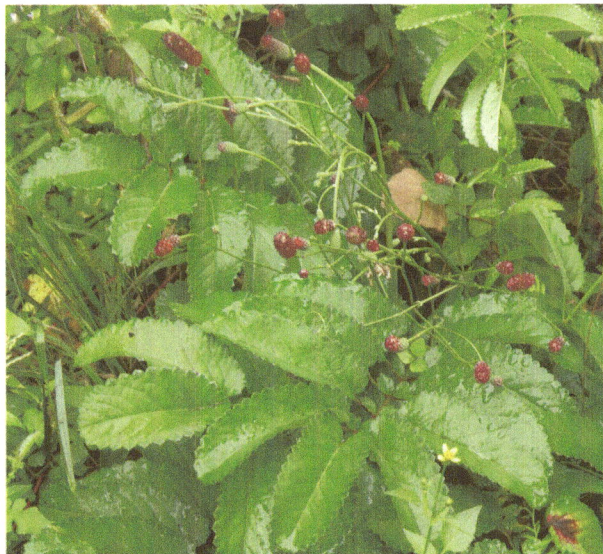

【现代研究】化学研究显示，含多种鞣质、三萜皂苷、黄酮类化合物、地榆酸双内酯等。药理研究显示，有止血、凝血作用；对烧伤、烫伤及伤口的愈合有明显的愈合作用；对伤寒杆菌、脑膜炎双球菌及钩端螺旋体等均有抑制作用，尤其对痢疾杆菌的抑制作用较强；尚有抗炎、镇吐、增强免疫力等作用。现代临床用于治疗咯血、溃疡病出血、细菌性痢疾、皮肤病、小儿肠伤寒等。

32 川 芎

【古籍原文】一名芎藭，一名胡藭，一名香果，其苗叶名蘼芜，一名薇芜，一名茳蓠。生武功川谷、斜谷西岭、雍州川泽及冤句，其关陕、蜀川、江东山中亦多有，以蜀川者为胜，今处处有之，人家园圃多种。苗叶似芹，而叶微细窄，却有花叉，又似白芷叶亦细，又如园荽叶微壮，又有一种叶似蛇床子叶而亦粗壮，开白花。其芎人家种者，形块大重，实多脂润，其里色白。味辛、甘，性温，无毒。山中出者瘦细，味苦、辛。其节大茎细状如马衔，谓之马衔芎。状如雀脑者，谓之雀脑芎，此最有力。白芷为之使，畏黄连。其蘼芜，味辛、香，性温，无毒。「救饥」采叶煠熟，换水浸去辛味，淘净，油盐调食。亦可煮饮，甚香。「治病」文具本草草部条下。

【来　　源】为伞形科植物川芎*Ligusticum chuanxiong*

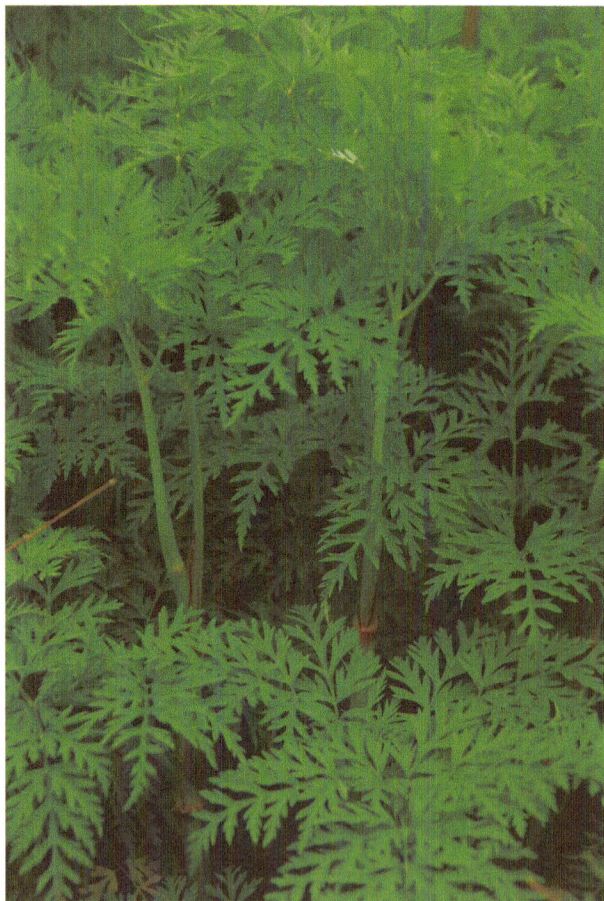

Hort.的根茎。

【形态特征】多年生草本，高40～70cm。根状茎呈不规则的结节状拳形，结节顶端有茎基团块，外皮黄褐色，有香气。茎常数个丛生，直立，上部分支，节间中空，下部节明显膨大成根状，易生根。叶互生，二至三回羽状复叶。夏季开花，复伞形花序顶生，花白色。双悬果卵圆形，5棱，有窄翅。

【性味功效】辛，温。活血行气，祛风止痛。

【古方选录】①《简便单方》治风热头痛：川芎一钱，茶叶二钱。用法：水一盏，煎五分，食前热服。②《奇方类编》治产后血晕：当归一两，川芎五钱，荆芥穗（炒黑）二钱。用法：水煎服。

【用法用量】内服：煎汤，3～10g；研末，每次1.0～1.5g；或入丸、散。外用：适量，研末撒；或煎汤漱口。

【使用注意】阴虚火旺、上盛下虚及气弱之人禁服。

【现代研究】化学研究显示，含川芎嗪（即四甲基吡嗪）、藁本内酯、川芎内酯、阿魏酸及挥发油等。药理研究显示，川芎对中枢神经系统有明显的镇静作用；对心血管系统有强心、扩血管、降血压、改善微循环、抗凝等作用。现代临床用于治疗头痛、偏头痛、脑血栓等。

33 葛勒子秧（葎草）

【古籍原文】本草名葎草，亦名葛勒蔓，一名葛葎蔓，又名涩萝蔓，南人呼为揽藤。旧不著所出州土，今田野道傍处处有之。其苗延蔓而生，藤长丈余，茎多细涩刺，叶似萆麻叶而小，亦薄，茎叶极涩，能抓挽人，茎叶间开黄白花，结子类山丝子。其叶味甘、苦，性寒，无毒。「救饥」采嫩苗叶煠熟，换水浸去苦味，淘净，油盐调食。「治病」文具本草草部葎草条下。

【来　　源】为桑科植物葎草*Humulus scandens*（Lour.）Merr.的全草。

【形态特征】一年生或多年生蔓性草本。茎长达数米。单叶对生；掌状叶5～7深裂。花单性，雌雄异株；雄花序为圆锥花序，雌花序为短穗状花序。果穗绿色，近球形；瘦果淡黄色，扁球形。

【性味功效】甘、苦，寒。清热解毒，利尿通淋。

【临床用方】①《安徽中草药》治肺结核：葎草、夏枯草、百部各12g。用法：水煎服。②《闽东本草》治痔疮脱肛：鲜葎草90g。用法：煎水熏洗。

【用法用量】内服：煎汤，10～15g，鲜品30～60；或捣汁。外用：适量，捣敷；或煎水熏洗。

【现代研究】化学研究显示，全草含木樨草素、葡

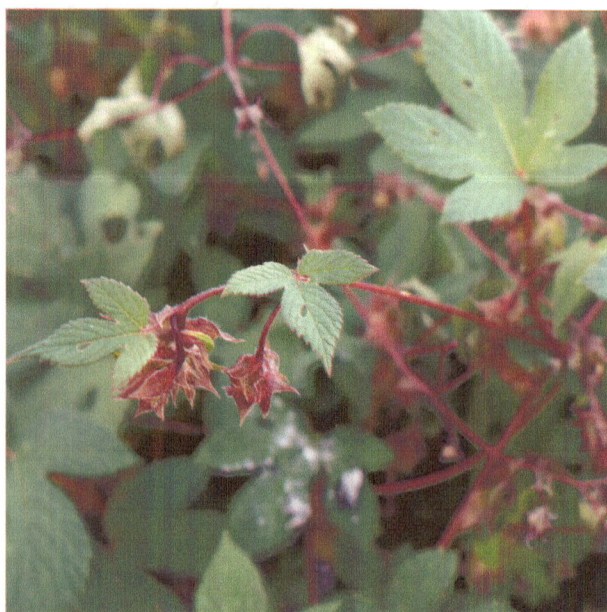

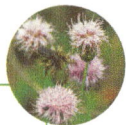

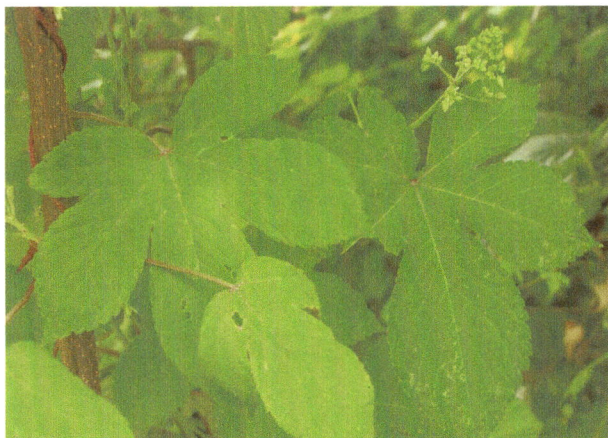

萄糖苷、胆碱、天冬酰胺及挥发油等。药理研究显示具有广谱抗菌作用。现代临床用于治疗感冒、肺结核、急性胃肠炎、细菌性痢疾、慢性腹泻等。

34 连 翘

【古籍原文】一名异翘，一名兰花，一名折根，一名轵，一名三廉。《尔雅》谓之连，一名连苕。生太山山谷，及河中、江宁、泽、润、淄、兖、鼎、岳、利州、南康皆有之，今密县梁家冲山谷中亦有。科苗高三四尺，茎秆赤色，叶如榆叶大，面光，色青黄，边微细锯齿，又似金银花叶，微尖觢，开花黄色可爱，结房状似山栀子，蒴微匾而无棱瓣，蒴中有子如雀舌样，极小，其子折之，间片片相比如翘，以此得名。味苦，性平，无毒。叶亦苦味。「救饥」采嫩叶煠熟，换水浸去苦味，淘洗净，油盐调食。「治病」文具本草草部条下。

【来　源】为藤黄科植物湖南连翘 *Hypericum ascyron* L.的全草。

【形态特征】多年生草本，高达1.3m。全株光滑无毛。茎四棱形。单叶对生；无叶柄；叶片宽披针形。花数朵排成顶生的二歧聚伞花序；花黄色；萼片5片；花瓣5片；雄蕊多数。种子多数，长椭圆形，褐色。

【性味功效】苦，寒。凉血止血，活血调经，清热解毒。

【临床用方】①《安徽中草药》治鼻血：连翘9g，白茅根15g。用法：水煎服。②《安徽中草药》治痛经：连翘15g。用法：煎水，服时加红糖1汤匙调服。

【用法用量】内服：煎汤，5~10g。外用：适量，捣敷；或研末调涂。

【使用注意】脾胃虚寒者慎服。

【现代研究】化学研究显示，含槲皮素、山奈酚、金丝桃苷、芸香苷、挥发油等。药理研究显示，有平喘、止咳、化痰、镇痛、抗菌等作用。现代临床

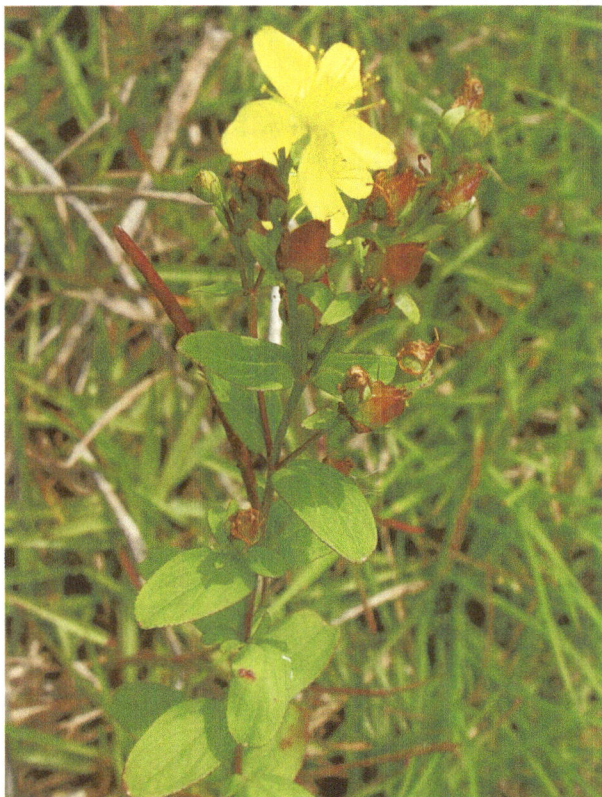

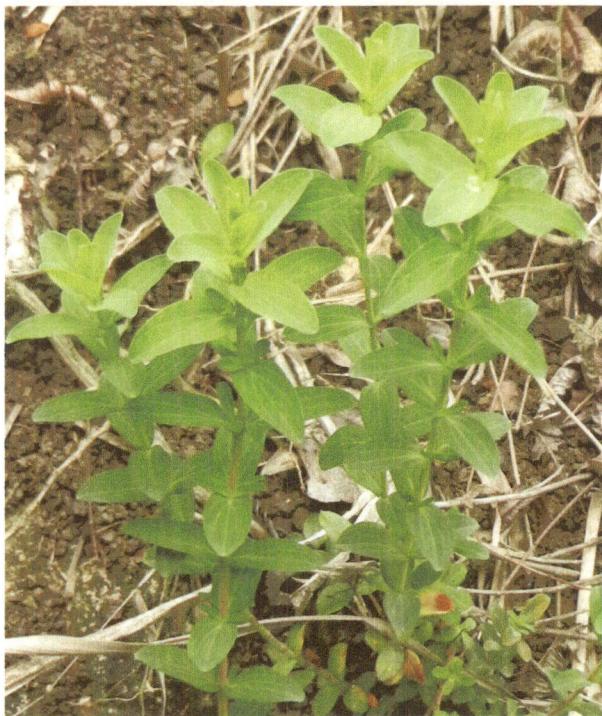

用于治疗风热感冒、疟疾、肝炎、黄疸、湿疹、扁桃体炎等。

35 仙灵脾（淫羊藿）

【古籍原文】本草名淫羊藿，一名刚前，俗名黄德祖、千两金、干鸡筋、放杖草、弃杖草，又呼三枝九叶草。生上郡阳山山谷，及江东、陕西、泰山、汉中、湖湘、汾州等郡，并永康军皆有之，今密县山野中亦有。苗高二尺许，茎似小豆茎，极细紧，叶似杏叶颇长，近蒂皆有一缺，又似绿豆叶，亦长而光，梢间开花，白色，亦有紫色花，作碎小独头子，根紫色有须，形类黄连状。味辛，性寒。一云性温，无毒。生处不闻水声者良。薯蓣、紫芝为之使。「救饥」采嫩叶煠熟，水浸去邪味，淘净，油盐调食。「治病」文具本草草部淫羊藿条下。

【来　源】为小檗科植物箭叶淫羊藿*Epimedium sagittatum*（Sieb. *et* Zucc.）Maxim.的茎、叶。

【形态特征】多年生常绿草本，高25～50cm。根茎短粗，外皮褐色，断面白色。茎有条棱，无毛。一回三出复叶；叶柄细；茎生叶2片；小叶革质，狭卵形至披针形。圆锥花序顶生。蓇葖果有喙。种子肾状长圆形。

【性味功效】辛、甘，温。补肾壮阳，强筋健骨，祛风除湿。

【临床用方】《福建药物志》治阳痿：箭叶淫羊藿9g，土丁桂24g，鲜黄花远志30g，鲜金樱子60g。用法：水煎服。

【用法用量】内服：煎汤，3~9g，大剂量可用至15g；或浸酒、熬膏；或入丸、散。外用：适量，煎汤含漱。

【使用注意】阴虚而相火易动者禁服。

【现代研究】化学研究显示，全草含淫羊藿黄酮苷、皂苷、苦味质、鞣质、挥发油等。药理研究显示，有提高免疫力、延缓衰老、抗病毒等作用。现代临床用于治疗神经衰弱、骨质疏松、慢性支气管炎等。

36 青杞（蜀羊泉）

【古籍原文】本草名蜀羊泉，一名羡泉，一名羊饴，俗名漆姑。生蜀郡山谷，及所在平泽皆有之，今祥符县西田野中亦有。苗高二尺余，叶似菊叶稍

长，花开紫色，子类枸杞子，生青熟红，根似远志，无心有糁。味苦，性微寒，无毒。「救饥」采嫩叶煠熟，水浸去苦味，淘洗净，油盐调食。「治病」文具本草草部蜀羊泉条下。

【来　　源】为茄科植物裂叶龙葵 *Solanum septemlobum* Bunge 的全草或果实。

【形态特征】多年生直立草本，高约50cm。茎具棱角，多分支。叶互生；叶片卵形，为不整齐的羽状分裂。二歧聚伞花序，顶生或腋外生；萼小，杯状；花冠青紫色；雄蕊5枚；子房卵形，2室。浆果近球状，熟时红色。种子扁圆形。

【性味功效】苦，寒；有小毒。清热解毒。

【临床用方】《河南中草药手册》治咽喉肿痛：鲜青杞60g。用法：水煎服，日服3次。

【用法用量】内服：煎汤，15～30g。外用：适量，捣敷；或煎水熏洗。

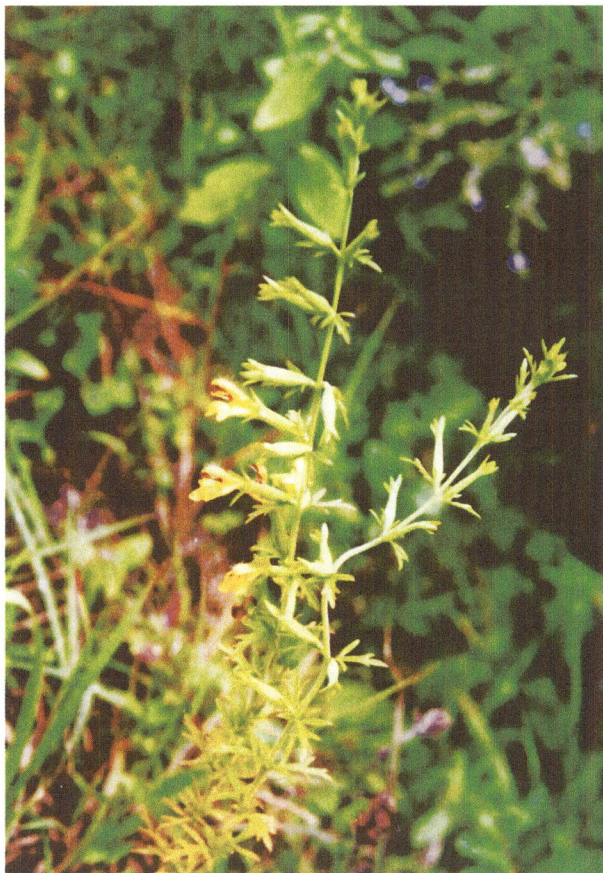

37 野生姜（北刘寄奴）

【古籍原文】本草名刘寄奴。生江南，其越州、滁州皆有之，今中牟南沙岗间亦有之。茎似艾蒿，长

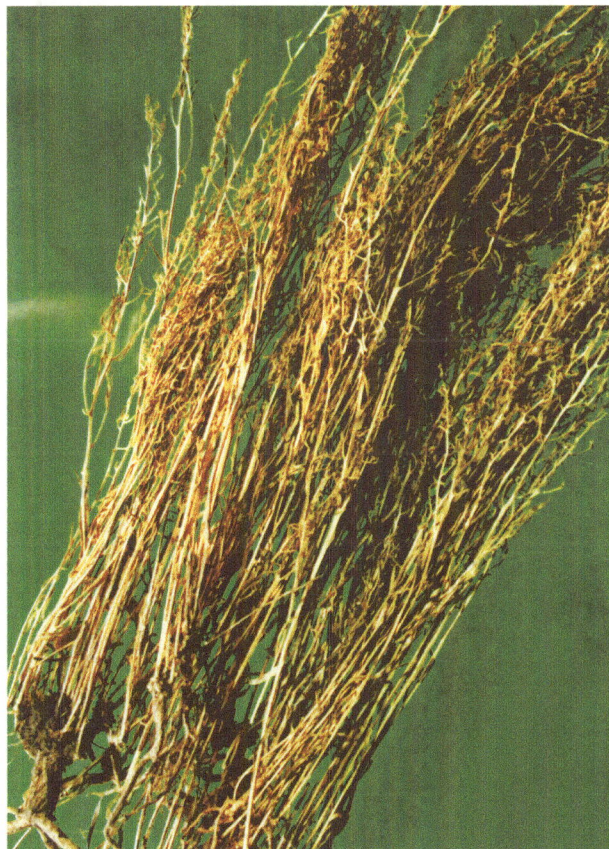

二三尺余，叶似菊叶而瘦细，又似野艾蒿叶，亦瘦细，开白色花，结实黄白色，作细筒子，蒴儿盖蒿之类也。其子似稗而细。苗叶味苦，性温，无毒。「救饥」采嫩叶煠熟，水浸淘去苦味，油盐调食。「治病」文具本草草部刘寄奴条下。

【来　　源】为玄参科植物阴行草 *Siphonostegia chinensis* Benth. 的全草。

【形态特征】一年生草本，高达1m以上。茎直立。叶对生，叶片二回羽状全裂。花对生于茎枝上部，呈稀疏总状花序；花冠二唇形，上唇微带紫色、下唇黄色；雄蕊4枚；雌蕊1枚；子房上位，2室；花柱细长而微弯，伸出上唇外，柱头圆形。蒴果为狭长的椭圆形或线形。种子细小，卵形至卵状菱形。

【性味功效】苦，寒。清热利湿，凉血止血，祛瘀止痛。

【临床用方】①治胆囊炎：阴行草、地耳草、大青叶、海金沙、白花蛇舌草、穿破石各15g。用法：水煎服。②治烧烫伤：阴行草、炉甘石各等量。用法：共研细粉，香油适量调敷患处，每日1次。

【用法用量】内服，煎汤：3～9g。外用：适量，研末调敷，或撒患处。

【现代研究】化学研究显示，全草含3-羟基-16-甲基-十七烷酸、芹菜素、木樨草素、β-谷甾醇、三十四烷等。药理研究显示，有降低血清丙氨酸转氨酶（ALT）、降低血清胆固醇及保肝利胆等作用。现代临床用于治疗黄疸型肝炎、胆囊炎、蚕豆病、泌尿系结石、小便不利、血尿、便血等；外用治创伤出血、烧伤、烫伤等。

草各15g。用法：水煎服。

【用法用量】内服：煎汤，10～30g，鲜品30～60g；或捣汁。外用：适量，捣敷；或煎水熏洗。

【使用注意】孕妇慎服。

【现代研究】药理研究显示，有镇咳、抗惊厥及催眠等作用。现代临床用于治疗慢性气管炎、急性黄疸型肝炎、急性乳腺炎等。

38 马兰头（马兰）

【古籍原文】本草名马兰。旧不著所出州土，但云生泽傍，如泽兰，北人见其花，呼为紫菊，以其花似菊而紫也。苗高一二尺，茎亦紫色，叶似薄荷叶，边皆锯齿，又似地瓜儿叶，微大。味辛，性平，无毒。又有山兰，生山侧，似刘寄奴，叶无桠，不对生，花心微黄赤。「救饥」采嫩苗叶煠熟，新汲水浸去辛味，淘洗净，油盐调食。「治病」文具本草草部条下。

【来　　源】为菊科植物马兰*Kalimeris indica*（L.）Sch.-Bip.的全草或根。

【形态特征】多年生草本，高30～70cm。根茎有匍匐枝。茎直立。叶互生；叶基部渐狭成具翅的长柄；叶片倒披针形或倒卵状长圆形。头状花序单生于枝端并排列成疏伞房状；舌状花1层；管状花被短毛。瘦果倒卵状长圆形，极扁，褐色。

【性味功效】辛，凉。凉血止血，清热利湿，解毒消肿。

【临床用方】《安徽中草药》治紫癜：马兰、地锦

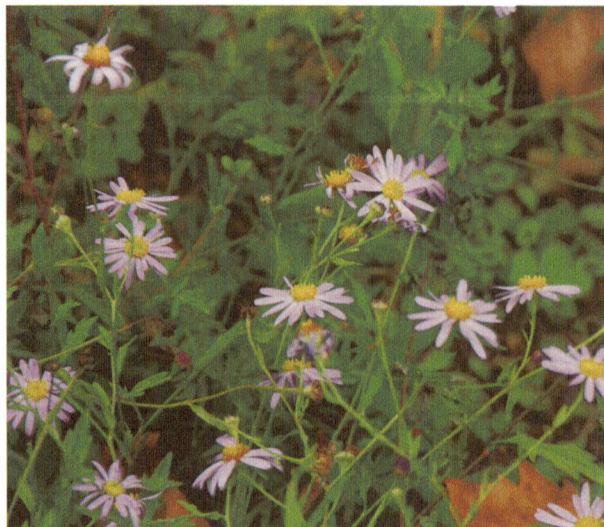

39 豨莶（豨莶草）

【古籍原文】俗名粘糊菜，俗又呼火枕草。旧不著所出州郡，今处处有之。苗高三四尺，金棱银线，素根紫秸，茎叉对节而生，茎叶颇类苍耳，茎叶纹脉竖直，梢叶间开花，深黄色。又有一种苗叶似芥叶而尖狭，开花如菊，结实颇似鹤虱。科苗味苦，性寒，有小毒。「救饥」采嫩苗叶煠熟，水浸去苦味，淘洗净，油盐调食。「治病」文具本草草部条下。

【来　　源】为菊科植物腺梗豨莶*Siegesbeckia*

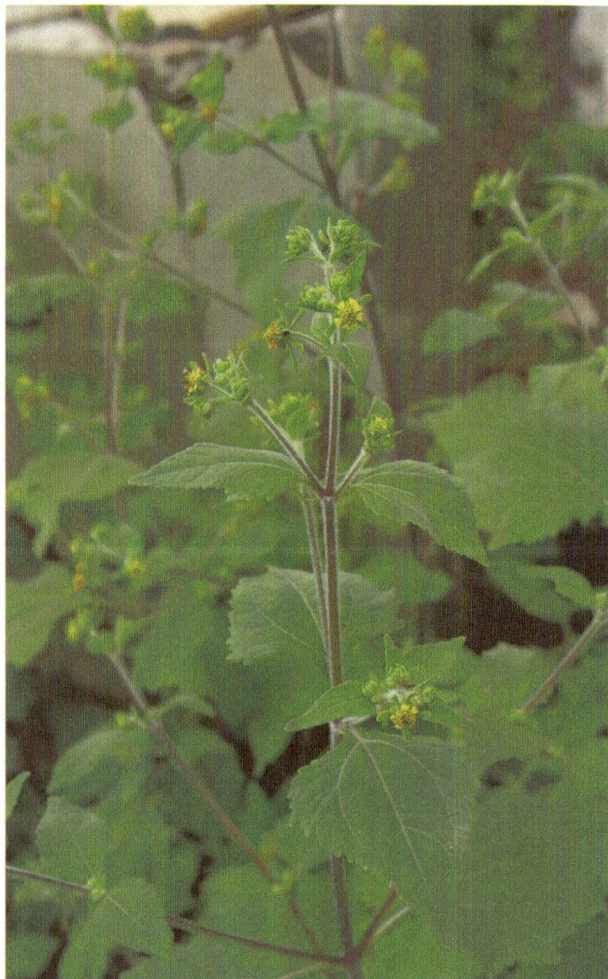

pubescens Makino或豨莶Siegesbeckia orientallis L.的地上部分。

【形态特征】①腺梗豨莶：一年生草本，高50～100cm。茎直立。枝上部密被灰白色长柔毛和紫褐色腺毛。叶对生，有柄；阔卵形或卵状三角形。头状花序顶生或腋生，排列成圆锥状。瘦果倒卵形，有4条棱，黑色，无冠毛。②豨莶：与上种相似，花梗和枝上部密被短柔毛。叶片阔卵状三角形至披针形，边缘有不规则的浅裂或粗齿。

【性味功效】苦、辛，寒；有小毒。祛风湿，通经络，清热解毒。

【古方选录】《方脉正宗》治疟疾：豨莶草（干品）一两。用法：每日一剂，两次煎服，连服三日。

【用法用量】内服：煎汤，9～12g，大剂量30～60g；或捣汁；或入丸、散。外用：适量，捣敷，或研末撒，或煎水熏洗。

【使用注意】无风湿者慎服；生用或大剂量易致呕吐。

【现代研究】化学研究显示，腺梗豨莶全草含腺梗豨莶苷、腺梗豨莶醇、腺梗豨莶酸、谷甾醇、胡萝卜苷等；豨莶茎中含多种木香烯内酯。药理研究显示，有抗炎、抗菌、抗早孕、抗疟、降血压、扩张血管、免疫抑制等作用。现代临床用于治疗高血压、风湿性关节炎或半身不遂、原发性高血压等。

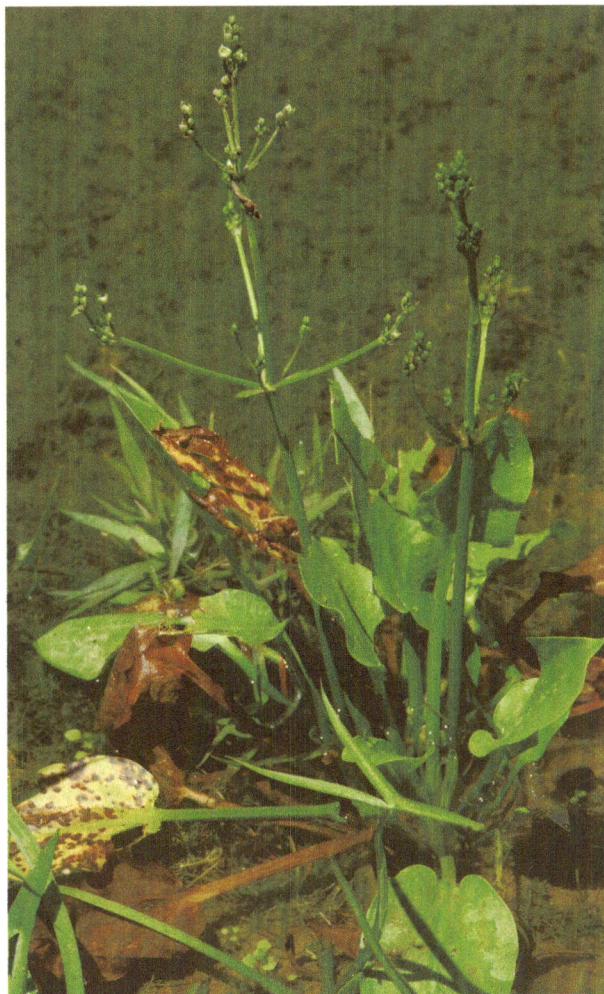

40 泽 泻

【古籍原文】俗名水蓍菜，一名水泻，一名及泻，一名芒芋，一名鹄泻。生汝南池泽，及齐州、山东、河、陕、江、淮亦有，汉中者为佳，今水边处处有之。丛生苗叶，其叶似牛舌草叶，纹脉竖直，叶丛中间撺葶，对分茎叉，茎有线楞，梢间开三瓣小白花，结实小青细。子味甘，叶味微咸，俱无毒。「救饥」采嫩叶煠熟，水浸淘净，油盐调食。「治病」文具本草草部条下。

【来　　源】为泽泻科植物泽泻Alisma orientalis（Sam.）Juzep.的块茎。

【形态特征】多年生沼泽植物。地下块茎球形，外皮褐色，须根多数。叶根生，叶柄长；叶片椭圆形至卵形，先端急尖或短尖，全缘。花茎生于叶中，圆锥花序轮生，小花梗伞状；花瓣3片，白色；雄蕊6枚；雌蕊多数；子房倒卵形。瘦果多数，扁平。

【性味功效】甘、淡，寒。利水渗湿，泄热通淋。

【古方选录】《证治准绳·类方》泽泻散：泽泻、牡丹皮、煅牡蛎、鹿茸、赤茯苓、桑螵蛸、阿胶珠各一两。用法：研末，每次二钱，食前酒调下。主治：遗尿，小便涩。

【用法用量】内服：煎汤，5～10g；或入丸、散。

【使用注意】肾虚精滑无湿热者禁用。

【现代研究】化学研究显示，含泽泻醇A、B、C、D，挥发油，生物碱，天门冬素，甾醇苷，蛋白质和树脂等。药理研究显示，有利尿、降胆固醇、抗动脉粥样硬化，以及显著增加冠脉流量、抗血小板聚集、降血压、抗炎、抑菌等作用。现代临床用于治疗肾炎水肿、高血压、梅尼埃病（又称内耳眩晕症）、急性肠炎腹泻、糖尿病、脂肪肝、遗精和高脂血症等。

叶可食

新 增

41 竹节菜（竹节草）

【古籍原文】一名翠蝴蝶，又名翠峨眉，又名笪竹花，一名倭青草。南北皆有，今新郑县山野中亦有之。叶似竹叶，微宽短，茎淡红色，就地丛生，撺节似初生嫩苇节，梢叶间开翠碧花，状类蝴蝶。其叶味甜。「救饥」采嫩苗叶煤熟，油盐调食。

【来　源】为鸭跖草科植物竹节草*Commelina diffusa* Burm. f.的全草。

【形态特征】披散草本。节上生根或半攀缘状。叶互生，叶片披针形；基部下延成鞘状，抱茎，边缘粗糙；叶鞘上有红色斑点。总苞片具柄，卵状披针形，基部不相连；萼片3片，膜质；花瓣3片，

蓝色；发育雄蕊和退化雄蕊各3枚；子房卵状长圆形，3室。蒴果3室。

【性味功效】淡，寒。清热解毒，利水消肿，止血。

【临床用方】《全国中草药汇编》治小便不利：鲜竹节草、鲜车前草各30g。用法：水煎，代茶饮。

【用法用量】内服：煎汤，10～20g，鲜品30～60g。外用：适量，捣敷，或研末撒。

【使用注意】脾胃虚寒者不宜。

【现代研究】现代临床用于治疗疮疖痈肿、咽喉肿痛、热痢、白浊、小便不利、外伤出血等。

42 独扫苗（地肤子）

【古籍原文】生田野中，今处处有之。叶似竹形而柔弱细小，拂茎而生，茎叶梢间结小青子，小如粟粒，科茎老时可为扫帚。叶味甘。「救饥」采嫩苗叶煤熟，水浸淘净，油盐调食。晒干煤食，不破腹尤佳。「治病」今人多将其子亦作地肤子代用。

【来　源】为藜科植物地肤*Kochia scoparia*（L.）Schrad.的成熟果实。

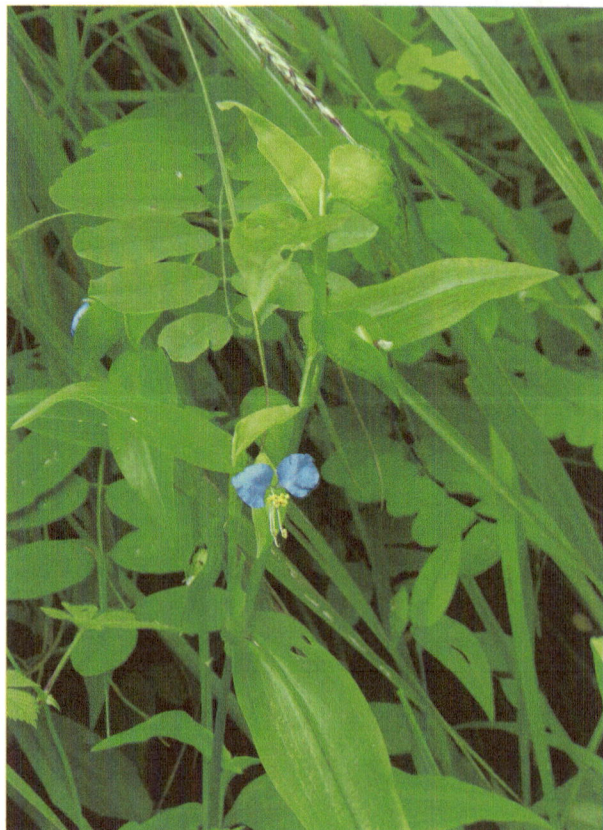

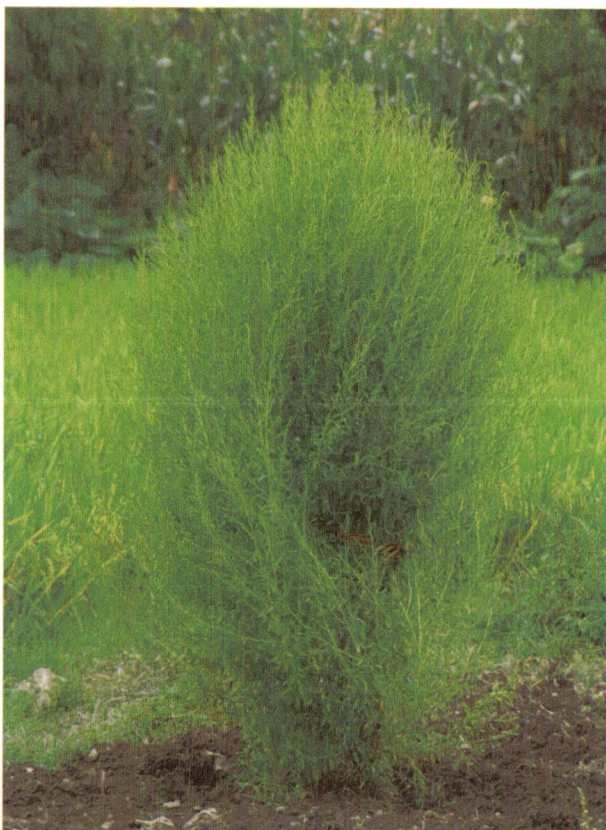

【形态特征】一年生草本，高50～150cm。茎直立，多分支，淡绿色或浅红色，幼时有软毛，长大后变光滑。叶片线形或披针形，两端均渐狭细，全缘，无毛或有短柔毛，无柄。花无梗，1～2朵生于叶侧；花被5裂，下部联合。胞果扁球形，包在草质花被里面。

【性味功效】辛、苦，寒。清热利湿，祛风止痒。

【古方选录】①《医学衷中参西录》宣阳汤：野台参四钱，威灵仙半钱，寸麦冬六钱（带心），地肤子一钱。用法：水煎服。主治：阳虚气弱，小便不利。②《医学衷中参西录》济阴汤：熟地黄一两，生龟板（捣碎）五钱，生杭芍五钱，地肤子一钱。用法：水煎服。主治：阴虚血亏，小便不利。

【用法用量】内服：煎汤，6～15g；或入丸、散。外用：适量，煎水洗。

【使用注意】内无湿热，小便过多者忌服。

【现代研究】化学研究显示，含三萜皂苷、脂肪油、维生素A类物质等。药理研究显示，有抑菌及抑制过敏等作用。现代临床用于治疗荨麻疹、湿疹、疥癣、皮肤瘙痒、急性乳腺炎等。

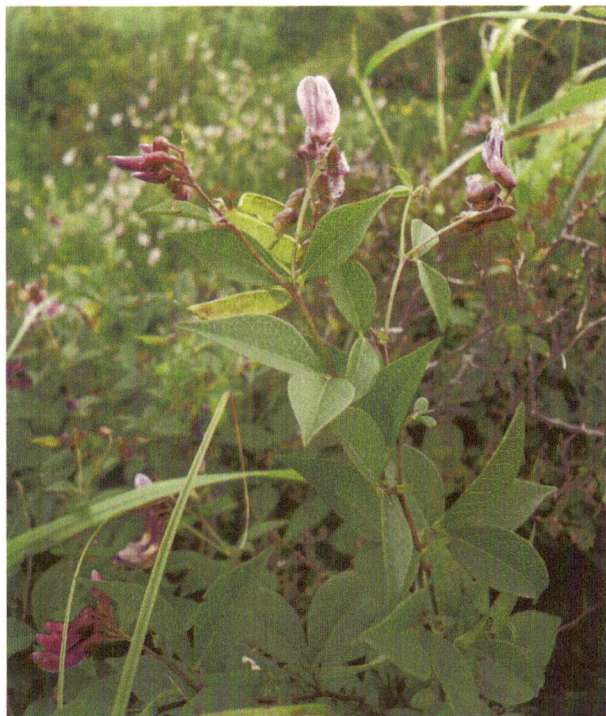

【现代研究】化学研究显示，叶含大波斯菊苷、木樨草素-7-O-葡萄糖苷、植物凝集素。现代临床用于治疗高血压头晕、胃痛、感冒等。

43 歪头菜（三铃子）

【古籍原文】出新郑县山野中。细茎就地丛生，叶似豇豆叶而狭长，背微白，两叶并生一处，开红紫花，结角比豌豆角短小匾瘦。叶味甜。「救饥」采叶煠熟，油盐调食。

【来　　源】为豆科植物歪头草*Vicia unijuga* A. Br. 的全草。

【形态特征】多年生草本，高达1m。基部有木质块茎。幼枝被淡黄色柔毛。偶数羽状复叶互生，有短柄，先端卷须不发达而变为针状；卵形或菱状椭圆形，先端尖，基部宽楔形，两面近无毛。总状花序腋生，花数朵或十数朵密生上部；花萼斜钟状，5齿裂；花冠蝶形，蓝紫色。荚果长矩形。

【性味功效】甘，平。补虚，调肝，利尿，解毒。

【临床用方】①《贵州民间药草》治头晕：三铃子嫩叶9g。用法：蒸鸡蛋吃。②《贵州民间药草》治胃病：三铃子3g。用法：研末，开水吞服。

【用法用量】内服：煎汤，9～30g。外用：适量，捣敷。

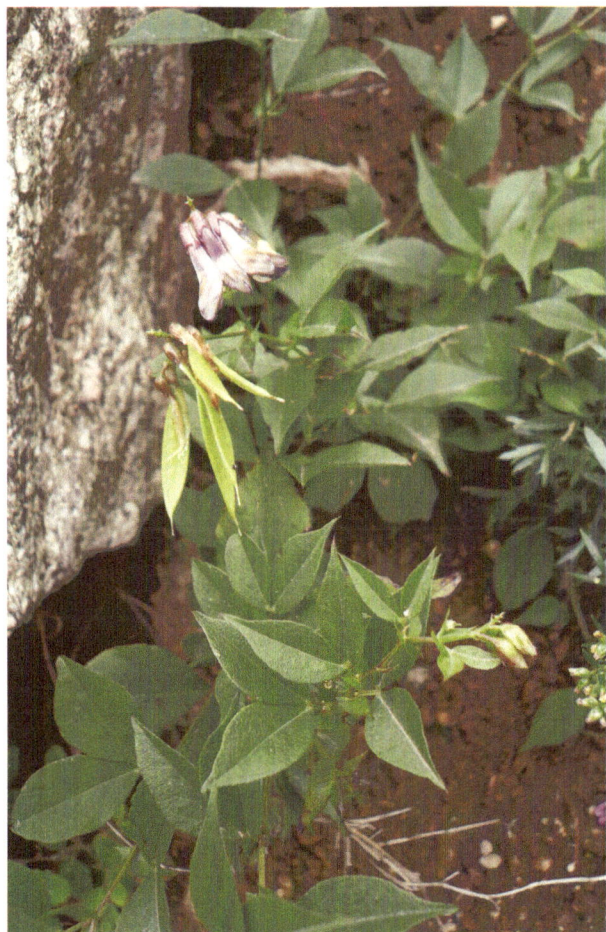

44 兔儿酸

【古籍原文】一名兔儿浆。所在田野中皆有之。苗比水荭矮短，茎叶皆类水荭，其茎节密，其叶亦稠，比水荭叶稍薄小。味酸，性寒。「救饥」采苗叶煠熟，以新汲水浸去酸味，淘净，油盐调食。

【来　　源】为蓼科植物两栖蓼 *Polygonum amphibium* L.的全草。

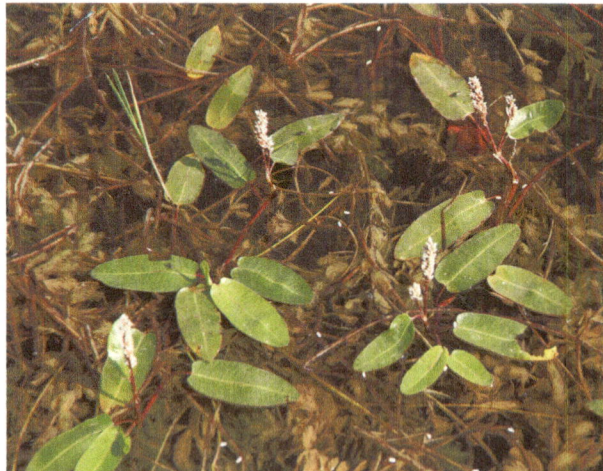

【形态特征】多年生草本。茎横走，节上生不定根。叶漂浮于水面；叶片长圆形或长圆状披针形，先端急尖或钝，两面无毛。穗状花序顶生；苞片三角形，内有花3~4朵，花粉红色；雄蕊通常5枚；花柱2枚，基部合生；子房倒卵形。小坚果两面凸出，近圆形，黑色，有光泽。

【性味功效】苦，平。清热利湿，解毒。

【临床用方】《贵州草药》治疗疮：兔儿酸、野烟各10g。用法：捣烂外敷。

【用法用量】内服：煎汤，9~15g。外用：适量，鲜品捣敷。

【现代研究】化学研究显示，全草含萹蓄苷、金丝桃苷、槲皮黄苷、槲皮素、氨基酸等。现代临床用于治疗浮肿、痢疾、尿血、无名肿毒等。

45 碱　蓬

【古籍原文】一名盐蓬。生水傍下湿地。茎似落藜，亦有线楞，叶似蓬而肥壮，比蓬叶亦稀疏，茎叶间结青子，极细小。其叶味微咸，性微寒。「救

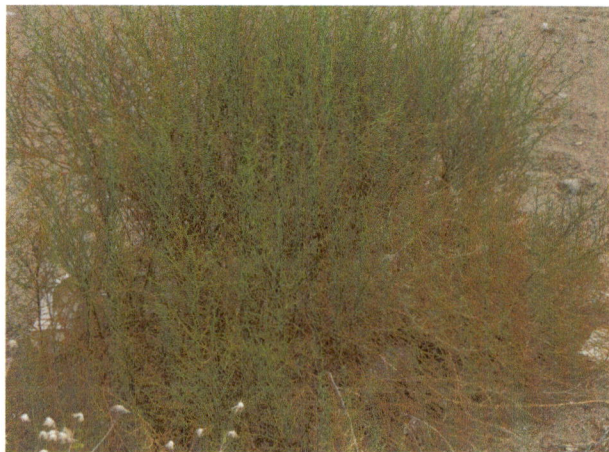

饥」采苗叶煠熟，水浸去碱味，淘洗净，油盐调食。

【来　　源】为藜科植物灰绿碱蓬 *Suaeda glauce* Bge.的全草。

【形态特征】一年生草本。茎直立，圆柱形，高30~100cm。花单生或2~3朵有柄簇生于叶腋的短柄上，呈团伞状；花被于果期呈五角星状。

【性味功效】微咸，凉。清热，消积。

【用法用量】内服：煎汤，6~9g，鲜品15~30g。

【现代研究】现代临床用于治疗消化不良、发热等。

46 蒿蒿（蒌蒿）

【古籍原文】田野中处处有之。苗高二尺余，茎秆似艾，其叶细长锯齿，叶抪茎而生。味微苦，性微温。「救饥」采嫩苗叶煠熟，水浸淘净，油盐调食。

【来　　源】为菊科蒿属植物蒌蒿 *Artemisia selengensis* Turcz. ex Bess.的全草。

【形态特征】多年生草本，高60~150cm。根茎稍粗，直立或斜向上，有匍匐地下茎。茎少数或单一，初时绿褐色，后为紫红色，无毛。叶互生；下部叶在花期枯萎；中部叶密集，羽状深裂，侧裂片1~2对，线状披针形或线形。头状花序近球形，具细梗，小苞片在分支上排成总状或复总状花序；总苞片3~4层；花黄色，外层雌性，内层两性。瘦果卵状椭圆形，无毛。

【性味功效】苦、辛，温。利膈开胃。

【用法用量】内服：煎汤，5~10g。

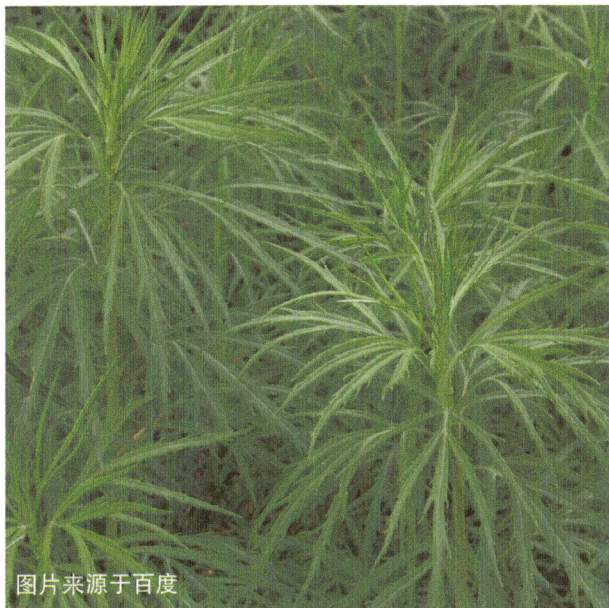

图片来源于百度

【现代研究】化学研究显示含亚麻酸乙酯、脱肠草素、甾体化合物等。现代临床用于治疗食欲不振。

47 水莴苣（水苦荬）

【古籍原文】一名水菠菜。水边多生。苗高一尺许，叶似麦蓝叶而有细锯齿，两叶对生，每两叶间对叉叉生两枝，梢间开青白花，结小青菁荚，如小椒粒大。其叶味微苦，性寒。「救饥」采苗叶煠熟，水淘净，油盐调食。

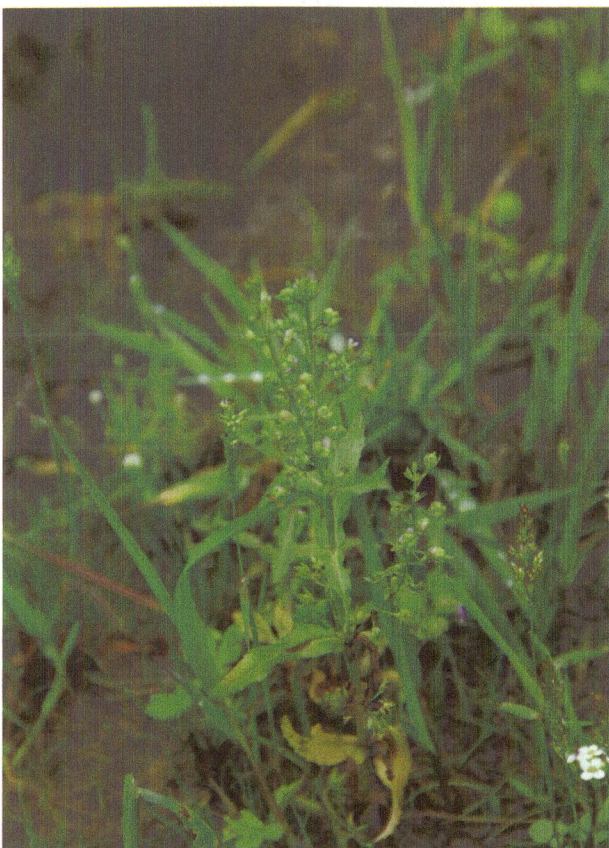

【来　　源】为玄参科植物北水苦荬 *Veronica anagalis-aquatica* L.的全草。

【形态特征】多年生草本。茎直立，中空，有时基部略微倾斜。叶对生，长圆状披针形或长圆状卵圆形，通常叶缘有尖锯齿，无柄。4~6月开花，总状花序腋生，苞片椭圆形；花有柄；花萼4裂，裂片狭长椭圆形；花冠淡紫色或白色；雄蕊2枚；雌蕊1枚。蒴果近圆形，常有小虫寄生，寄生后果实常膨大成圆球形。种子长圆形，扁平而无毛。

【性味功效】苦，凉。清热解毒，活血止血。

【临床用方】《全国中草药汇编》治月经不调、痛经：水苦荬15g，益母草12g，当归9g。用法：水煎服。

【用法用量】内服：煎汤，10~30g；或研末。外用：适量，鲜品捣敷。

【现代研究】化学研究显示，含苯甲酸、原儿茶酸、咖啡酸、香草酸、阿魏酸、梓醇、木樨草素、葡萄糖、果糖、蔗糖等。现代临床用于治疗妇女产后感冒、咳血、咯血、咽喉肿痛、闭经、跌打损伤等。

48 金盏菜（金盏草）

【古籍原文】一名地冬瓜菜。生田野中。苗高二三尺，茎初微赤而有线路，叶似绵柳叶微厚，抪茎而生，茎叶稠密，开花紫色黄心。其叶味甘、微咸。「救饥」采苗叶煠熟，水淘净，油盐调食。

【来　　源】为菊科植物小金盏花 *Calendula arvensis* L.的全草和花。

【形态特征】一年生或二年生草本，高约40cm。全株散生柔毛。茎直立，上部分支。单叶互生，叶片长椭圆状披针形，先端渐尖，基部楔形，边缘具粗锯齿。头状花序顶生，有梗；总苞片绿色，线形，边缘膜质；边缘舌状花，雌性，硫黄色，先端3齿；中央管状花两性，先端5裂。瘦果背部具软刺，无冠毛。

【性味功效】酸、甘，寒。清热止血。

【临床用方】治肠风下血：金盏草花10余朵。用

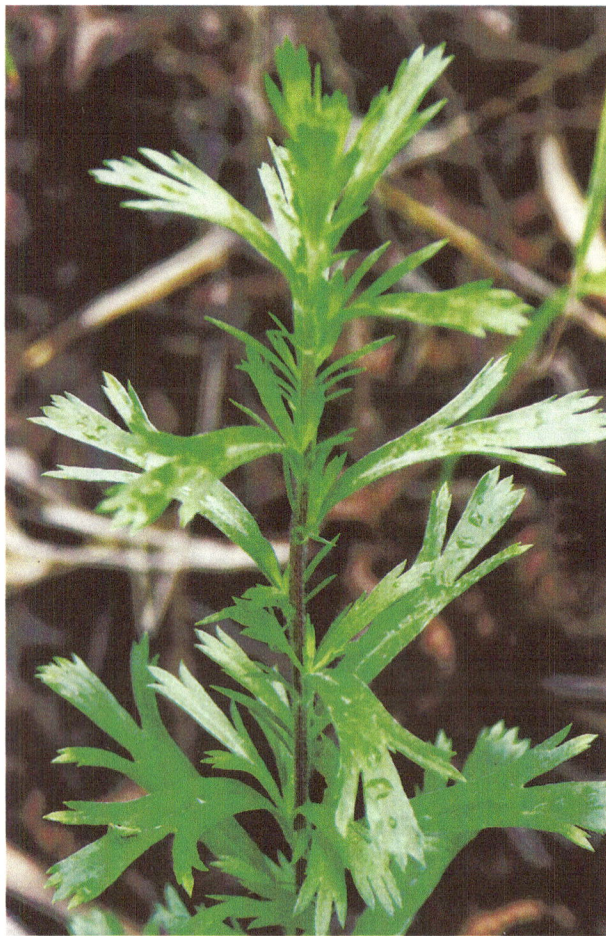

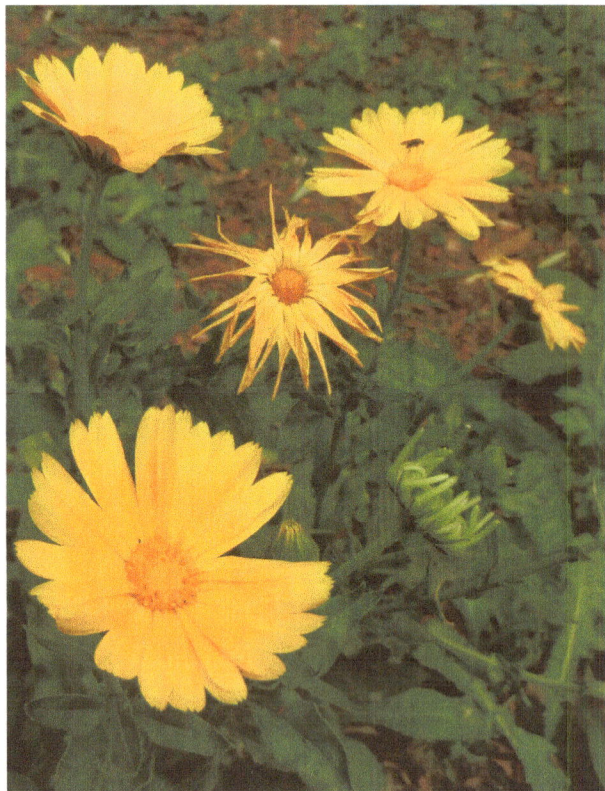

法：酌加冰糖，开水炖服。

【用法用量】内服：煎汤，15～30g。

【使用注意】脾胃虚寒者不宜。

【现代研究】化学研究显示，全草含槲皮苷、水仙苷和芸香苷等。现代临床用于治疗痔疮出血和结肠炎便血等。

49 水辣菜

【古籍原文】生水边下湿地中。苗高一尺余，茎圆，叶似鸡儿肠叶，头微齐短，又似马蓝头叶，亦更齐短，其叶拵茎生，稍间出穗，如黄蒿穗。其叶味辣。「救饥」采嫩苗叶煠熟，换水淘去辣气，油盐调食。生亦可食。

【来　源】为菊科植物牡蒿*Artemisia japonica* Thunb.的全草。

【形态特征】多年生草本。根状茎粗壮。茎直立，常丛生。下部叶呈倒卵形或宽匙形，有条形假托叶；中部叶匙形；上部叶近条形。苞片叶长椭圆形或披针形；头状花序多数，卵球形，在分支端排成复总状，有短梗及条形苞叶；总苞球形或长圆形，无毛，总苞片3～4层，背面多为叶质，边缘宽膜

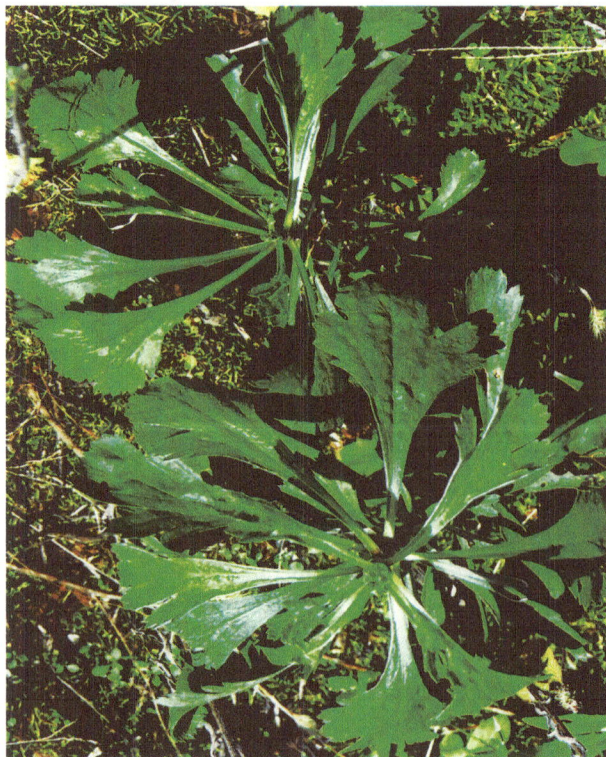

质；雌花3～8朵，能孕，内层为两性花，不孕育。瘦果小，倒卵形，无毛。

【性味功效】苦、甘，平。清热，凉血，解毒。

【临床用方】①《万县中草药》治夏季感冒头痛：水辣菜30g。用法：水煎服。②《万县中草药》治痨伤咳血：水辣菜60g，石枣子30g。用法：炖肉服。

【用法用量】内服：煎汤，10～15g，鲜品加倍。外用：适量，煎水洗；或鲜品捣烂敷。

【使用注意】体弱虚寒者慎用；孕妇慎用。

【现代研究】化学研究显示含挥发油，其成分为月桂烯、柠檬烯、紫苏烯等。药理研究显示有抗红色毛癣菌的作用（体外）。现代临床用于治疗黄疸型肝炎、牙痛、疥疮、湿疹等。

50 紫云菜（风轮菜）

【古籍原文】生密县付家冲山野中。苗高一二尺，茎方，紫色，对节生叉，叶似山小菜叶，颇长，拵梗对生，叶顶及叶间开淡紫花。其叶味微苦。「救饥」采嫩苗叶煠熟，水浸淘去苦味，油盐调食。

【来　　源】为唇形科植物风轮菜Clinopodium chinense（Benth.）O. Ktze.的全草。

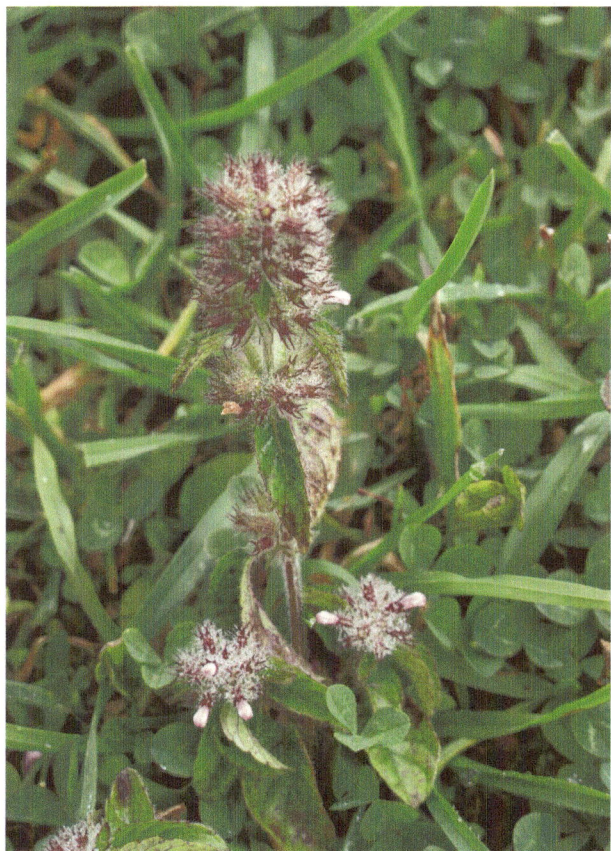

【形态特征】多年生草本，高达1m。茎基部匍匐生根。叶对生，叶片卵圆形。轮伞花序多花密集，呈半球形；苞片针状；花萼狭管状，紫红色，外面被柔毛及腺柔毛；花冠紫红色；雄蕊4枚；子房4裂，花柱着生于子房底，柱头2裂。小坚果4颗，倒卵形，黄棕色。

【性味功效】苦、辛，凉。疏风清热，解毒消肿，止血。

【临床用方】①《浙江药用植物志》治感冒、中暑：风轮菜全草30g。用法：水煎服。②《青岛中草药手册》治乳腺炎：风轮菜9～15g。用法：水煎服。

【用法用量】内服：煎汤，10～15g；或捣汁。外用：适量，捣敷，或煎水洗。

【现代研究】化学研究显示，含三萜皂苷、黄酮类、熊果酸等。药理研究显示，有止血、抑菌作用。现代临床用于治疗感冒发热、中暑、咽喉肿痛、白喉、急性胆囊炎、肝炎、肠炎、痢疾、腮腺炎、乳腺炎、疔疮中毒、过敏性皮炎、急性结膜炎、尿血、崩漏、牙龈出血、外伤出血等。

51 鸦葱

【古籍原文】生田野中。叶瓣尖长，揭地而生，叶似初生葛秧叶而小，又似初生大蓝叶细窄而尖，其叶边皆曲皱，叶中撺葶，上结小菁葵，后出白英。味微辛。「救饥」采苗叶煠熟，油盐调食。

【来　　源】为菊科植物鸦葱Scorzonera austriaca Willd.的根。

【形态特征】多年生草本，高10～50cm，植株无毛。根粗壮直立，常分支形成地下的根状茎。茎单生或数个丛生，直立或外倾。基生叶多数，椭圆状披针形或长圆状披针形，叶柄基部渐宽成鞘状。头状花序单生于茎顶，舌状花黄色。未成熟的瘦果无毛；冠毛淡黄褐色，羽毛状，上部粗糙。

【性味功效】苦，寒。清热解毒，消肿散结。

【临床用方】《内蒙古中草药》治癌症：鸦葱、苦菜各500g。用法：熬膏，服时可酌加蜂蜜，每次3g，开水送服。

【用法用量】内服：煎汤，9～15g；或熬膏。外

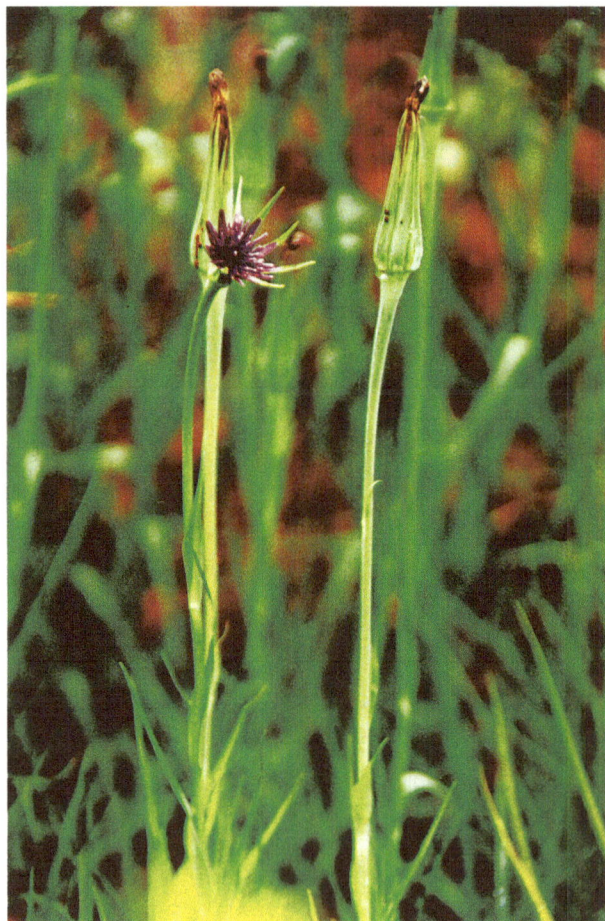

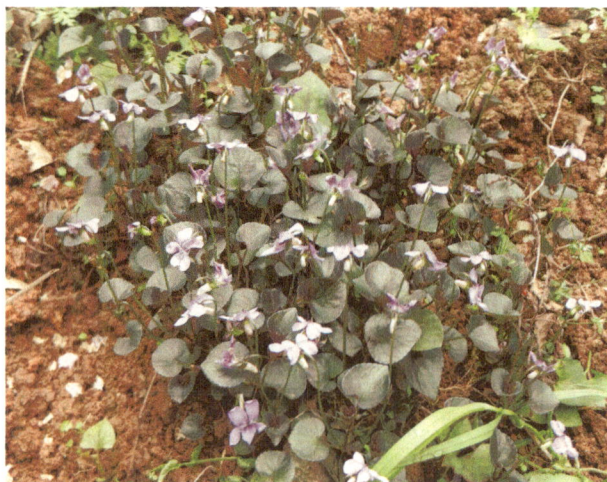

用：适量，鲜品捣敷；或取汁涂。

【现代研究】化学研究显示，根含橡胶、胆碱、菊糖等，叶含镍、铬、钴、钙、镁、铁等微量元素。药理研究显示有抗炎、抗腹泻等作用。现代临床用于治疗疔疮痈疽、跌打损伤、乳痈等。

52 匙头菜

【古籍原文】生密县山野中。作小科苗，其茎面凹背圆，叶似团匙头样，有如杏叶大，边微锯齿，开淡红花，结子黄褐色。其叶味甜。「救饥」采叶煠熟，水浸淘净，油盐调食。

【来　　源】为堇菜科植物球果堇菜*Viola collina* Bess.的全草。

【形态特征】多年生草本，花期高4～9cm。主根粗壮横长，叶和花梗均自根生出。叶呈心脏形至稍圆形，先端钝，基部凹入，边缘有浅圆锯齿，两面密生白色短柔毛；叶柄有倒向粗短毛；托叶膜质，边缘有线状长毛。花淡紫色；花萼5片，椭圆形，

先端钝；花瓣5片，倒卵形；雄蕊5枚；子房上位，有毛，柱头弯曲，不分裂。蒴果近圆球形，有毛。

【性味功效】苦、辛，寒。清热解毒，散瘀消肿。

【临床用方】①《贵阳民间药草》治疗疮：鲜匙头菜1把。用法：捣烂敷患处。另用60g，水煎服。②《贵阳民间药草》治食滞胃痛：匙头菜根9g。用法：煎水，煮肉丸子汤内服。

【用法用量】内服：煎汤，9～15g，鲜品15～30g；或浸酒。外用：适量，捣敷。

【使用注意】虚寒性疮疡或疮疡已破溃者禁用。

【现代研究】现代临床用于治疗疮疡肿毒、肺痈、跌打损伤疼痛、刀伤出血、外感咳嗽等。

53 鸡冠菜（青葙子）

【古籍原文】生田野中。苗高尺余，叶似青荚菜叶而窄小，又似山菜叶而窄艄，梢间出穗，似兔儿尾穗，却微细小，开粉红花，结实如苋菜子。苗叶味苦。「救饥」采苗叶煠熟，水浸淘去苦气，油盐调食。

【来　　源】为苋科植物青葙*Celosia argentea* L.的种子。

【形态特征】一年生草本，高30～90cm。全株无毛。茎直立。单叶互生；叶片纸质，披针形或长圆状披针形。花着生甚密，初为淡红色，后变为银白色；穗状花序单生于茎顶或分支顶端，呈圆柱形或圆锥形；雄蕊5枚，下部合生成杯状，花药紫色。胞果卵状椭圆形。种子扁圆形，黑色，光亮。

【性味功效】苦，寒。散风热，清肝火，明目

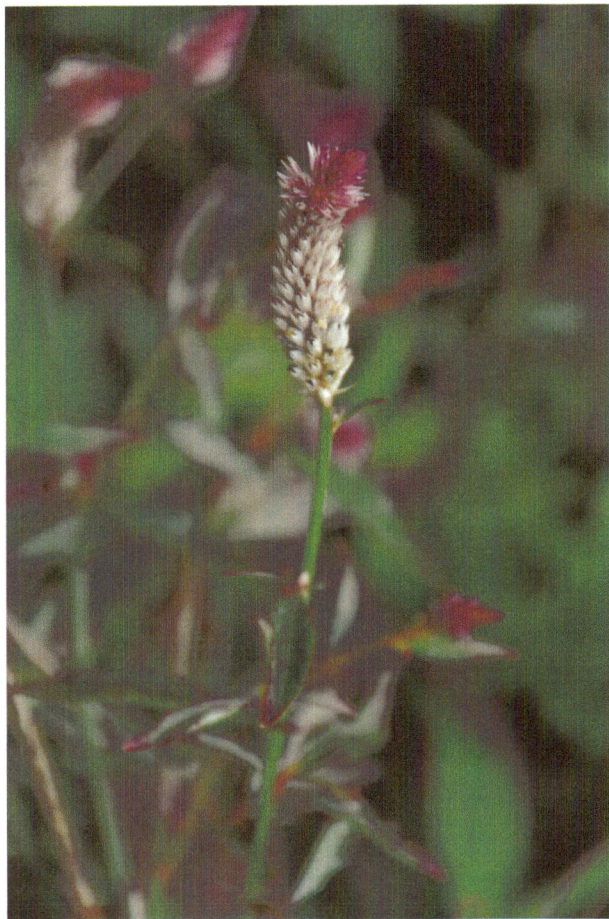

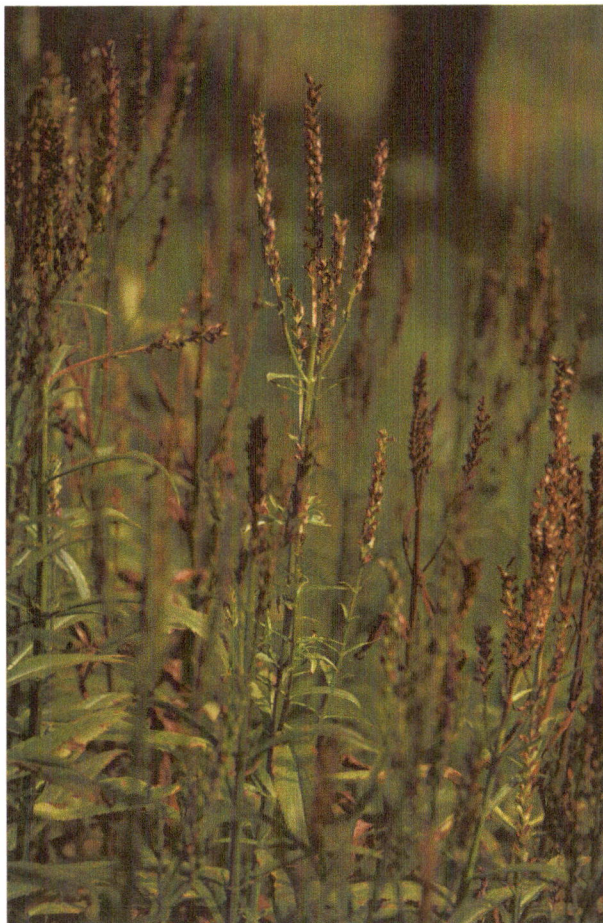

退翳。

【临床用方】《青岛中草药手册》治暴发火眼，目赤肿痛：青葙子、黄芩、龙胆各9g，菊花12g，生地15g。用法：水煎服。

【用法用量】内服：煎汤，3～15g。外用：适量，研末调敷；或捣汁灌鼻。

【使用注意】瞳孔散大、青光眼患者禁服。

【现代研究】化学研究显示，含脂肪油、淀粉、烟酸及丰富的硝酸钾。药理研究显示，有降眼压、降血压、抑菌等作用。现代临床用于治疗虹膜睫状体炎、高血压、皮肤瘙痒、疮癣等。

54 水蔓菁

【古籍原文】一名地肤子。生中牟县南沙岗中。苗高一二尺，叶仿佛似地瓜儿叶，却甚短小，捲边窄面，又似鸡儿肠叶，颇尖艄，梢头出穗，开淡藕丝褐花。叶味微甜。「救饥」采苗叶煠熟，油盐调食。「治病」今人亦将其子作地肤子用。

【来　　源】为玄参科植物水蔓菁 *Veronica linariifolia* Pall. ex Link subsp. *dilatata*（Nakai *et* Kitgawa）Hong的全草。

【形态特征】多年生草本，高50～90cm。茎直立，茎、叶及苞片上被细短柔毛。下部叶对生，上部叶互生，叶片宽线形至倒卵状披针形，先端短尖，基部窄狭成柄，边缘有单锯齿。花在枝端排列成穗形的总状花序，花蓝紫色；花梗有短柔毛；苞片狭线状披针形至线形；花萼4裂，裂片卵圆形或楔形；花冠辐射状；雄蕊2枚，凸出；子房上位，2室；花柱很长，柱头头状。蒴果扁圆形。

【性味功效】苦，寒。清热解毒，化痰止咳。

【临床用方】勒马回（水蔓菁）胶囊：水蔓菁干浸膏。用法：口服，一次3粒，一日3次；或遵医嘱。功效：清热润肺，止咳化痰，利尿通淋。主治：肺痨咳血，咳嗽痰喘，小便不利，热淋涩痛。

【用法用量】内服：煎汤，10～15g。外用：适量，煎水洗。

【现代研究】化学研究显示含环烯醚萜苷。药理研

究显示有镇咳作用。现代临床用于治疗肺热咳喘、肺脓肿、咳吐脓血、疮疖肿毒、皮肤湿疹、风疹瘙痒、老年慢性气管炎等。

55 野园荽（藏茴香）

【古籍原文】生祥符西北田野中。苗高一尺余，苗叶结实皆似家胡荽，但细小瘦窄。味甜，微辛香。「救饥」采嫩苗叶煠熟，油盐调食。

【来　　源】为伞形科植物葛缕子Carum carvi L.的种子。

【形态特征】二年生或多年生草本，高30～80cm。全株无毛。根圆柱形。茎上部分支。基生叶及茎下部叶的叶柄与叶片近等长，二至三回羽状深裂，具宽叶鞘，边缘膜质，白色或粉红色。复伞形花序顶生或侧生；小伞形花序有花5～15朵；花杂性，无萼齿，花瓣白色，或带淡红色；花柱长约为花柱基的2倍。果实长卵形，成熟后黄褐色，果棱明显。

【性味功效】辛，温。理气开胃，散寒止痛。

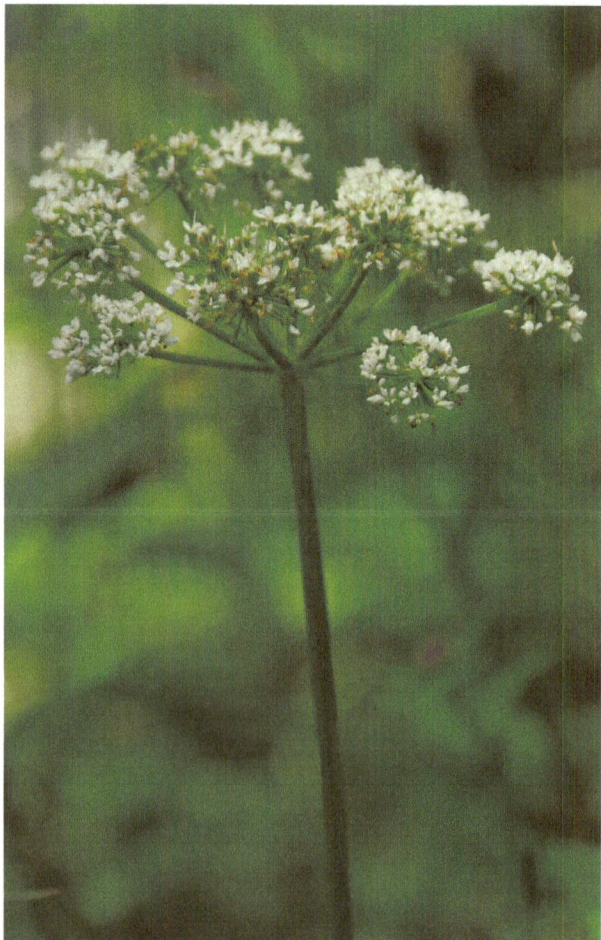

【临床用方】《藏医临床札记》治头痛、身痛、消化不良、夜盲、头晕、耳鸣：藏茴香100g，巴朱90g，夹哇果90g，制大蒜60g，丁香60g，木香60g，兔心60g。用法：各研粗粉，混匀，每日早、晚各3～5g，煎服。

【用法用量】内服：煎汤，3～6g。

【使用注意】阴虚火旺者慎服。

【现代研究】化学研究显示含挥发油，主要成分有葛缕酮、柠檬烯、脂肪油等。药理研究显示有平喘、抑菌、利尿作用。现代临床用于治疗消化不良、疝气痛、心痛、痛风等。

56 牛尾菜

【古籍原文】生辉县鸦子口山野间。苗高二三尺，叶似龙须菜叶，叶间分生叉枝及出一细丝蔓，又似金刚刺叶而小，纹脉皆竖，茎叶梢间开白花，结子黑色。其叶味甘。「救饥」采嫩叶煠熟，水浸淘净，油盐调食。

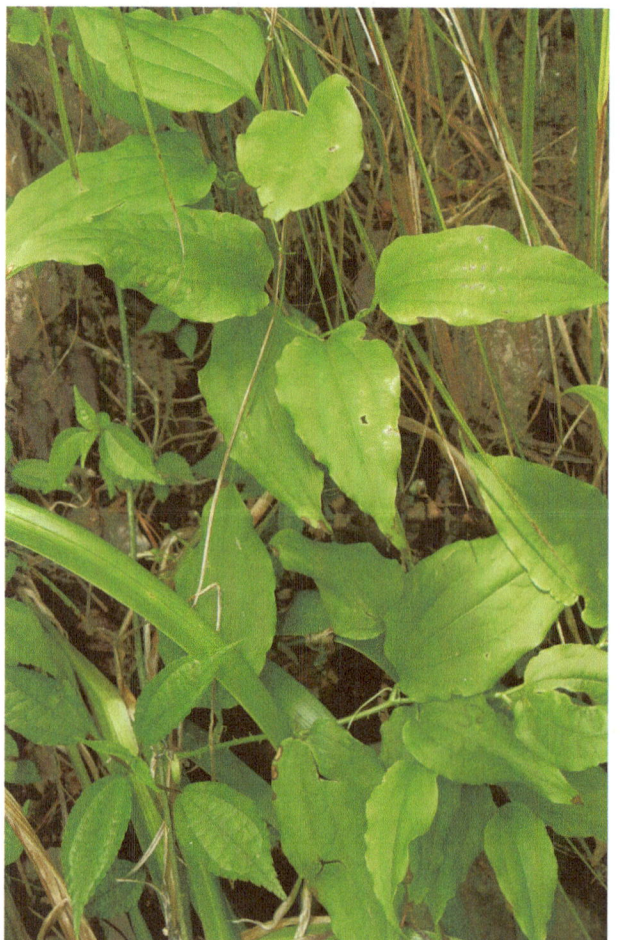

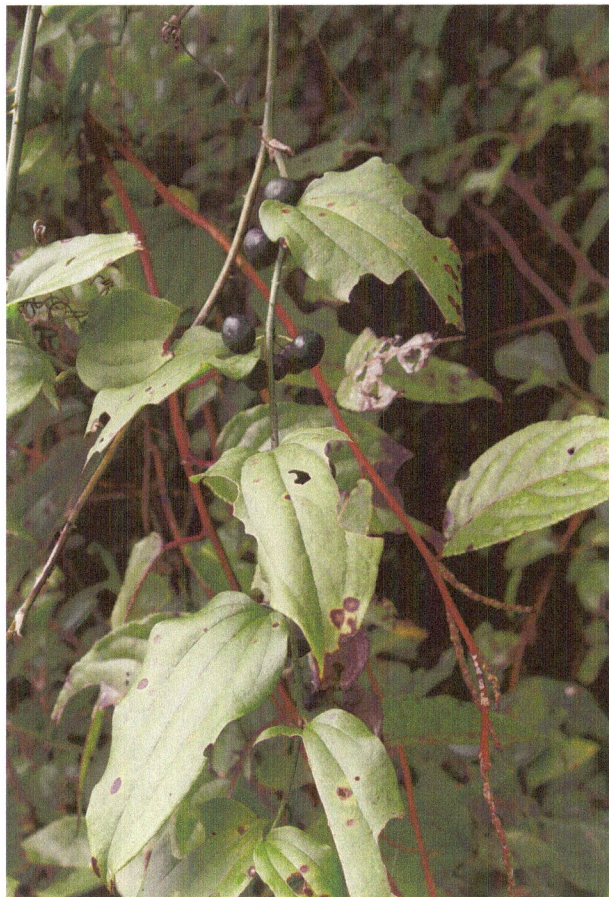

【来　　源】 为百合科植物白背牛尾菜 *Smilax nipponica* Miq.的根及根茎。

【形态特征】 多年生草本，植株直立或稍攀缘。有根茎。茎细长，中空，有少量髓。叶互生；叶片卵形至长圆形，先端渐尖，基部浅心形至近圆形。花单性，异株；伞形花序腋生；花被片6片，绿黄色或白色；雄花有雄蕊6枚；雌花与雄花相似，具6枚退化雄蕊；子房3室，柱头3裂。浆果球形，熟时黑色，有白色粉霜。

【性味功效】 苦，平。壮筋骨，利关节，活血止痛。

【临床用方】《湖南药物志》治关节痛：牛尾菜15g，路边刺30g，老鼠刺30g，豨莶草15g。用法：水煎服。

【用法用量】 内服：煎汤，6~12g；或浸酒饮。

【现代研究】 现代临床用于治疗腰腿疼痛、屈伸不利、月经不调、跌打伤痛等。

57　山蒿菜*

【古籍原文】 生密县山野中。苗初揭地生，其叶之茎，背圆面窊，叶似初出冬蜀葵叶稍小，五花叉，锯齿边，又似蔚臭苗叶而硬厚颇大，后撺茎叉，茎深紫色，梢叶颇小。味微辣。「救饥」采苗叶煠熟，换水浸淘净，油盐调食。

【来　　源】 为十字花科植物山蒿菜 *Alliaria wasabi* Prantl的全草。

【形态特征】 多年生草本，高30~80cm。近地面处生数茎，直立或斜上升。基生叶具柄，长25~35cm；叶片近圆形。花序密集呈伞房状，果期伸长；萼片卵形；花瓣白色，长圆形。角果长圆筒状，果瓣中脉明显；果梗纤细，向下反折，角果常翘起。种子长圆形，褐色。

【性味功效】 辛、微苦，温。开胃，解毒，平喘。

【用法用量】 内服：10~15g。

【使用注意】 有胃炎、消化道溃疡、目赤肿痛者，以及孕妇忌食。

【现代研究】 化学研究显示，含辛辣成分异硫氰酸酯。药理研究显示，有抗菌、抗癌、抗氧化、降低血液黏稠度等作用。现代临床用于预防蛀牙，治疗高脂血症、高血压、气喘等。

58　绵丝菜**

【古籍原文】 生辉县山野中。苗高一二尺，叶似兔儿尾叶，但短小，又似柳叶菜叶，亦比短小，梢头攒生小葖葖，开黪白花。其叶味甜。「救饥」采嫩苗叶煠熟，水浸淘净，油盐调食。

【现代研究】 本条因图文过于模糊，现代研究暂时无法确定原植物品种。

---

* 由于某些品种或分布区域狭小、偏僻，或野生品种稀少，未开发人工规模化种植，或与其他品种图片重复，故缺图，下不再赘述。

** 由于无法确定原植物品种，故缺图，下不再赘述。

59 米蒿（南葶苈子）

【古籍原文】生田野中，所在处处有之。苗高尺许，叶似园荽叶微细，叶丛间分生茎叉，梢上开小青黄花，结小细角，似葶苈角儿。叶味微苦。「救饥」采嫩苗叶煠熟，水浸过，淘净，油盐调食。

【来　　源】为十字花科植物播娘蒿*Descurainia sophia*（L.）Webb. ex Prantl的种子。

【形态特征】一年生或二年生草本，高20～80cm。全株灰白色。茎直立。叶长圆形或长圆状披针形。总状花序顶生；萼片4片，条状长圆形；花瓣黄色，匙形，与萼片近等长；雄蕊6枚，几与花瓣等长，基部有爪；雌蕊1枚；子房圆柱形，花柱短，柱头呈扁压的头状。长角果圆筒状。种子每室1行，形小，多数，长圆形，稍扁；淡红褐色，表面有细网纹，潮湿后有粘胶物质。

【性味功效】辛、苦，寒。泻肺平喘，利水消肿。

【古方选录】《金匮要略》葶苈大枣泻肺汤：南葶苈（熬令黄色，捣，丸如弹子大）15g，大枣12

枚。用法：先以水三升煮枣，取二升，去枣纳葶苈，取一升，顿服。主治：肺痈喘不得卧。

【用法用量】内服：煎汤，3～9g；或入丸、散。外用：适量，煎水洗，或研末调敷。利水消肿宜生用；治痰饮喘咳宜炒用；肺虚痰阻喘咳宜蜜炙用。

【使用注意】肺虚喘咳、脾虚肿满者慎服；不宜久服。

【现代研究】化学研究显示，种子含有芥子酸、毒毛花苷元、糖芥毒苷、多种挥发油、芥子油苷、异硫氰酸苄酯、异硫氰酸烯丙酯等。药理研究显示，有强心、广谱抗菌作用。现代临床用于治疗慢性肺源性心脏病并发心力衰竭的气喘水肿等。

60 山芥菜（蔊菜）

【古籍原文】生密县山坡及岗野中。苗高一二尺，叶似家芥菜叶，瘦短微尖而多花叉，开小黄花，结小短角儿。味辣微甜。「救饥」采苗叶拣择净，煠熟，油盐调食。

【来　　源】为十字花科植物蔊菜*Rorippa indica*（L.）Hiern的全草。

【形态特征】一年生或二年生草本，高20～50cm。茎单一或分支，直立斜升。叶形多变化，基生叶和茎下部叶具长柄；叶片通常大头羽状分裂。总状花序顶生或侧生；萼片4片，浅黄色而微带黄绿色；花瓣4片，鲜黄色，宽匙形或长倒卵形；雄蕊6枚；雌蕊1枚；子房圆柱形，花柱短粗，柱头略膨大。长角果线状圆柱形。种子每室2行，多数，淡褐色，宽椭圆形。

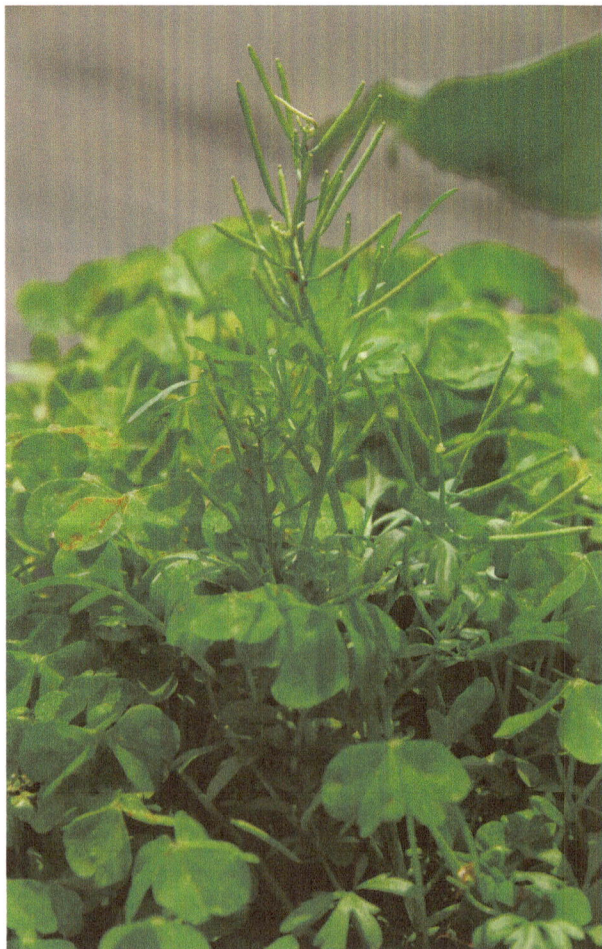

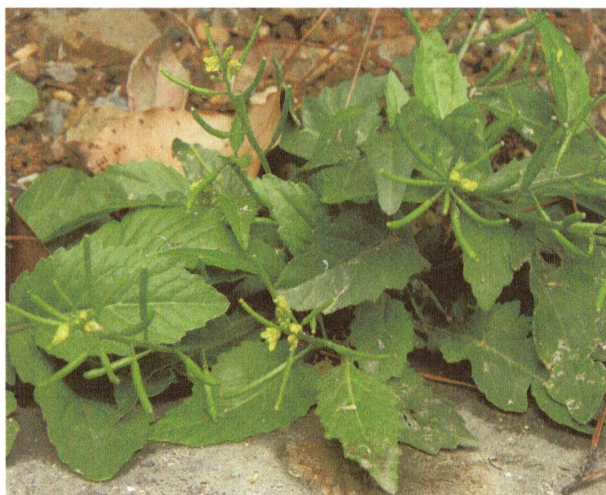

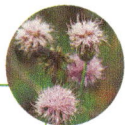

【性味功效】辛、苦，微温。祛痰止咳，解表散寒，活血解毒，利湿退黄。

【临床用方】《青岛中草药手册》治小便不利：蒴菜15g，茶叶6g。用法：水冲，代茶饮。

【用法用量】内服：煎汤，10～30g，鲜品加倍；或捣绞汁服。外用：适量，捣敷。

【使用注意】过量服用可出现轻微的口干、胃部不适等现象，可减量或停药。

【现代研究】化学研究显示，含黄酮化合物、生物碱、有机酸、蒴菜素、蒴菜酰胺等成分。药理研究显示，有镇咳、祛痰、抗菌的作用。现代临床用于治疗黄疸、疔疮等。

61 舌头菜

【古籍原文】生密县山野中。苗叶搨地生，叶似山白菜叶而小，头颇圆，叶面不皱，比山白菜叶亦厚，状类猪舌形，故以为名。味苦。「救饥」采叶煠熟，水浸去苦味，换水淘净，油盐调食。

【现代研究】本条图文太过简略，又无花实描述，现代研究暂时无法确定原植物品种。

62 紫香蒿

【古籍原文】生中牟县平野中。苗高一二尺，茎方，紫色，叶似邪蒿叶而背白，又似野胡萝卜叶微短，茎叶梢间结小青子，比灰菜子又小。其叶味苦。「救饥」采叶煠熟，水浸去苦味，油盐调食。

【来　　源】为菊科植物狭叶青蒿*Artemisia dracunculus* L.的全草或根。

【形态特征】多年生草本，高50～150cm。根粗大或略细，木质。茎直立，丛生。叶无柄；叶片线状披针形或线形。头状花序多数，近球形、卵球形或近半球形，于茎顶或枝端排列成稍密集的复总状花序；总苞球形，总苞片3层，外层卵形，背面绿色，中、内层卵圆形或长圆形，边缘宽膜质；花外层雌性能育，6～10朵；内层两性花不育，8～14朵。瘦果倒卵形或椭圆状倒卵形。

【性味功效】辛、苦，温。祛风散寒，宣肺止咳。

【临床用方】①《新疆中草药》治风寒感冒：紫香

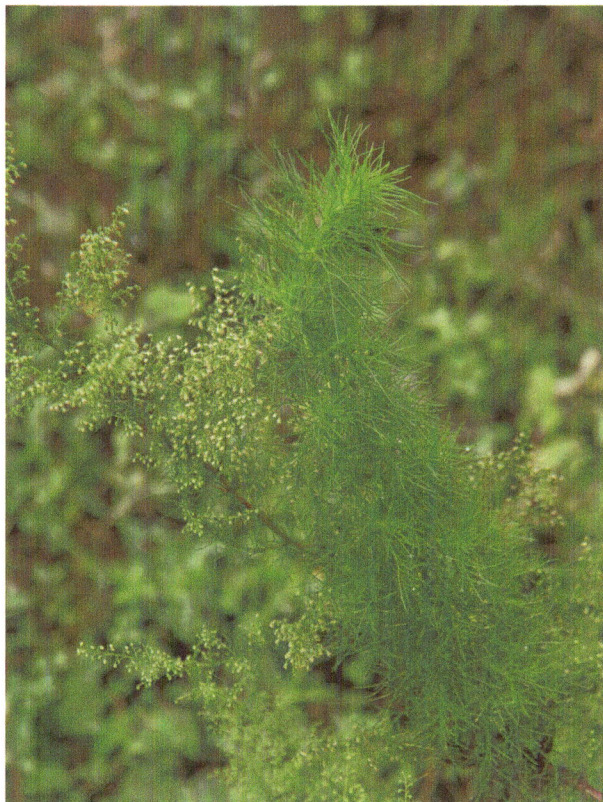

蒿60g。用法：水煎服。②《新疆中草药》治感冒咳嗽：紫香蒿15g，麻黄3g，唇香草、甘草各6g。用法：水煎服。

【用法用量】内服：煎汤，10～15g。

【现代研究】现代临床用于治疗感冒、咳嗽等。

63 金盏儿花

【古籍原文】人家园圃中多种。苗高四五寸，叶似初生莴苣叶，比莴苣叶狭窄而厚，拵茎生叶，茎端开金黄色盏子样花。其叶味酸。「救饥」采苗叶煠熟，水浸去酸味，淘净，油盐调食。

【来　　源】为菊科植物金盏菊*Calendula arvensis* L.的头状花序。

【形态特征】一年生或二年生草本，高约40cm。全株散生柔毛。茎直立，上部有分支。单叶互生；叶片长椭圆状披针形，先端渐尖，基部楔形。头状花序顶生，总苞片绿色，线形；边缘膜质；边缘舌状花，雌性，黄色；中央管状花，两性，先端5裂；花托平坦，无托片。瘦果，无冠毛。花期夏季。

【性味功效】酸、甘，寒。清热止血。

【临床用方】《福建民间草药》治肠风下血：取金

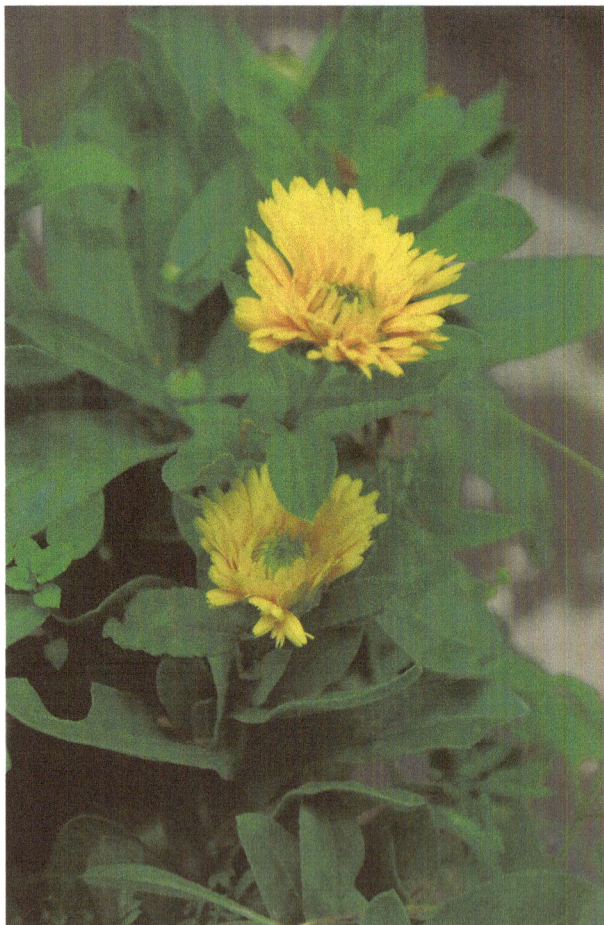

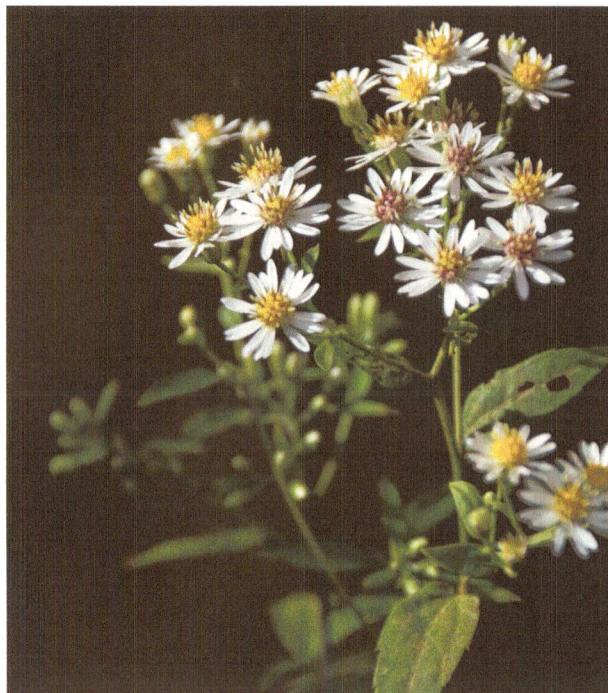

性，放射状，于枝顶呈伞房花序式排列；总苞片3层，边缘常带红色；舌状花蓝紫色；管状花花冠顶端有5个不等长的裂片。瘦果圆柱形。

【性味功效】苦，凉。清热凉血，消肿，降血压。
其余内容未见记载。

盏儿花10余朵。用法：酌加冰糖，冲开水炖，日服2次。

【用法用量】内服；煎汤，全草1.8～4.5g，花5～10朵。外用：适量，捣汁涂。

【现代研究】化学研究显示含15种氨基酸。药理研究显示有抗病毒作用。现代临床用于治疗便血、痔疮出血等。

64 六月菊

【古籍原文】生祥符西田野中。苗高一二尺，茎似铁杆蒿茎，叶似鸡儿肠叶，但长而涩，又似马兰头叶而硬短，梢叶间开淡紫花。叶味微酸涩。「救饥」采叶煠熟，水浸去邪味，油盐调食。

【来　　源】为菊科植物碱菀*Tripolium vulgare* Ness.的全草。

【形态特征】一年生草本，高20～60cm。茎直立，平滑，有棱，基部带红色，单一或自基部分支。叶互生，稍肉质，披针状线形或线形。头状花序异

65 费菜（景天三七）

【古籍原文】生辉县太行山车箱冲山野间。苗高尺余，叶似火焰草叶而小，头颇齐，上有锯齿，其叶抪茎而生，叶梢上开五瓣小尖淡黄花，结五瓣红小花蒴儿。苗叶味酸。「救饥」采嫩苗叶煠熟，换水淘去酸味，油盐调食。

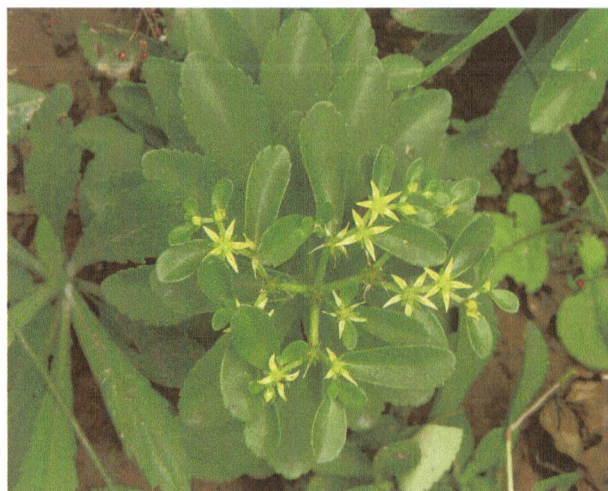

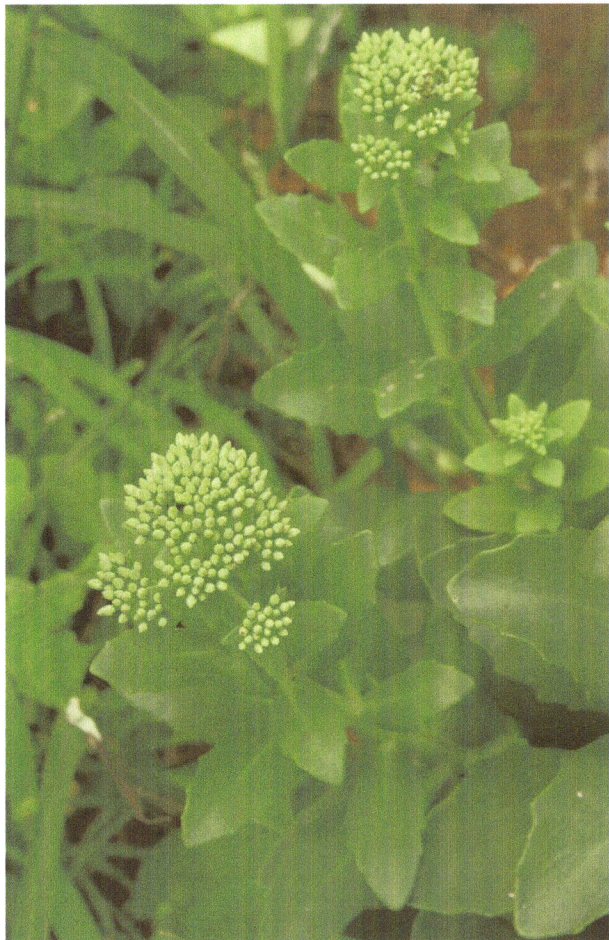

66 千屈菜

【古籍原文】生田野中。苗高二尺许，茎方四楞，叶似山梗菜叶而不尖，又似柳叶菜叶亦短小，叶头颇齐，叶皆相对生，梢间开红紫花。叶味甜。「救饥」采嫩苗叶煠熟，水浸淘净，油盐调食。

【来　源】为千屈菜科植物千屈菜*Lythrum salicaria* L.的全草。

【形态特征】多年生草本，高30~100cm。茎直立，多分支，具4棱。叶对生或3叶轮生；叶片披针形或阔披针形，无柄。花生叶腋组成小聚伞花序，花梗及总梗极短，花枝呈大型穗状花序；苞片阔披针形至三角状卵形；花瓣6片，红紫色或淡紫色，倒披针状长椭圆形，基部楔形；雄蕊12枚；子房无柄，2室；花柱圆柱状，柱头头状。蒴果扁圆形，包于萼内。种子多数，细小。

【性味功效】苦，寒。清热解毒，收敛止血。

【临床用方】①《食物中药与便方》治肠炎、痢疾：千屈菜15g，马齿苋15g。用法：水煎服。

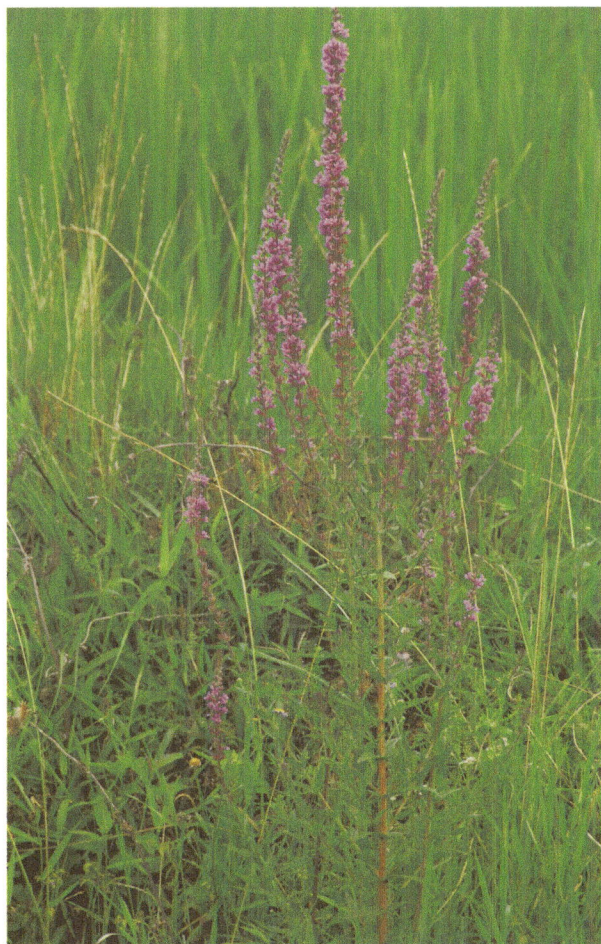

【来　源】为景天科植物堪察加景天*Sedum kamtschaticum* Fisch.的全草或根。

【形态特征】多年生草本。根状茎粗壮而为木质，上部分支。茎斜升，高15~40cm。叶互生，呈倒披针形至狭匙形，顶端钝，基部渐狭。聚伞花序顶生，疏松；萼片5片，披针形；花瓣5片，橙黄色，披针形；雄蕊10枚，鳞片小，横长方形；心皮5枚，较雄蕊稍长。种子倒卵形，褐色。

【性味功效】酸，平。散瘀止血，宁心安神，解毒。

【临床用方】治咯血、吐血、尿血：新鲜景天三七50g，捣汁服；或水煎服。

【用法用量】内服：煎汤，20~30g，鲜品加倍。

【现代研究】化学研究显示，全草含生物碱、景天庚醛糖、果糖及蛋白质等；根含齐墩果酸、黄酮类、有机酸和β-谷甾醇等。药理研究显示，有缩短凝血时间、出血时间及镇静、降低血压和扩张冠状动脉等作用。现代临床用于治疗吐血、衄血、咯血、牙龈出血、崩漏、跌打损伤、失眠、肝炎和高血压等。

②《食物中药与便方》治外伤出血：千屈菜鲜草适量，捣烂绞汁，外用；或干草研末撒布，包扎患处。

【用法用量】内服：煎汤，10～30g。外用：适量，研末敷；或捣敷；或煎水洗。

【使用注意】孕妇禁服。

【现代研究】化学研究显示，含千屈菜苷、胆碱、黄酮类化合物、没食子酸鞣质类、少量绿原酸、多种生物碱。药理研究显示，有降血糖、抑菌、止血等作用。现代临床用于治疗伤寒、副伤寒、闭经、溃疡、外伤出血等。

67 柳叶菜

【古籍原文】生郑州贾峪山山野中。苗高二尺余，茎淡红色，叶似柳叶而厚短，有涩毛，梢间开四瓣深红花，结细长角儿。其叶味甜。「救饥」采苗叶煠熟，油盐调食。

【来　　源】为柳叶菜科植物柳叶菜*Epilobium hirsutum* L.的全草。

【形态特征】多年生草本，高约1m。茎密生展开的白色长柔毛及短腺毛。下部叶对生，上部叶互生；无柄，叶基略抱茎，两面被柔毛；叶片长圆状披针形至披针形，基部楔形，边缘具细齿。花两性，单生于叶腋，浅紫色；萼筒圆柱形；花瓣4片，宽倒卵形；雄蕊8枚；子房下位，柱头4裂，短棒状至棒状。蒴果圆柱形，果柄密生小乳突。种子椭圆形，棕色，先端具一簇白色种缨。

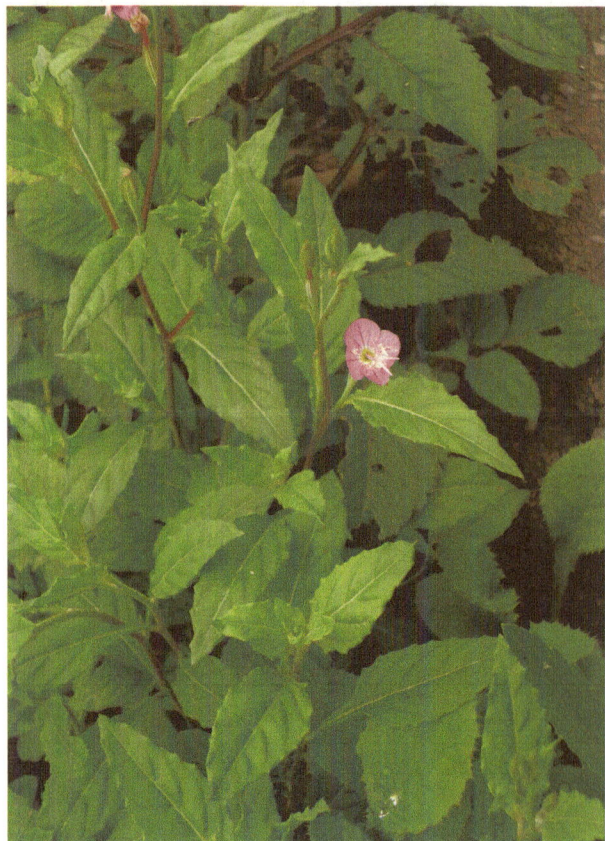

【性味功效】苦、淡，寒。清热解毒，利湿止泻，消食理气，活血接骨。

【用法用量】内服：煎汤，6～15g；或鲜品捣汁。外用：适量，捣敷；或捣汁外涂。

【临床用方】①《湖南药物志》治肠炎水泻：柳叶菜全草30g。用法：水煎服。②《云南中草药》治月经不调：柳叶菜鲜草30g。用法：红糖为引，水煎服。

【现代研究】化学研究显示，含没食子酸、原儿茶酸、金丝桃苷、山柰酚、槲皮素等。药理研究显示，对金黄色葡萄球菌有抑制作用。早年曾报道过食此草的中毒病例，发生惊厥与昏迷。现代临床用于治疗牙痛、疔疮、中耳炎、皮下瘀肿、白带过多、月经不调等。

68 婆婆指甲菜

【古籍原文】生田野中，作地摊科，生茎细弱，叶像女人指甲，又似初生枣叶微薄，细茎，梢间结小花蒴。苗叶味甘。「救饥」采嫩苗叶煠熟，油盐调食。

【来　　源】为石竹科植物球序卷耳*Cerastium glomeratum* Thuill.的全草。

【形态特征】二年生草本，高可达30cm。全株被灰黄色软毛。根状茎倾斜，簇生多数直立茎枝。单叶及茎生叶对生。顶生二歧聚伞花序，基部有叶状苞片；花梗明显或短；萼片5片，被腺毛；花瓣5片，白色；雄蕊10枚，2轮，短于萼片；子房上位，1室，卵圆形，花柱4～5枚。蒴果圆柱状。种子褐色，呈三角形，具疣状突起。

【性味功效】甘、微苦，凉。清热，利湿，凉血解毒。

【临床用方】《浙江天目山药植志》治小儿风寒咳嗽、身热、鼻塞等症：婆婆指甲菜、芫荽各五至六

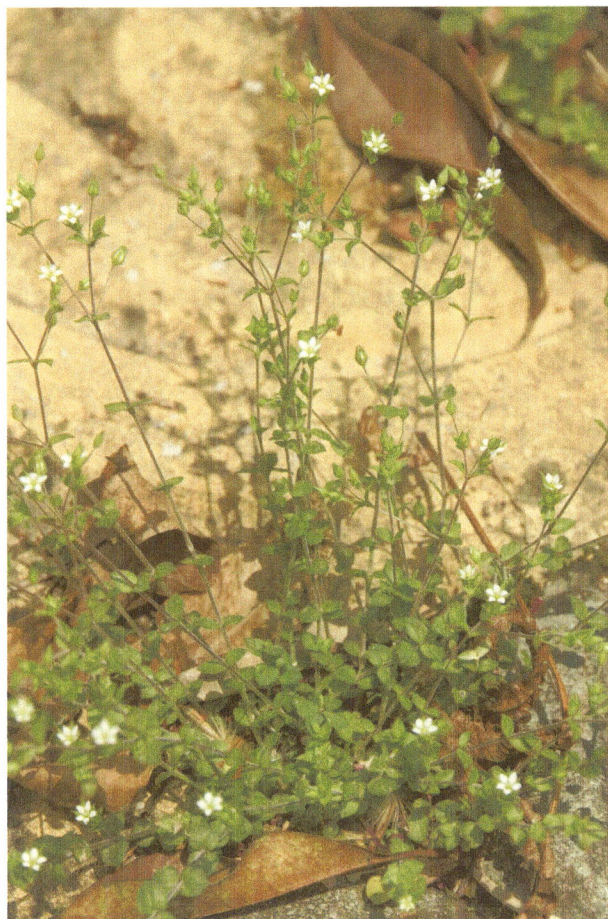

条形。头状花生于枝端排成伞房状；总苞半球形；舌状花浅蓝紫色；管状花被疏毛。瘦果扁，倒卵状长圆形；冠毛污白色或红褐色，有不等长的微糙毛。

【性味功效】微苦，凉。清热降火，排脓止咳。

【临床用方】《沙漠地区药用植物》治膀胱炎：阿尔泰紫菀花6～9g，或全草15～30g。用法：水煎服。

【用法用量】内服：煎汤，5～10g。外用：适量，捣敷。

【现代研究】化学研究显示，含大牻牛儿烯D、丁香烯环氧化物、金合欢醇、5-O-去甲基川陈皮素等。现代临床用于治疗肺脓肿、膀胱炎、疱疹、疮疖等。

70 山甜菜（白毛藤）

【古籍原文】生密县韶华山山谷中。苗高二三尺，茎青白色，叶似初生棉花叶而窄，花叉颇浅，其茎叶间开五瓣淡紫花，结子如枸杞子，生则青，熟则

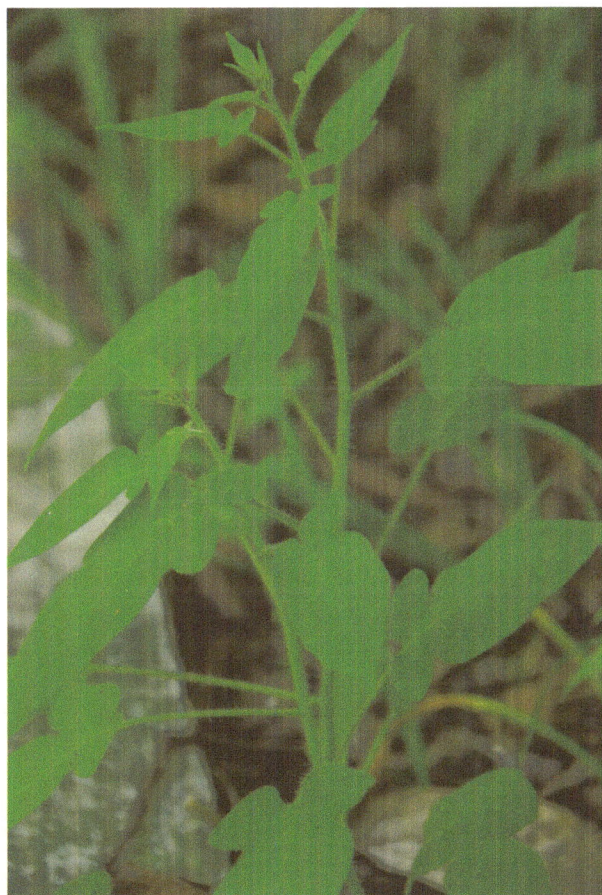

钱，胡颓子叶二至三钱。用法：水煎，冲红糖，每日早、晚饭前各一次。

【用法用量】内服：煎汤，15～30g。外用：适量，捣敷；或煎水熏洗。

【现代研究】化学研究显示含脂质。药理研究显示有降血压作用。现代临床用于治疗感冒、乳腺炎、高血压、疔疮等。

69 铁杆蒿（阿尔泰紫菀）

【古籍原文】生田野中。苗茎高二三尺，叶似独扫叶，微肥短，又似萹蓄叶而短小，分生茎叉，梢间开淡紫花，黄心。叶味苦。「救饥」采叶煤熟，淘去苦味，油盐调食。

【来　　源】为菊科植物阿尔泰紫菀*Aster altaicus* Willd.的全草。

【形态特征】多年生草本。根横走或垂直。茎直立，有分支，被腺点和毛。叶互生；下部叶条形或长圆状披针形、倒披针形或近匙形；上部叶渐小，

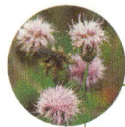

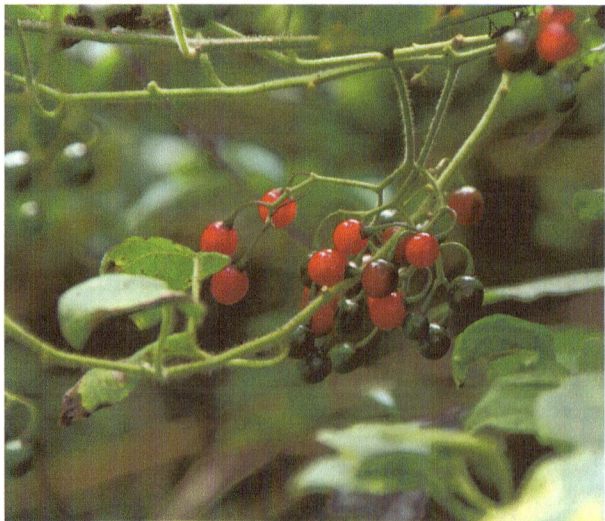

红色。叶味苦。「救饥」采叶煠熟，换水淘净去苦味，油盐调食。

【来　　源】为茄科植物欧白英*Solanum dulcamara* L.的全草。

【形态特征】多年生蔓生草本，高达5m。基部木质化，上部草质，茎、叶和叶柄密被具节的长柔毛。叶互生；叶片多戟形或琴形，中脉明显。聚伞花序顶生或腋外侧生；花萼5浅裂，宿存；花冠蓝紫色或白色，5深裂；雄蕊5枚，花丝极短，花药顶孔开裂；雌蕊1枚，花柱细长，柱头小，头状；子房卵形，2室。浆果球形，熟时红色。种子近盘状，扁平。

【性味功效】甘、苦，寒；有小毒。清热利湿，解毒消肿。

【古方选录】《百草镜》治黄疸初起：白毛藤、神仙对坐草、大茵陈、三白草、车前草各等分。用法：水加白酒煎服。

【用法用量】内服：煎汤，15～30g，鲜者30～60g；或浸酒。外用：适量，煎水洗；或捣敷。

【使用注意】本品有小毒，不宜过量服用，否则会出现咽喉灼热及恶心、呕吐、眩晕、瞳孔散大等中毒反应。

【现代研究】化学研究显示，含甾体糖苷SL-a、SL-b、SL-c、SL-d。药理研究显示，有抗肿瘤、抗真菌作用。现代临床用于治疗胆囊炎，胆石症，肾炎水肿，风湿关节炎，妇女带下过多、黄臭，小儿高热抽搐，湿疹，带状疱疹等。

71 剪刀股

【古籍原文】生田野中，处处有之。就地作小科苗，叶似嫩苦苣叶而细小，色颇似蓝，亦有白汁，茎叉梢间开淡黄花。叶味苦。「救饥」采苗叶煠熟，水浸淘去苦味，油盐调食。

【来　　源】为菊科植物剪刀股*Ixeris debilis* A. Gray 的全草。

【形态特征】多年生草本，高10～30cm。全株无毛，具匍匐茎。基生叶莲座状，叶基部下延成叶柄，叶片匙状倒披针形至倒卵形，全缘或具疏锯齿或下部羽状分裂；花茎上的叶仅1～2片，全缘，无叶柄。头状花序1～6朵；有梗；总苞片2层，外层总苞片卵形，内层总苞片长圆状披针形；舌状花黄色。瘦果成熟后红棕色，冠毛白色。

【性味功效】苦，寒。清热解毒，利尿消肿。

【临床用方】①《福建药物志》治腮腺炎：剪刀股根15g，青壳鸡蛋1个。用法：水炖服。②《福建药物志》治肺脓肿：剪刀股、葫芦茶各30g。用法：水煎，冲蜜或冰糖服。

【用法用量】内服：煎汤，10～15g。外用：适

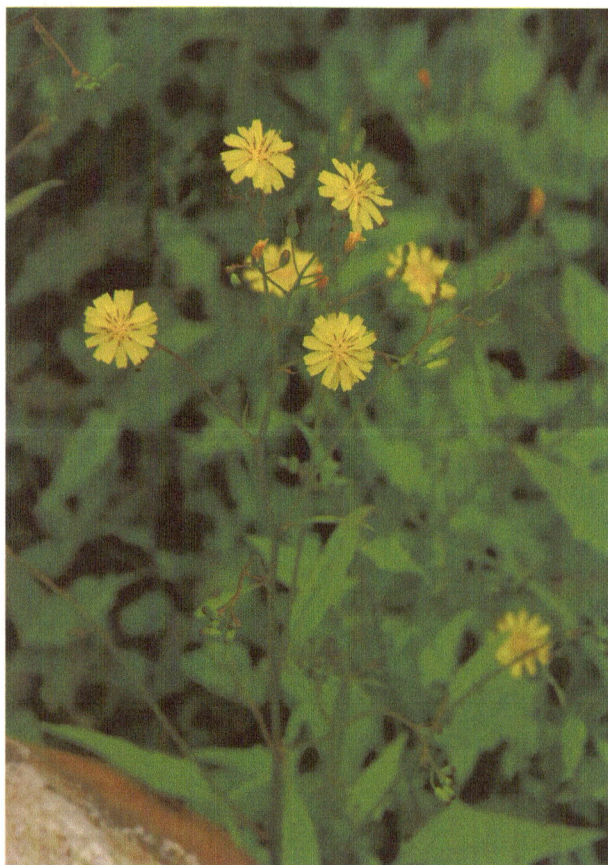

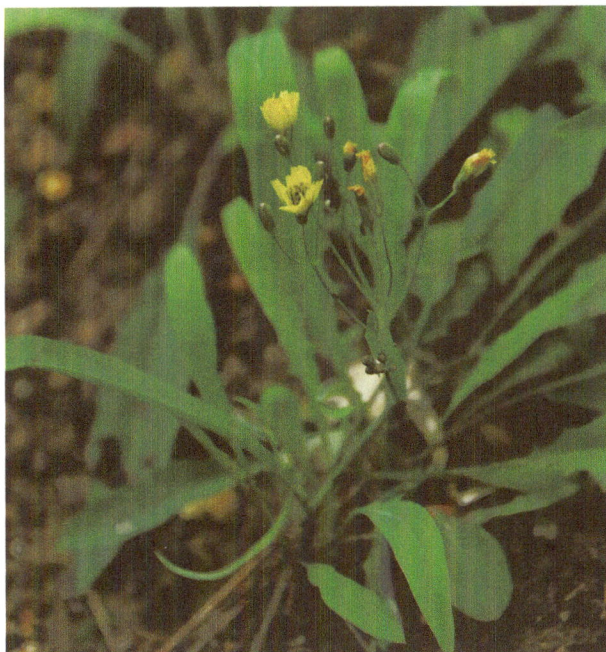

量，捣敷。

【使用注意】气血虚弱者慎服。

【现代研究】现代临床用于治疗肺脓肿、咽痛、目赤肿痛、乳腺炎、腮腺炎、水肿、小便不利等。

72 水苏子（狼把草）

【古籍原文】生下湿地。茎淡紫色，对生茎叉，叶亦对生，其叶似地瓜叶而窄，边有花，锯齿三叉，尖叶下两傍又有小叉叶，梢开花深黄色。其叶味辛。「救饥」采苗叶煠熟，油盐调食。

【来　　源】为菊科植物狼把草 *Bidens tripartita* L.的全草。

【形态特征】一年生草本，高20～150cm。茎圆柱状，或钝棱形而稍呈四方形，绿色或带紫色，无毛，上部分支。叶对生；下部叶较小，不分裂，边缘有钝齿，通常于花期枯萎；中部叶具柄；叶片长椭圆状披针形，具锯齿。头状花序单生，具较长的花序梗；花苞盘状；无舌状花，筒状花两性，冠檐4裂；花药基部钝，先端有椭圆形附属器，花丝上部增宽。瘦果扁，楔形或倒卵状楔形。

【性味功效】甘、微苦，凉。清热解毒，利湿，通经。

【临床用方】《湖南药物志》治感冒、急性气管

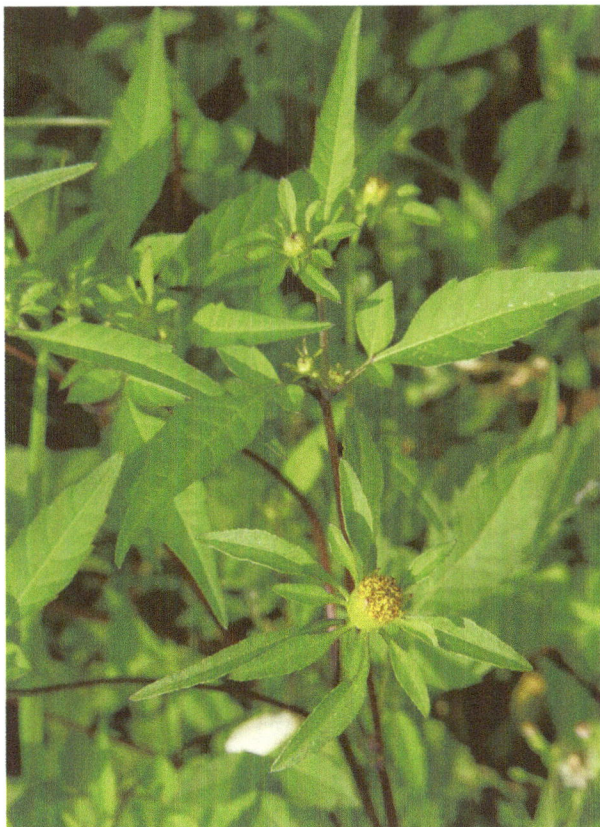

炎、百日咳：狼把草15g。用法：水煎服。风寒感冒加姜、葱。

【用法用量】内服：煎汤，10～30g，鲜品加倍；或捣汁饮。外用：适量，捣敷；研末撒或调敷。

【现代研究】化学研究显示，干草含木樨草素、东莨菪素、胡萝卜素、挥发油等。药理研究显示，有镇静、降血压、利尿、发汗作用。现代临床用于治疗肺结核咯血、盗汗、白喉、咽喉炎、扁桃体炎、黄疸型肝炎、皮下出血、体虚乏力、盗汗、湿疹、闭经等。

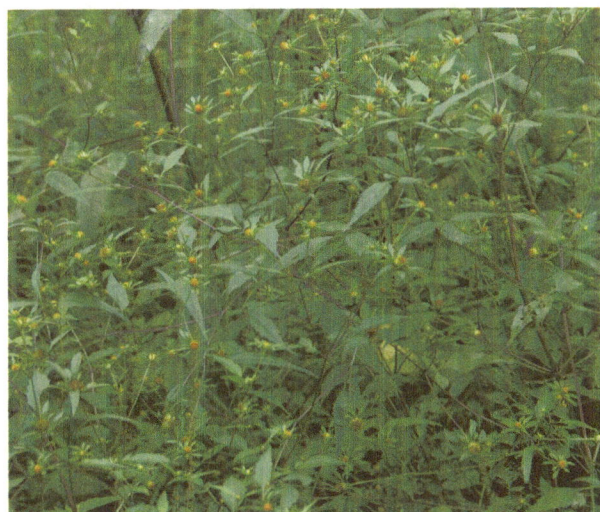

73 风花菜

【古籍原文】生田野中。苗高二尺余，叶似芥菜叶而瘦长，又多花叉，梢间开黄花如芥菜花。味辛微苦。「救饥」采嫩苗叶煠熟，换水浸淘去苦味，油盐调食。

【来　　源】为十字花科植物球果蔊菜*Rorippa globosa*（Turcz.）Hayek的全草。

【形态特征】一年生或二年生直立粗壮草本，高20～80cm。茎单一，基部木质化，下部被白色长毛，上部近无毛，分支或不分支。茎下部叶具柄，上部叶无柄，叶片长圆形至倒卵状披针形。总状花序多数，呈圆锥花序式排列；花小，黄色，具细梗；萼片4片，长卵形；花瓣4片，倒卵形，与萼片等长或稍短；雄蕊6枚，4强雄蕊（即具有4枚长雄蕊和2枚短雄蕊）。短角果实近球形。种子多数，淡褐色，极细小，扁卵形。

【性味功效】辛、苦，凉。清热利尿，解毒，消肿。

【临床用方】《高原中草药治疗手册》治无名肿毒、骨髓炎：风花菜、牛耳大黄、蒲公英、墨地叶各适量。用法：外用，捣烂敷患处。

【用法用量】内服：煎汤，3～15g。外用：适量，捣敷。

【现代研究】现代临床用于治疗黄疸、水肿、淋证、咽痛、痈肿、烧伤等。

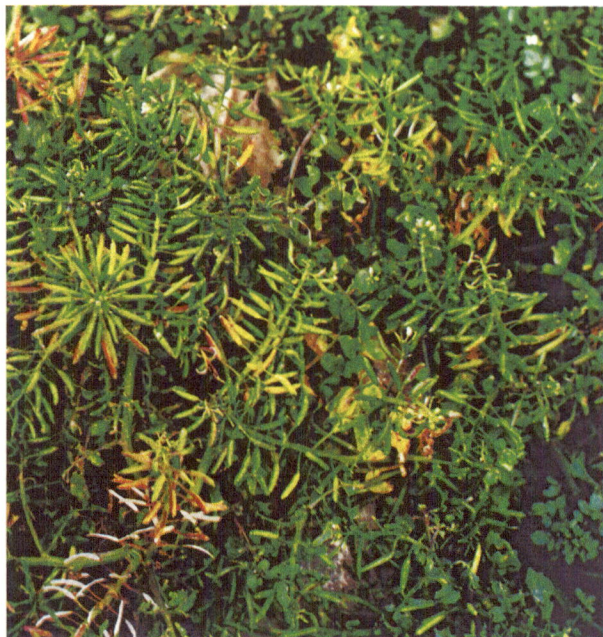

74 鹅儿肠

【古籍原文】生许州水泽边。就地妥茎而生，对节生叶，叶似豌豆叶而薄，又似佛指甲叶微艄，叶间分生枝叉，开白花，结子似葶苈子。其叶味甜。「救饥」采苗叶煠熟，油盐调食。

【来　　源】为石竹科植物牛繁缕*Malachium aquaticum*（L.）Fries的全草。

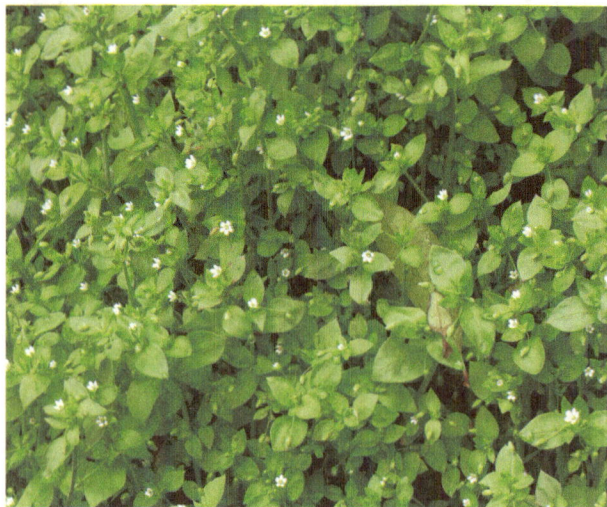

【形态特征】二年生或多年生草本，高20～60cm。茎多分支，下部伏卧，上部直立，节膨大，带紫色。叶对生；下部叶有短柄，疏生柔毛；上部叶无柄或抱茎；叶片卵形或卵状心形。二歧聚伞花序顶生，花梗细长，有短柔毛；萼片5片，基部联合，顶端钝，被短柔毛；花瓣5片，白色，长于萼片，

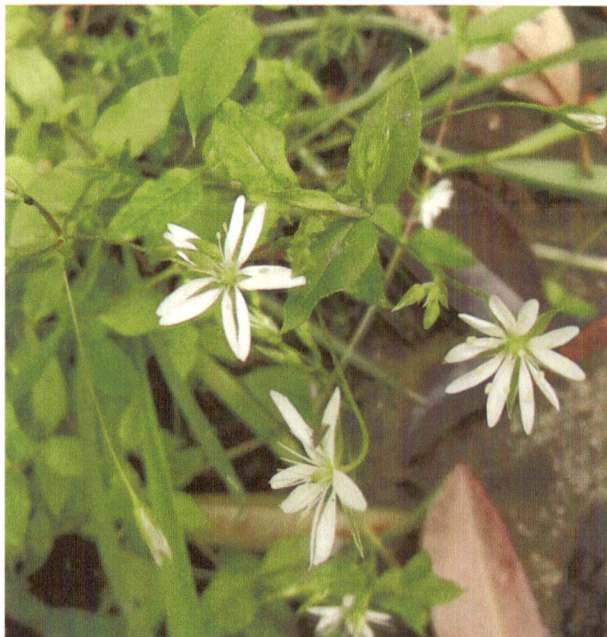

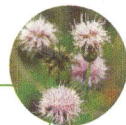

2深裂至基部；雄蕊10枚；子房上位，花柱5枚，短线形。蒴果卵形，先端5瓣裂。种子多数，扁圆形，褐色。

【性味功效】甘、酸，平。清热解毒，散瘀消肿。

【临床用方】①《陕西中草药》治痢疾：鲜鹅儿肠30g。用法：水煎加糖服。②《陕西中草药》治牙痛：鲜鹅儿肠适量。用法：捣烂，加盐少许，咬在痛牙处。

【用法用量】内服：煎汤，15~30g；或捣汁，鲜品60g。外用：适量，鲜品捣敷；或煎汤熏洗。

【现代研究】现代临床用于治疗肺热喘咳、痢疾、痈疽、痔疮、牙痛、月经不调、小儿疳积、高血压等。

75 粉条儿菜

【古籍原文】生田野中。其叶初生，就地丛生，长则四散分垂，叶似萱草叶，而瘦细微短，叶间撺葶开淡黄花。叶味甜。「救饥」采叶煠熟，淘洗净，

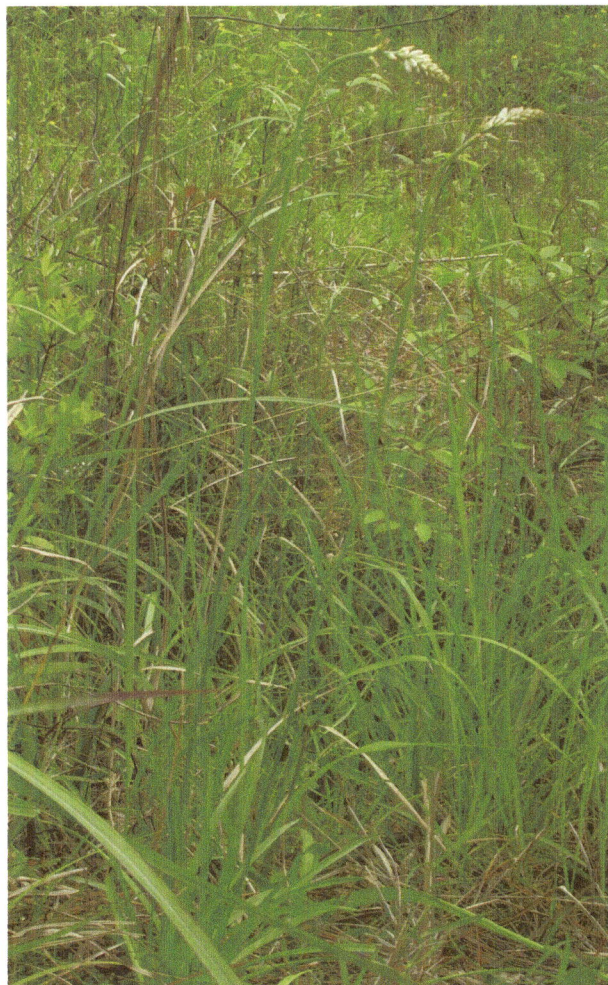

油盐调食。

【来　　源】为百合科植物肺筋草Aletris spicata（Thunb.）Franch.的全草。

【形态特征】多年生草本，高35~60cm。根茎短，须根细长，其上生有多数细块根，色白似蛆，又好像"白米"。叶自根部丛生，窄条形，先端渐尖，淡绿色。花葶从叶丛中生出，直立；花疏生于总状花序上，近无梗；花被短筒状，上端6裂，裂片条状披针形，黄绿色或先端略带粉红色，外部密生短腺毛；雄蕊6枚；子房上位，3室。蒴果倒卵状椭圆形，先端有宿存花被。

【性味功效】甘、苦，平。清热，润肺止咳，活血调经，杀虫。

【临床用方】《重庆草药》治百日咳：粉条儿菜、五匹风、狗地芽各一两。用法：煎水，兑蜂蜜（冰糖、白糖亦可）服。

【用法用量】内服：煎汤，10~30g，鲜品可用60~120g。外用：适量，捣敷。

【现代研究】化学研究显示，根含皂苷。现代临床用于治疗流行性腮腺炎、乳腺炎、闭经、小儿疳积、蛔虫病、血尿、百日咳等。

76 辣辣菜（葶苈）

【古籍原文】生荒野中，今处处有之。苗高五七寸，初生尖叶，后分支茎，上出长叶，开细青白花，结小匾蒴，其子似米蒿子，黄色。味辣。「救饥」采嫩苗叶煠熟，水浸淘净，油盐调食。生揉亦可食。

【来　　源】为十字花科植物独行菜（葶苈）Lepidium apetalum Willd.的全草。

【形态特征】一年生或二年生草本，高5~30cm。茎直立，被白色微小头状毛。基生叶有柄；叶片狭匙形或倒披针形；茎生叶披针形或长圆形；最上部叶线形；两面无毛或疏被头状毛。总状花序顶生；花小，排列疏松；萼片4片，近卵形，边缘白色膜质状，外面有弯曲的白色柔毛；子房卵圆形而扁。短角果卵圆形或椭圆形。种子椭圆状卵形，表面平滑，红棕色或黄褐色。

【性味功效】辛，平。清热解毒，利尿通淋。

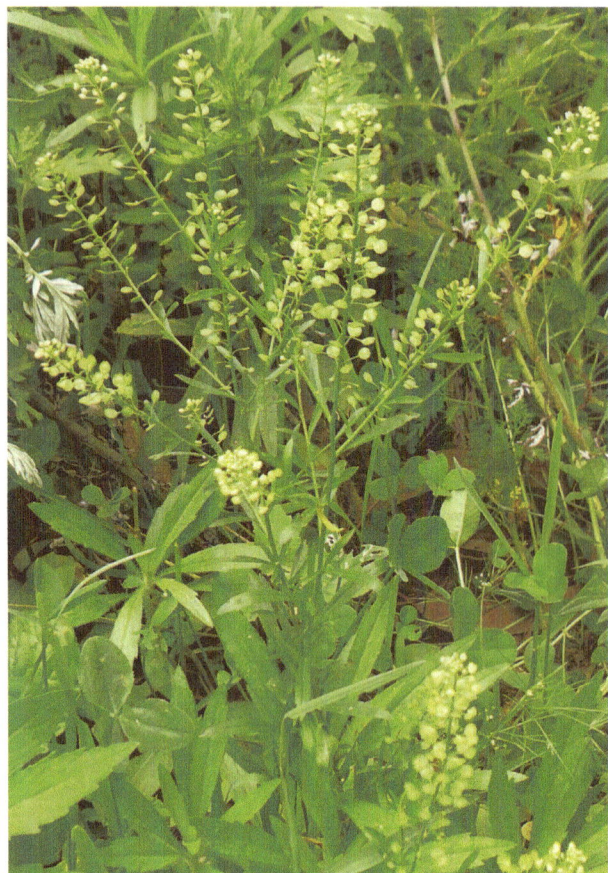

【临床用方】《陕西中草药》治小便不利：辣辣菜、车前子各9g。用法：水煎服。

【用法用量】内服：煎汤，6～9g。

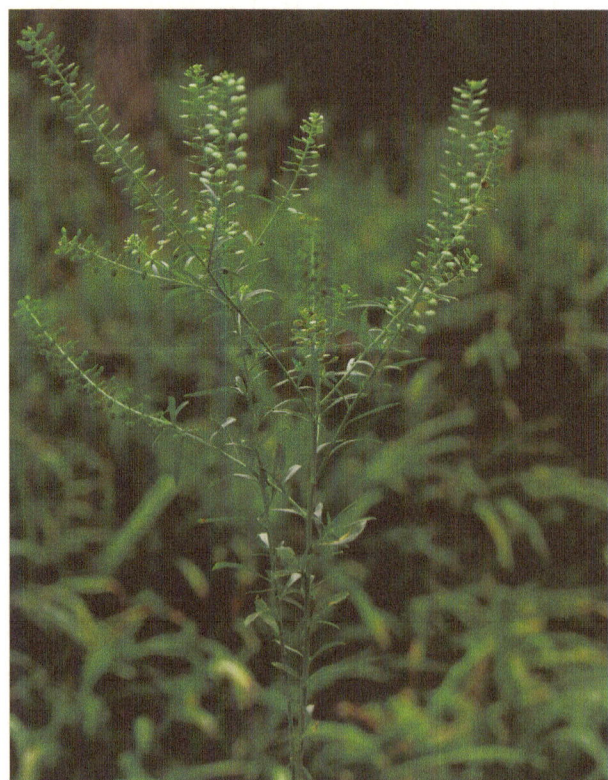

【现代研究】化学研究显示，种子含黑芥子苷。药理研究显示，有升高血压、强心作用。现代临床用于治疗痢疾、小便不利、泌尿系感染、肾炎、水肿等。

77 毛连菜

【古籍原文】一名常十八。生田野中。苗初揭地生，后撺茎叉高二尺许，叶似刺蓟叶而长大，梢尖，其叶边褶曲皱，上有涩毛，梢间开银褐花。味微苦。「救饥」采叶煠熟，水浸淘净，油盐调食。

【来　　源】为菊科植物毛连菜*Picris hieracioides* L.的花序。

【形态特征】二年生草本，高25～200cm。全株被钩状分叉刚毛。茎上部常分支。基生叶和茎下部叶长圆状倒披针形或长圆状披针形；基生叶在花期枯萎；中部叶披针形，无柄；上部叶条状披针形。头状花序，多数，在枝顶排成伞房状；苞叶条形；总苞长3层，背面被硬毛和短软毛；小花舌状，黄色，先端具5枚小齿。瘦果无喙，微弯曲，红褐

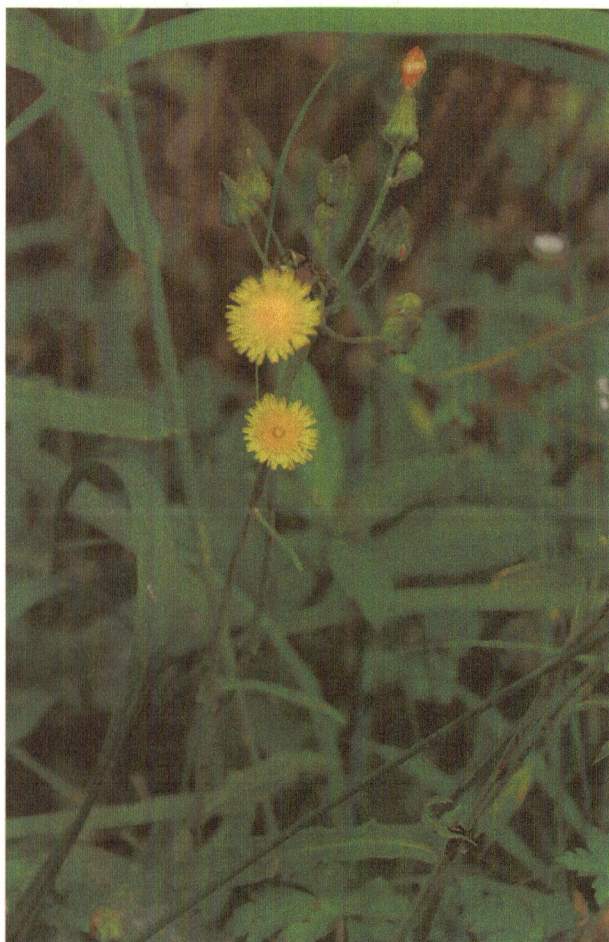

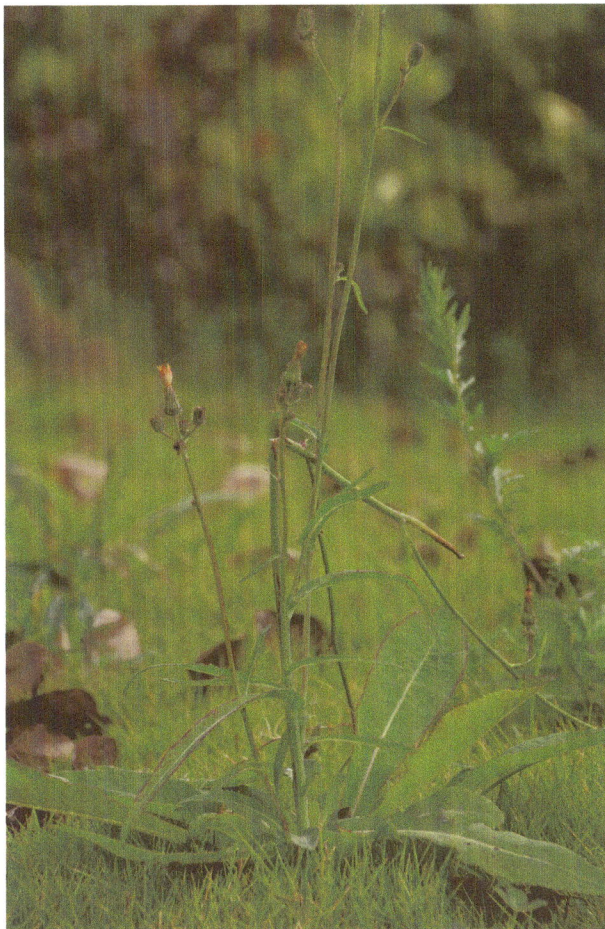

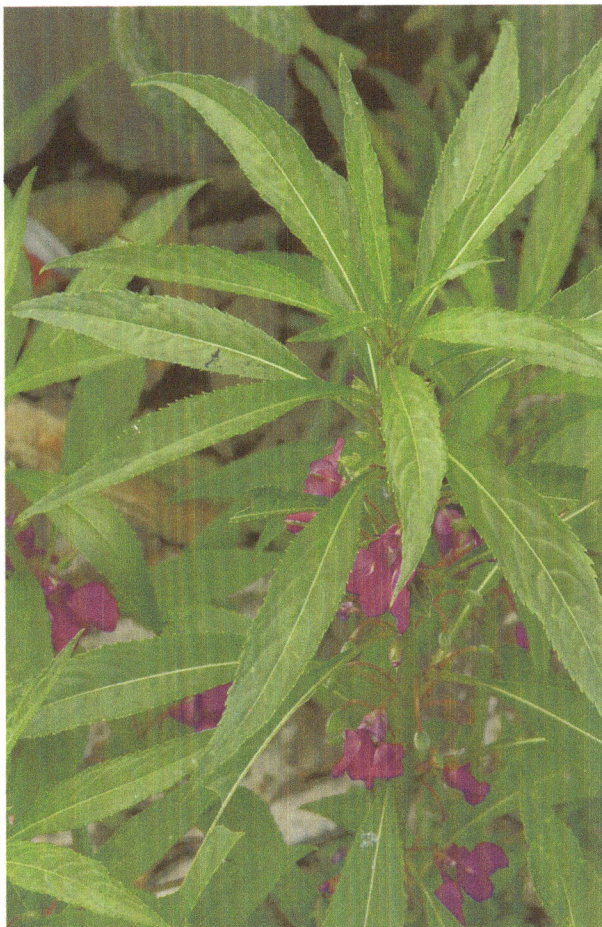

色，有5条纵棱及横皱纹；冠毛污白色。

【性味功效】苦、咸，微温。理肺止咳，化痰平喘，宽胸。

【用法用量】内服：煎汤，3~9g。

【现代研究】化学研究显示，含毛连菜内酯Ⅰ、Ⅱ，杰氏苦苣菜内酯，8-去氧山莴苣素。现代临床用于治疗咳嗽痰多、咳喘、嗳气、胸腹闷胀等。

78 小桃红（急性子）

【古籍原文】一名凤仙花，一名夹竹桃，又名海蒳，俗名染指甲草。人家园圃多种，今处处有之。苗高二尺许，叶似桃叶而窄，边有细锯齿，开红花，结实形类桃样，极小，有子似萝卜子，取之易迸散，俗名急性子。叶味苦微涩。「救饥」采苗叶煠熟，水浸一宿，做菜，油盐调食。生揉亦可食。

【来　　源】为凤仙花科植物凤仙花*Impatiens balsamna* L.的种子。

【形态特征】一年生草本，高40~100cm。茎肉质，直立，粗壮。叶互生；叶柄两侧有数个腺体；叶片披针形。花梗短，单生或数枚簇生叶腋，密生短柔毛；花大，通常粉红色或杂色，单瓣或重瓣；萼片2片，宽卵形；旗瓣圆，先端凹，有小尖头，背面中肋有龙骨突；翼瓣宽大，有短柄，2裂；唇瓣舟形，被疏短柔毛；花药钝。蒴果纺锤形，熟时一触即裂，密生茸毛。种子多数，球形，黑色。

【性味功效】辛、苦，温；有小毒。行瘀降气，软坚散结。

【临床用方】《安徽中草药》治经闭腹痛、产后瘀血未尽：急性子9g。用法：捣碎，水煎，加红糖适量服。

【用法用量】内服：煎汤，3.0~4.5g。外用：适量，研末；或熬膏贴。

【使用注意】内无淤积者及孕妇忌服。

【现代研究】化学研究显示，种子含脂肪油、甾醇类成分、三萜类成分。药理研究显示，对子宫平滑肌有兴奋作用及抗生育、抑菌作用等。现代临床用

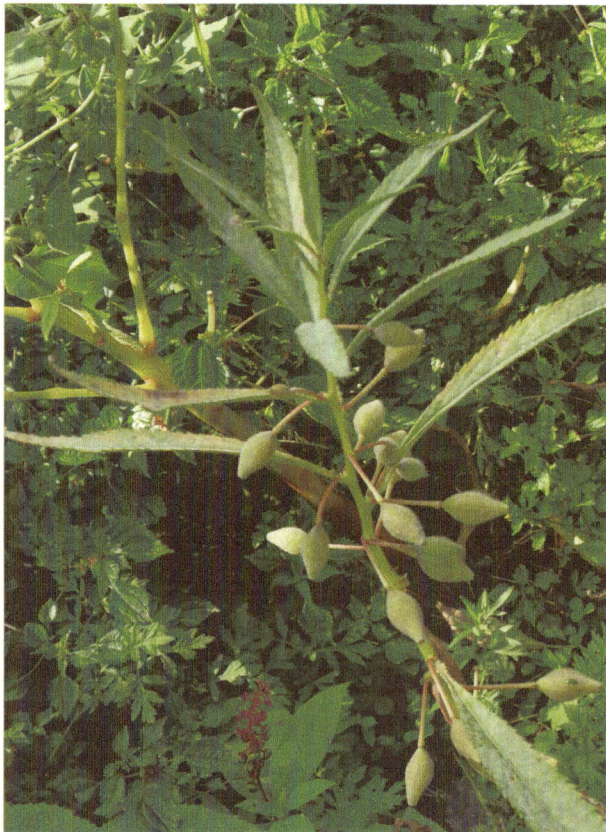

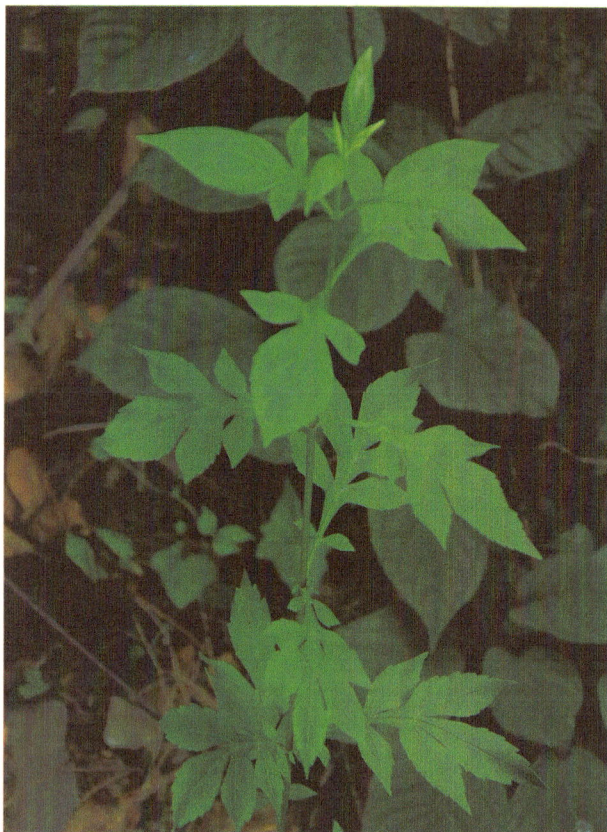

于治疗产后胞衣不下、胃贲门癌、丝虫病象皮肿、疮疡肿毒等。

79 青荚儿菜（墓头回）

【古籍原文】生辉县太行山山野中。苗高二尺许，对生茎叉，叶亦对生，其叶面青背白，锯齿三叉叶，脚叶花叉颇大，状似茬子叶而狭长尖艄，茎叶梢间开五瓣小黄花，众花攒开，形如穗状。其叶味微苦。「救饥」采嫩苗叶煤熟，换水浸淘去苦味，油盐调食。

【来　源】为败酱科植物异叶败酱 *Patrinia heterophylla* Bge.的根。

【形态特征】多年生草本，高达1m。根状茎横走，黄白色，无粗根，有少数须根，具特异臭气。基生叶丛生，叶片卵形或3裂，有长柄；茎生叶多变，由三全裂至羽状全裂，先端裂片最大；茎上部叶常不裂。苞片叶状，条形，不裂。

【性味功效】苦、微酸、涩，凉。燥湿止带，收敛止血，清热解毒。

【临床用方】《常见病医疗手册》治胃癌：墓头

回、红糖各30g，生姜3片。用法：水煎服。

【用法用量】内服：煎汤，9～15g。外用：适量，捣敷。

【使用注意】虚寒者慎服。

【现代研究】化学研究显示含挥发油，主要成分为异戊酸，还含倍半萜烯类、倍半萜醇类和醛、酮、醇等含氧化合物及单萜烯类。药理研究显示，有抗

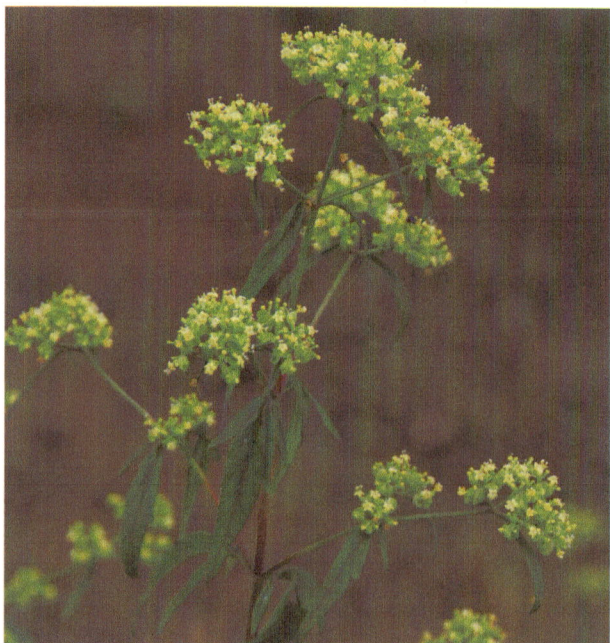

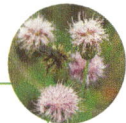

肿瘤、镇静、提高免疫力、止血、抑菌等作用。现代临床用于治疗白带增多、急性阑尾炎、疮疡肿毒、跌打损伤、子宫颈癌、胃癌、痛经、疟疾等。

80 八角菜

【古籍原文】生辉县太行山山野中。苗高一尺许，苗茎甚细，其叶状类牡丹叶而大。味甜。「救饥」采嫩苗叶煤熟，水浸淘净，油盐调食。

【现代研究】本条图文太过简略，现代研究暂时无法确定原植物品种。

81 耐惊菜

【古籍原文】一名莲子草，以其花之菁葵状似小莲蓬样，故名。生下湿地中。苗高一尺余，茎紫赤色，对生茎叉，叶似小桃红叶而长，梢间开细瓣白花而淡黄心。叶味苦。「救饥」采苗叶煤熟，油盐调食。

【来　　源】为苋科植物莲子草Alternanthera sessilis（L.）DC.的全草。

【形态特征】多年生草本，高10~45cm。茎上升或匍匐，多分支，在节处有1行横生柔毛。单叶对生，无柄；叶片条状披针形、倒卵状长圆形、长圆形、倒卵形。头状花序1~4朵腋生，球形或长圆形，无总梗；花密生，花轴密生白色柔毛；苞片、小苞片和花被片均呈白色，宿存；雄蕊3枚，花丝基部联合成环状，花药长圆形；子房1室，有胚珠1枚，柱头短裂。胞果倒心形。种子卵球形。

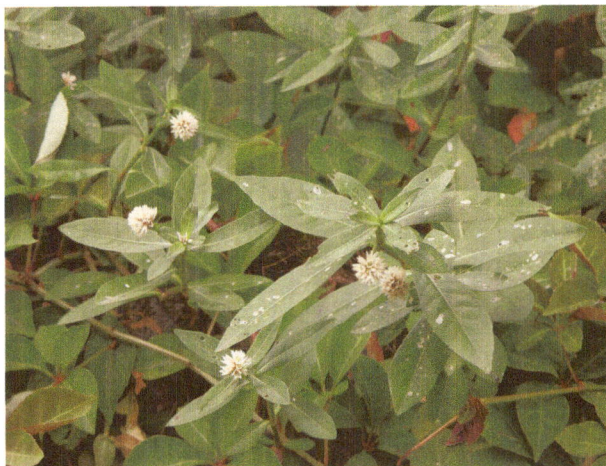

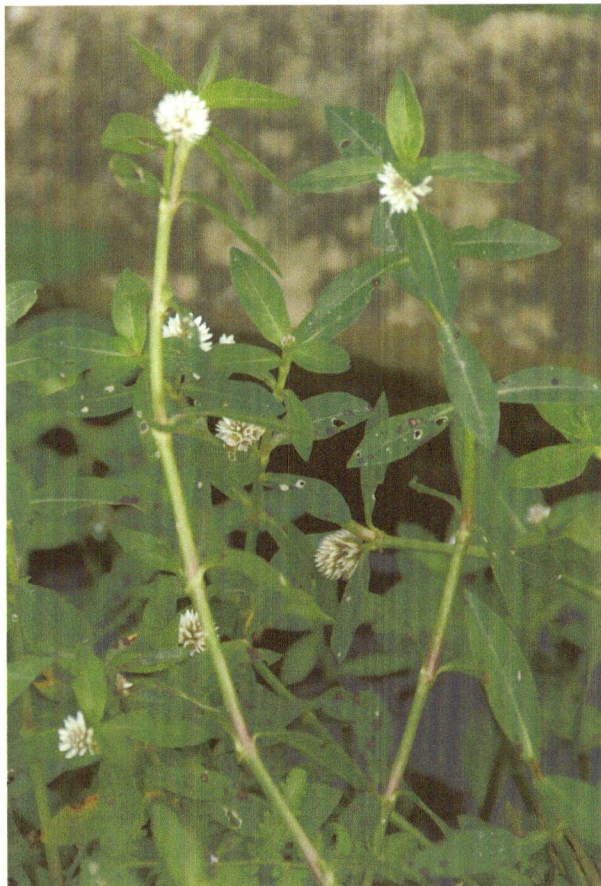

【性味功效】甘，寒。凉血散瘀，清热解毒，除湿通淋。

【临床用方】《福建药物志》治肺热咳血：耐惊菜60~90g。用法：捣烂取汁，加食盐少许，炖温服。

【用法用量】内服：煎汤，10~15g，鲜品30~60g；或捣汁炖服。外用：适量，捣敷；或煎水洗。

【现代研究】化学研究显示，全草含24-亚甲基环木菠萝烷醇、环桉烯醇、豆甾醇、β-谷甾醇、菜油甾醇、α-菠菜甾醇等。药理研究显示，对金黄色葡萄球菌、炭疽杆菌和白喉杆菌有抑制作用。现代临床用于治疗痢疾、牙龈肿痛、咽喉肿痛、急性阑尾炎、乳痈、痈疽肿毒、湿疹、跌打损伤、毒蛇咬伤、寻常疣等。

82 地棠菜

【古籍原文】生郑州南沙岗中。苗高一二尺，叶似地棠花叶，甚大，又似初生芥菜叶，微狭而尖。味

甜。「救饥」采嫩苗叶煠熟，油盐调食。

【现代研究】本条图文太过简略，现代研究暂时无法确定原植物品种。

83 鸡儿肠

【古籍原文】生中牟田野中。苗高一二尺，茎黑紫色，叶似薄荷叶微小，边有稀锯齿，又似六月菊，梢叶间开细瓣淡粉紫花，黄心。叶味微辣。「救饥」采叶煠熟，换水淘去辣味，油盐调食。

【来　　源】为菊科植物马兰*Kalimeris indica*（L.）Sch.-Bip.的全草或根。

【形态特征】多年生草本，高30~70cm。根茎有匍匐枝。茎直立。叶互生；基部渐狭成具翅的长柄；叶片倒披针形或倒卵状长圆形；上面叶小，无柄，全缘。头状花序单生于枝端并排列成疏伞房状；总苞半球形；总苞片2~3层，覆瓦状排列；舌状花浅紫色；管状花被短毛。瘦果倒卵状长圆形，极扁，褐色。

【性味功效】辛，凉。凉血止血，清热利湿，解毒消肿。

【临床用方】《福建中草药》治传染性肝炎：鸡儿肠鲜全草30g，酢浆草、地耳草、兖州卷柏鲜全草各15~30g。用法：水煎服。

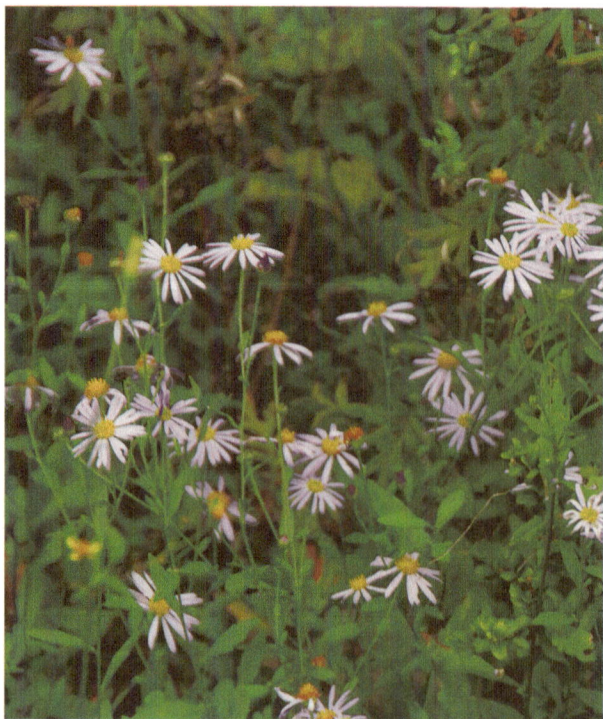

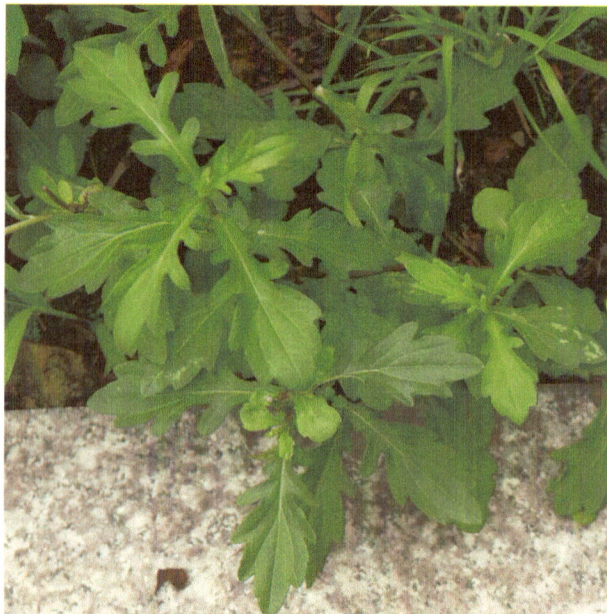

【用法用量】内服：煎汤，10~30g，鲜品30~60g；或捣汁。外用：适量，捣敷；或煎水熏洗。

【使用注意】孕妇慎服。

【现代研究】药理研究显示，有镇咳、抗惊厥及催眠作用。现代临床用于治疗慢性气管炎、急性黄疸型肝炎、急性乳腺炎等。

84 雨点儿菜（白前）

【古籍原文】生田野中。就地丛生，其茎脚紫稍青，叶如细柳叶而窄小，拵茎而生，又似石竹子叶而颇硬，梢间开小尖五瓣紫花，结角比萝卜角又大。其叶味甘。「救饥」采叶煠熟，水浸作过，淘洗令净，油盐调食。

【来　　源】为萝藦科植物柳叶白前*Cynanchum stauntonii*（Decne.）Schltr. ex Lévl.的根及根茎。

【形态特征】多年生直立半灌木，高0.5~1.0m。根茎横生或斜生，空如鹅管状，根多而细，呈须状。茎圆柱形，表面灰绿色，有细棱。叶对生，具短柄；叶片纸质，披针形或线状披针形。伞形聚伞花序腋生，有花3~8朵；小苞片多数；花萼5深裂；花冠辐状，5深裂，裂片线形，紫红色；雄蕊5枚，与雌蕊合生成蕊柱，花药2室，柱头微凸。蓇葖果单生，窄长披针形。种子披针形，黄棕色。

【性味功效】辛、苦，微温。降气化痰。

【临床用方】《草药手册》（江西）治肝炎：白前

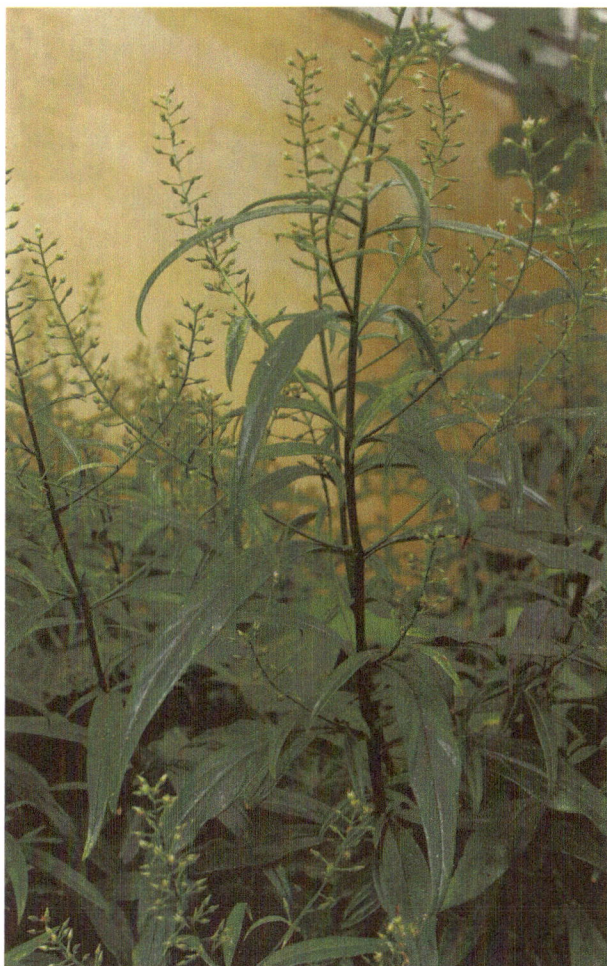

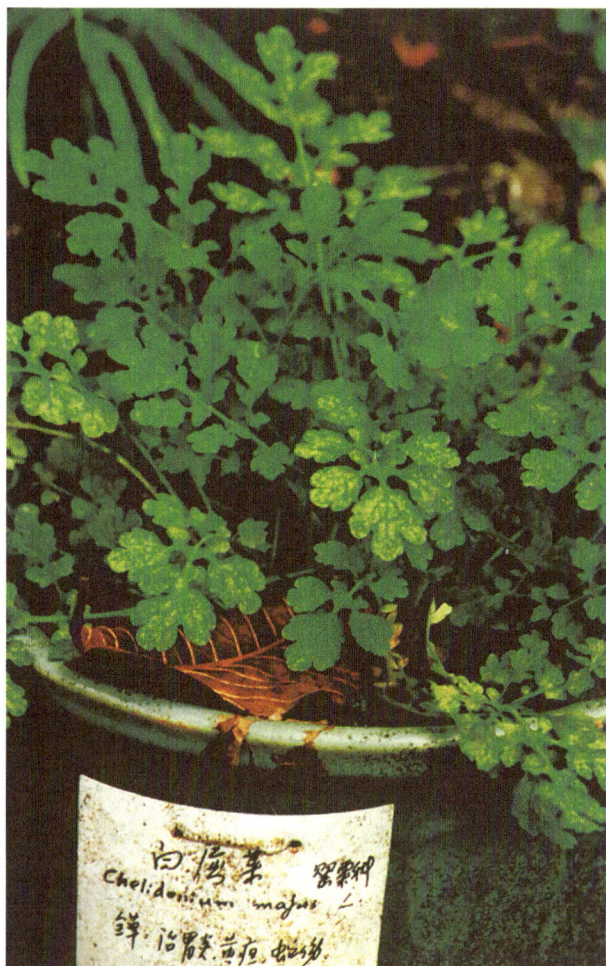

鲜根30g，白英30g，阴行草15g。用法：水煎服。

【用法用量】内服：煎汤，3～10g；或入丸、散。

【使用注意】肺虚喘咳者慎用。生品用量过大，对胃有一定刺激。

【现代研究】化学研究显示，含β-谷甾醇、高级脂肪酸及华北白前醇。药理研究显示，有镇咳、祛痰、平喘、抗炎作用。现代临床用于治疗水肿、脾肿大、小儿疳积、麻疹和跌打损伤等。

85 白屈菜

【古籍原文】生田野中。苗高一二尺，初作丛生，茎叶皆青白色，茎有毛刺，梢头分叉，上开四瓣黄花，叶颇似山芥菜叶，而花叉极大，又似漏芦叶而色淡。味苦微辣。「救饥」采叶和净土煮熟，捞出，连土浸一宿，换水淘洗净，油盐调食。

【来　　源】为罂粟科植物白屈菜*Chelidonium majus* L.的全草。

【形态特征】多年生草本，高30～100cm，含橘黄色乳汁。主根粗壮，圆锥形。茎直立，多分支。叶互生；基生叶裂片先端钝，边缘具不整齐缺刻；茎生叶边缘具不整齐缺刻。花数朵，排列成伞形聚伞花序；苞片小，卵形；萼片2片，椭圆形，淡绿色；花瓣4片，卵圆形或长卵状倒卵形，黄色；雄蕊多数，分离；雌蕊细圆柱形，花柱短，柱头头状。蒴果灰绿色。种子卵球形，褐色，有光泽。

【性味功效】苦，凉；有毒。镇痛，止咳，利尿，解毒。

【临床用方】《肿瘤临证备要》治食管癌：白屈菜、半枝莲各10g，藤梨根30g。用法：加水煎至深黑色，去渣，浓缩，制成糖浆，每次服10ml，每日2次。

【用法用量】内服：煎汤，3～6g。外用：适量，捣汁涂；或研粉调涂。

【使用注意】用量不宜过大。中毒后会出现烦躁不安、意识障碍、谵语、血压升高等类似莨菪类药物中毒的表现。

【现代研究】化学研究显示，含白屈菜碱、原阿

片碱、消旋金罂粟碱、左旋金罂粟碱、白屈菜醇、胆碱、甲胺、组胺、酪胺、皂苷及游离黄酮醇等。药理研究显示，有镇咳、祛痰、平喘、抗炎、抗菌、抗病毒、抗肿瘤、抗生育及较弱的镇静、催眠作用，对平滑肌有解痉作用。现代临床用于治疗胃痛、腹痛、肠炎、痢疾、慢性支气管炎、百日咳、黄疸、水肿、腹水、疥癣、蛇虫咬伤等。

86 扯根菜

【古籍原文】生田野中。苗高一尺许，茎色赤红，叶似小桃红叶，微窄小，色颇绿，又似小柳叶，亦短而厚窄，其叶周围攒茎而生，开碎瓣小青白花，结小花蓇，似蒺藜样。叶苗味甘。「救饥」采苗叶煠熟，水浸淘净，油盐调食。

【来　　源】为虎耳草科植物扯根菜*Penthorum chinense* Pursh的全草。

【形态特征】多年生草本，高15～80cm。主根明显，紫红色。茎直立，常单一或分支，圆柱形，紫

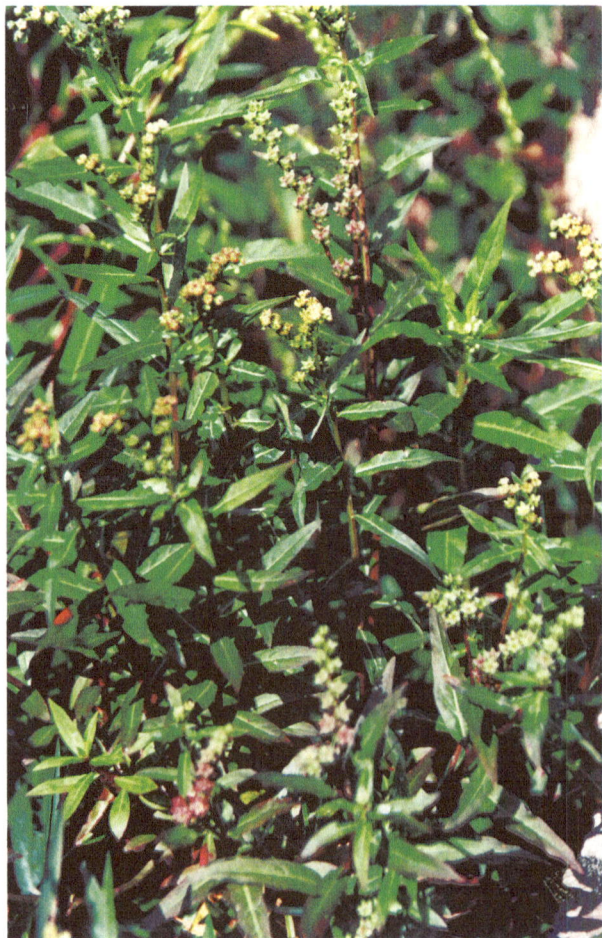

红色。叶互生；叶片披针形或狭披针形。聚伞花序2～4分支；花两性、黄色；苞片小，卵形或钻形；花梗短；花萼宽钟形，黄绿色；无花瓣；雄蕊10枚，着生于萼筒上，排列成2轮，稍伸出花萼，花药淡黄色，椭圆形；花柱5枚，粗短，柱头淡红色，扁球形。蓇果扁平。种子细小而多数，椭圆形。

【性味功效】苦、微辛，寒。利水除湿，活血散瘀，止血，解毒。

【临床用方】《贵州民间药物》治水肿、食肿、气肿：扯根菜30g，臭草根15g，五谷根12g，折耳根、石菖蒲各9g。用法：水煎服，每日服3次，每次半碗。

【用法用量】内服：煎汤，15～30g。外用：适量，捣敷。

【现代研究】现代临床用于治疗水肿、小便不利、急性黄疸型肝炎、带下、痢疾、闭经、跌打损伤、尿血、崩漏、毒蛇咬伤等。

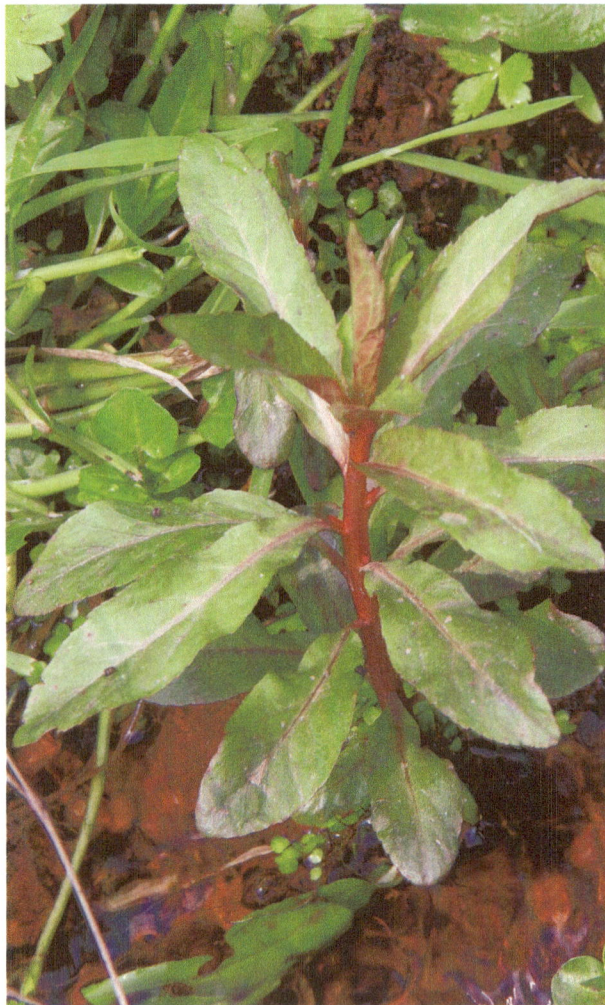

87 草零陵香（草木樨）

【古籍原文】又名芫香。人家园圃中多种之。叶似苜蓿叶而长大微尖，茎叶间开小淡粉紫花，作小短穗，其子小如粟粒。苗叶味苦，性平。「救饥」采苗叶煠熟，换水淘净，油盐调食。

【来　　源】为豆科植物草木樨*Melilotus suaveolens* Ledeb.的全草。

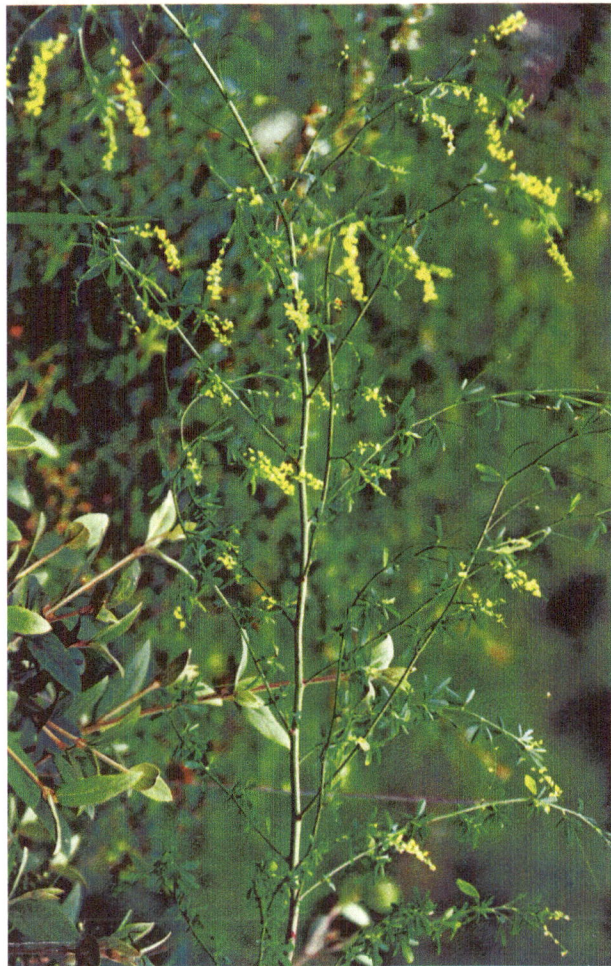

【形态特征】一年生或二年生草本，高60~90cm。茎直立，粗壮，多分支。三出复叶，互生；叶片倒卵形、长圆形或倒披针形。总状花序细长，腋生，花多数；花萼钟状；花黄色，旗瓣椭圆形，翼瓣比旗瓣短，与龙骨瓣略等长；雄蕊10枚，二体雄蕊；子房卵状长圆形，花柱细长。荚果小，倒卵形，棕色，仅1节荚，先端有短喙，表面具网纹。种子1颗，近圆形或椭圆形，稍扁。

【性味功效】辛、甘、微苦，凉；有小毒。清暑化湿，健胃和中。

【临床用方】《吉林中草药》治疟疾：草木樨30g。用法：水煎服，在疟疾发作前1小时服用。

【用法用量】内服：煎汤，9~15g；或浸酒。外用：适量，捣敷；或煎水洗；或烧烟熏。

【使用注意】脾胃寒者慎用；孕妇禁用。

【现代研究】化学研究显示含挥发油，油中主要成分为香豆精。药理研究显示有抗疟作用。现代临床用于治疗暑湿胸闷、头胀头痛、痢疾、疟疾、带下、口疮、口臭、疮疡、湿疮、疥癣、淋巴结结核、泌尿系感染等。

88 水落藜

【古籍原文】生水边，所在处处有之。苗高尺余，茎色微红，叶似野灰菜叶而瘦小。味微苦涩，性凉。「救饥」采苗叶煠熟，换水浸淘洗净，油盐洗净。晒干煠食尤好。

【来　　源】为藜科植物小藜*Chenopodium serotinum* L.的全草。

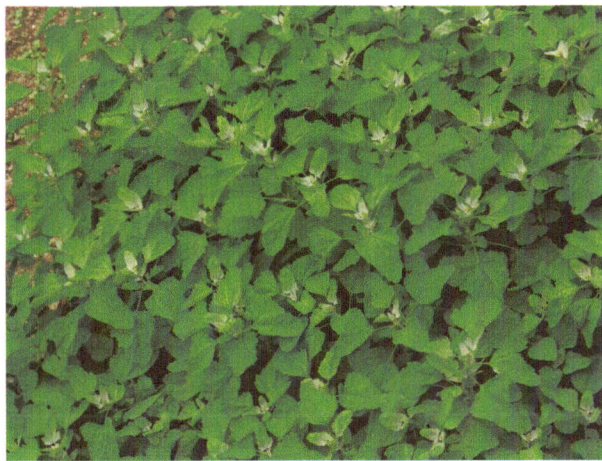

【形态特征】一年生草本，高20~50cm。茎直立，单一或多支，具角棱及绿色条纹。叶互生，叶柄细长而弱；叶片椭圆形或狭卵形，通常3浅裂。花序腋生或顶生，形成圆锥状花序；花两性，花被近球形，5片，浅绿色，边缘白色；雄蕊5枚，伸出于花被外，花柱线状。胞果全体包于花被内，果皮与种子贴生。种子扁圆，黑色，有光泽。

【性味功效】苦、甘，平。疏风清热，解毒去湿，杀虫。

【临床用方】①《河北中草药》治风热感冒：水落

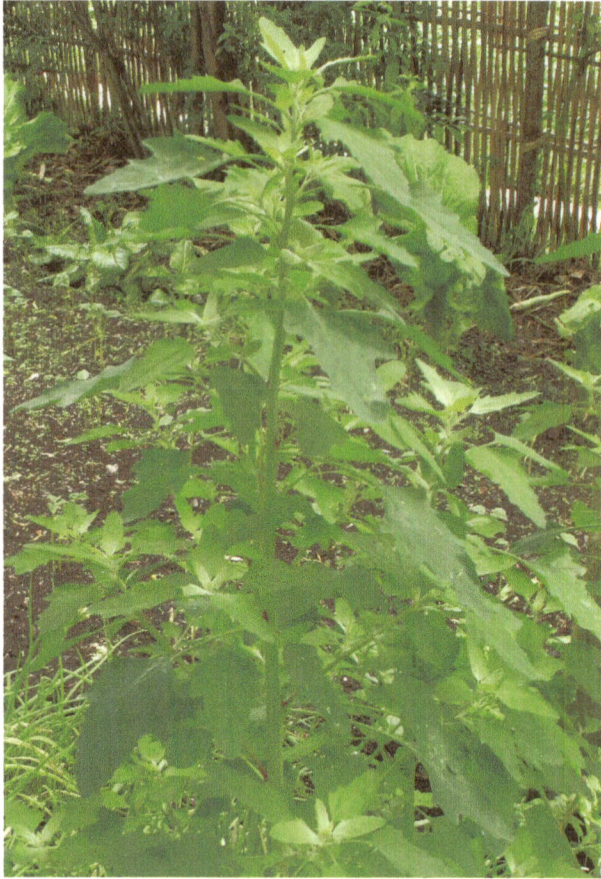

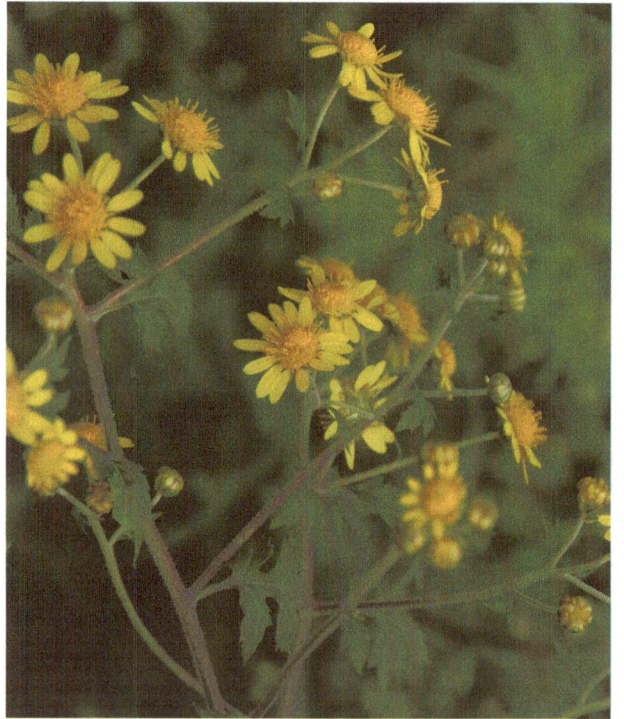

状；总苞半球形，苞片3~4层，边缘宽膜质，褐色；舌状花黄色，雌性；管状花黄色，两性，疏生腺点，先端5齿裂；雄蕊5枚，聚药，花丝分离；雌蕊1枚，花柱细长，柱头2裂。瘦果全部同型，有5~6条不明显的细肋。

藜12g，薄荷、霜桑叶各9g，牛蒡子6g，甘草3g。用法：水煎服。②《浙江药用植物志》治荨麻疹：水落藜全草适量。用法：煎汤外洗。

【用法用量】内服：煎汤，9~15g。外用：适量，煎水洗；或捣敷；或烧灰调敷。

【使用注意】有胃病者慎服。

【现代研究】现代临床用于治疗风热感冒、腹泻、痢疾、荨麻疹、疮疡肿毒、疥癣、湿疮、白癜风等。

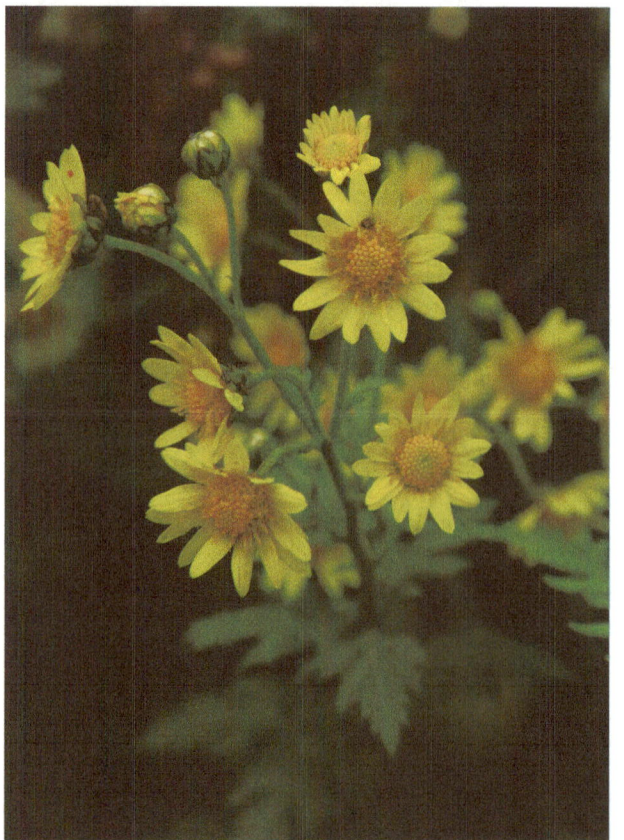

89 凉蒿菜（甘野菊）

【古籍原文】又名甘菊芽。生密县山野中。叶似菊花叶而细长尖艄，又多花叉，开黄花。其叶味甘。「救饥」采叶煠熟，换水浸淘净，油盐调食。

【来　源】为菊科植物甘野菊 *Dendranthema boreale*（Makino）Ling 的花。

【形态特征】多年生草本，高30~150cm。有横走的匍匐枝。茎簇生，直立。叶互生，叶片卵形或长椭圆状卵形。头状花序小，在茎枝顶端排成伞房

【性味功效】微苦、辛，凉。疏风清热，解毒消肿，凉肝明目。

【临床用方】《四川中药志》预防流行性感冒：甘野菊30g。用法：水煎服。

【用法用量】内服：煎汤，9～30g。外用：适量，捣敷，或煎水淋洗。

【使用注意】脾胃虚寒者慎服。

【现代研究】化学研究显示，含挥发油、内酯、黄酮类、芝麻脂素、辛夷脂素等。药理研究显示，有降血压、抑制结核杆菌生长、平喘等作用。现代临床用于防治流行性感冒，治疗头痛、目赤、肺炎等；外用治痈疖疔疮、宫颈糜烂等。

90 粘鱼须

【古籍原文】一名龙须菜。生郑州贾峪山，及新郑山野中亦有之。初先发笋，其后延蔓，生茎发叶，每叶间皆分出一小叉，又出一丝蔓，叶似土茜叶而大，又似金刚刺叶，亦似牛尾菜叶，不涩而光泽。味甘。「救饥」采嫩笋叶煤熟，油盐调食。

【来　源】为百合科植物牛尾菜Smilax riparia A. DC.的根及根茎。

【形态特征】多年生草质藤本。茎中空，有少量髓，干后凹瘪并具槽，无刺。叶互生，叶柄长7～20mm；叶片较厚，卵形、椭圆形至长圆状披针形。伞形花序腋生，总花梗较纤细；花单性，雌雄异株；花被片6片，淡绿色；雄花具雄蕊6枚，花药条形；雌花比雄花略小；子房3室，柱头3裂。浆果球形，熟时黑色。

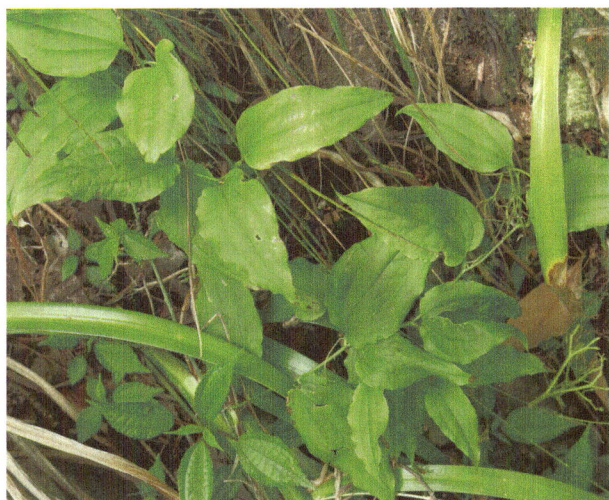

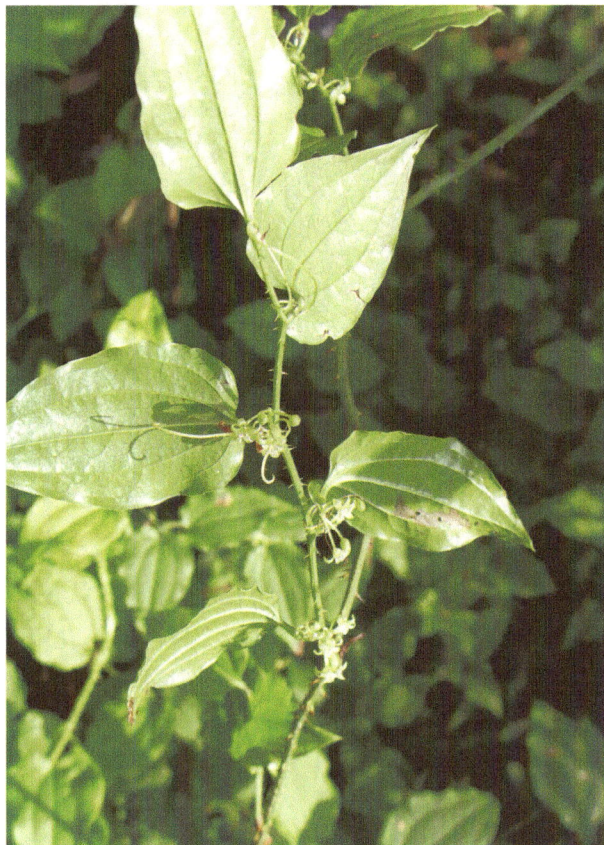

【性味功效】甘、微苦，平。祛风湿，通经络，祛痰止咳。

【临床用方】《湖南药物志》治肾虚腰腿痛：粘鱼须根15～30g。用法：炖猪脚吃。

【用法用量】内服：煎汤，9～15g，大剂量可用至30～60g；或浸酒；或炖肉。外用：适量，捣敷。

【使用注意】阴虚火旺者慎用。

【现代研究】化学研究显示，含新替告皂苷元-3-O-α-L-吡喃鼠李糖基（1→6）-β-D-吡喃葡萄糖苷等。现代临床用于治疗咳嗽、咯血、风湿病、关节疼痛、慢性气管炎、淋巴结炎等。

91 节节菜（水马齿苋）

【古籍原文】生荒野下湿地。科苗甚小，叶似碱蓬，又更细小而稀疏，其茎多节坚硬，叶间开粉紫花。味甜。「救饥」采嫩苗择净，煤熟，水浸淘过，油盐调食。

【来　源】为千屈菜科植物节节菜Rotala indica（Willd.）Koehne的全草。

【形态特征】一年生草本，高6～35cm，无毛。

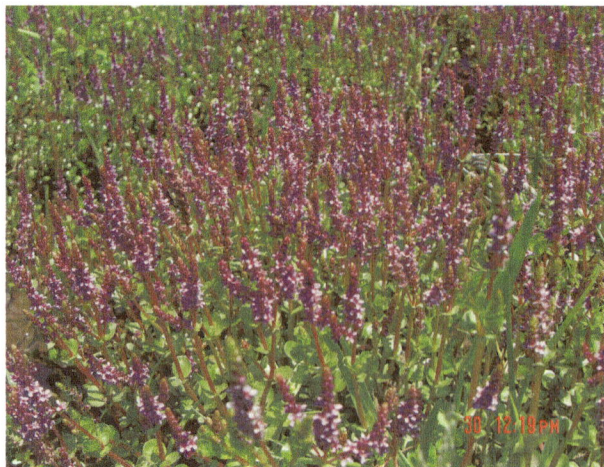

茎直立或披散，略具4棱。叶对生，无柄；叶片倒卵状椭圆形或长圆状倒卵形。穗状花序，稀单生，花小；苞片长圆状倒卵形，小苞片2片，线状披针形；花萼钟形，裂齿4枚，披针状三角形；花瓣4片，极小，淡红色；雄蕊4枚；子房椭圆形，花柱丝状。蒴果椭圆形，稍有棱。

【性味功效】酸、苦，凉。清热解毒，止泻。

【用法用量】外用：适量，鲜品捣敷。

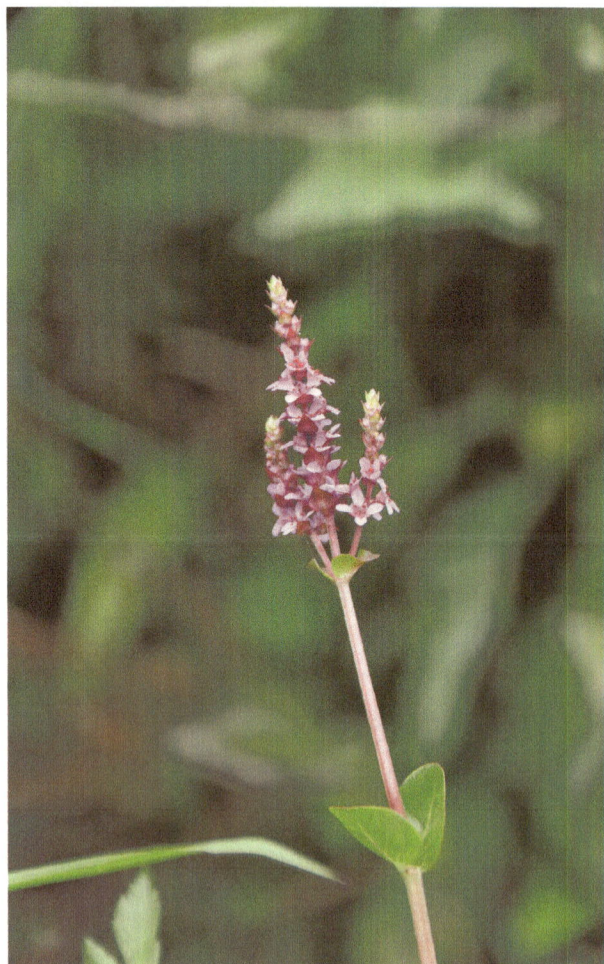

【现代研究】现代临床用于治疗疮疖肿毒、小儿泄泻等。

92 野艾蒿（艾叶）

【古籍原文】生田野中。苗叶类艾而细，又多花叉，叶有艾香。味苦。「救饥」采叶煠熟，水淘去苦味，油盐调食。

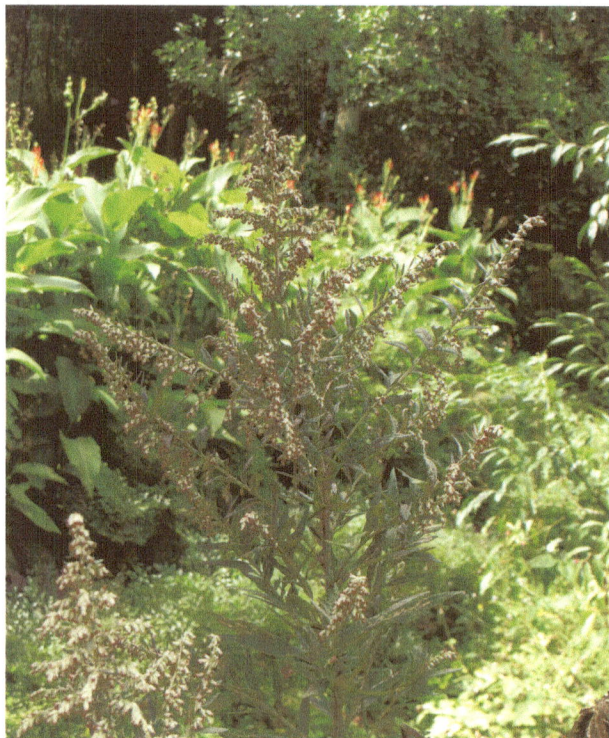

【来　　源】为菊科植物北艾Artemisia vulgaris L. 的叶。

【形态特征】多年生草本，高50～120cm，全株密被白色茸毛。叶互生；下部叶在花期枯萎；中部叶卵状三角形或椭圆形；叶片羽状或浅裂，侧裂片约2对，上面被蛛丝状毛，有白色密或疏腺点，下面被白色或灰色密茸毛；上部叶渐小，3裂或不分裂，无柄。头状花序多数，排列成复总状；总苞片4～5层，边缘膜质，背面被棉毛；花带红色；外层雌性，内层两性。瘦果无毛。

【性味功效】辛、苦，温。温经止血，散寒止痛，祛湿止痒。

【古方选录】《古今录验养生必用方》治妇人崩中，连日不止：熟艾如鸡子大，阿胶（炒，为末）半两，干姜（锉）一钱。用法：上以水五盏，先煮

董菜*Viola betonicifolia* J. E. Smith.的全草。

【形态特征】多年生草本，无地上茎。根茎通常较粗短，斜生或垂直。叶基生，莲座状，叶柄较长，上半部有狭而明显的翅；托叶褐色，约3/4与叶柄合生；叶片狭披针形、长三角状戟形或三角状卵形，先端尖，基部截形或略呈浅心形。花白色或淡紫色，花梗细长；萼片卵状披针形或狭卵形；雄蕊5枚，花丝短；子房卵球形，柱头前方具明显的短喙。蒴果椭圆形至长圆形。

【性味功效】微苦、辛，寒。清热解毒，散瘀消肿。

【临床用方】①《浙南本草新编》治急性胆道感染：董董菜、凤尾草、马蹄金、金钱草（豆科）各15g。用法：水煎服。②《秦岭巴山天然药物志》治肠痈：董董菜、红藤各9g。用法：水煎服。

【用法用量】内服：煎汤，9～15g，鲜品30～60g。外用：适量，捣敷。

【使用注意】孕妇慎用。

【现代研究】现代临床用于治疗疮疡肿毒、咽喉肿

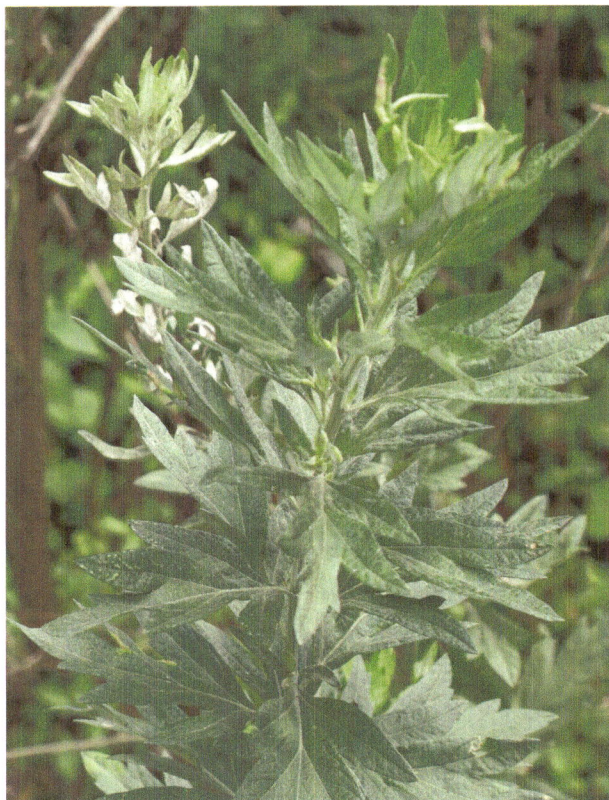

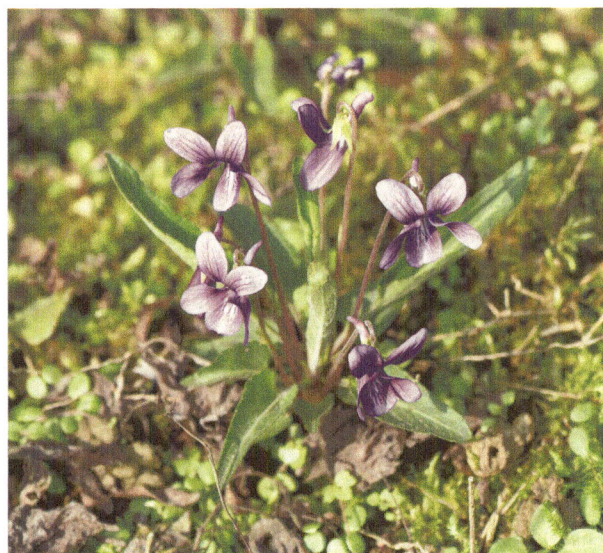

艾、姜至二盏半，入胶消烊，温分三服，空腹服，一日尽。

【用法用量】内服：煎汤，3～10g；或入丸、散；或捣汁。外用：适量，捣绒作炷或制成艾条熏灸；或捣敷；或煎水熏洗；或炒热温熨。

【使用注意】阴虚血热者慎服。

【现代研究】化学研究显示主要含挥发油，其主要成分为1,8-桉叶素、α-蒎烯、β-蒎烯、樟烯、香烩烯、月桂烯等；还含有三萜类、黄酮类、桉叶烷类及甾醇类化合物。药理研究显示，有抗菌、镇咳、祛痰、平喘、抗过敏性休克、止血等作用。现代临床用于治疗慢性支气管炎、肺气肿、支气管哮喘、痛经、肝炎、肝硬化、风湿痹痛等。

93 董董菜

【古籍原文】一名箭头草。生田野中。苗初揚地生，叶似铍箭头样，而叶蒂甚长，其后叶间撺葶，开紫花，结三瓣蒴儿，中有子，如芥子大，茶褐色。叶味甘。「救饥」采苗叶煠熟，水浸淘净，油盐调食。「治病」今人传说，根叶捣敷诸肿毒。

【来　源】为董菜科植物戟叶董菜的亚种尼泊尔

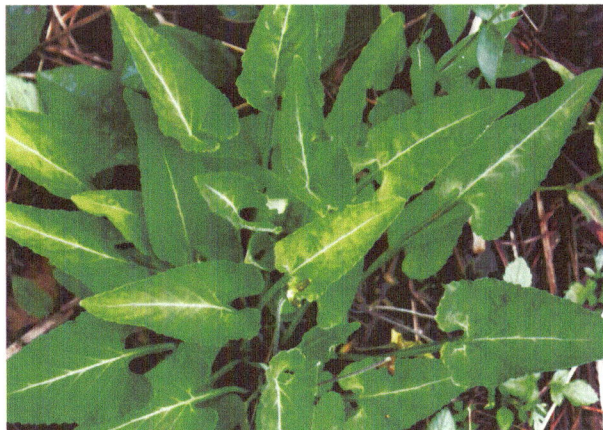

痛、乳腺炎、黄疸、目赤肿痛、跌打损伤、外伤出血等。

94 婆婆纳

【古籍原文】生田野中。苗搨地而生，叶最小，如小面花靥儿，状类初生菊花芽，叶又团边微花，如云头样。味甜。「救饥」采苗叶煠熟，水浸淘净，油盐调食。

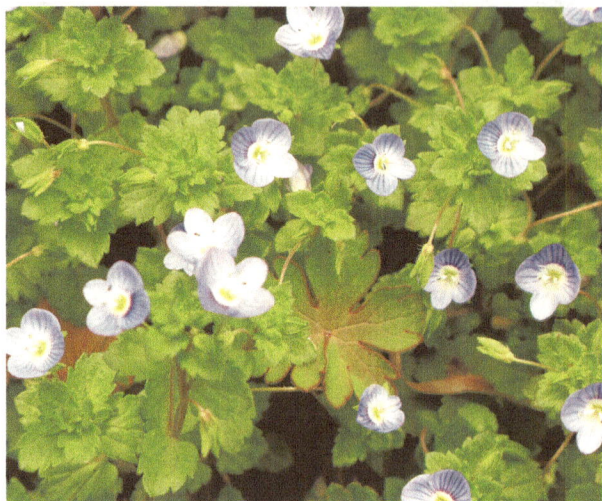

【来　源】为玄参科植物婆婆纳 *Veronica didyma* Tenore 的全草。

【形态特征】一年生草本，高10~25cm。茎铺散多分支，被长柔毛，纤细。叶对生，具短柄；叶片心形至卵形，先端钝，基部圆形。总状花序顶生；苞片叶状，互生；花梗略短于苞片；花萼4裂，裂片卵形，顶端急尖，疏被短硬毛；花冠淡紫色、蓝色、粉色或白色；雄蕊2，短于花冠；子房上位，

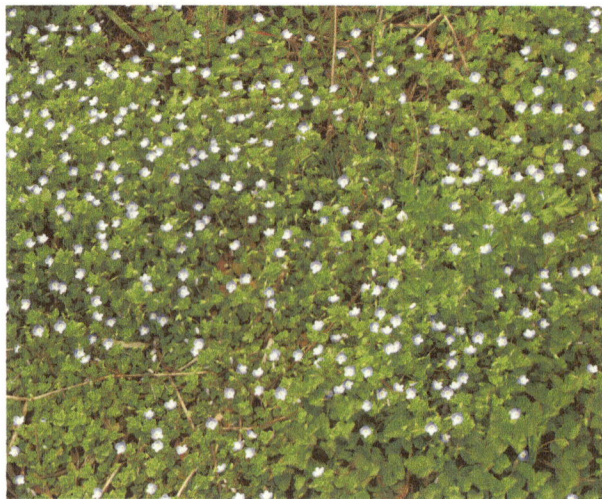

2室。蒴果近于肾形，密被腺毛，略短于花萼，宽4~5mm，凹口呈直角，裂片顶端圆，宿存的花柱与凹口齐或稍长。种子背面具横纹。

【性味功效】甘、淡、凉。补肾强腰，解毒消肿。

【临床用方】①《安徽中草药》治痈肿：婆婆纳、紫花地丁各30g。用法：水煎服，药渣捣烂外敷。②《福建药物志》治吐血：鲜婆婆纳60g。用法：水煎服，或捣烂绞汁，加红糖适量，开水冲服。

【用法用量】内服：煎汤，15~30g，鲜品60~90g；或捣汁饮。

【现代研究】化学研究显示，含4-甲氧基高山黄芩素-7-O-D-葡萄糖苷、6-羟基木樨草素-7-O-二葡萄糖苷、大波斯菊苷和木樨草素-7-O-β-D-吡喃葡萄糖苷。现代临床用于治疗肾虚腰痛、疝气、睾丸肿痛、妇女白带、痈肿、吐血等。

95 野茴香（小茴香）

【古籍原文】生田野中。其苗初搨地生，叶似拂娘蒿叶，微细小，后于叶间撺葶，分生茎叉，梢头开黄花，结细角，有小黑子。叶味苦。「救饥」采苗

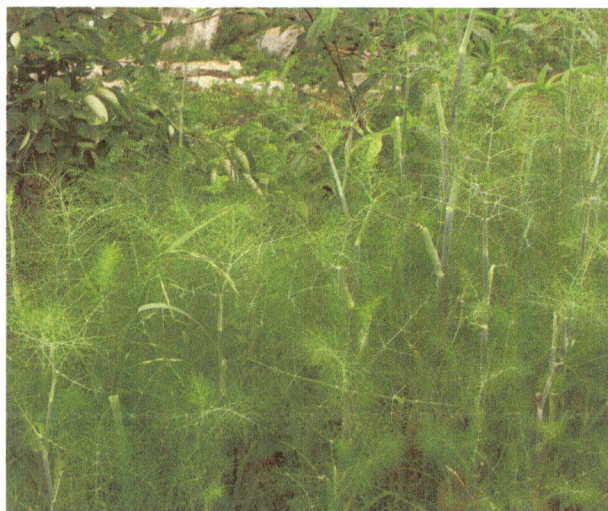

叶煠熟，水浸淘去苦味，油盐调食。

【来　源】为伞形科植物茴香 *Foeniculum vulgare* Mill. 的成熟果实。

【形态特征】多年生草本，高0.4~2.0m，有强烈香气。茎直立，圆柱形，上部分支，灰绿色。茎生叶互生；叶片三至四回羽状分裂，最终裂片线形至丝形。复伞形花序顶生，小伞形花序有花5~30

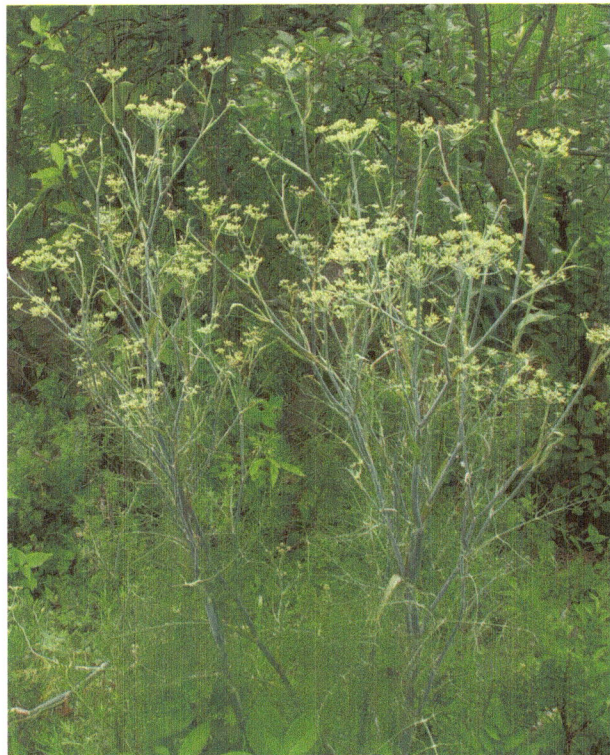

朵；花小，无花萼；花瓣5片，金黄色；雄蕊5枚，花药卵形，2室；雌蕊1枚；子房下位，2室。双悬果卵状长圆形，外表黄绿色。

【性味功效】辛，温。温肾暖肝，行气和胃，止痛。

【古方选录】《张氏医通》香橘散：野茴香（盐水炒）五钱，橘核（去壳，研，压去油）、山楂肉各一两。用法：为散，每服三四钱，空心温酒服。主治：睾丸偏坠。

【用法用量】内服：煎汤，3~6g。外用：适量，研末调敷；或炒热温熨。

【使用注意】阴虚火旺者禁用。

【现代研究】化学研究显示主要含挥发油，如反式-茴香脑、柠檬烯、小茴香酮、爱草脑、γ-松油烯、α-蒎烯，以及脂肪油。药理研究显示，有镇痛、抗溃疡、利胆等作用。现代临床用于治疗箝闭小肠疝、睾丸鞘膜积水和阴囊象皮肿等。

96 蝎子花菜

【古籍原文】又名蛎蚕花，一名野菠菜。生田野中，苗初揭地生，叶似初生菠菜叶而瘦细，叶间撺生茎叉，高一尺余，茎有线楞，梢间开小白花。其叶味苦。「救饥」采嫩叶煠熟，水淘净，油盐调食。

【来　　源】为白花丹科植物二色补血草*Limonium bicolor*（Bunge）O. Kuntze的全草。

【形态特征】多年生草本，高30~60cm，全株光滑无毛。根圆柱状，棕褐色。茎丛生，直立或倾斜。叶多基生，莲座状，叶片匙形或长倒卵形。花序圆锥状；花着生枝端，密集，略偏于一侧近头状的聚伞花序；花筒漏斗状，初时淡紫红或粉红色，而后变为白色；花瓣5片，黄色；雄蕊5枚，着生于花瓣基部；子房长圆形，花柱5枚，分离，柱头头状。蒴果具5棱。

【性味功效】甘、微苦，微温。益气血，散瘀止血。

【临床用方】《陕甘宁青中草药选》治子宫功能性出血、宫颈癌、肾盂肾炎、尿血：蝎子花菜15~60g。用法：水煎服。

【用法用量】内服：煎汤，15~30g。

【现代研究】药理研究显示，有明显止血作用。现代临床用于治疗病后体弱、胃脘痛、消化不良、妇女月经不调、崩漏、带下、尿血、痔血等。

97 白蒿（茵陈蒿）

【古籍原文】生荒野中。苗高二三尺，叶如细丝，似初生松针，色微青白，稍似艾香。味微辣。「救饥」采嫩苗叶煠熟，换水浸淘净，油盐调食。

【来　　源】为菊科植物莳萝蒿*Artemisia anethoides* Mattf.的幼苗。

【形态特征】二年生草本，植株有浓烈的香气。主根狭纺锤形。茎单生，高30~90cm，分支多；基生叶与茎下部叶长卵形或卵形；中部叶宽卵形或卵形；上部叶与苞片叶三全裂或不分裂。头状花序近球形，短梗；总苞片3~4层，外层、中层总苞片椭圆形或披针形；雌花花冠狭管状，花柱线形，伸出花冠外；两性花花冠管状，花药线形，花柱与花冠近等长。瘦果倒卵形。

【性味功效】苦，寒。清热利湿，退黄。

【古方选录】《伤寒论》茵陈蒿汤：茵陈蒿六两，栀子（擘）十四枚，大黄（去皮）二两。用法：以

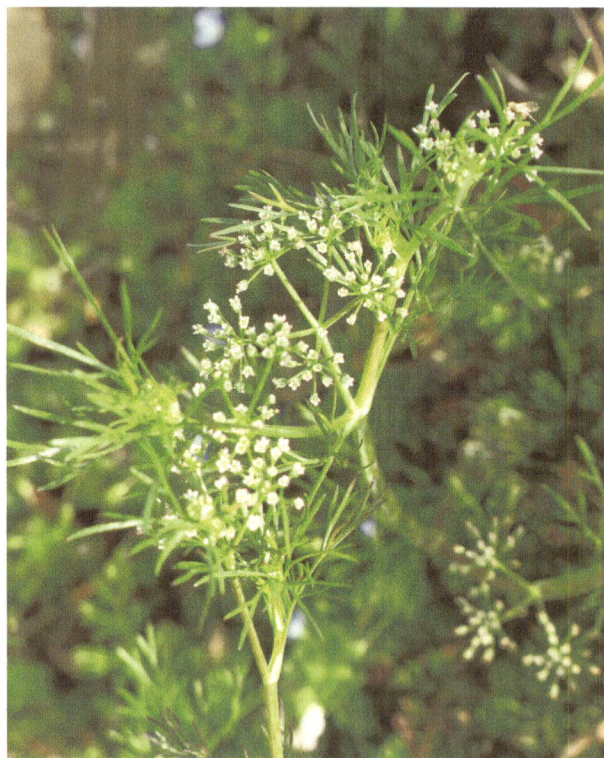

水一斗二升，先煮茵陈，减六升，内二味，煮取三升，去滓分三服。功用：小便当利，尿如皂角汁状。主治：阳明病，但头汗出，身无汗，齐颈而还，小便不利，渴饮水浆，瘀热在里，身发黄。

【用法用量】内服：煎汤，9～15g。

【使用注意】脾虚血亏而致虚黄、萎黄者，一般不宜使用。

【现代研究】化学研究显示含茵陈素。药理研究显示，有护肝、利胆、解热镇痛消炎、抗病原微生物、抗肿瘤等作用。现代临床用于治疗黄疸型肝炎、胆囊炎等。

98 野同蒿（茵陈蒿）

【古籍原文】生荒野中。苗高二三尺，茎紫赤色，叶似白蒿，色微青，苗又似初生松针而茸细。味苦。「救饥」采嫩苗叶煤熟，换水浸淘净，油盐调食。

【来　　源】为菊科植物滨蒿*Artemisia scoparia* Waldst. *et* Kit.的地上部分。

【形态特征】一至二年生或多年生草本，全株幼时被灰白色绢毛，成长后高45～100cm。茎基部常木质化。叶密集。头状花序极多数，有梗，在茎的侧

枝上排列成复总状花序；总苞片3～5层，呈覆瓦状排列，椭圆形或宽卵形；花杂性，均为管状花；外层为雌花，能育，柱头2裂；内层为两性花，先端稍膨大，下部收缩，倒卵状；子房退化，不育。瘦

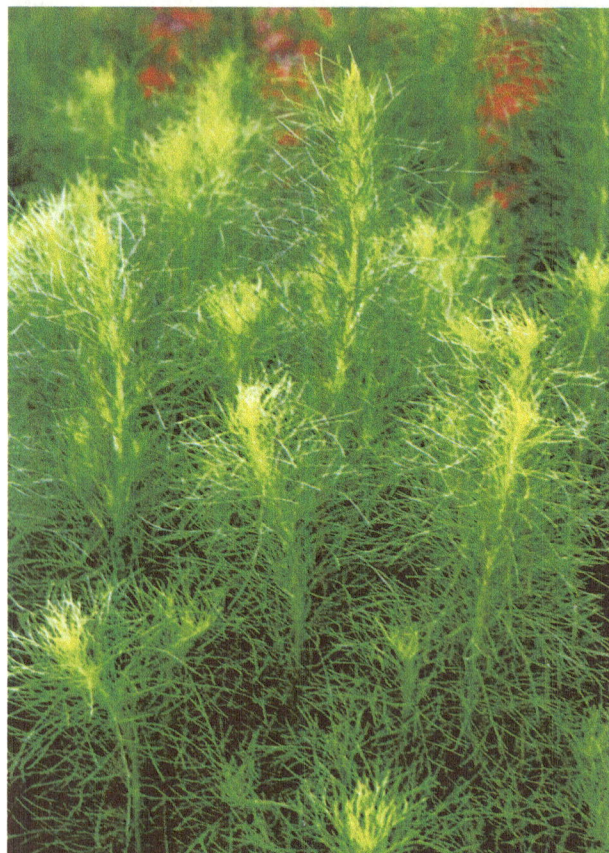

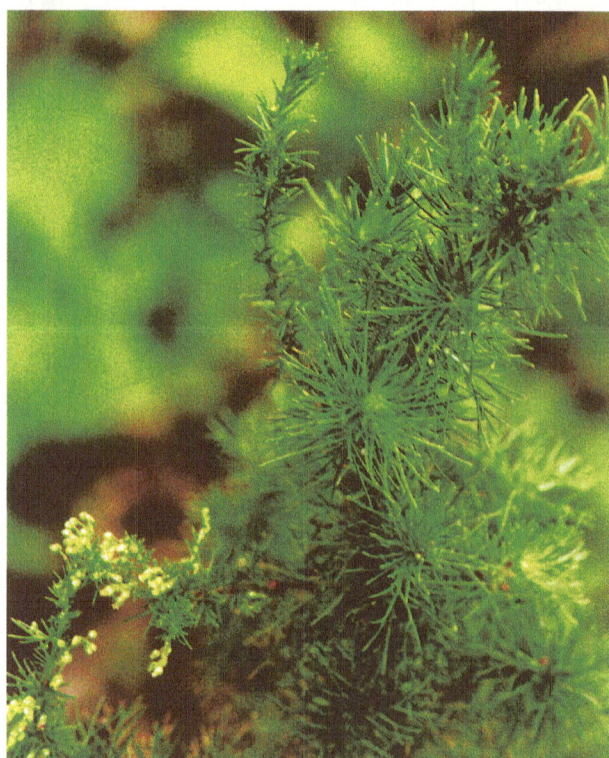

果小，长圆形或倒卵形，具纵条纹，无毛。

【性味功效】微苦、微辛，微寒。清热利湿，退黄。

【古方选录】《玉机微义》茵陈四逆汤：茵陈二两，附子一个作八片，炮干姜一两半，炙甘草一两。用法：上为粗末，分作四贴，水煎服。主治：发黄，脉沉细迟，肢体逆冷，腰以上自汗。

【用法用量】内服：煎汤，10～15g；或入丸、散。外用：适量，煎水洗。

【使用注意】脾虚血亏而致虚黄、萎黄者，一般不宜使用。

【现代研究】化学研究显示，含挥发油、绿原酸、茵陈素、茵陈黄酮等。药理研究显示，有护肝、利胆、解热镇痛消炎、抗病原微生物、抗肿瘤等作用。现代临床用于治疗传染性肝炎，急性、迁延性、慢性肝炎，急性重症肝炎，胆囊炎，早期肝硬化，口腔溃疡等。

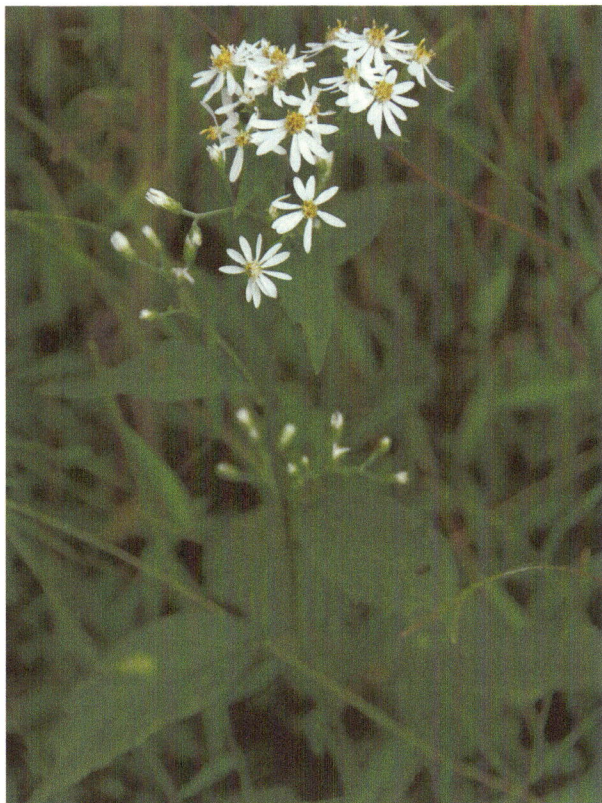

99 野粉团儿

【古籍原文】生田野中。苗高一二尺，茎似铁杆蒿茎，叶似独扫叶而小，上下稀疏，枝头分叉，开淡白花，黄心。味甜辣。「救饥」采嫩苗叶煠熟，水浸淘净，油盐调食。

【来　　源】为菊科植物山白菊 Aster ageratoides Turcz. 的全草或根。

【形态特征】多年生草本，高40～100cm。根茎粗壮。茎有棱及沟。下部叶在花期枯落，叶片宽卵圆形，急狭成长柄；中部叶椭圆形或长圆状披针形。头状花序排列成伞房或圆锥伞房状；总苞围成锥

状或半球状；总苞片3层，覆瓦状排列，线状长圆形；舌状花紫色、浅红色或白色；管状花黄色，有裂片；花柱附片长达1mm；冠毛浅红褐色或污白色。瘦果倒卵状长圆形，灰褐色，被短粗毛。

【性味功效】苦、辛，凉。清热解毒，祛痰镇咳，凉血止血。

【临床用方】《浙江民间常用草药》治支气管炎，扁桃体炎：野粉团儿30g。用法：水煎服。

【用法用量】内服：煎汤，15～60g。外用：适量，鲜品捣敷。

【现代研究】化学研究显示，含多种黄酮类衍生物、皂苷类、糖类、酯类、鞣质、蛋白质、氨基酸、叶绿素等。药理研究显示，有镇咳、祛痰、平喘、抗菌、抗病毒等作用。现代临床用于治疗感冒发热、扁桃体炎、支气管炎、肝炎、痢疾、泌尿系感染、吐血、痈肿疔毒、蛇虫咬伤等。

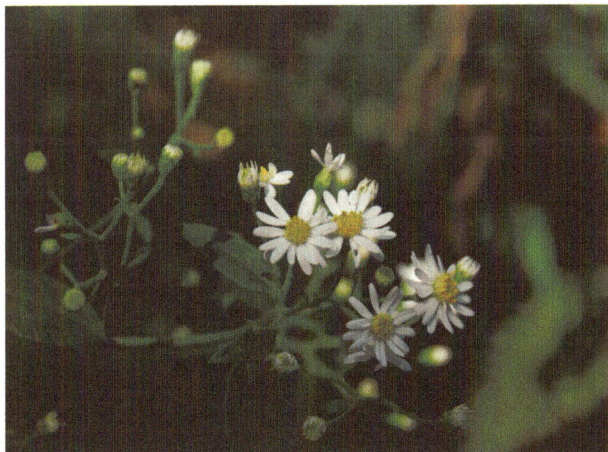

100 蚵蚾菜（天名精）

【古籍原文】生密县山野中。科苗高二三尺许，叶似连翘叶微长，又似金银花叶而尖，纹皱却少，边有小锯齿，开粉紫花，黄心。叶味甜。「救饥」采

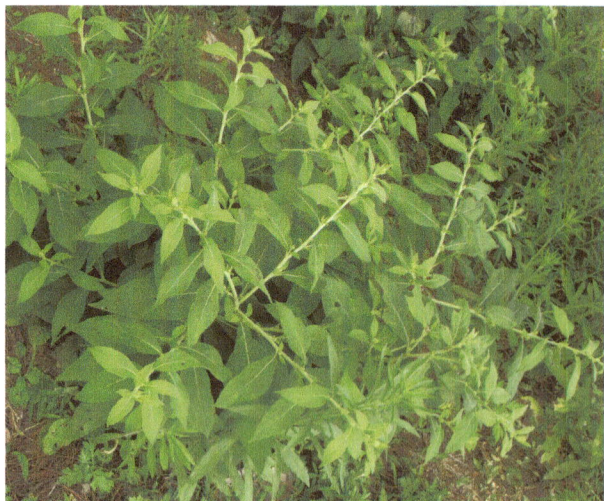

嫩苗叶煠熟，水浸淘洗净，油盐调食。

【来　　源】为菊科植物天名精 *Carpesium abrotanoides* L.的全草。

【形态特征】多年生草本，高50～100cm。茎直立。叶互生；下部叶片宽椭圆形或长圆形，无柄。头状花序多数，沿茎枝腋生；总苞钟状球形；总苞片3层，外层极短，卵形，先端尖，有短柔毛，中层和内层长圆形，先端钝圆，无毛；花黄色，外围的雌花花冠丝状，3～5齿裂，中央的两性花花冠筒

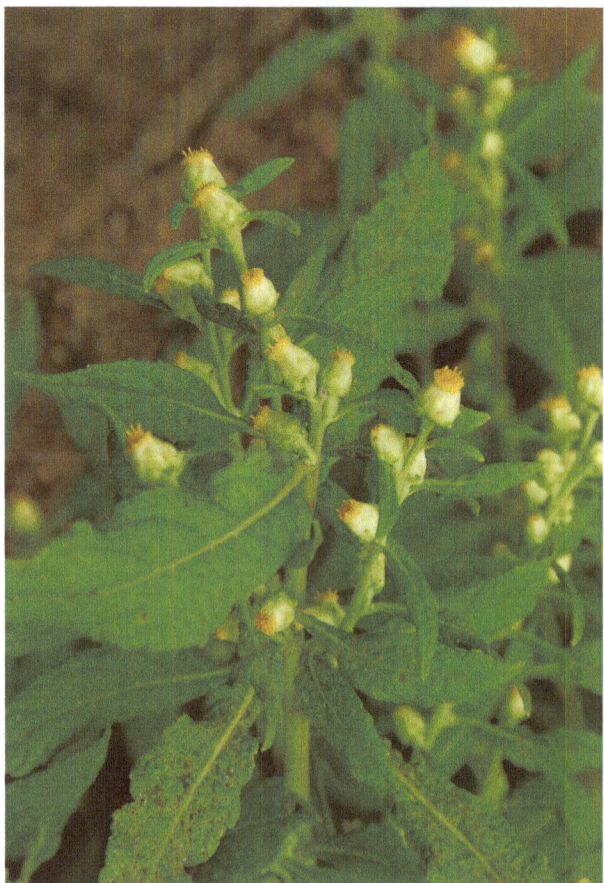

状，先端5齿裂。瘦果条形，具细纵条，先端有短喙，有腺点，无冠毛。

【性味功效】苦、辛，寒。清热，化痰，解毒，杀虫，破瘀，止血。

【临床用方】《浙江药用植物志》治黄疸型肝炎：鲜天名精全草120g，生姜3g。用法：水煎服。

【用法用量】内服：煎汤，9～15g；或研末，3～6g；或捣汁；或入丸、散。外用：适量，捣敷；或煎水熏洗及含漱。

【使用注意】脾胃虚寒者慎服。

【现代研究】化学研究显示含倍半萜内酯，主要成分为天名精内酯酮、鹤虱内酯、大叶土木香内酯等。药理研究显示，有明显的抗菌作用。现代临床用于治疗急、慢惊风及牙痛、疔疮肿毒、痔瘘、皮肤瘙痒、急性乳腺炎、虫积、吐血、衄血、血淋、创伤出血等。

101 狗掉尾苗（毛风藤）

【古籍原文】生南阳府马鞍山中，苗长二三尺，拖蔓而生，茎方，色青，其叶似歪头菜叶，稍大而尖艄，色深绿，纹脉微多，又似狗筋蔓叶，梢间开五瓣小白花，黄心，众花攒开，其状如穗。叶味微酸。「救饥」采嫩叶煠熟，水浸去酸味，洗净，油盐调食。

【来　　源】为茄科植物野海茄 *Solanum japonense* Nakai的全草。

【形态特征】草质藤本，长0.5～1.2m。叶互生，叶柄无毛或具疏柔毛；叶片披针形，边缘波状，先端长渐尖。聚伞花序顶生或腋外生；萼浅杯状，5裂，萼齿三角形；花冠紫色，先端5深裂，裂片披针形；花丝短，花药长圆形；子房卵形，花柱纤细，柱头头状。浆果圆形，成熟后红色。种子肾形。

【性味功效】辛、苦，平。祛风湿，活血通经。

【临床用方】①《湖南药物志》治风湿关节痛：毛风藤全草30g，当归、桂枝各15g。用法：酒浸，早、晚随量饮。②《湖南药物志》治经闭：毛风藤全草30g。用法：煎水兑酒服。

【用法用量】内服：煎汤，15～30g；或浸酒。

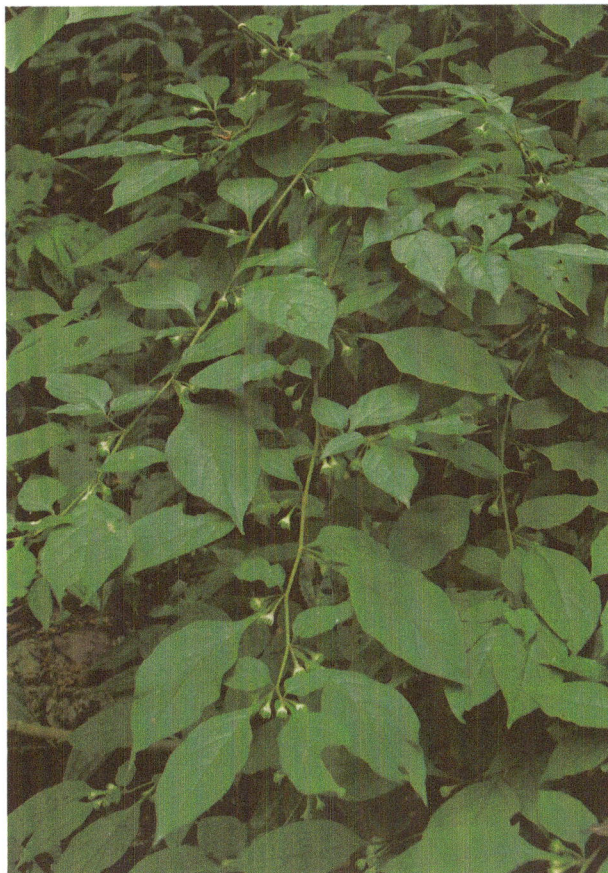

【现代研究】化学研究显示，从叶中分得两个甾体化合物 Sj-1、Sj-2；从浆果中分得Sj-2、Sj-3、Sj-3，即澳洲茄边碱。现代临床用于治疗风湿关节痛、闭经、头昏、眉棱骨痛等。

102 石 芥

【古籍原文】生辉县鸦子口山谷中。苗高三尺，叶似地棠菜叶而阔短，每三叶或五叶攒生一处，开淡黄花，结黑子。苗叶味苦，微辣。「救饥」采嫩叶煠熟，换水浸去苦味，油盐调食。

【现代研究】本条图文过于简略，现代研究暂时无法确定原植物品种。

103 獾耳菜

【古籍原文】生中牟平野中。苗长尺余，茎多枝叉，其茎上有细线楞，叶似竹叶而短小，亦软，又似萹蓄叶，却颇阔大而又尖，茎叶俱有微毛，开小黪白花，结细灰青子。苗叶味甘。「救饥」采嫩苗

叶煠熟，水浸淘净，油盐调食。

【现代研究】本条图文不符，现代研究暂时无法确定原植物品种。

104 回回蒜

【古籍原文】一名水胡椒，又名蝎虎草。生水边下湿地。苗高一尺许，叶似野艾蒿而硬，又甚花叉，又似前胡叶颇大，亦多花叉，苗茎梢头开五瓣黄花，结穗如初生桑椹子而小，又似初生苍耳实亦小，色青，味极辛辣。其叶味甜。「救饥」采叶煠熟，换水浸淘净，油盐调食。子可捣烂调菜用。

【来　　源】为毛茛科植物回回蒜*Ranunculus chinensis* Bunge的全草。

【形态特征】一年生或二年生草本，高20～70cm。须根多数，簇生。茎直立。基生叶与下部叶有长达12cm的叶柄；为三出复叶，3深裂；茎上部叶较小，叶柄较短；小叶两面及叶柄均有糙毛。花序有较多疏生的花；花两性，单生，花梗有糙毛；萼片5片，狭卵形；花瓣5片，宽卵圆形；雄蕊多数，花药长约1mm；花托在果期伸长，圆柱形。瘦果扁平，喙极短，呈点状，长0.1～0.2mm。

【性味功效】辛、苦，温；有毒。解毒退黄，截疟，定喘，镇痛。

【临床用方】《昆明民间常用草药》治肝炎、急性黄疸型肝炎：回回蒜全草9g，苦马菜3g。用法：蒸水豆腐服食；慢性肝炎用回回蒜兑红糖煮食。

【用法用量】内服：煎汤3～9g。外用：适量，外敷患处或穴位，皮肤发赤起疱时除去；或鲜草洗净

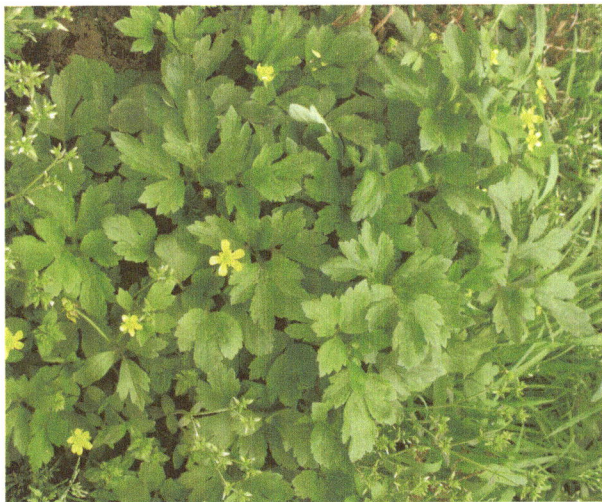

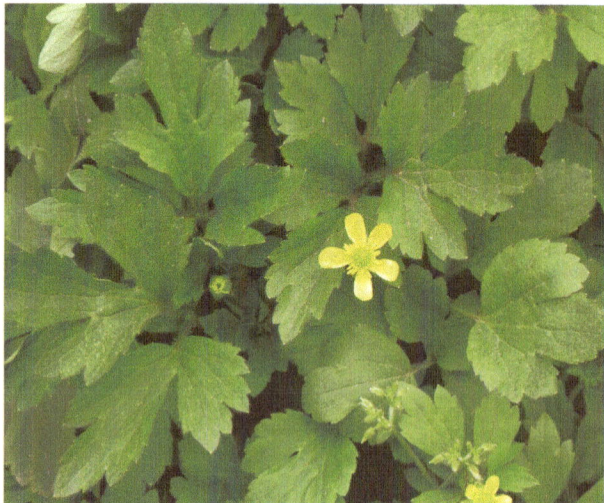

绞汁涂搽；或煎水洗。

【使用注意】本品有毒，一般供外用；内服宜慎，并需久煎。外用对皮肤刺激性大，用时局部要隔凡士林或纱布。

【现代研究】现代临床用于治疗肝炎、黄疸、肝硬化腹水、癞疮、牛皮癣、疟疾、哮喘、牙痛、胃痛、关节痛等。

105 地槐菜

【古籍原文】一名小虫儿麦。生荒野中。苗高四五寸，叶似石柱子叶，极细短，开小黄白花，结小黑子。其叶味甜。「救饥」采叶煠熟，水浸淘净，油盐调食。

【现代研究】本条图文不符，现代研究暂时无法确定原植物品种。

106 螺厣儿（铁苋菜）

【古籍原文】一名地桑，又名痢见草。生荒野中。茎微红，叶似野人苋叶，微长窄而尖，开花作赤色，小细穗儿。其叶味甘。「救饥」采苗叶煠熟，水浸淘去邪味，油盐调食。「治病」今人传说治痢疾，采苗用水煮服，甚效。

【来　　源】为大戟科植物铁苋菜*Acalypha australis* L.的全草。

【形态特征】一年生草本，高30~50cm。茎直立，分支，被微柔毛。叶互生；叶片卵状菱形或卵状椭

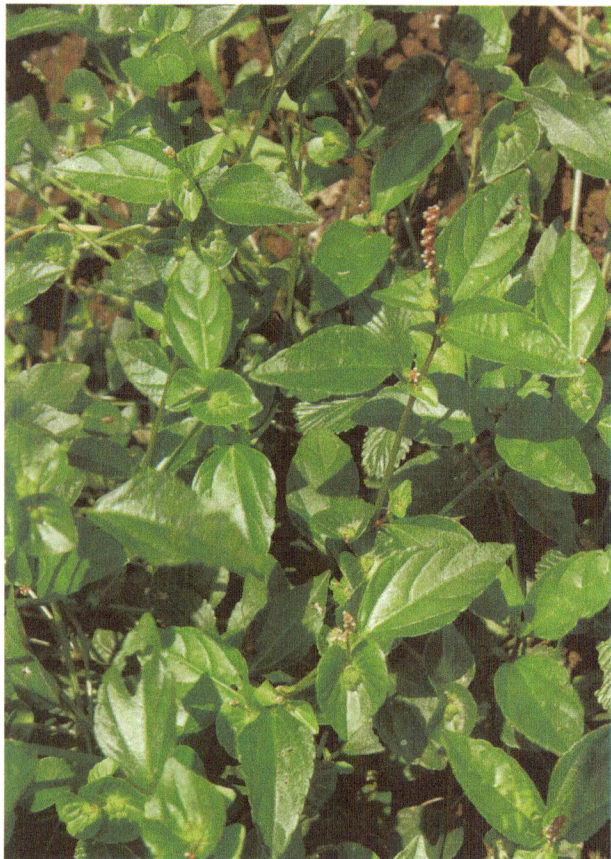

圆形。穗状花序腋生；花单性，雌雄同株；通常雄花序极短，生于极小苞片内；雌花序生于叶状苞片内；苞片展开时呈肾形，合时如蚌；花萼4裂；无花瓣；雄蕊7~8枚；雌花3~5朵；子房被疏柔毛，3~4室，花柱羽状分裂至基部。蒴果小，三角状半圆

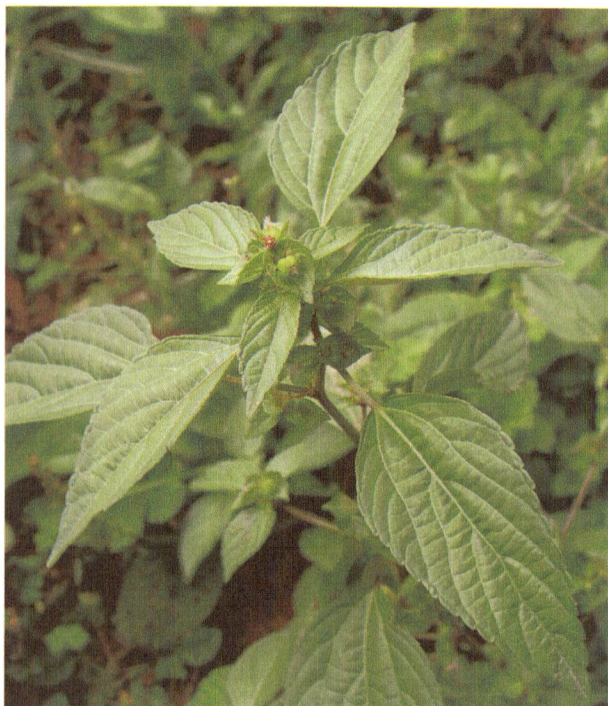

形，被粗毛。种子卵形，灰褐色。

【性味功效】苦、涩，凉。清热利湿，凉血解毒，消积。

【临床用方】《浙江药用植物志》治痢疾、肠炎：①鲜铁苋菜全草30～60g。用法：水煎服；或焙干研粉，每次3g，每日3次，开水送服。②鲜铁苋菜全草、鲜地锦草各30g。用法：水煎服。

【用法用量】内服：煎汤，10～15g，鲜品30～60g。外用：适量，水煎洗或捣敷。

【使用注意】老弱气虚者慎用；孕妇忌用。

【现代研究】化学研究显示含没食子酸、铁苋碱。药理研究显示，对痢疾杆菌、变形杆菌、伤寒杆菌、铜绿假单胞菌、金黄色葡萄球菌等病原微生物均有抑制作用。现代临床用于治疗痢疾、吐血、衄血、尿血、哮喘咳血、小儿疳积、痈疖疮疡、湿疹、瘘管等。

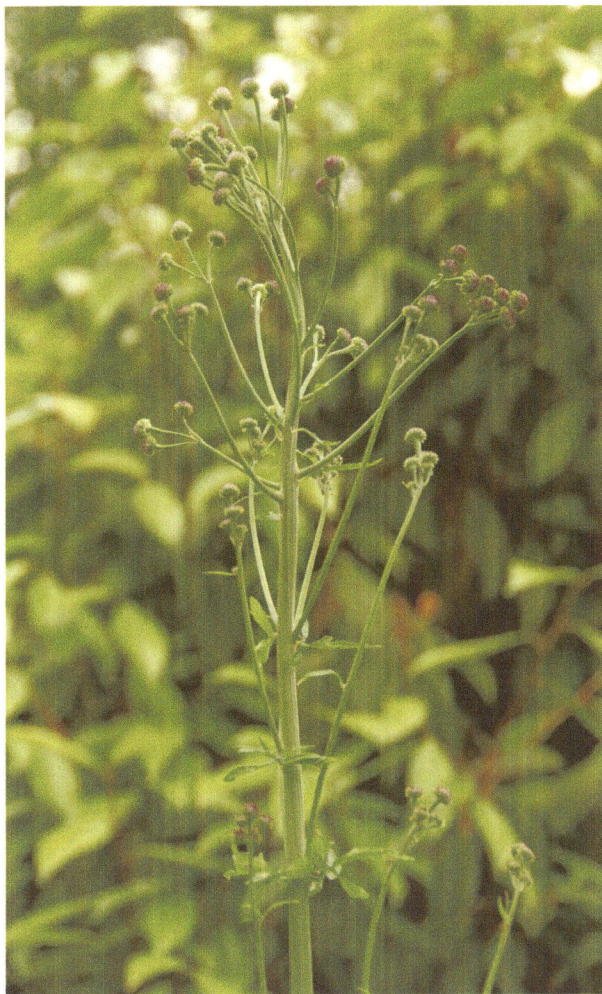

107 泥胡菜（糯米菜）

【古籍原文】生田野中。苗高一二尺，茎梗繁多，叶似水芥菜叶颇大，花叉甚深，又似风花菜叶，却比短小，叶中撺葶，分生茎叉，梢间开淡紫花，似刺蓟花。苗叶味辣。「救饥」采嫩苗叶煠熟，水浸淘净，油盐调食。

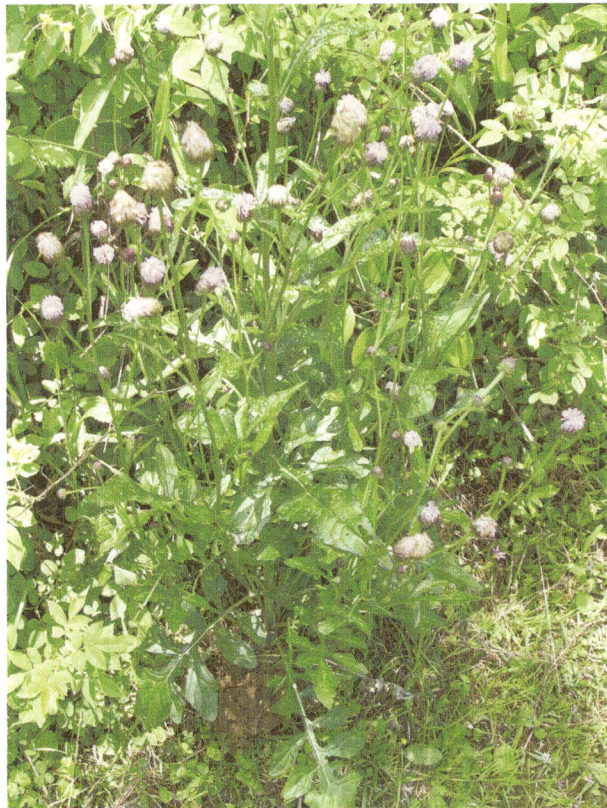

【来　　源】为菊科植物泥胡菜 *Hemistepta lyrata* Bge.的全草或根。

【形态特征】二年生草本，高30～80cm。根圆锥形，肉质。茎直立，具纵沟纹，无毛或具白色蛛丝状毛。基生叶莲座状，具柄，倒披针形或倒披针状椭圆形；中部叶椭圆形；上部叶条状披针形至条形。头状花序多数，有长梗；总苞片5～8层；花紫色。瘦果椭圆形，具15条纵肋；冠毛白色，2列，羽毛状。

【性味功效】辛、苦，寒。清热解毒，散结消肿。

【临床用方】《贵州草药》治乳痈：糯米菜叶、蒲公英各适量。用法：捣烂，外敷。

【用法用量】内服：煎汤，9～15g。外用：适量，捣敷；或煎水洗。

【现代研究】现代临床用于治疗痔漏、痈肿疔疮、淋巴结炎、风疹瘙痒、外伤出血、骨折等。

108 兔儿丝（金钱草）

【古籍原文】生田野中。就地拖蔓，节间生叶，如指顶大，叶边似云头样，开小黄花。苗叶味甜。「救饥」采嫩苗叶煠熟，水浸淘净，油盐调食。

【来　　源】为报春花科植物过路黄 *Lysimachia christinae* Hance 的全草。

【形态特征】多年生蔓生草本。茎柔弱，平卧延伸。叶对生；叶片卵圆形、近圆形至肾圆形，先端锐尖或钝圆至圆形，基部截形至浅心形。花单生于叶腋，花梗通常不超过叶长；花萼5深裂，被柔毛或仅边缘具缘毛；花冠黄色，辐状钟形；雄蕊5枚，花丝下半部合生成筒，花药卵圆形；子房卵球形，花柱长6~8mm。蒴果球形，无毛，有稀疏黑色腺条，瓣裂。

【性味功效】甘、微苦，凉。利水通淋，清热解毒，散瘀消肿。

【临床用方】①《全国中草药汇编》治胆囊炎：金钱草45g，虎杖根15g。用法：水煎服。如有疼痛，加郁金15g。②《福建药物志》治胆石症：金钱草60g，鸡内金18g。用法：共研细粉，分3次开水冲服。

【用法用量】内服：煎汤，15~60g，鲜品加倍；或捣汁饮。外用：适量，鲜品捣敷。

【现代研究】化学研究显示，含黄酮类成分、对羟基苯甲酸、尿嘧啶、氯化钠及多种微量元素。药理研究显示，能促进胆汁的分泌和排泄，还有排石、镇痛、抑菌、抗炎、利尿等作用。现代临床用于治疗肝胆及泌尿系结石、感染，以及肾炎水肿、肾盂肾炎、痢疾、湿热黄疸、痔疮、乳腺炎、毒蛇咬伤、跌打损伤等。

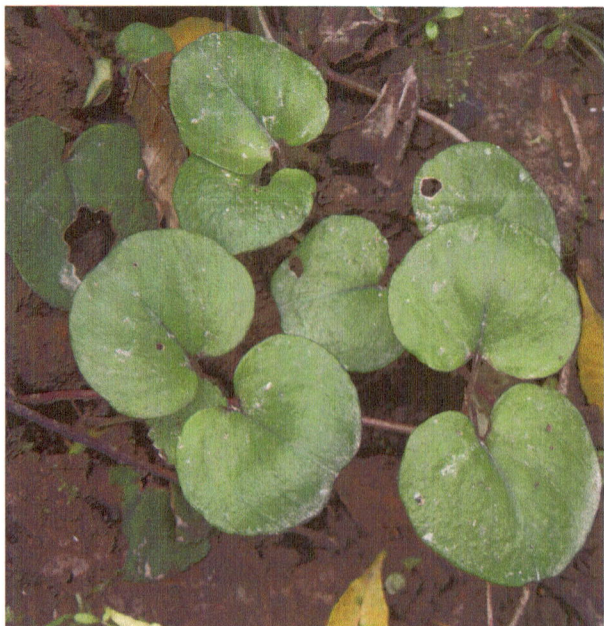

109 老鹳筋

【古籍原文】生田野中。就地拖棘而生，茎微紫色，茎叉繁稠，叶似园荽叶而头不尖，又似野胡萝卜叶而短小，叶间开五瓣小黄花。味甜。「救饥」采嫩苗叶煠熟，水浸去邪味，淘洗净，油盐调食。

【来　　源】为蔷薇科植物朝天委陵菜 *Potentilla supina* L. 的全草。

【形态特征】一年生或二年生草本。主根细长，并有稀疏侧根。茎平展，上升或直立。基生叶为羽状复叶；小叶互生或对生，无柄，长圆形或倒卵状长圆形；基生叶托叶膜质，褐色；茎生叶托叶草质，绿色。花茎上多叶，下部花自叶腋生，顶端呈伞房状聚伞花序；萼片三角状卵形，顶端急尖，副萼片

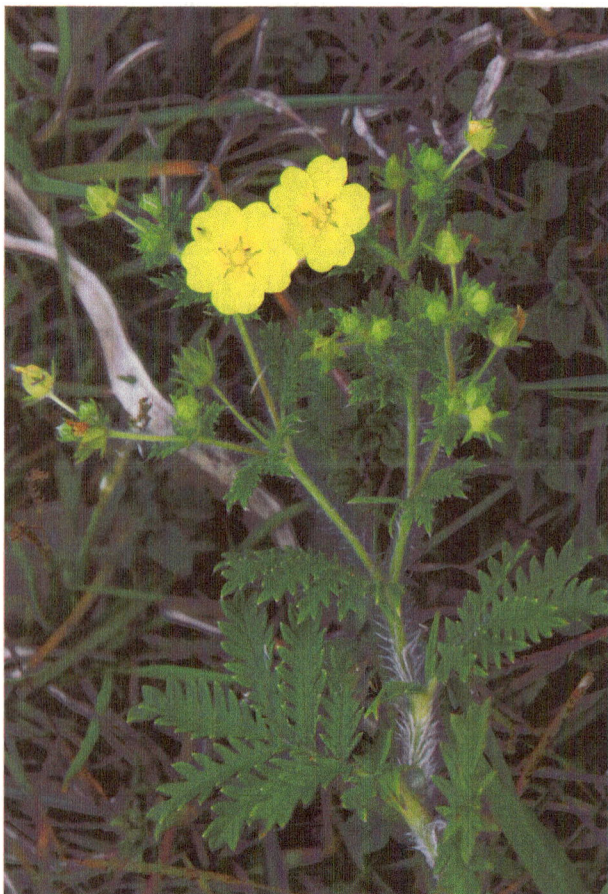

长椭圆形或椭圆状披针形；花瓣黄色，倒卵形。瘦果长圆形，先端尖，表面具脉纹。

【性味功效】甘、酸，寒。收敛止泻，凉血止血，滋阴益肾。

【临床用方】①《青岛中草药手册》治小儿腹泻：老鹳筋适量。用法：煎水，烫洗脚。②《青岛中草药手册》治子宫颈癌：老鹳筋15～30g。用法：水煎，熏洗局部；同时，内服同量。

【用法用量】内服：煎汤，6～15g。外用：适量，煎汤熏洗。

【现代研究】现代临床用于治疗泄泻、吐血、尿血、便血、血痢、须发早白、牙齿不固等。

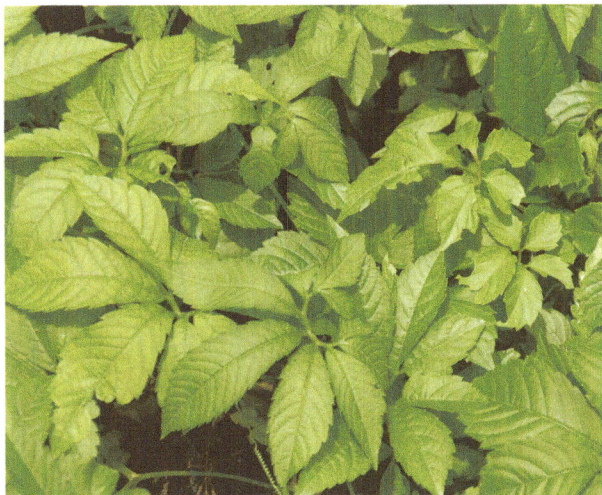

110 绞股蓝

【古籍原文】生田野中，延蔓而生，叶似小蓝叶，短小软薄，边有锯齿，又似痢见草，叶亦软，淡绿，五叶攒生一处，开小黄花，又有开白花者。结子如豌豆大，生则青色，熟则紫黑色。叶味甜。「救饥」采叶煤熟，水浸去邪味涎沫，淘洗净，油盐调食。

【来　　源】为葫芦科植物绞股蓝*Gynostemma pentaphylla*（Thunb.）Makino的全草。

【形态特征】多年生攀援草本。茎细弱，多分支，具纵棱和沟槽。叶互生，卷须纤细；叶片膜质或纸质，鸟足状。雌雄异株，雄花为圆锥花序；花萼筒极短，5裂，裂片三角形；花冠淡绿色，5深裂；雄蕊5枚，联合成柱；雌花为圆锥花序，较雄花小；子房球形，花柱3枚，短而分叉，柱头2裂，具短小

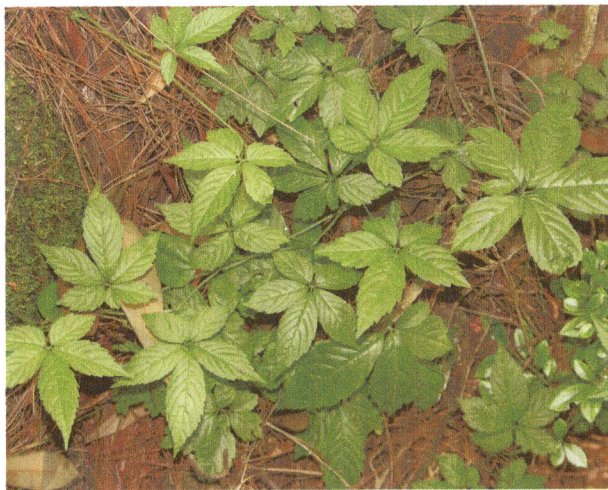

退化雄蕊5枚。果实球形，成熟后为黑色，光滑无毛。内含倒垂种子2颗，卵状心形。

【性味功效】甘、苦，寒。益气健脾，化痰止咳，清热解毒。

【临床用方】①《浙江药用植物志》治慢性支气管炎：绞股蓝（晒干）。用法：研粉，每次3～6g，吞服，每日3次。②《民间常用草药》（浙江）治劳伤虚损、遗精：绞股蓝15～30g。用法：水煎服，每日1剂。

【用法用量】内服：煎汤，15～30g；研末，3～6g；或泡茶饮。外用：适量，捣烂涂擦。

【现代研究】化学研究显示，含皂苷、甾醇、黄酮、多糖等成分。药理研究显示，有护肝、降脂、抗肿瘤、延缓衰老等作用。现代临床用于治疗白细胞减少症、高脂血症、病毒性肝炎、慢性胃肠炎、慢性气管炎、萎缩性胃炎、恶性肿瘤等。

111 山梗菜

【古籍原文】生郑州贾峪山山野中。苗高二尺许，茎淡紫色，叶似桃叶而短小，又似柳叶菜叶，亦小，梢间开淡紫花，其叶味甜。「救饥」采嫩叶煤熟，淘洗净，油盐调食。

【来　　源】为桔梗科植物山梗菜*Lobelia sessilifolia* Lamb.的根或带根全草。

【形态特征】多年生草本，高60～120cm。根状茎直立，生多数须根。茎圆柱状，通常不分支，无毛。叶螺旋状排列，无柄；叶片厚纸质，宽披针形至条状披针形。总状花序顶生，无毛；苞片叶

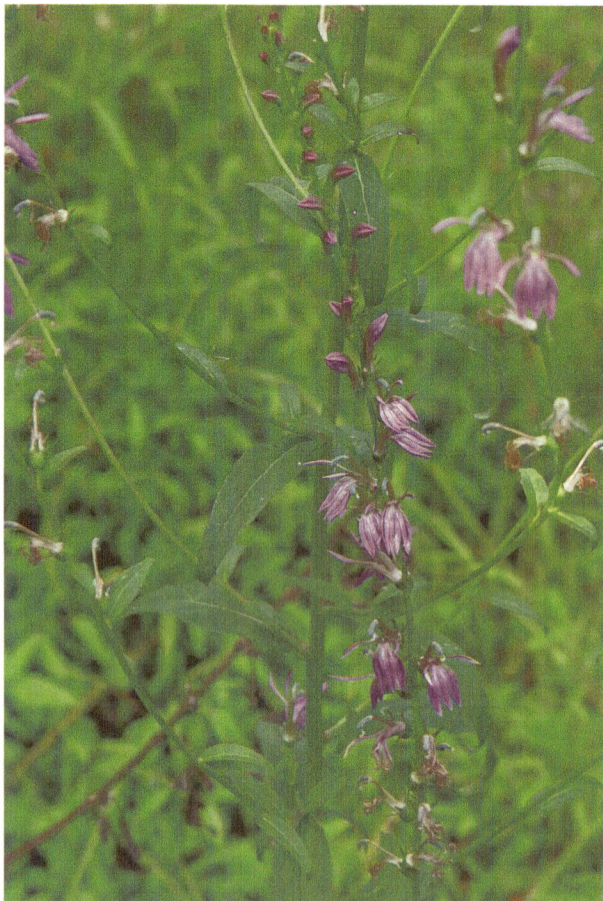

状，窄披针形；花萼筒杯状钟形；花冠蓝紫色近二唇形，外面无毛，内面具长柔毛；雄蕊在基部以上联合成筒，花丝筒无毛。蒴果倒卵形。种子近半圆形，红棕色。

【性味功效】辛，平；有小毒。祛痰止咳，利尿消肿，清热解毒。

【临床用方】①《吉林中草药》治慢性肾炎：山梗菜12g。用法：水煎3次，混合后分3次服，日服2次。②《庐山中草药》治腹水：山梗菜干草9～15g，白茅根9～12g，粉条草9g。用法：炖猪脚吃。

【用法用量】内服：煎汤，10～15g，鲜品15～30g；或捣汁饮。外用：鲜品适量，捣烂敷。

【使用注意】阴疽患者慎服；口服过量可致呕吐或泻下。

【现代研究】化学研究显示，含山梗菜碱、山梗菜酮碱、山梗菜醇碱等多种生物碱，以及山梗菜聚糖、熊果酸等。药理研究显示，有兴奋中枢、利尿作用。现代临床用于治疗感冒发热、咳嗽痰喘、肝硬腹水、水肿、痈疽疔毒、蛇犬咬伤、蜂蜇伤等。

112 拂娘蒿（葶苈子）

【古籍原文】生田野中。苗高二尺许，茎似黄蒿茎，其叶碎，有葺细如针，色颇黄绿，嫩则可食，老则为柴。苗叶味苦。「救饥」采嫩叶煠熟，换水浸淘去蒿气，油盐调食。

【来　　源】为十字花科植物播娘蒿 *Descurainia sophia*（L.）Webb. ex Prantl. 的种子。

【形态特征】一年生或二年生草本，高20～80cm，全株呈灰白色。茎直立。叶轮廓为长圆形或长圆状披针形，二至三回羽状全裂或深裂，最终裂片呈条形或条状长圆形。总状花序顶生，具多数花；萼片4片，条状长圆形；花瓣黄色，匙形；雄蕊6枚，基部并有爪；雌蕊1枚；子房圆柱形，花柱短，柱头呈扁压的头状。长角果圆筒状，无毛。种子形小，多数，圆形，稍扁，淡红褐色。

【性味功效】辛、苦，寒。泻肺降气，祛痰平喘，利水消肿，泄热逐邪。

【古方选录】《金匮要略》葶苈大枣泻肺汤：葶苈（熬令黄色，捣，丸如弹子大）15g，大枣12枚。

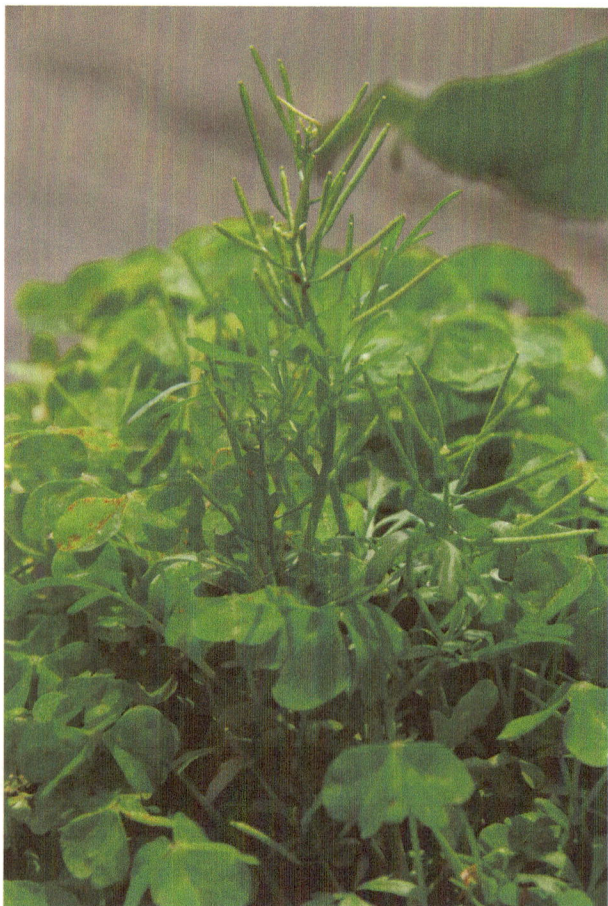

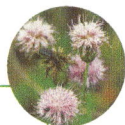

用法：上先以水三升，煮枣取二升，去枣内葶苈，煮取一升，顿服。主治：肺痈喘不得卧。

【用法用量】内服：煎汤，3~9g；或入丸、散。外用：适量，煎水洗，或研末调敷。

【使用注意】利水消肿宜生用，治痰饮喘咳宜炒用，肺虚痰阴喘咳宜蜜炙用；肺虚喘咳、脾虚肿满者慎服；不宜久服。

【现代研究】化学研究显示，种子含芥子酸、毒毛旋花子苷元、黄白糖芥苷、卫矛单糖苷、卫矛双糖苷、芥子碱、挥发油、脂肪油等。药理研究显示，有强心、利尿作用。现代临床用于治疗喘咳痰多、肺脓肿、水肿、胸腹积水、小便不利、慢性肺源性心脏病等。

113 鸡肠菜

【古籍原文】生南阳府马鞍山荒野中。苗高二尺许，茎方，色紫，其叶对生，叶似菱叶样，而无花叉，又似小灰菜叶，形样微匾，开粉红花，结碗子蒴儿。叶味甜。「救饥」采苗叶煠熟，水淘净，油盐调食。

【现代研究】本条图文过于简略，现代研究暂时无法确定原植物品种。

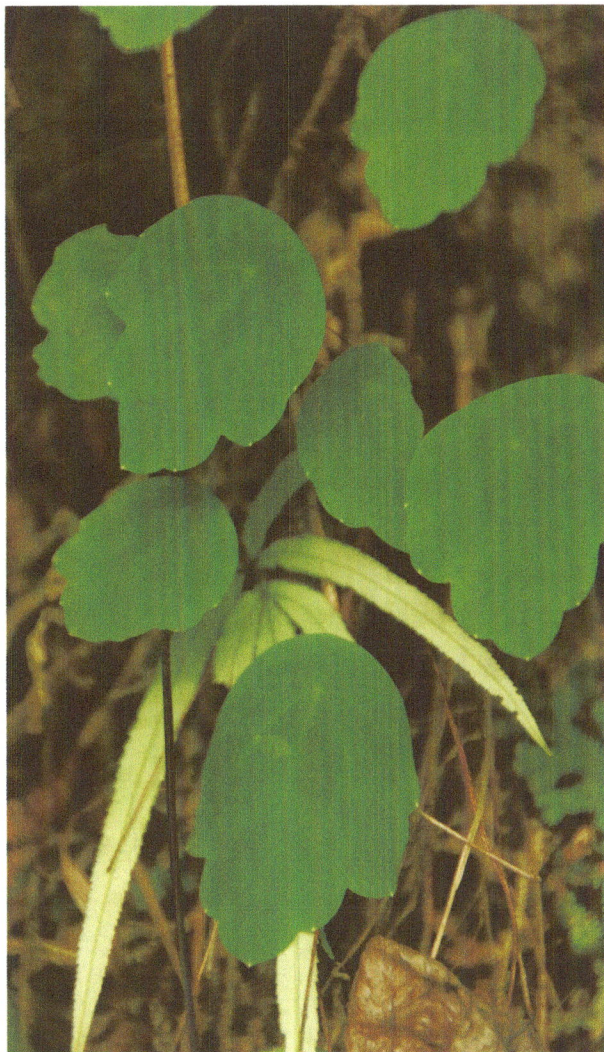

114 水葫芦苗

【古籍原文】生水边。就地拖蔓而生，每节间生四叶，而叶如指顶大，其叶尖上皆作三叉。味甘。「救饥」采叶连嫩秧煠熟，水浸淘净，油盐调食。

【来　　源】为毛茛科植物三裂碱毛茛*Halerpestes tricuspis*（Maxim.）Hand.-Mazz.的全草。

【形态特征】多年生小草本。匍匐茎纤细，横走。叶基生；叶片质地较厚，菱状楔形或宽卵形。花葶高2~4cm；花两性，单朵顶生；萼片5片，卵状长圆形；花瓣5片，狭椭圆形；雄蕊约20枚，花丝长为花药的2~3倍，花药卵圆形；花托有短毛。瘦果较少，20多枚，有3~7条纵肋，无毛，喙细。

【性味功效】淡，寒。清热解毒。

【用法用量】内服：煎汤，15~30g。外用：适量，煎水洗；或捣汁涂。

115 胡苍耳（刺果甘草果）

【古籍原文】又名回回苍耳。生田野中。叶似皂荚叶微长大，又似望江南叶而小，颇硬，色微淡绿，茎有线楞，结实如苍耳实，但长艄。味微苦。「救饥」采嫩苗叶煠熟，水浸去苦味，淘净，油盐调食。「治病」今人传说，治诸般疮，采叶用好酒熬吃，消肿。

【来　　源】为豆科植物刺果甘草*Glycyrrhiza pallidiflora* Maxim.的果实。

【形态特征】多年生草本。根和根状茎无甜味。茎直立。托叶披针形，叶柄无毛；小叶9~15片，披针形或卵状披针形。总状花序腋生，花密集成球状；总花梗短于叶；苞片卵状披针形；花萼钟状；花冠淡紫色、紫色或淡紫红色，旗瓣卵圆形，翼瓣

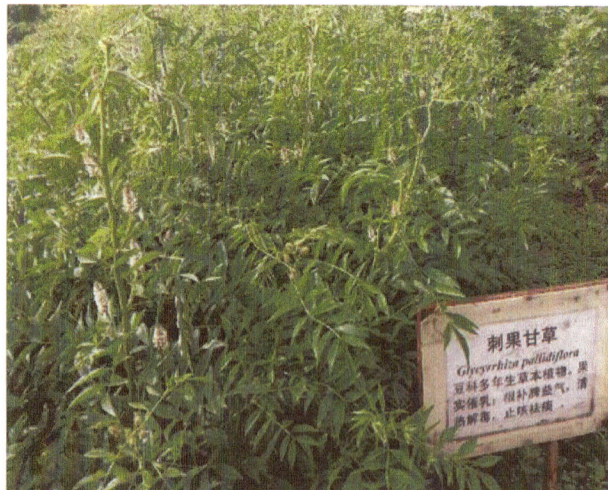

长5～6mm，龙骨瓣稍短于翼瓣。果序呈椭圆状，荚果卵圆形。种子2颗，黑色，圆肾形。

【性味功效】甘、辛，微温。催乳。

【临床用方】《河南中草药手册》治奶汁缺少：刺果甘草果序（鲜或干皆可）7个，皂刺9g。用法：水煎服。

【用法用量】内服：煎汤，6～9g。

【现代研究】现代临床用于治疗产后缺乳。

116 水棘针苗

【古籍原文】又名山油子。生田野中。苗高一二尺，茎方四楞，对分茎叉，叶亦对生，其叶似荆叶而软，锯齿尖叶，茎叶紫绿，开小紫碧花。叶味辛辣，微甜，性温。「救饥」采苗叶煠熟，水淘洗净，油盐调食。

【来　　源】为唇形科植物水棘针 *Amethystea caerulea* L.的全草。

【形态特征】一年生草本，高0.3～1.0m，呈金字塔形分支。茎呈四棱形，紫色或紫灰色。叶对生，叶柄紫色或紫绿色，具狭翅；叶片纸质或近膜质，三角形或近卵形。圆锥花序由聚伞花序所组成；花萼钟形；花冠蓝色或紫蓝色；雄蕊4枚，花丝细弱，花药2室，花柱细弱，花盘环状。小坚果呈倒卵状三棱形，背面具网纹，腹面具棱。

【性味功效】辛，平。疏风解表，宣肺平喘。

【用法用量】内服：煎汤，3～9g。

【现代研究】化学研究显示，叶含6-羟基木樨草

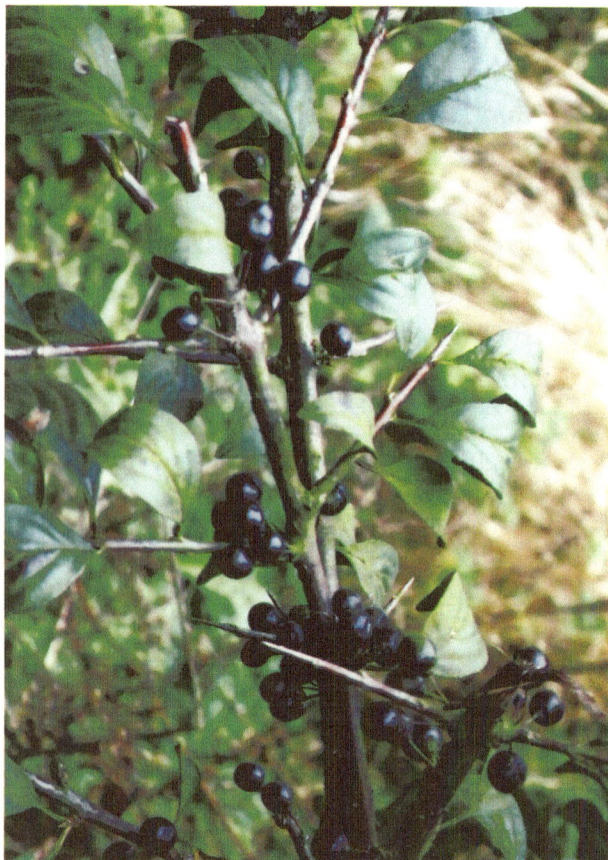

素、8-羟基木樨草素及木樨草素等黄酮类化合物。现代临床用于治疗感冒、咳嗽气喘等。

117 沙　蓬

【古籍原文】又名鸡爪菜。生田野中。苗高一尺余，初就地婆娑生，后分茎叉，其茎有细线楞，叶似独扫叶，狭窄而厚，又似石竹子叶，亦窄，茎梢间结小青子，小如粟粒。其叶味甘，性温。「救饥」采苗叶煠熟，水浸淘净，油盐调食。

【现代研究】本条图文不符，现代研究暂时无法确定原植物品种。

118 麦蓝菜（王不留行）

【古籍原文】生田野中。茎叶俱深莴苣色，叶似大蓝梢叶而小，颇尖，其叶抱茎对生，每一叶间撺生一叉，茎叉梢头开小肉红花，结蒴，有子似小桃红子。苗叶味微苦。「救饥」采嫩苗叶煠熟，水浸淘净，油盐调食。

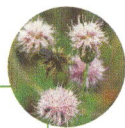

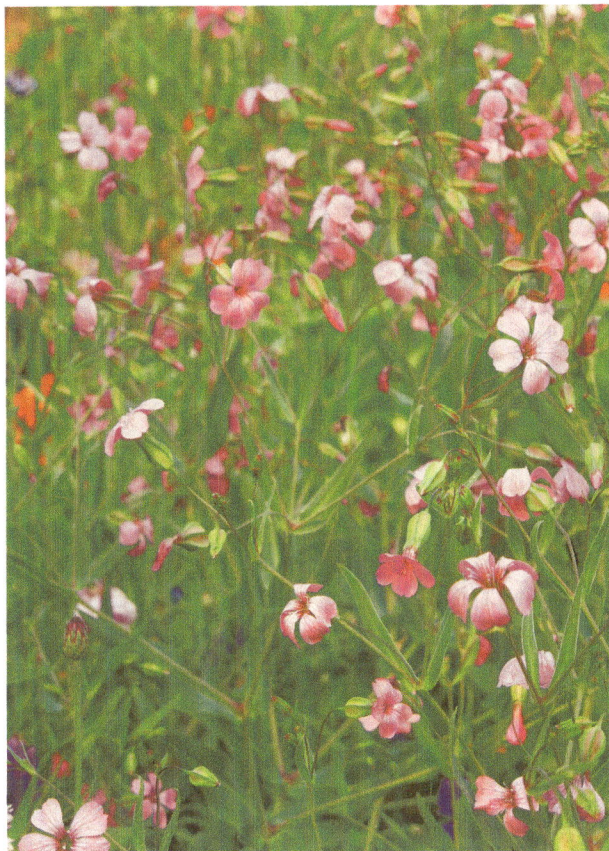

色，球形，有明显的疣状突起。

【性味功效】苦，平。活血通经，下乳消痈。

【古方选录】《本草汇言》治乳痈初起：王不留行一两，蒲公英、瓜蒌仁各三钱，当归三钱。用法：酒煎服。

【用法用量】内服：煎汤，6～10g。

【使用注意】孕妇及血虚无瘀滞者忌服。

【现代研究】化学研究显示，含皂苷类、黄酮类、脂肪酸、氨基酸及微量元素。药理研究显示，有抗着床、抗早孕作用。现代临床用于治疗妇女经行腹痛、经闭、乳汁不通、乳腺炎等。

119 女娄菜

【古籍原文】生密县韶华山山谷中。苗高一二尺，茎叉相对分生，叶似旋覆花叶，颇短，色微深绿，拂茎对生，梢间出青葶葵，开花微吐白蕊，结实青，子如枸杞微小。其叶味苦。「救饥」采嫩苗叶煠熟，换水浸去苦味，淘净，油盐调食。

【来　　源】为石竹科植物女娄菜*Melandrium apricum*（Turcz.）Rohrb.的全草。

【形态特征】一年生或二年生草本，高30～70cm，全株平滑无毛，唯梢有白粉。茎直立，上部呈二叉状分支。单叶对生，无柄；叶片卵状椭圆形至卵状披针形。疏生聚伞花序着生于枝顶，花梗细长；花萼圆筒状，花后增大呈五棱状球形；雄蕊10枚，不等长；子房上位，1室，花柱2枚。蒴果包于宿存花萼内，成熟后先端呈4齿状开裂。种子多数，暗黑

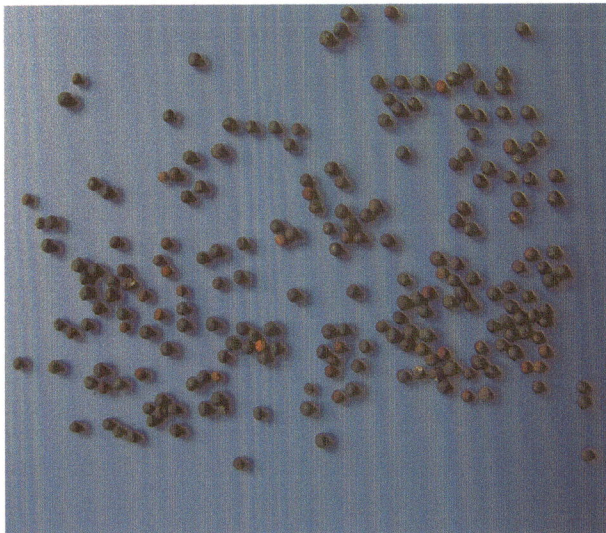

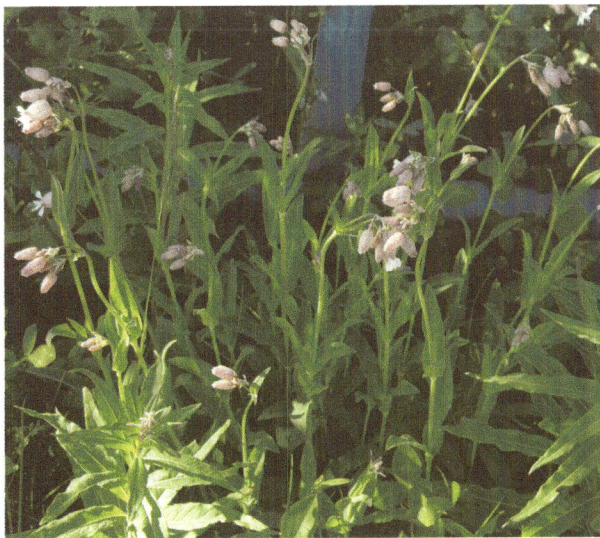

【形态特征】一至二年生或多年生草本，高20～70cm，全株密被短柔毛。茎直立，由基部分支。叶对生；叶片线状披针形至披针形。聚伞花序二至四歧分支；萼管长卵形；花瓣5片，白色，倒披针形；雄蕊10枚，略短于花瓣；子房上位，花柱3枚。蒴果椭圆形，先端6裂。种子多数，细小，黑褐色，有瘤状突起。

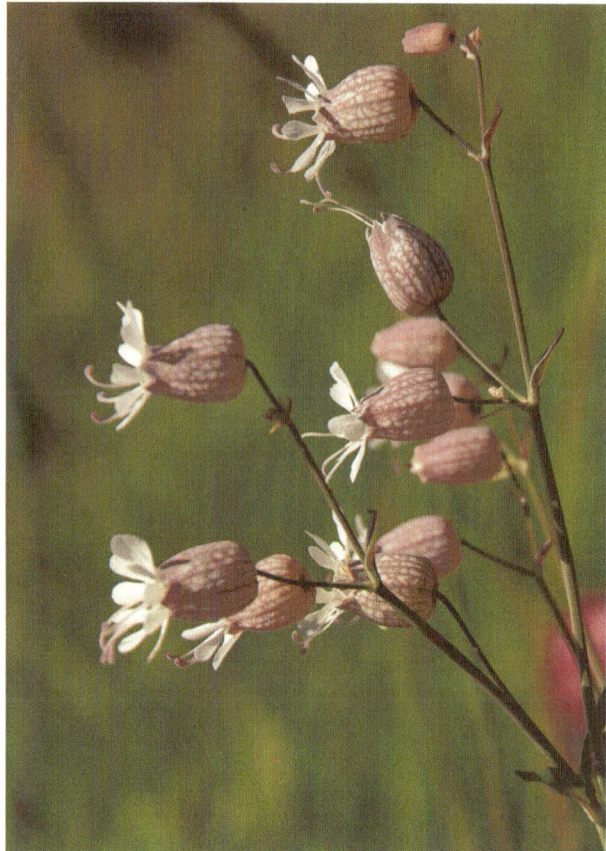

【性味功效】辛、苦，平。活血调经，下乳，健脾，利湿，解毒。

【临床用方】①《宁夏中草药手册》治产妇乳汁少：女娄菜、黄芪各15g，当归9g。用法：水煎服。②《福建药物志》治腰痛：女娄菜30g，墨鱼1条。用法：水炖，加适量黄酒服。

【用法用量】内服：煎汤，9～15g，大剂量可用至30g；或研末。外用：适量，鲜品捣敷。

【现代研究】现代临床用于治疗骨髓炎、体虚水肿、月经不调、小儿消化不良、疔疮肿毒等。

120 委陵菜

【古籍原文】一名翻白菜。生田野中。苗初搨地生，后分茎叉，茎节稠密，上有白毛，叶仿佛类柏叶，而极阔大，边如锯齿形，面青背白，又似鸡腿儿叶而却窄，又类鹿蕨叶亦窄，茎叶梢间开五瓣黄花。其叶味苦，微辣。「救饥」采苗叶煠熟，水浸淘净，油盐调食。

【来　源】为蔷薇科植物委陵菜*Potentilla chinensis* Ser.的带根全草。

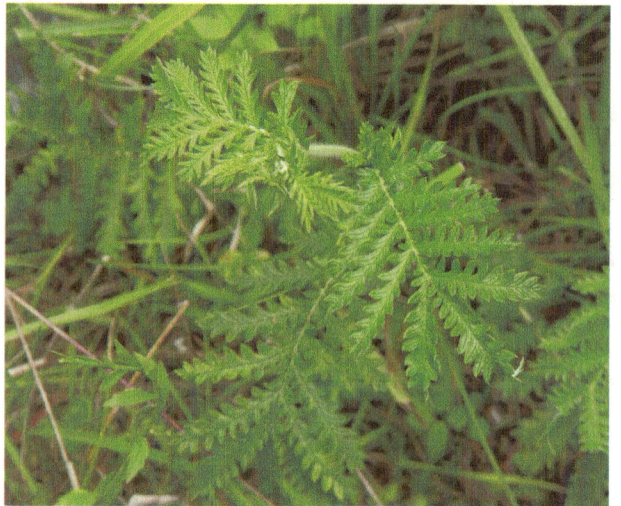

【形态特征】多年生草本，高20～70cm。根圆柱状，稍木质化。花茎直立或上升。基生叶为羽状复叶；茎生叶与基生叶相似，唯叶片对数较少；托叶草质，边缘通常呈齿牙状分裂。花两性；伞房状聚伞花序；萼片5片，三角卵形；花瓣5片，宽倒卵形，黄色；花柱近顶生，柱头扩大。瘦果卵球形，深褐色，有明显皱纹。

【性味功效】苦，寒。凉血止痢，清热解毒。

【临床用方】《甘肃中草药手册》治赤白痢疾：委

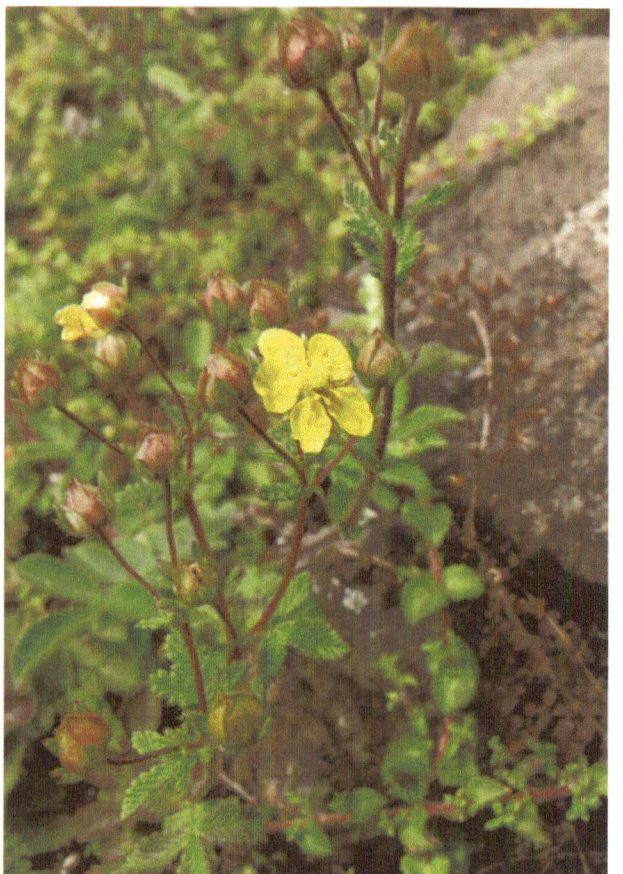

陵菜15g，马齿苋15g，茶叶6g。用法：水煎服，每日2次。

【用法用量】内服：煎汤，15～30g；或研末；或浸酒。外用：适量，煎水洗；或捣敷；或研末撒。

【现代研究】化学研究显示，含槲皮素、山奈素、没食子酸。药理研究显示，有明显的抗病原微生物作用。现代临床用于治疗急性细菌性痢疾、肠道鞭毛虫病、痔疮出血、疮痈肿毒、出血性疾病等。

121 独行菜（葶苈子）

【古籍原文】又名麦秸菜。生田野中。科苗高一尺许，叶似水棘针叶，微短小，又似水苏子叶，亦短小狭窄，作瓦陇样，梢出细葶，开小黪白花，结小青葶荚，小如菉豆粒。叶味甜，性温。「救饥」采嫩苗叶煤熟，换水淘净，油盐调食。

【来　　源】为十字花科植物葶苈 *Lepidium apetalum* Willd.的种子。

【形态特征】一年生或二年生草本，高5～30cm。茎直立，被白色微小头状毛。基生叶有柄；叶片狭匙形或倒披针形；茎生叶披针形或长圆形；最上部叶线形；两面无毛或疏被头状毛。总状花序顶生；花小，排列疏松；萼片4片，近卵形，边缘白色膜质状，外面有弯曲的白色柔毛；子房卵圆形而扁。短角果卵圆形或椭圆形。种子椭圆状卵形，表面平滑，红棕色或黄褐色。

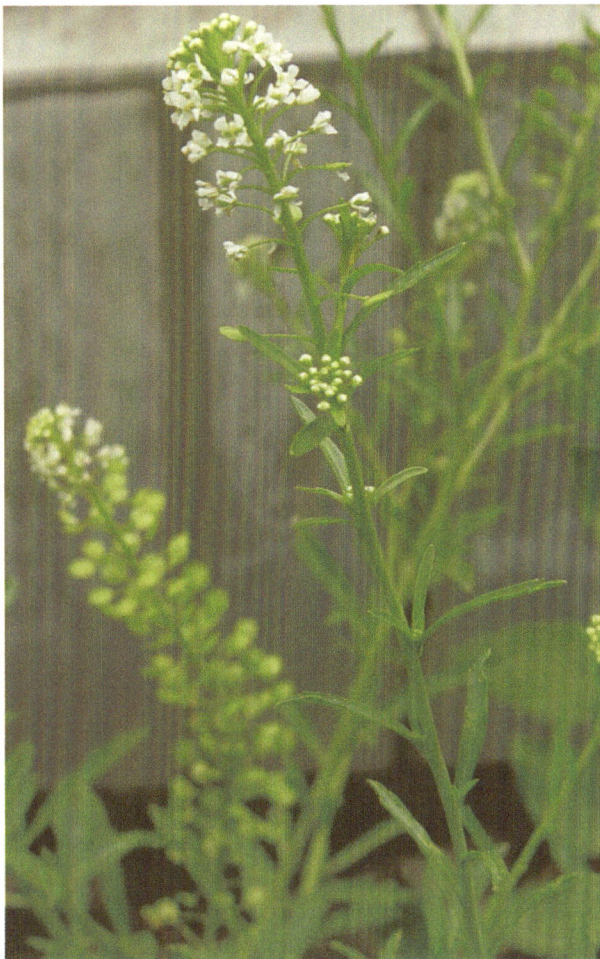

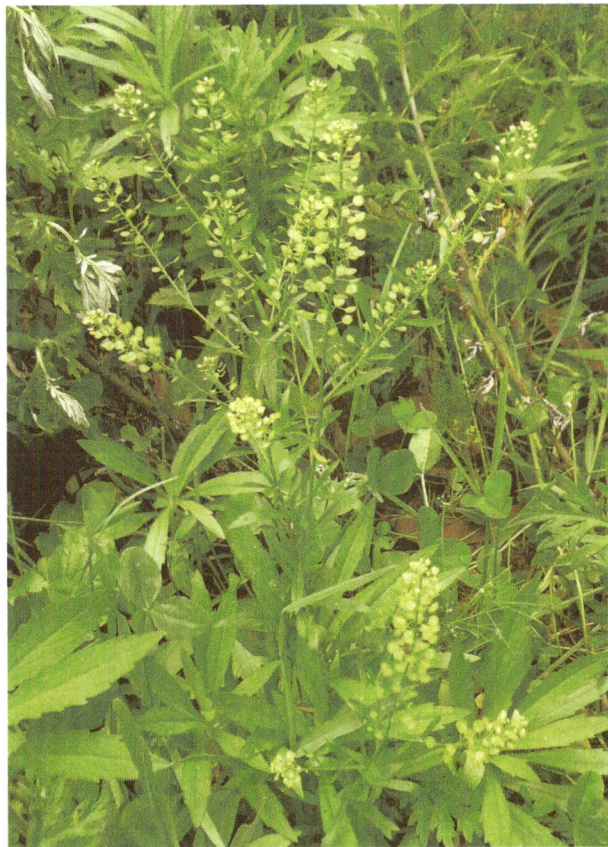

【性味功效】辛、苦，寒。泻肺降气，祛痰平喘，利水消肿，泄热逐邪。

【古方选录】《千金要方》治腹胀积聚癥瘕：葶苈子（熬）一升。用法：以酒五升浸七日，服三合，日三。

【用法用量】内服：煎汤，3～9g；或入丸、散。外用：适量，煎水洗；或研末调敷。

【使用注意】利水消肿宜生用，治痰饮喘咳宜炒用，肺虚痰阴喘咳宜蜜炙用。肺虚喘咳、脾虚肿满者慎服；不宜久服。

【现代研究】化学研究显示，种子含黑芥子苷。药理研究显示有强心、利尿作用。现代临床用于治疗喘咳痰多、肺脓肿、水肿、胸腹积水、小便不利、慢性肺源性心脏病等。

122 山蓼（威灵仙）

【古籍原文】生密县山野间。苗高一二尺，叶似芍药叶而长，细窄，又似野菊花叶而硬厚，又似水胡椒叶亦硬，开碎瓣白花。其叶味微辣。「救饥」采嫩叶煠熟，换水浸去辣气，作成黄色，淘洗净，油盐调食。

【来　　源】为毛茛科植物棉团铁线莲*Clematis hexapetala* Pall.的根茎及根。

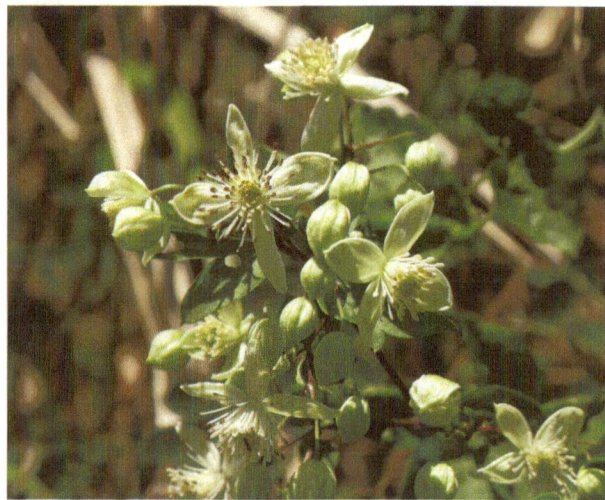

【形态特征】直立草本，高30～100cm。茎圆柱形，有纵沟，疏生柔毛，后脱落无毛。叶对生；叶片近革质，绿色，一至二回羽状深裂，网脉凸起。聚伞花序顶生或腋生；花两性；萼片4～8片，长椭圆形或狭倒卵形，白色，花蕾时像棉花球；花瓣无；雄蕊多数，花丝细长，花药线形；心皮多数，被白色柔毛。瘦果倒卵形，扁平，密生柔毛，宿存花柱羽毛状。

【性味功效】辛、咸、微苦，温；有小毒。祛风除湿，通络止痛。

【古方选录】《普济方》治手足麻痹，时发疼痛；或跌打损伤，痛不可忍；或瘫痪等症：炒威灵仙五两，生川乌头、五灵脂各四两。用法：为末，醋糊丸，梧子大，每服七丸，用盐汤下。忌茶。

【用法用量】内服：煎汤，6～9g，治骨鲠咽喉可用到30g；或入丸、散；或浸酒。外用：适量，捣敷；或煎水熏洗；或作发泡剂。

【使用注意】气血亏虚者及孕妇慎用。

【现代研究】化学研究显示，含黄酮类、生物碱、挥发油、树脂等。药理研究显示，有镇痛、利胆、抗微生物、引产等作用。现代临床用于治疗急性黄疸型肝炎、腮腺炎、丝虫病、关节炎、睑腺炎、结膜炎、骨鲠、尿路结石、跌打损伤等。

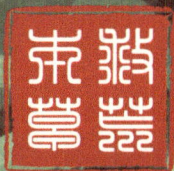

救荒本草·卷上·上之后

草　部

叶可食

新　增

123 花　蒿

【古籍原文】生荒野中。苗叶就地丛生，叶长三四寸，四散分垂，叶似独扫叶而长硬，其头颇齐，微有毛涩。味微辛。「救饥」采叶煠熟，水浸淘净，油盐调食。

【现代研究】本条图文过于简略，现代研究暂时无法确定原植物品种。

124 葛公菜（鼠尾草）

【古籍原文】生密县韶华山山谷间。苗高二三尺，茎方，窊面四楞，对分茎叉，叶亦对生，叶似苏子叶而小，又似荏子叶而大，梢间开粉红花，结子如小米粒而茶褐色。味甜，微苦。「救饥」采叶煠熟，水浸去苦味，换水淘净，油盐调食。

【来　　源】为唇形科植物鼠尾草*Salvia japonica* Thunb.的全草。

【形态特征】一年生草本，高40~60cm。茎直立，四棱形。茎下部叶为二回羽状复叶，茎上部叶为一回羽状复叶；顶生小叶披针形或菱形。轮伞花序，每轮2~6朵花，组成伸长的总状花序或总状圆锥花序；花梗短，被柔毛；花萼筒形，二唇形；花冠淡红色、淡紫色、淡蓝色至淡白色，冠筒筒状，冠檐二唇形；雄蕊2枚，外伸，花丝短，花柱外伸。小坚果椭圆形，褐色，光滑。

【性味功效】苦、辛，平。清热利湿，活血调经，解毒消肿。

【临床用方】《浙南本草新编》治月经不调：鼠尾草全草30~60g；或加龙芽草、益母草各30g。用法：水煎，冲黄酒服，每日3次。

【用法用量】内服：煎汤，15~30g。

【现代研究】化学研究显示，含β-谷甾醇、β-谷甾醇葡萄糖苷、熊果酸、齐墩果酸、咖啡酸等。现代临床用于治疗黄疸、痢疾、带下黄臭、月经不调、痛经、疮疡疖肿、跌打损伤等。

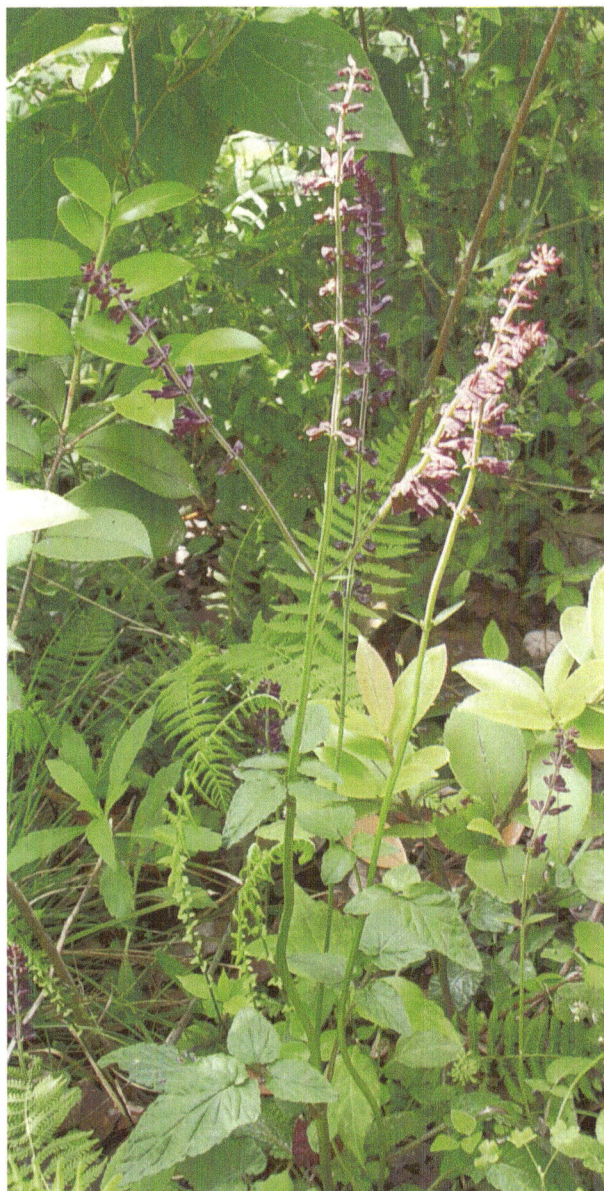

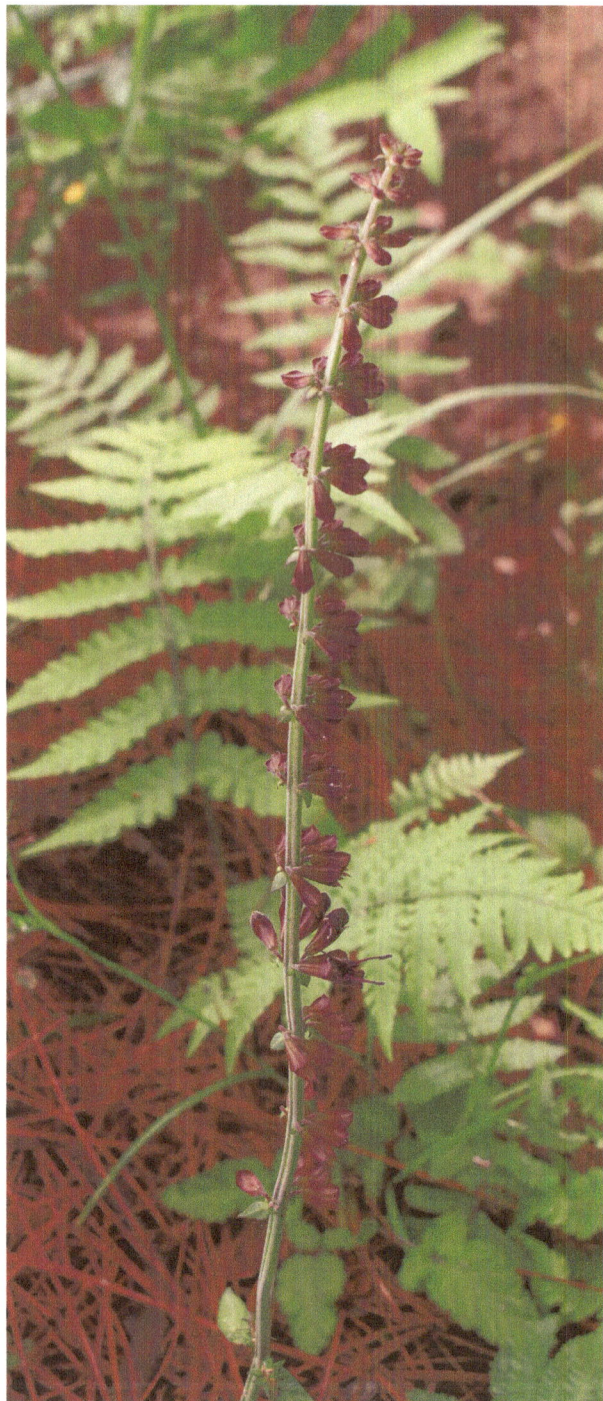

【来　　源】为马鞭草科植物荆芥叶莸*Caryopteris nepetaefolia*（Benth.）Maxim的全草。

【形态特征】多年生草本，高30～90cm，有时蔓生，基部木质化，茎方形。单叶对生；叶片宽卵形或近圆形，先端钝，基部阔楔形或圆形；侧脉3～5对。单花腋生；花萼杯状，5裂，裂片卵圆形至卵状披针形；花冠淡蓝色；雄蕊4枚，与花柱同伸出花冠管外；子房密生茸毛。蒴果淡黄色，4瓣裂；果瓣倒卵形，无翅，被粗毛，有不明显凹凸网纹。

【性味功效】微甘，凉。清暑解表，利湿解毒。

【临床用方】①《浙江民间常用草药》治中暑：莸15～30g。用法：水煎，代茶饮。②《浙江民间常用草药》治外伤出血：鲜莸叶。用法：捣烂，外敷。

【用法用量】内服：煎汤，15～30g。

【现代研究】现代临床用于治疗夏季感冒、中暑、热淋、带下、外伤出血等。

126 尖刀儿苗（徐长卿）

【古籍原文】生密县梁家冲山野中。苗高二三尺，叶似细柳叶，更又细长而尖，叶皆两两拃茎对生，叶间开淡黄花，结尖角儿，长二寸许，粗如萝卜，角中有白穰及小匾黑子。其叶味甘。「救饥」采叶煠熟，水浸洗净，油盐调食。

【来　　源】为萝藦科植物徐长卿*Cynanchum paniculatum*（Bunge）Kitag.的带根全草。

【形态特征】多年生直立草本，高达1m。根细呈须状，具特殊香气。茎细而刚直，不分支。叶对生，无柄；叶片披针形至线形，先端渐尖，基部渐窄；主脉凸起。圆锥聚伞花序，花10余朵；花萼5深裂，卵状披针形；花冠黄绿色；副花冠5裂，黄色，基部与雄蕊合生；雄蕊5枚，花药2室；雌蕊1枚；子房上位，花柱2枚，柱头五角形。蓇葖果呈角状，表面淡褐色。种子多数，卵形而扁，暗褐色。

【性味功效】辛，温。祛风除湿，行气活血，去痛止痒，解毒消肿。

【临床用方】①《福建民间草药》治风湿痛：徐长卿根24～30g，猪肉120g，老酒60g。用法：酌加

125 鲫鱼鳞（莸）

【古籍原文】生密县韶华山山野中。苗高一二尺，茎方而茶褐色，对分茎叉，叶亦对生，叶似鸡肠菜叶颇大，又似桔梗叶而微软薄，叶面却微纹皱，稍间开粉红花，结子如小粟粒而茶褐色。其叶味甜。「救饥」采叶煠熟，水浸淘净，油盐调食。

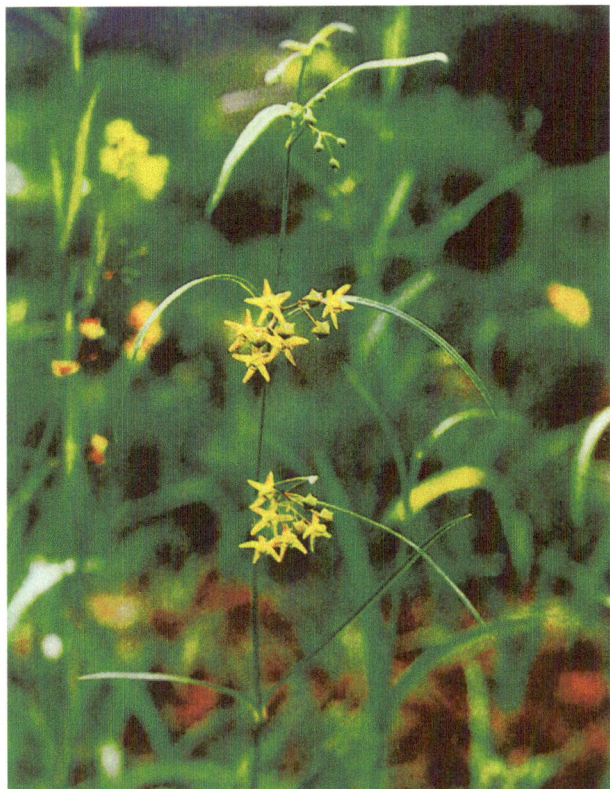

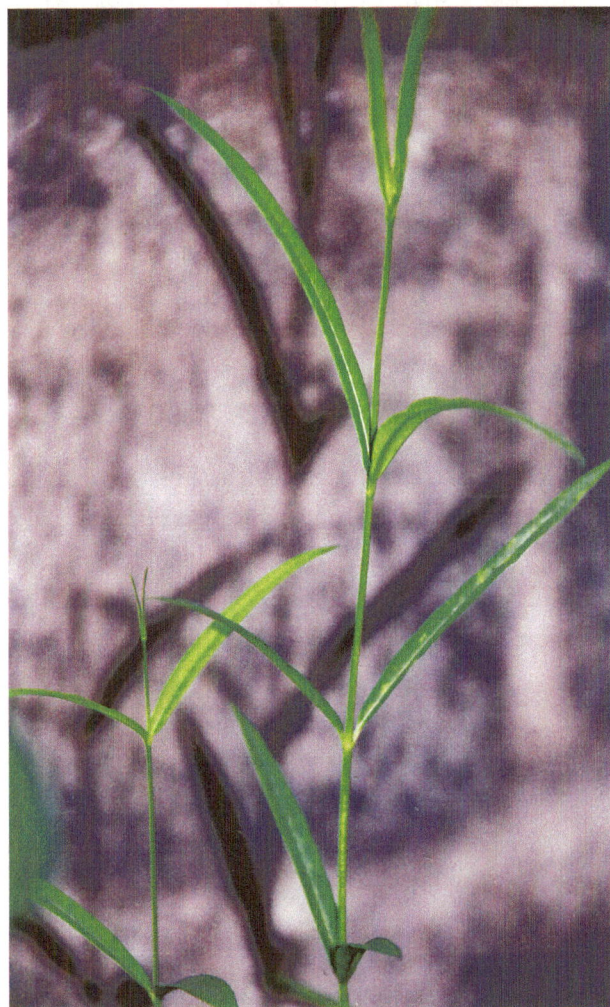

水煎成半碗，饭前服，每日2次。②《安徽中草药》治寒气腹痛：徐长卿9g，小茴香6g。用法：水煎服。

【用法用量】内服：煎汤，3～10g，不宜久煎；研末，1～3g，入丸剂或浸酒。

【使用注意】体弱者慎服。

【现代研究】化学研究显示，全草含牡丹酚，异牡丹酚，徐长卿苷A、B、C，黄酮，甾体化合物，生物碱等。药理研究显示，有镇痛、镇静、解热、抗炎、抗变态、抗心肌缺血、抗心律失常等作用。现代临床用于治疗风湿性关节炎、类风湿性关节炎、坐骨神经痛、肾盂肾炎、带状疱疹、风湿性皮炎、顽固性荨麻疹、腱鞘囊肿、银屑病等。

127 珍珠菜

【古籍原文】生密县山野中。苗高二尺许，茎似蒿秆，微带红色，其叶状似柳叶而极细小，又似地梢瓜叶，梢头出穗，状类鼠尾草穗，开白花，结子小如菉豆粒，黄褐色。叶味苦涩。「救饥」采叶煠熟，换水浸去涩味，淘净，油盐调食。

【来　源】为报春花科植物珍珠菜*Lysimachia clethroides* Duby的根或全草。

【形态特征】多年生草本，高40～100cm。根茎横走，淡红色；茎直立，单一，圆柱形，基部带红色，不分支。单叶互生；叶卵状椭圆形或阔披针形。总状花序顶生；花萼5裂，裂片狭卵形；花冠白色，5裂片，裂片狭长圆形；雄蕊5枚，花丝联合并贴生于花冠基部；花药长圆形；子房卵珠形；花

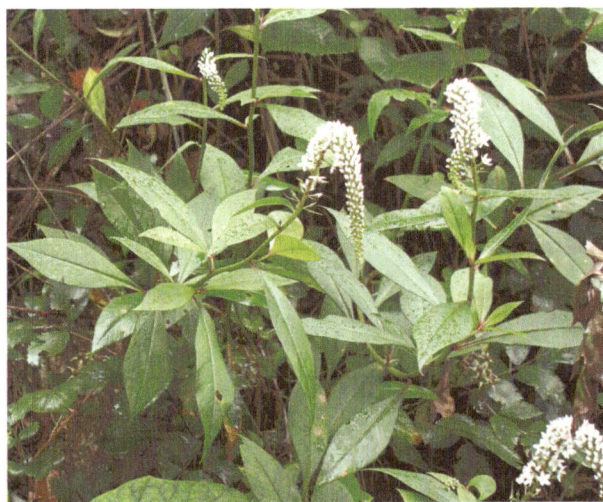

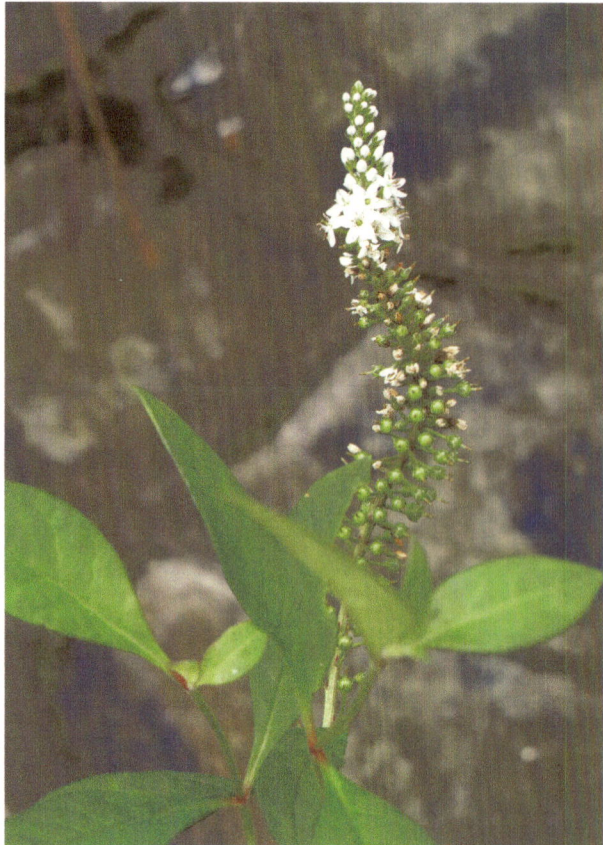

柱稍短于雄蕊。蒴果近球形。

【性味功效】苦、辛，平。清热利湿，活血散瘀，解毒消痈。

【临床用方】①《宁夏中草药手册》治黄疸型肝炎：珍珠菜、茵陈各15g，柴胡9g。用法：水煎服。②《安徽中草药》治尿路感染：珍珠菜、萹蓄各15g，车前草30g。用法：水煎服。

【用法用量】内服：煎汤，15~30g；或泡酒；或鲜品捣汁。外用：适量，煎水洗；或鲜品捣敷。

【现代研究】化学研究显示含多种皂苷。药理研究显示有抗肿瘤、抗菌作用。现代临床用于治疗急性淋巴管炎、咽喉肿痛、月经不调、风湿关节炎、跌打损伤、外伤出血、乳腺炎、疔疮、毒蛇咬伤等。

128 杜当归（山芹菜）

【古籍原文】生密县山野中。苗高一尺许，茎圆而有线楞，叶似山芹菜叶而硬，边有细锯齿刺，又似苍术叶而大，每三叶攒生一处，开黄花，根似前胡根，又似胡萝卜根。其叶味甜。「救饥」采叶煠熟，水浸作成黄色，换水淘净，油盐调食。「治

病」今人遇当归缺，以此药代之。

【来　　源】为伞形科植物变豆菜Sanicula chinensis Bge.的全草。

【形态特征】多年生草本，高40~100cm，全株无毛，有许多细长支根。茎直立。基生叶近圆形至圆心形；茎生叶3裂，边缘有大小不等的尖锐重锯齿。伞形花序二至三回叉式分支；萼齿窄线形，顶端渐尖；花瓣倒卵形，白色或绿白色；花柱与萼齿近等长。双悬果球状圆卵形，皮刺直立，顶端钩状，基部膨大；果实的横剖面近圆形。胚乳腹面略凹陷；油管5个，合生面通常有油管2个，大而显著。

【性味功效】辛、微甘，凉。解毒，止血。

【临床用方】《青岛中草药手册》治疔疮红肿：山芹菜15g，地丁15g。用法：外用：适量，捣烂敷患处。

【用法用量】内服：煎汤，6~15g。外用：适量，捣敷。

【现代研究】现代临床用于治疗咽痛、咳嗽、月经过多、尿血、外伤出血、疮痈肿毒等。

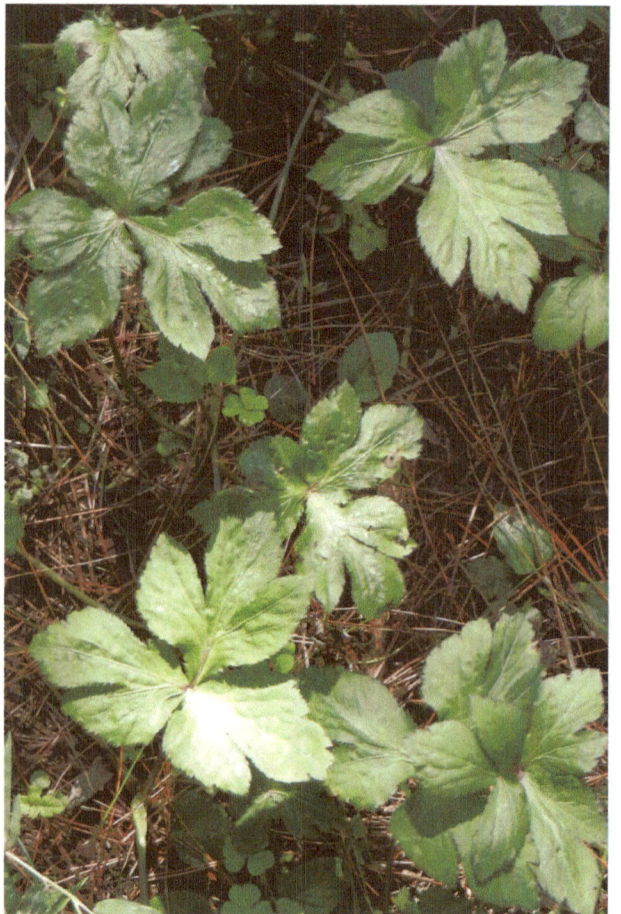

129 风轮菜

【古籍原文】生密县山野中。苗高二尺余，方茎四楞，色淡绿微白，叶似荏子叶而小，又似威灵仙叶微宽，边有锯齿叉，两叶对生，而叶节间又生子叶，极小，四叶相攒对生，开淡粉红花。其叶味苦。「救饥」采叶煠熟，水浸去邪味，淘洗净，油盐调食。

【来　源】为唇形科植物风轮菜*Clinopodium chinense*（Benth.）O. Ktze.的全草。

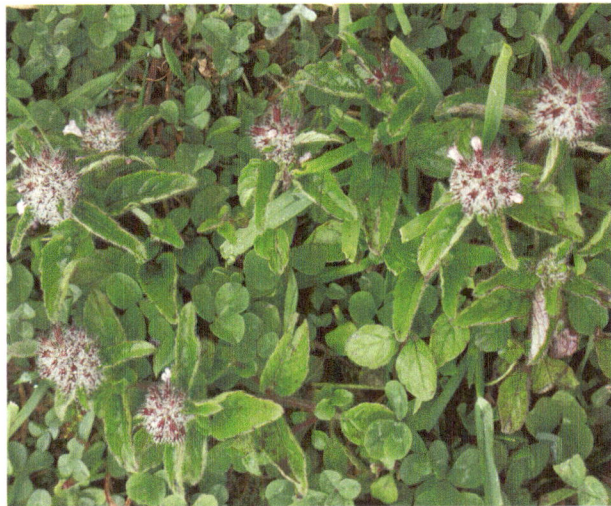

【形态特征】多年生草本，高达1m。茎基部匍匐生根。叶对生；叶片卵圆形。轮伞花序多花密集，呈半球形；苞片针状；花萼狭管状，紫红色，外面被柔毛及腺柔毛；花冠紫红色；雄蕊4枚；子房4裂，花柱着生于子房底，柱头2裂。小坚果4颗，倒卵形，黄棕色。

【性味功效】苦、辛，凉。疏风清热，解毒消肿，止血。

【临床用方】《浙江药用植物志》治各种出血：风轮菜全草15～30g。用法：水煎服。

【用法用量】内服：煎汤，10～15g；或捣汁。外用：适量，捣敷，或煎水洗。

【现代研究】化学研究显示含三萜皂苷、黄酮类、熊果酸等。药理研究显示有止血、抑菌作用。现代临床用于治疗感冒发热、中暑、咽喉肿痛、白喉、急性胆囊炎、肝炎、肠炎、痢疾、腮腺炎、乳腺炎、疔疮、过敏性皮炎、急性结膜炎、尿血、崩漏、牙龈出血、外伤出血等。

130 拖白练苗

【古籍原文】生田野中。苗揭地生，叶似垂盆草叶而又小，叶间开小白花，结细黄子。其叶味甜。「救饥」采苗叶煠熟，油盐调食。

【现代研究】本条图文过于简略，现代研究暂时无法确定原植物品种。

131 透骨草（益母草）

【古籍原文】一名天芝麻。生中牟荒野中。苗高三四尺，茎方，窊面四楞，其茎脚紫，对节分生茎叉，叶似蒿蒿叶而多花叉，叶皆对生，茎节间攒开粉红花，结子似胡麻子。叶味苦。「救饥」采嫩苗叶煠熟，水浸去苦味，淘净，油盐调食。「治病」今人传说，采苗捣傅肿毒。

【来　源】为唇形科植物益母草*Leonurus japonicus* Houtt.的地上部分。

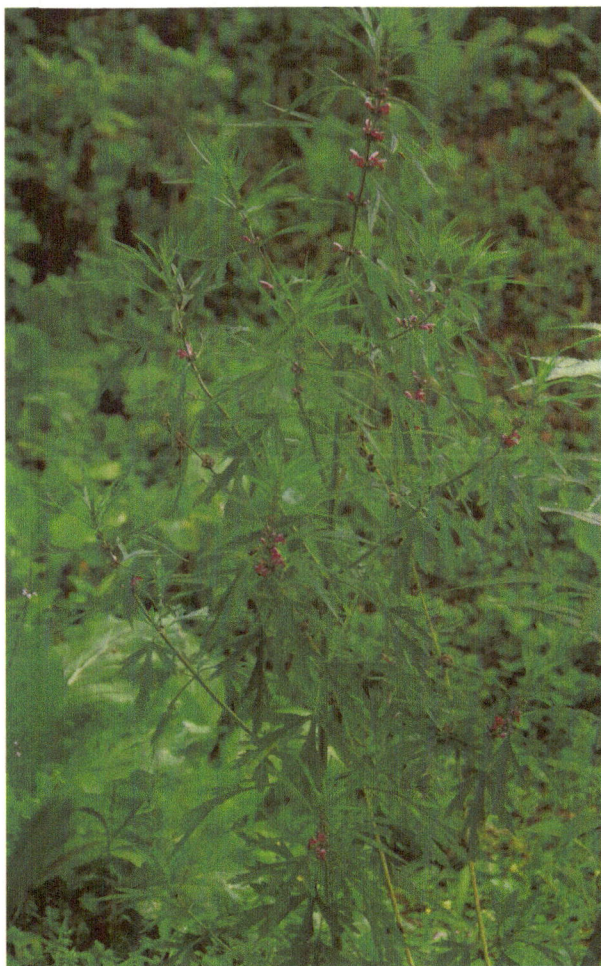

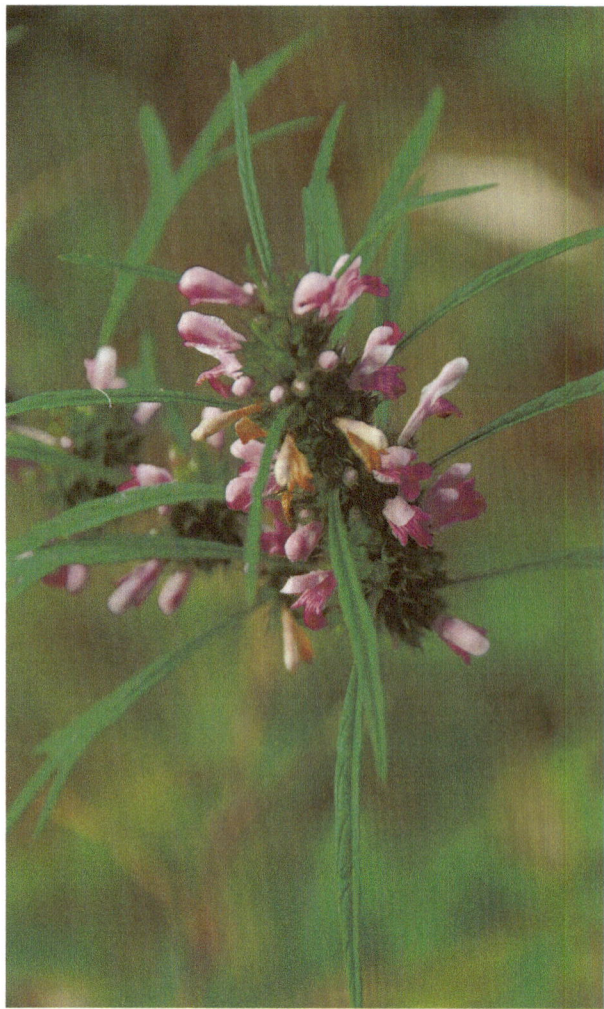

酸等。药理研究显示，有兴奋子宫平滑肌、扩张冠状动脉、增加冠脉流量、利尿等作用。现代临床用于治疗功能性月经不调、原发性痛经、冠状动脉粥样硬化性心脏病（简称冠心病）、心绞痛、慢性肾炎等。

132 酸桶笋（虎杖）

【古籍原文】生密县韶华山山涧边。初发笋叶，其后分生茎叉，科苗高四五尺，茎秆似水荭茎而红赤色，其叶似白槿叶而涩，又似山格剌菜叶亦涩，纹脉亦粗。味甘、微酸。「救饥」采嫩笋叶煠熟，水浸去邪味，淘净，油盐调食。

【来　源】为蓼科植物虎杖*Polygonum cuspidatum* Sieb. *et* Zucc.的根茎及根。

【形态特征】多年生灌木状草本，高1m以上。根茎横卧地下，木质，黄褐色，节明显。茎直立，丛

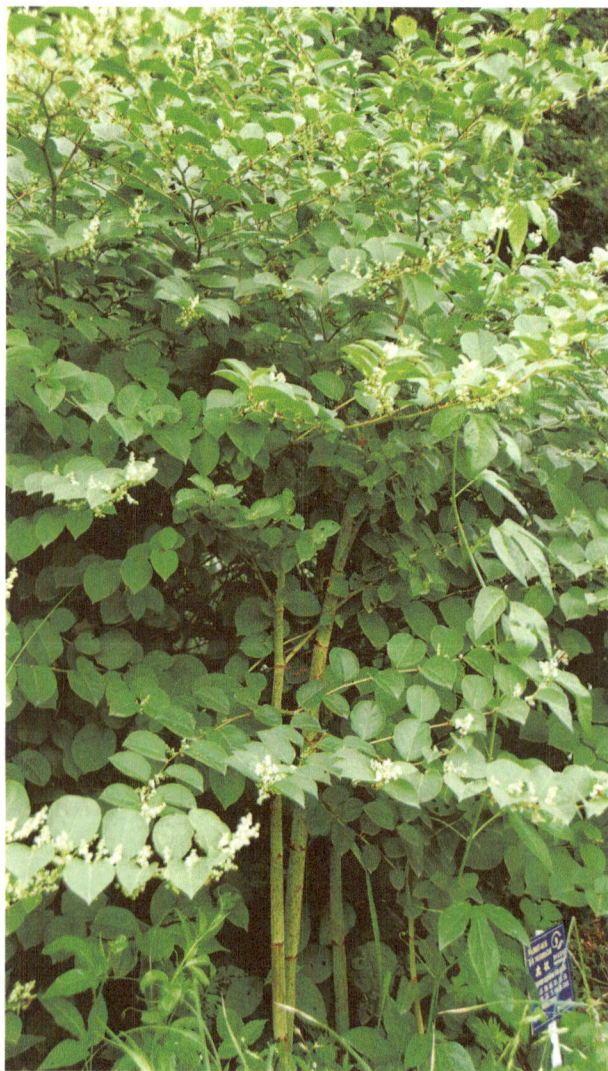

【形态特征】一年生或二年生草本。茎直立，方形。叶对生；叶片略呈圆形，直径4～8cm，叶缘5～9浅裂，基部心形；上、下两面均被短柔毛；花序上的叶呈条状披针形，全缘。轮伞花序腋生；花萼筒状钟形；花冠粉红色或淡紫色，花冠筒内有毛环，中裂片倒心形；雄蕊4枚；子房4室，柱头2裂。小坚果三棱形。

【性味功效】辛、苦，微寒。活血祛瘀，利尿消肿。

【古方选录】《太平圣惠方》治产后恶露不下：益母草适量，捣，绞取汁。用法：每服一小盏，入酒一合，暖过搅匀服之。

【用法用量】内服：煎汤，9～30g，鲜品12～40g；或熬膏；或入丸。

【使用注意】本品能兴奋子宫平滑肌，故孕妇禁用。

【现代研究】化学研究显示，含有益母草碱、水苏碱、益母草宁等多种生物碱；还含苯甲酸、月桂

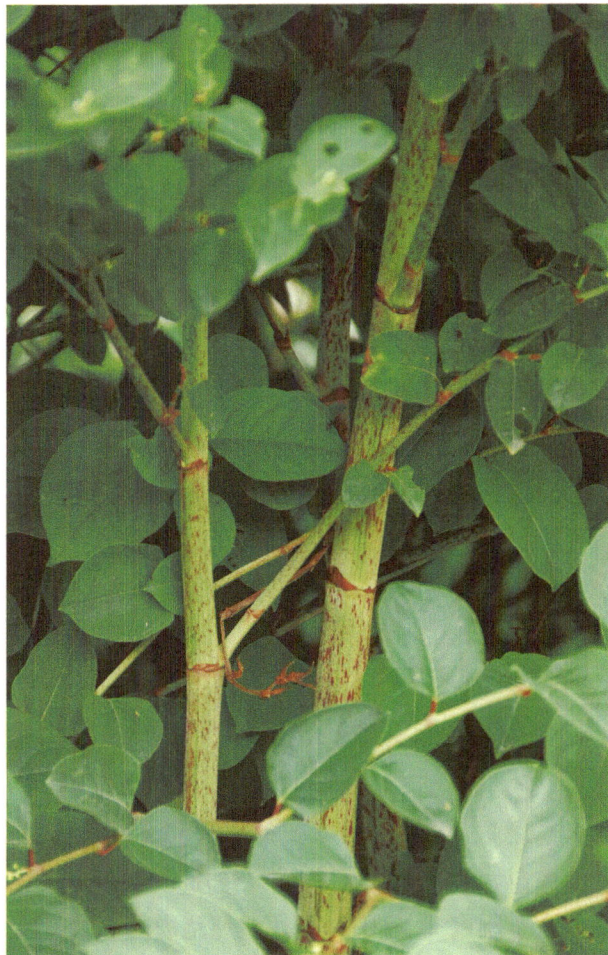

降血糖、降血脂等作用。现代临床用于治疗胆囊炎、胆道结石、慢性支气管炎、念珠菌阴道炎、胃癌、放射治疗所致的白细胞下降、黄疸、水火烫伤、跌打损伤、疮疡肿毒、烧烫伤、毒蛇咬伤；外用治疗急、慢性扭伤，挫伤等。

133 鹿蕨菜

【古籍原文】生辉县山野中。苗高一尺余，其叶之茎，背圆而面窊，叶似紫香蒿脚叶，而肥阔颇硬，又似胡萝卜叶，亦肥硬。味甜。「救饥」采苗叶煤熟，水浸淘净，油盐调食。

【现代研究】本品为一种蕨类植物，现代研究尚无法确定原植物品种。

134 山芹菜

【古籍原文】生辉县山野间。苗高一尺余，叶似野蜀葵叶稍大，而有五叉，又似地牡丹叶亦大，叶中

生，无毛，中空，散生紫红色斑点。叶互生，叶柄短；托叶鞘膜质，褐色，早落；叶片宽卵形或卵状椭圆形。花单性，雌雄异株，呈腋生的圆锥花序；花梗细长，中部有关节，上部有翅；花被5深裂，背部生翅；雄花雄蕊8枚；雌花花柱3枚，柱头头状。瘦果椭圆形，有3棱，黑褐色。

【性味功效】苦、酸，微寒。活血散瘀，祛风通络，清热利湿，解毒。

【临床用方】①《全国中草药汇编》治急性黄疸型肝炎：虎杖30g，鸡眼草60g。用法：水煎服，每日1剂。②《四川中药志》治痔疮出血：虎杖、银花、槐花各9g。用法：水煎服。

【用法用量】内服：煎汤，10～15g；或浸酒；或入丸、散。外用：适量，研末调敷；或煎浓汁湿敷；或熬膏涂搽。

【使用注意】孕妇忌服。

【现代研究】化学研究显示，含蒽醌类化合物、酚性成分及多糖等。药理研究显示，有护肝、抗菌、抗病毒、抗炎、镇痛、止血、镇咳平喘、抗肿瘤、

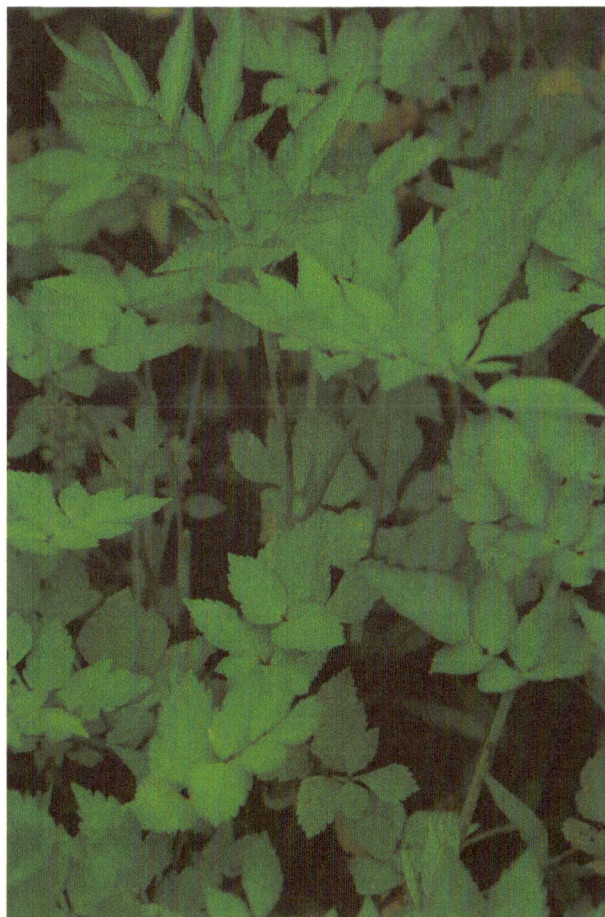

攒生茎叉，梢结刺球，如鼠粘子刺球而小，开花黟白色。叶味甘。「救饥」采苗叶煠熟，水浸淘净，油盐调食。

【来　源】为伞形科植物直刺变豆菜Sanicula orthacantha S. Moore的根或全草。

【形态特征】多年生草本，高10～50cm。根茎粗短，支根细而多。茎直立，上部分支。基生叶基部有阔膜质鞘；叶片心形或心状五角形；茎生叶略小，掌状3全裂。伞形花序具二至三回分支；伞辐3～8枚；小伞形花序有花6～7朵；萼齿窄线形或刺毛状；花瓣白色、淡蓝色或紫红色，倒卵形；花柱长，向外反曲。双悬果卵形，表面有短直的皮刺。

【性味功效】苦、辛，凉。清热解毒，益肺止咳，祛风除湿，活血通络。

【临床用方】《红河中草药》治风湿关节痛、跌打损伤：山芹菜全草30g，白龙须15g，飞龙斩血15g，制草乌6g。用法：泡酒500g，每服10ml。

【用法用量】内服：煎汤，6～15g；或泡酒。外用：适量，捣敷。

【现代研究】现代临床用于治疗肺热咳喘、顿咳、瘙痒、头痛、疮肿、风湿关节炎、跌打损伤等。

135 金刚刺

【古籍原文】又名老君须。生辉县鸦子口山野间。科条高三四尺，条似刺蘼花条，其上多刺，叶似牛尾菜叶，又似龙须菜叶，比此二叶俱大，叶间生细丝蔓。其叶味甘。「救饥」采叶煠熟，水浸淘净，油盐调食。

【来　源】为百合科植物华东菝葜Smilax sieboldii Miq.的根及根茎。

【形态特征】攀缘灌木或半灌木，具粗短的根茎。茎和枝条通常有刺，针状。叶互生，叶柄有卷须；叶片草质，卵形，先端长渐尖，基部常截形。花单性，雌雄异株；伞形花序腋生，总花梗纤细；雄花花被片6片，内轮比外轮稍狭，绿黄色；雄蕊6枚，花丝比花药长；雌花小于雄花，具6枚退化雄蕊；子房3室，柱头3裂。浆果球形，熟时蓝黑色。

【性味功效】辛、微苦，平。祛风除湿，活血通络，解毒散结。

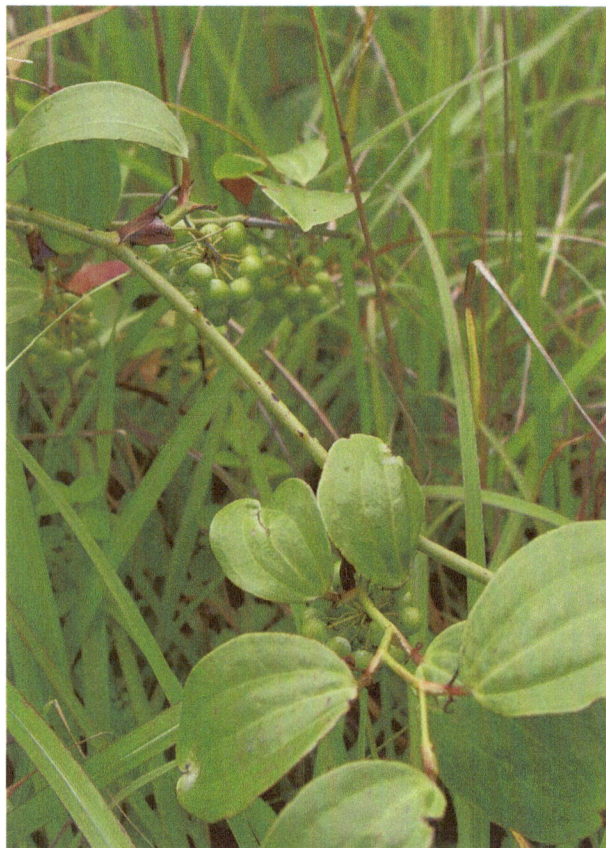

【临床用方】①《陕甘宁青中草药选》治颈淋巴结结核：金刚刺30～60g。用法：炖猪肉吃。②《陕甘宁青中草药选》治急、慢性化脓性扁桃腺炎：金刚刺鲜全草60g，干者30g。用法：水煎服。

【用法用量】内服：煎汤，6～9g，大剂量可用15～30g；或入丸、散；或浸酒。外用：适量，捣敷，或研末调敷；或煎水洗。

【现代研究】化学研究显示，根茎含替告皂苷元、新替告皂苷元、拉肖皂苷元及菝葜皂苷A、B、C等成分。现代临床用于治疗风湿性关节痛，风湿腰

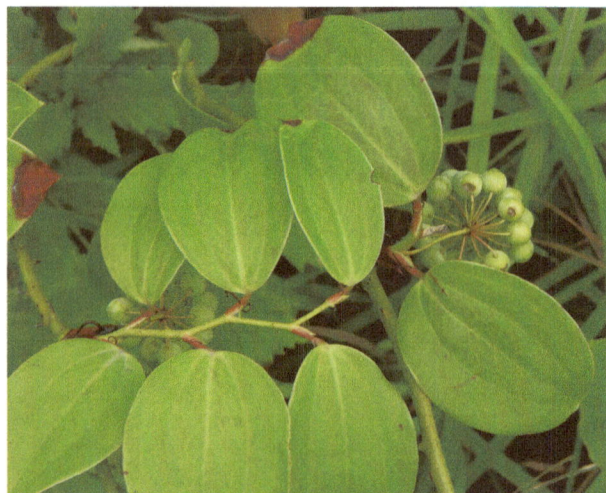

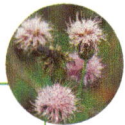

痛，手足麻木，疮疖，急、慢性化脓性扁桃腺炎，颈淋巴结结核等。

136 柳叶青

【古籍原文】生中牟荒野中。科苗高二尺余，茎似蒿茎，叶似柳叶而短，拂茎而生，开小白花，银褐心。其叶味微辛。「救饥」采嫩叶煤熟，水浸淘净，油盐调食。

【现代研究】本条图文不符，现代研究暂时无法确定原植物品种。

137 大蓬蒿

【古籍原文】生密县山野中。茎似黄蒿茎，色微带紫，叶似山芥菜叶而长大，极多花叉，又似风花菜叶，花叉亦多，又似漏芦叶，却微短，开碎瓣黄花。苗叶味苦。「救饥」采叶煤熟，水浸淘去苦味，油盐调食。

【来　　源】为菊科植物羽叶千里光 *Senecio argunensis* Turcz. 的全草。

【形态特征】多年生草本，高60～150cm。主根缩短，须根多呈细索状。地上茎直立，上部多分支，向外展开。基生叶呈莲座状，花后脱落；中部叶无柄，椭圆形；上部叶小，椭圆状披针形至条形。头状花序多数，排列成复伞房状；梗细长，有细条形苞叶；舌状花10余朵，黄色，舌片条形；筒状花多数；缘花舌状；盘花管状，先端5裂。瘦果，椭圆形，有纵沟。

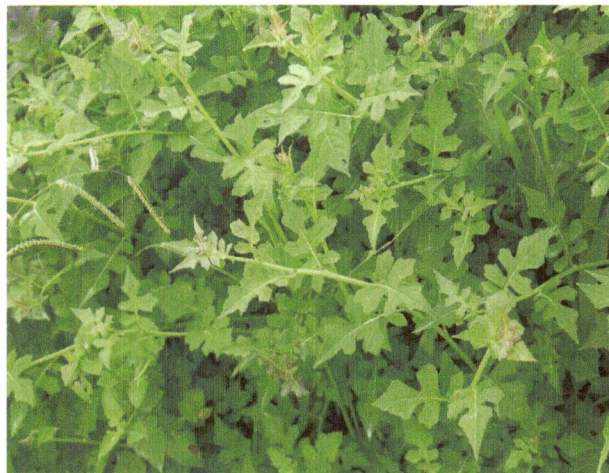

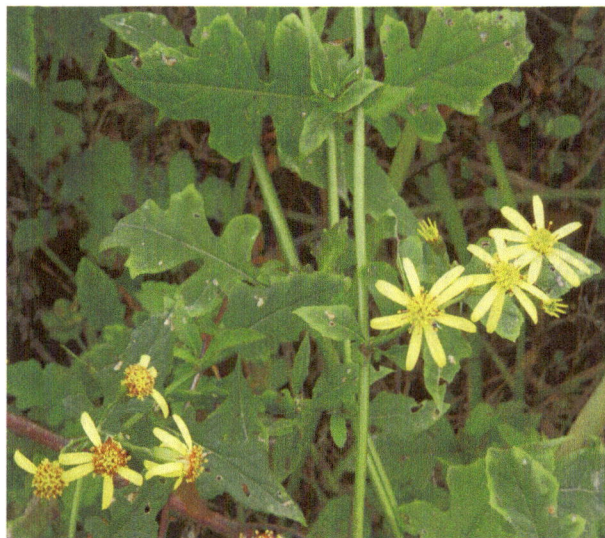

【性味功效】微苦，寒。清热解毒，清肝明目。

【临床用方】《高原中草药治疗手册》治痈疮红肿、淋巴结结核：大蓬蒿、薄荷、小毛茛各适量。用法：捣敷。

【用法用量】内服：煎汤，15～30g，鲜品30～60g，大剂量可用至90g。外用：适量，鲜品捣敷；或煎汤熏洗。

【现代研究】化学研究显示含多种生物碱，主要成分是千里光宁碱、全缘千里光碱、千里光菲灵碱、奥氏千里光碱、芝麻菜叶千里光碱、21-羟基全缘千里光碱等。现代临床用于治疗顽固性溃疡、痢疾、咽喉肿痛、痈肿疮疖、淋巴结结核、湿疹、疥癣、毒蛇咬伤等。

138 狗筋蔓

【古籍原文】生中牟县沙岗间。小科就地拖蔓生，叶似狗掉尾叶而短小，又似月芽菜叶，微尖艄而软，亦多纹脉，两叶对生，叶梢间开白花。其叶味苦。「救饥」采叶煤熟，水浸淘去苦味，油盐调食。

【来　　源】为石竹科植物狗筋蔓 *Cucubalus baccifer* L. 的根。

【形态特征】多年生草本，全株有毛。茎多分支。单叶对生，有短柄；叶片卵状披针形或长圆形。圆锥状聚伞花序，或单生于分支的叉上，微下垂，花梗有柔毛；花萼阔钟形，5齿裂；雄蕊10枚，短于花瓣，花盘延伸成短柄；子房上位，1室，基部有

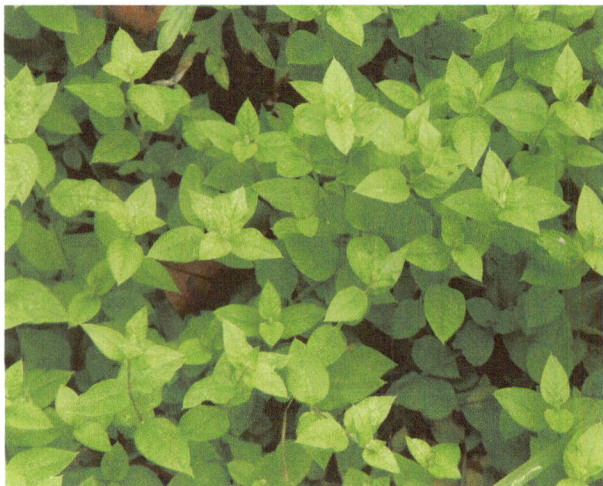

3条隔脉，花柱3枚。浆果状蒴果，成熟时黑色，有光泽，不规则开裂。种子肾形，黑色，有光泽。

【性味功效】甘、苦，温。活血定痛，接骨生肌。

【临床用方】《秦岭巴山天然药物志》治筋骨疼痛：狗筋蔓15g，五加皮、八月瓜根、香樟根、桑枝各9g。用法：水煎服。

【用法用量】内服：煎汤，9～15g；或泡酒服。外用：适量，鲜品捣敷。

【现代研究】化学研究显示，含棉子糖、蔗糖半乳糖苷、剪秋罗糖、异剪秋罗糖等，还含肥皂草素、异肥皂草苷、牡荆素等。现代临床用于治疗跌打损伤、骨折、风湿骨痛、月经不调、淋巴结结核等。

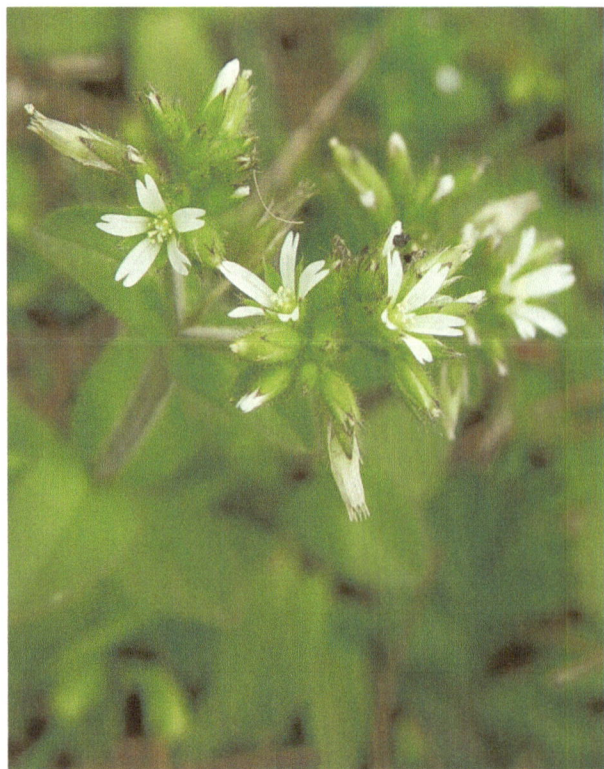

139 兔儿伞

【古籍原文】生荥阳塔儿山荒野中。其苗高二三尺许，每科初生一茎，茎端生叶一层，有七八叶，每叶分作四叉，排生如伞盖状，故以为名。后于叶间撺生茎叉，上开淡红白花，根似牛膝而疎短。味苦、微辛。「救饥」采嫩叶煠熟，换水浸淘去苦味，油盐调食。

【来　　源】为菊科植物兔儿伞 *Syneilisis aconitifolia*（Bunge）Maxim.的根或全草。

【形态特征】多年生草本，高70～120cm。根状茎匍匐。茎直立，单一，无毛，略带棕褐色。根生叶1片，幼时伞形，下垂；茎生叶互生；叶片圆盾形，掌状分裂直达中心，上面绿色，下面灰白色。头状花序多数，密集成复伞房状，顶生；花两性，8～11朵，花冠管状，先端5裂；雄蕊5枚，着生花冠管上；子房下位，1室，花柱纤细，柱头2裂。瘦果圆柱形，有纵条纹。

【性味功效】辛、苦，微温；有毒。祛风除湿，解毒活血，消肿止痛。

【临床用方】①《贵州民间药物》治肾虚腰痛：兔

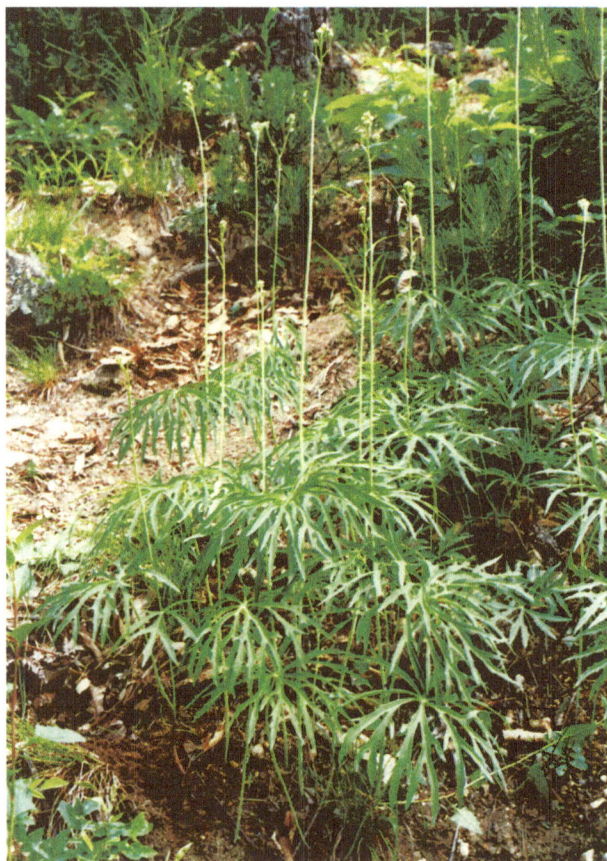

儿伞根。用法：泡酒服。②《浙江药用植物志》治颈淋巴结结核：兔儿伞根、蛇莓各30g，香茶菜根15g。用法：水煎服。

【用法用量】内服：煎汤，10～15g；或浸酒。外用：适量，鲜品捣敷；或煎洗；或取汁涂。

【使用注意】孕妇禁服。

【现代研究】化学研究显示，含D-α-松油醇β-D-吡喃葡萄糖苷-3,4-二当归酸酯，芳樟醇β-D-O-葡萄糖苷-3,4-二当归酸酯和大牻牛儿烯D。现代临床用于治疗风湿麻木、肢体疼痛、腰痛、跌打损伤、月经不调、痛经、痈疽肿毒、颈淋巴结结核、痔疮等。

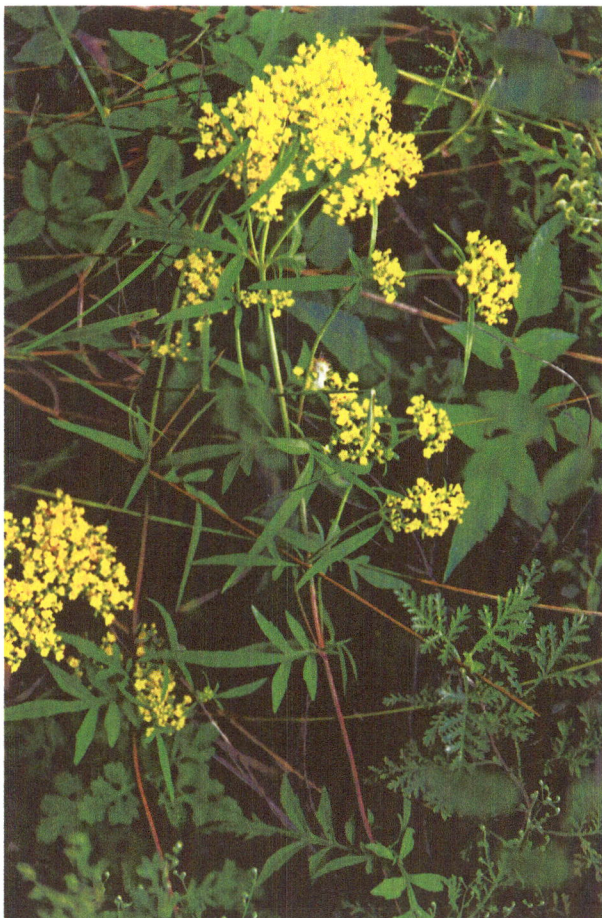

140 地花菜（墓头回）

【古籍原文】又名墓头灰。生密县山野中。苗高尺余，叶似野菊花叶窄细，又似鼠尾草叶亦瘦细，梢叶间开五瓣小黄花。其叶味微苦。「救饥」采叶煠熟，水浸淘洗净，油盐调食。

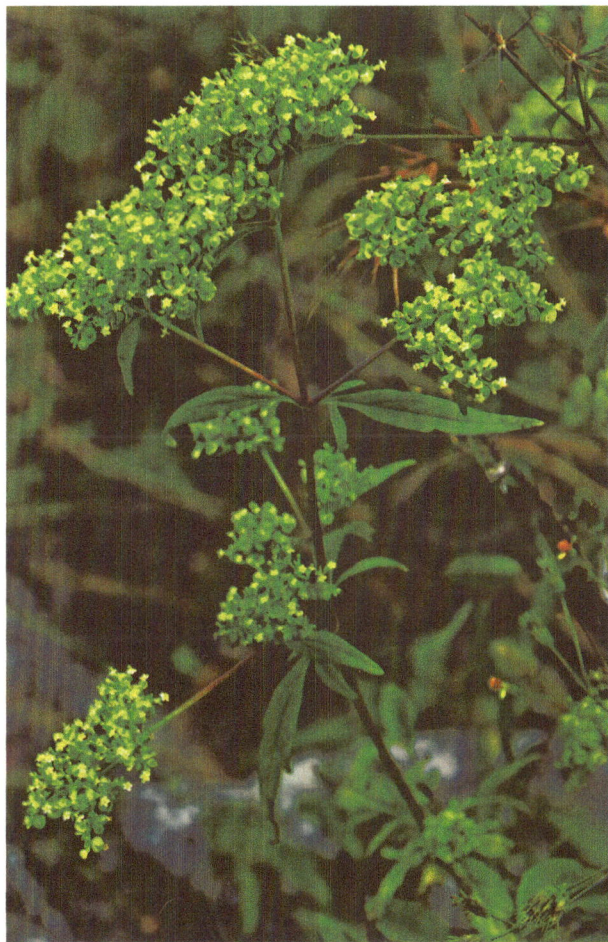

【来　源】为败酱科植物糙叶败酱 *Patrinia scabra* Bunge的根。

【形态特征】多年生草本，高20～60cm。根茎粗短呈圆柱形。具特异臭气。数茎丛生，茎被细短毛。茎生叶对生；叶片厚革质，狭卵形至披针形。圆锥聚伞花序多数在枝顶集成伞房状；花萼5片，不明显；花冠筒状，先端5裂；雄蕊4枚；子房下位，1室发育。瘦果长圆柱形，背贴圆形膜质苞片；常带紫色。

【性味功效】苦、微酸、涩，凉。燥湿止带，收敛止血，清热解毒。

【古方选录】《本草纲目》引《避水集验方》治崩中，赤白带下：墓头回一把，酒、水各半盏，童尿半盏，新红花一捻。用法：煎七分，卧时温服，日近者一服，久则三服。

【用法用量】内服：煎汤，9～15g。外用：适量，捣敷。

【使用注意】虚寒者慎服。

【现代研究】化学研究显示含挥发油，主要成分为异戊酸；还含倍半萜烯类、倍半萜醇类和醛酮醇等

含氧化合物。药理研究显示，有抗肿瘤、镇静、增强免疫力、止血、抑菌等作用。现代临床用于治疗白带增多、急性阑尾炎、疮疡肿毒、跌打损伤、子宫颈癌、胃癌等。

141 杓儿菜（芸香草、大白泡草）

【古籍原文】生密县山野中。苗高一二尺，叶类狗掉尾叶而窄，颇长，黑绿色，微有毛涩，又似耐惊菜叶而小，软薄，梢叶更小，开碎瓣淡黄白花。其叶味苦。「救饥」采叶煤熟，水浸去苦味，淘洗净，油盐调食。

【来　　源】为菊科植物烟管头草 *Carpesium cernuum* L.的全草。

【形态特征】多年生草本，高50～100cm。茎直立。下部叶匙状长圆形；中部叶向上渐小，长圆形或长圆状披针形。头状花序在茎和枝的顶端单生，下垂，基部有数个条状披针形不等长的苞片；总苞杯状，总苞片4层；花黄色，外围的雌花筒状，3～5齿裂，结实；中央的两性花有5片裂片。瘦果条形；无冠毛。

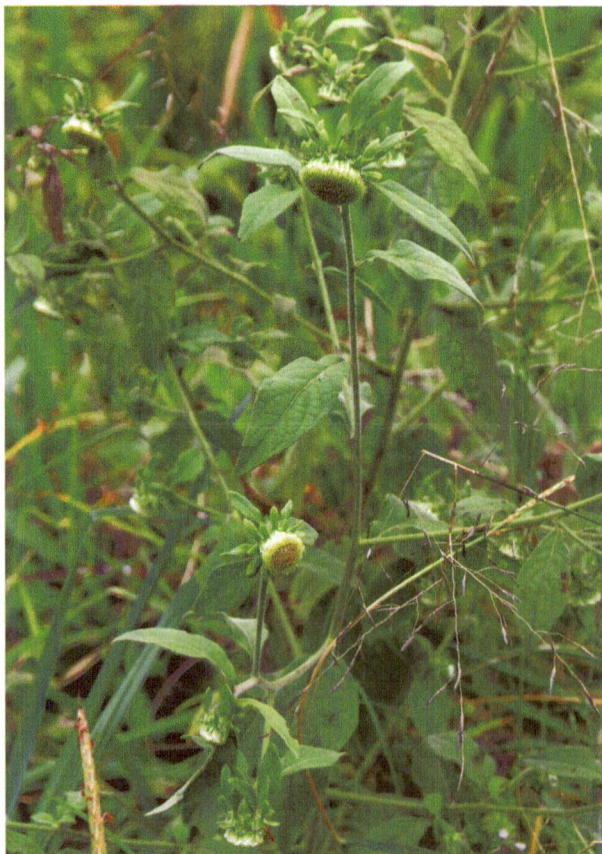

【性味功效】苦、辛，寒。清热解毒，消肿止痛。

【古方选录】《滇南本草》治伤风头疼发热：芸香草一钱，苏叶一分，白芷三分，川芎一钱。用法：姜皮为引，煎汤服。

【临床用方】《贵州民间药物》治溃疡：鲜大白泡草15g，生姜3g。用法：捣烂，敷患处。

【用法用量】内服：煎汤，6～15g，鲜品15～30g；或鲜品捣汁。外用：适量，鲜品捣敷；煎水含漱或洗。

【使用注意】脾胃虚弱者慎服。

【现代研究】现代临床用于治疗感冒发热、高热抽搐、咽喉肿痛、腮腺炎、牙痛、尿路感染、淋巴结结核、疮疡疖肿、乳腺炎等。

142 佛指甲

【古籍原文】生密县山谷中。科苗高一二尺，茎微带赤黄色，其叶淡绿，背皆微带白色，叶如长匙头样，似黑豆叶而微宽，又似鹅儿肠叶甚大，皆两叶对生，开黄花，结实形如连翘，微小，中有黑子，小如粟粒。其叶味甜。「救饥」采嫩叶煤熟，换水淘洗净，油盐调食。

【现代研究】本条图文不符，现代研究暂时无法确定原植物品种。

143 虎尾草（狼尾巴花）

【古籍原文】生密县山谷中。科苗高二三尺，茎圆，叶颇似柳叶而瘦短，又似兔儿尾叶，亦瘦窄，又似黄精叶，颇软，抪茎攒生。味甜微涩。「救饥」采嫩苗叶煤熟，换水淘去涩味，油盐调食。

【来　　源】为报春花科植物虎尾草 *Lysimachia barystachys* Bge.的全草或根茎。

【形态特征】多年生草本，高40～100cm。根细，根茎横走。茎直立，上部密被长柔毛。叶互生或近对生；叶片线状长圆形至披针形。总状花序顶生，花密集；花序轴和花梗均被柔毛；苞片条形；花萼近钟形，5深裂，裂片长圆形；花冠白色，5深裂，裂片长圆状披针形；雄蕊5枚，雄蕊长为花冠的一半，基部联合成筒；雌蕊1枚。蒴果球形，包于宿

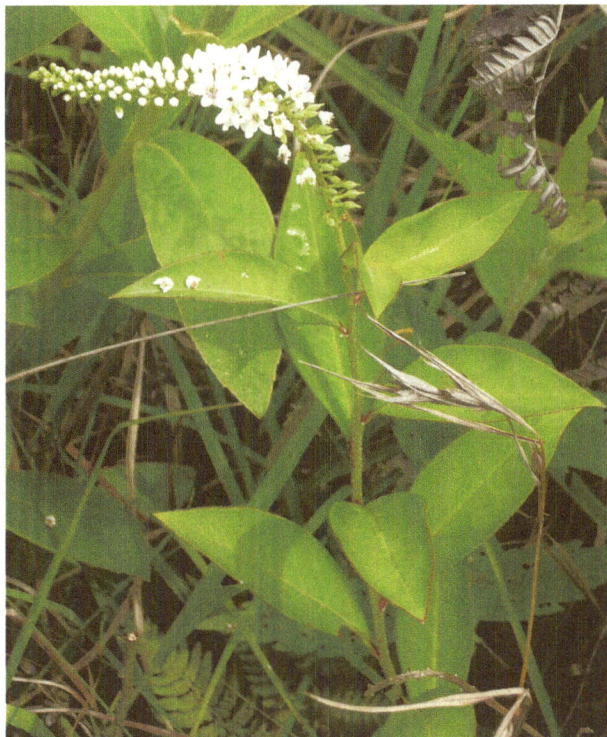

存的花萼内。种子多数，红棕色。

【性味功效】苦、辛，平。活血利水，解毒消肿。

【临床用方】《华山药物志》治月经不调、痛经：狼尾巴花、益母草各9g，月季花、马鞭草各6g。用法：水煎服。

【用法用量】内服：煎汤，15～30g；或泡酒；或捣汁。外用：适量，捣敷；或研末敷。

【使用注意】孕妇忌服。

【现代研究】化学研究显示含有苷类化合物，苷元为山柰酚、槲皮素及生物碱。现代临床用于治疗月经过多、功能性子宫出血、急性淋巴管炎、咽喉肿痛、淋巴结结核、黄疸型肝炎、水肿、乳腺炎、腰扭伤、风湿性关节炎、跌打损伤等。

144 野蜀葵（鸭儿芹）

【古籍原文】生荒野中，就地丛生。苗高五寸许，叶似葛勒子秧叶而厚大，又似地牡丹叶。味辣。「救饥」采嫩叶煠熟，水浸淘净，油盐调食。

【来　　源】为伞形科植物鸭儿芹 *Cryptotaenia japonica* Hassk.的茎叶。

【形态特征】多年生草本，高30～100cm，全株无毛。主根短，侧根多数，细长。茎光滑，具叉状分支。基生叶及茎下部叶有叶柄，叶鞘边缘膜质；叶轮廓三角形至广卵形；最上部的叶近无柄；小叶片卵状披针形至窄披针形，边缘有锯齿。复伞形花序呈疏松的圆锥状，伞辐2～3枚；花萼齿细小，三角形；花瓣白色，倒卵形；花柱基圆锥形，花柱短，直立。分生果线状长圆形。

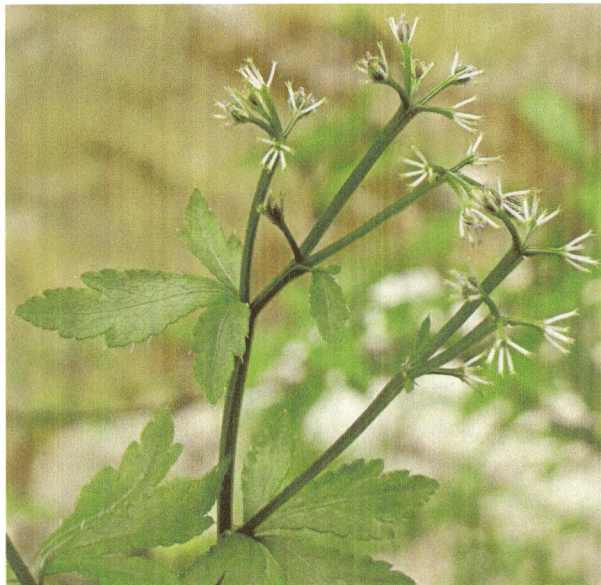

【性味功效】辛、苦，平。祛风止咳，利湿解毒，化瘀止痛。

【临床用方】《常用中草药配方》治小儿肺炎：鸭儿芹15g，马兰12g，叶下红、野油菜各9g。用法：水煎服。

【用法用量】内服：煎汤，15～30g。外用：适量，捣敷；或研末撒；或煎汤洗。

【现代研究】化学研究显示含挥发油，主要成分有异亚丙基丙酮、异丙烯基丙酮、甲基异丁基甲酮、α-蒎烯、β-蒎烯、樟烯等。现代临床用于治疗风

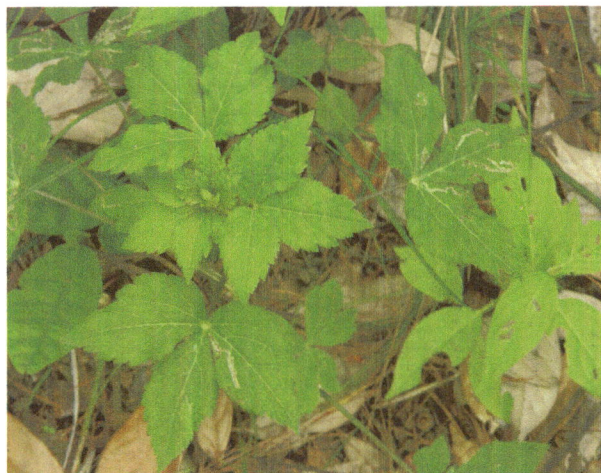

寒感冒咳嗽、肺脓肿、尿路感染、疝气、百日咳、黄水疮、痈疽疔毒、牙痛、带状疱疹、皮肤瘙痒、跌打损伤、蛇虫咬伤等。

【附】鸭儿芹果　鸭儿芹根

鸭儿芹果：鸭儿芹的果实。味辛，性温。功用：消积顺气。适用于食积腹胀。内服：煎汤，3～9g；或研末。

鸭儿芹根：鸭儿芹的根。味辛，性温。功用：发表散寒，止咳化痰，活血止痛。适用于风寒感冒、咳嗽、跌打肿痛。内服：煎汤，9～30g；或研末。

145 蛇葡萄（过山龙）

【古籍原文】生荒野中，拖蔓而生。叶似菊叶而小，花叉繁碎，又似前胡叶亦细，茎叶间开五瓣小银褐花，结子如豌豆大，生青，熟则红色。苗叶味甜。「救饥」采叶煠熟，换水浸淘净，油盐调食。「治病」今人传说，捣根傅贴疮肿。

【来　　源】为葡萄科植物乌头叶蛇葡萄*Ampelopsis aconitifolia* Bge.的根皮。

【形态特征】木质藤本，全株无毛。老枝暗灰褐色，具纵棱和皮孔；幼枝稍带红紫色。卷须与叶对生，二分叉。叶掌状3～5全裂，轮廓宽卵形，具长柄；全裂片披针形或菱状披针形，基部楔形，常羽状深裂。花两性，二歧聚伞花序与叶对生；花小，黄绿色；花萼不分裂；花瓣卵形；花盘边缘平截；雄蕊5枚，较花瓣为短；子房2室，花柱细。浆果近球形，成熟时橙黄色或橙红色。种子1～2颗。

【性味功效】辛，热。祛风除湿，散瘀消肿。

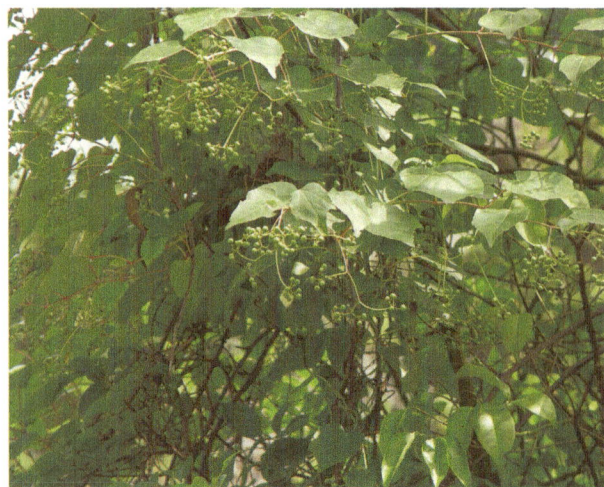

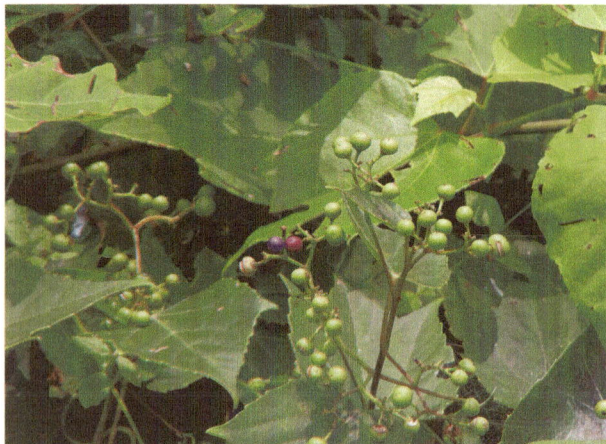

【临床用方】《沙漠地区药用植物》治跌打损伤、外伤瘀血：过山龙根皮1.5～3.0g。用法：研粉，温酒冲服。

【用法用量】内服：煎汤，10～15g；研末，1.5～3.0g。外用：适量，捣敷。

【现代研究】现代临床用于治疗风湿性关节炎、跌打瘀肿、疮疖、痈疽肿痛等。

146 星宿菜

【古籍原文】生田野中，作小科苗生。叶似石竹子叶而细小，又似米布袋叶微长，梢上开五瓣小尖白花。苗叶味甜。「救饥」采苗叶煠熟，水浸淘净，油盐调食。

【来　　源】为报春花科植物星宿菜*Lysimachia candida* Lindl.的全草或根。

【形态特征】一年生或二年生草本，高10～30cm，全株无毛。茎单生或数条簇生，直立，单一或有分支。基生叶匙形或倒披针形；茎生叶互生；叶片倒卵形、倒披针形或线形。总状花序顶生；花萼5裂，分裂近达基部，裂片披针形；花冠白色；雄蕊稍短于花冠，花丝贴生至花冠的中部，花药近线形；子房无毛。蒴果球形。

【性味功效】苦，凉。清热解毒，活血止痛，利湿消肿。

【临床用方】《安徽中草药》治乳腺炎：鲜星宿菜、鲜蒲公英各30g。用法：加白酒15ml，炒至酒干，水煎服，药渣趁热敷患处。

【用法用量】内服：煎汤，15～30g；或捣汁。外用：适量，鲜品捣敷；或煎水洗。

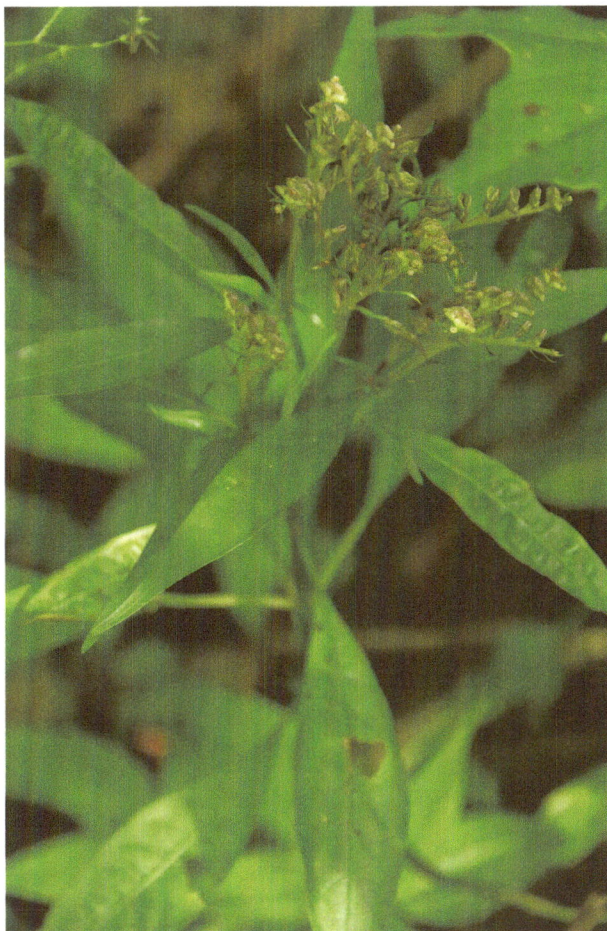

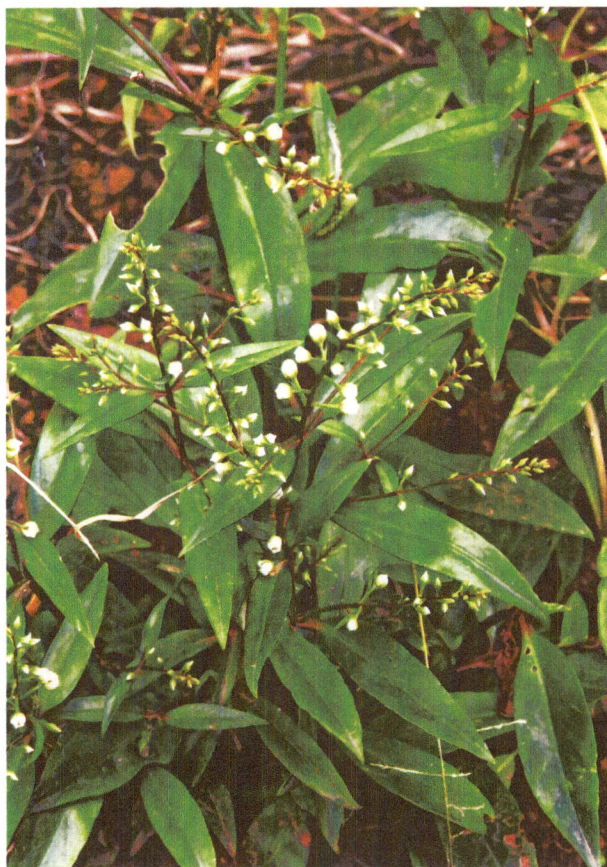

【现代研究】现代临床用于治疗咽喉肿痛、痈肿疮毒、乳腺炎、毒蛇咬伤、跌打骨折、风湿性关节炎、稻田性皮炎等。

147 水蓑衣（仙桃草）

【古籍原文】生水泊边。叶似地梢瓜叶而窄小，每叶间皆结小青菁葵。其叶味苦。「救饥」采苗叶煠熟，水浸淘去苦味，油盐调食。

【来　　源】为玄参科植物蚊母草 *Veronica peregrina* L.带虫瘿的全草。

【形态特征】一年生草本，高10~25cm。根须状，细而卷曲，主根不明显。茎通常自基部多分支，主茎直立。茎下部叶对生，倒披针形；上部叶互生，长圆形。总状花序顶生或单花生于苞腋；花萼4深裂，裂片狭披针形；花冠白色或浅蓝色；雄蕊2枚；雌蕊1枚；子房上位，花柱粗短，柱头头状。蒴果倒心形，侧扁；果内常被虫瘿寄生，熟时肉质，微红色，膨大成桃形。种子长圆形，扁平。

【性味功效】甘、微辛，平。化瘀止血，清热消肿，止痛。

【临床用方】《浙江药用植物志》治血小板减少症：仙桃草500g。用法：加水2000ml，煎3个小时，过滤，加冰糖适量，浓缩成500ml，每次服15ml，每日2次。

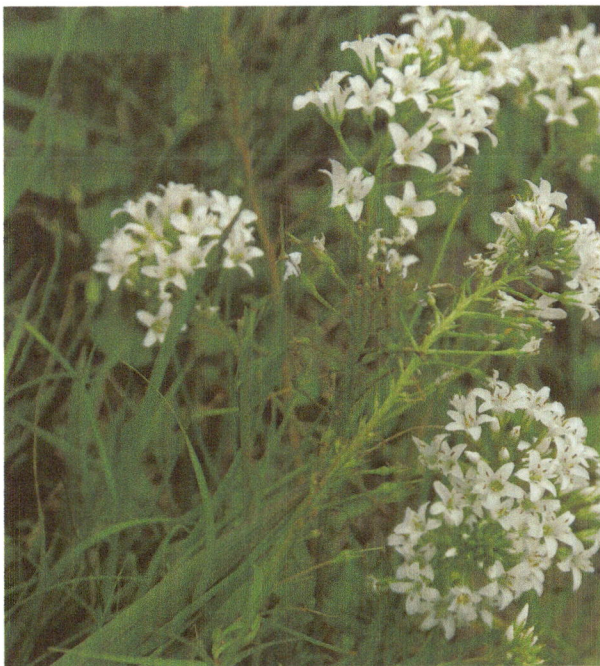

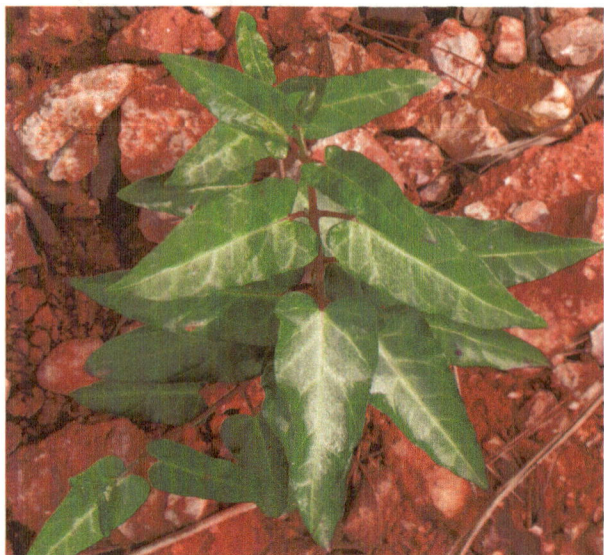

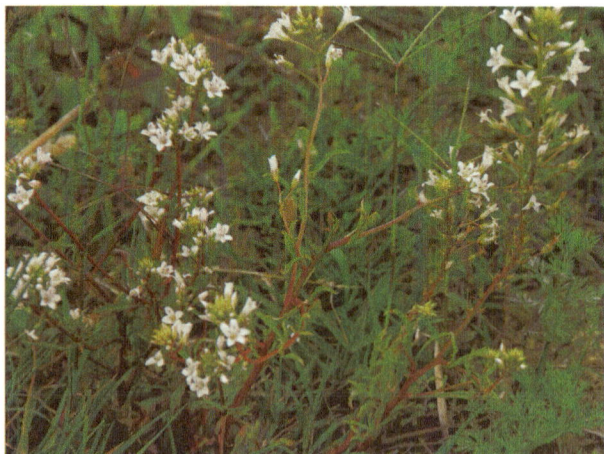

【用法用量】内服：煎汤，10～30g；或研末；或捣汁服。外用：鲜品适量，捣敷；或煎水洗。

【使用注意】孕妇忌服。

【现代研究】化学研究显示，全草含木樨草素、金圣草素、原儿茶酸、香草酸、甘露醇等。现代临床用于治疗跌打损伤、咽喉肿痛、痈疽疮疡、咳血、吐血、衄血、便血、疝气痛、月经不调、痛经、蛇咬伤等。

148 牛奶菜（白杜仲）

【古籍原文】出辉县山野中。拖藤蔓而生，叶似牛皮硝叶而大，又似马兜铃叶极大，叶皆对节生，梢间开青白小花。其叶味甜。「救饥」采嫩苗叶煠熟，水浸淘净，油盐调食。

【来　　源】为萝藦科植物牛奶菜 *Marsdenia sinensis* Hemsl.的全株或根。

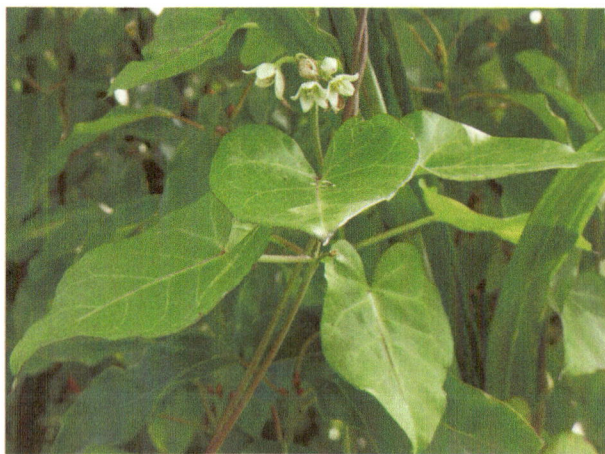

【形态特征】粗壮木质藤本，全株被茸毛。叶卵圆状心形，顶端短渐尖，基部心形，叶面被稀疏微毛，叶背被黄色茸毛。伞状聚伞花序腋生，着花10～20朵；花萼内面基部有腺体10余个；花冠白色或淡黄色；副花冠短，高仅达雄蕊之半；花药顶端具卵圆形膜片；花粉块每室1个，直立，肾形；柱头基部圆锥状，顶端2裂。蓇葖果纺锤状，向两端渐尖。种子卵圆形，扁平。

【性味功效】微苦，平。祛风湿，强筋骨，解蛇毒。

【临床用方】《云南中草药》治腰肌扭伤、风湿性关节炎、跌打损伤：白杜仲15g。用法：泡酒250ml，每次服5ml。

【用法用量】内服：煎汤，9～15g；或泡酒。

【现代研究】化学研究显示，全草含三萜类和脂肪烃类。三萜的主要成分为α-香树脂醇乙酸酯、羽扇豆醇乙酸酯及α-香树脂醇丁酸酯等，脂肪烃的主要成分为三十一烷。药理研究显示，有抗蛇毒作用。现代临床用于治疗风湿性关节炎、跌打扭伤、毒蛇咬伤等。

149 小虫儿卧单（地锦草）

【古籍原文】一名铁线草。生田野中。苗揭地生，叶似苜蓿叶而极小，又似鸡眼草叶亦小，其茎色红，开小红花。苗味甜。「救饥」采苗叶煠熟，水浸淘净，油盐调食。

【来　　源】为大戟科植物地锦草 *Euphorbia humifusa* Willd.的全草。

【形态特征】一年生匍匐草本。茎纤细。近基部

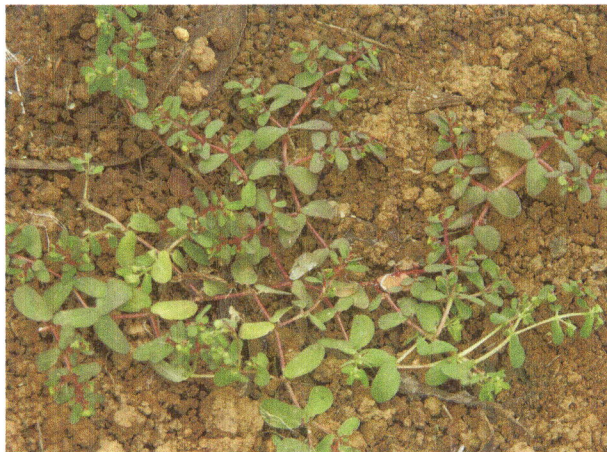

分支，带紫红色，无毛。叶对生，叶柄极短；托叶线形，通常3裂；叶片长圆形，先端钝圆，基部偏狭，边缘有细齿。杯状花序单生于叶腋；总苞倒圆锥形，浅红色；子房3室，花柱3枚，2裂。蒴果三棱状球形，光滑无毛。种子卵形，黑褐色，外被白色蜡粉。

【性味功效】辛，平。清热解毒，利湿退黄，活血止血。

【临床用方】《单方验方调查资料选编》治细菌性痢疾：地锦草、铁苋菜、凤尾草各30g。用法：水煎服。

【用法用量】内服：煎汤，10~15g，鲜者15~30g。外用：适量，鲜品捣敷；或干品研末撒。

【使用注意】血虚无瘀者及脾胃虚弱者慎服。

【现代研究】化学研究显示，含3种黄酮苷、香豆精类成分、东莨菪素、伞形花内酯、泽兰内酯、棕榈酸、没食子酸、没食子酸甲酯及内消旋肌醇等。药理研究显示，有抗菌、抗寄生虫、解毒、止血等作用。现代临床用于治疗肠炎、菌痢、上消化道出血、咳血、吐血、尿血、便血、崩漏、乳汁不下等。

150 兔儿尾苗

【古籍原文】生田野中。苗高一二尺，叶似水荭叶而狭短，其尖颇齐，梢头出穗，如兔尾状，开花白色，结红蓇葖，如椒目大。其叶味酸。「救饥」采嫩苗叶煠熟，水浸淘净，油盐调食。

【来　　源】为玄参科植物兔儿尾苗 Veronica longifolia L.的全草。

【形态特征】茎单生或数支丛生，近于直立，不分支或上部分支，高0.4~1.0m。无毛或上部有极疏的白色柔毛。叶对生；叶片披针形，渐尖，基部钝圆至宽楔形。总状花序常单生，长穗状，各部分被白色短曲毛；花梗直；花冠紫色或蓝色；雄蕊伸出，花柱长7mm。蒴果长约3mm，无毛。

【性味功效】祛风除湿，解毒止痛。

　　其余内容未见记载。

151 地锦苗（五味草）

【古籍原文】生田野中。小科苗高五七寸，苗叶似园荽，叶间开紫花，结小角儿。苗叶味苦。「救饥」采苗叶煠熟，水浸淘净，油盐调食。

【来　　源】为罂粟科植物金钩如意草 Corydalis taliensis Franch.的全草。

【形态特征】一年生草本，高12~40cm，无毛。主根长直。茎直立或铺散，自下部分支。基生叶数片；叶片宽卵形，二回三出全裂；茎生叶小，与基生叶同形。总状花序顶生，疏生花可至10余朵；苞片下部者宽卵形；花梗较苞片略长；萼片小，心状卵形；花冠紫红色。蒴果条形。种子肾圆形，黑色，有光泽。

【性味功效】苦，寒。祛风，清热，止痛，清肝明目。

【古方选录】《滇南本草》治眼目生玉翳或生雾翳及青盲：五味草二钱，谷精草一钱，木贼草五分，青葙子五分。用法：共和一处，煎汤服。

【用法用量】内服：煎汤，9~15g。

【现代研究】化学研究显示，含乙酰紫堇醇灵碱、消旋的和左旋的紫堇醇灵碱、比枯枯灵碱、紫堇文

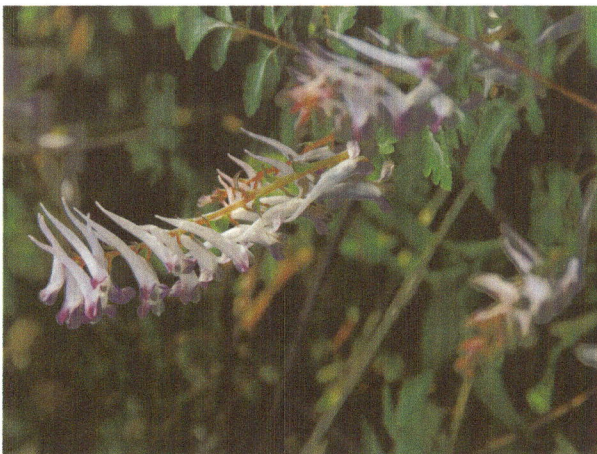

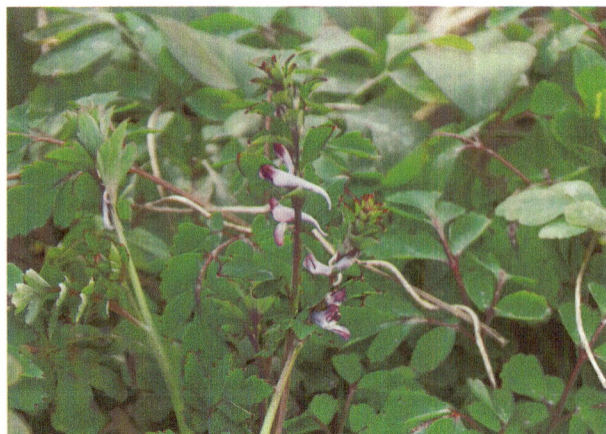

碱、原阿片碱和刻叶紫堇胺盐酸盐等。现代临床用于治疗感冒、咳嗽、肺结核咳血、肝炎、风湿关节炎筋骨疼痛、牙痛等。

152 野西瓜苗

【古籍原文】俗名秃汉头。生田野中。苗高一尺许，叶似家西瓜叶而小，颇硬，叶间生蒂，开五瓣银褐花，紫心黄蕊，花罢作蒴，蒴内结实，如楝子大。苗叶味微苦。「救饥」采嫩苗叶煠熟，水浸去邪味，淘过，油盐调食。「治病」今人传说，采苗捣傅疮肿，拔毒。

【来　　源】为锦葵科植物野西瓜苗 *Hibiscus trionum* L.的全草及种子。

【形态特征】一年生直立或平卧草本，高25～70cm。茎柔软，被白色星状粗毛。叶二形；托叶线形，被星状粗硬毛；下部的叶圆形，不分裂，上部的叶掌状3～5深裂。花单生于叶腋；小苞片线形；花萼钟形，淡绿色；花淡黄色，内面基部

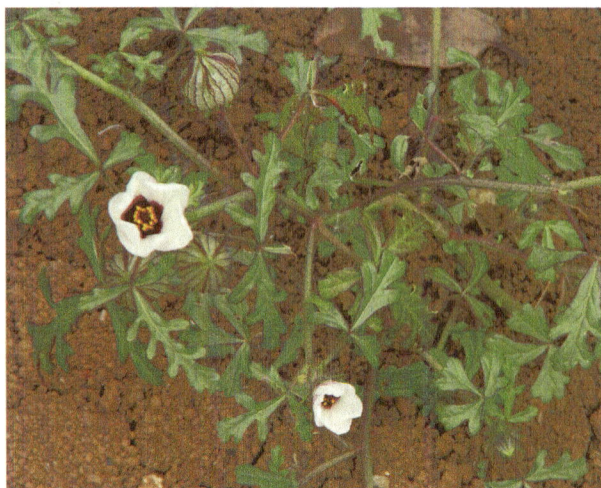

紫色；花瓣5片，倒卵形；雄蕊柱长约5mm，花丝纤细，长约3mm，花药黄色，花柱5枚，无毛。蒴果长圆状球形，果皮薄，黑色。种子肾形，黑色，具腺状突起。

【性味功效】甘，寒。清热解毒，利咽止咳。

【临床用方】①《东北常用中草药手册》治急性关节炎：野西瓜苗15～30g，鲜品60～90g。用法：水煎服。②《贵州草药》治风热咳嗽：野西瓜苗15g，白糖9g。用法：水煎服。

【用法用量】内服：煎汤，15～30g，鲜品30～60g。外用：适量，鲜品捣敷；或干品研末，油调涂。

【现代研究】药理研究显示有利尿作用。现代临床用于治疗咽喉肿痛、咳嗽、痢疾、疮毒、烫伤等。

153 香茶菜

【古籍原文】生田野中。茎方，窊面四楞，叶似薄荷叶微大，拃叶对生，梢头出穗，开粉紫花，结蒴如荞麦蒴而微小。叶味苦。「救饥」采叶煠熟，水浸去苦味，淘洗净，油盐调食。

【来　　源】为唇形科植物香茶菜 *Rabdosia amethystoides*（Benth.）Hara的地上部分。

【形态特征】多年生草本，高0.3～1.5m。根茎肥大。疙瘩状，木质。茎直立，四棱形。叶对生；叶片卵状圆形、卵形或披针形，先端渐尖、急尖或钝，基部楔形下延于叶柄。二歧聚伞花序多花，组成顶生疏散的圆锥花序；苞片卵形或针状；花萼钟形，萼齿5枚，三角形，近相等；花冠白色、蓝白色或紫色；雄蕊4枚，二强雄蕊；子房4裂，花柱与雄蕊等长，柱头2浅裂；花盘杯状。小坚果卵形，褐色。

【性味功效】辛，凉。清热利湿，活血散瘀，解毒消肿。

【临床用方】①《广西本草选编》治肝硬化、肝炎、肺脓肿：香茶菜15～30g。用法：水煎服。②《福建药物志》治淋巴腺炎：香茶菜鲜叶、米酒各适量。用法：捣烂拌匀，敷患处。

【用法用量】内服：煎汤，10～15g。外用：适量，鲜叶捣敷；或煎水洗。

【使用注意】孕妇慎用。

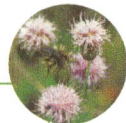

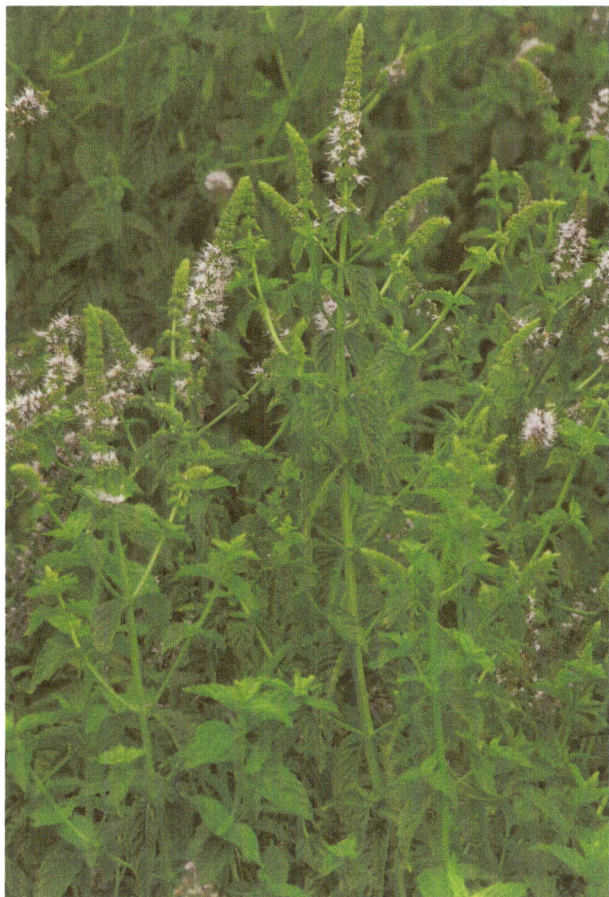

【现代研究】化学研究显示，含熊果酸，β-谷甾醇，硬脂酸，香茶菜甲素，香茶菜醛，香茶菜酸，耐阴香茶菜素A、B，棕榈酸，氢化兰萼甲素，兰萼甲素，兰萼乙素等。药理研究显示，有抗肿瘤、抗菌、抗炎及修复肝细胞等作用。现代临床用于治疗淋巴腺炎、关节痛、咽喉肿痛、毒蛇咬伤等。

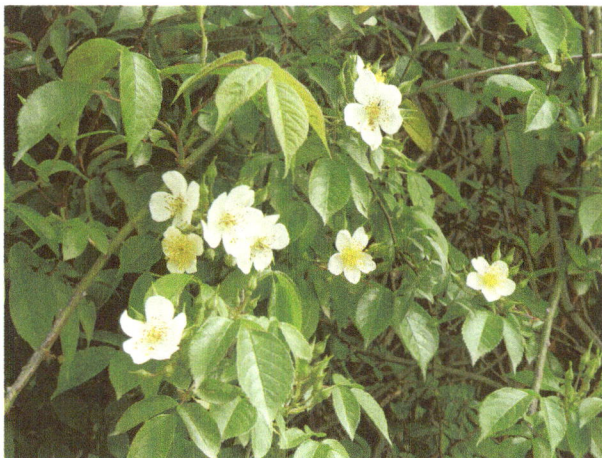

154 蔷蘼

【古籍原文】又名刺蘼。今处处有之。生荒野岗岭间，人家园圃中亦栽。科条青色，茎上多刺，叶似椒叶而长，锯齿又细，背颇白，开红白花，亦有千叶者。味甜淡。「救饥」采芽叶煤熟，换水浸淘净，油盐调食。

【来　　源】为蔷薇科植物多花蔷薇*Rosa multiflora* Thunb.的花。

【形态特征】攀缘灌木。小枝有短弯曲皮刺。羽状复叶，叶柄长5~10cm；托叶篦齿状，贴生于叶柄；小叶5~9片，倒卵形、长圆形或卵形，先端圆或急尖，基部近圆形或楔形，边缘具锯齿，上面无

毛，下面有柔毛。花两性，多朵排成圆锥花序；花萼裂片6片，披针形；花瓣5片，白色；雄蕊多数。果实近球形，红褐色或紫褐色，有光泽。

【性味功效】苦、涩，凉。清暑，和胃，活血止血，解毒。

【临床用方】《安徽中草药》治暑热胸闷，不思饮食：蔷薇花9g。用法：煎水，代茶频服。

【用法用量】煎服，3~6g。

【现代研究】化学研究显示含挥发油。现代临床用于治疗暑热烦渴、胃脘胀闷、吐血、衄血、口疮、痈疖、月经不调等。

【附】蔷薇根

蔷薇根为多花蔷薇的根。味苦涩，性凉。功用：清热解毒，祛风除湿，活血调经，固精缩尿，消骨鲠。适用于疮痈肿毒、烫伤、口疮、痔血、鼻

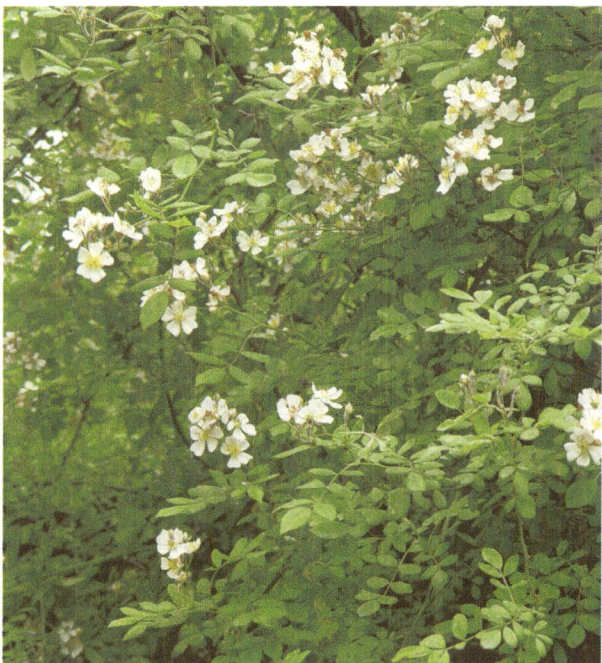

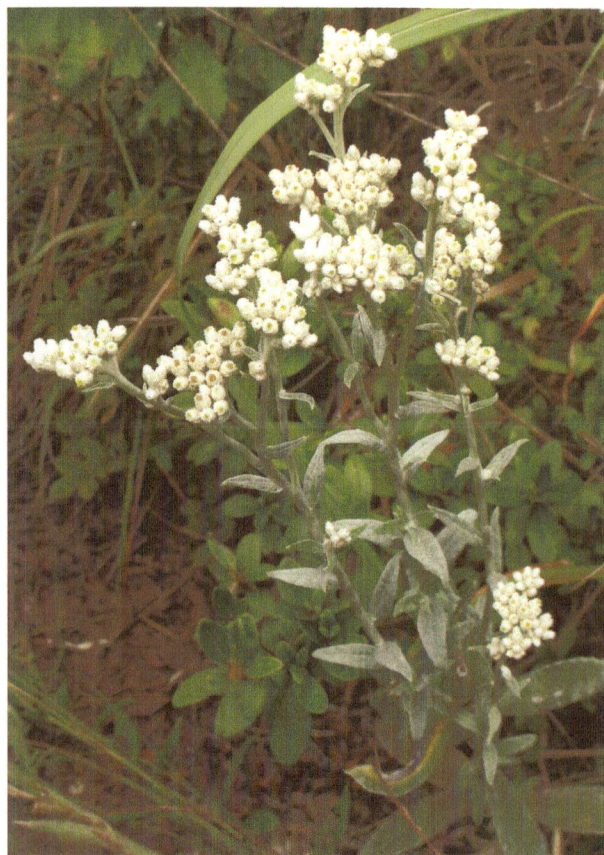

钮、关节疼痛、月经不调、痛经、久痢不愈、遗尿、尿频、白带过多、子宫脱垂、骨鲠。内服：煎汤，10~15g；研末，1.5~3.0g；或鲜品捣，绞汁。外用：适量，研粉敷；或煎水含漱。

155 毛女儿菜

【古籍原文】生南阳府马鞍山中。苗高一尺许，叶似锦丝菜叶而微尖，又似兔儿尾叶而小，茎叶皆有白毛，梢间开淡黄花，如大黍粒，十数颗攒成一穗。味甘酸。「救饥」采苗叶煠熟，水浸淘净，油盐调食。或拌米面蒸食亦可。

【来　　源】为菊科植物白背鼠曲草 *Gnaphalium japonicum* Thunb.的全草。

【形态特征】一年生草本，高8~28cm。茎纤细，多数，丛生，密被白色棉毛。基部叶莲座状，花期生存，条状倒披针形；茎生叶向上渐小，条形，基部有极小的叶鞘。头状花序多数，在茎端密集成球状；总苞钟状；总苞片3层，红褐色，干膜质；花全部结实，外围雌性花的花冠丝状，中央两性花的花冠筒状，上部粉红色，5齿裂。瘦果长圆形，有细点。

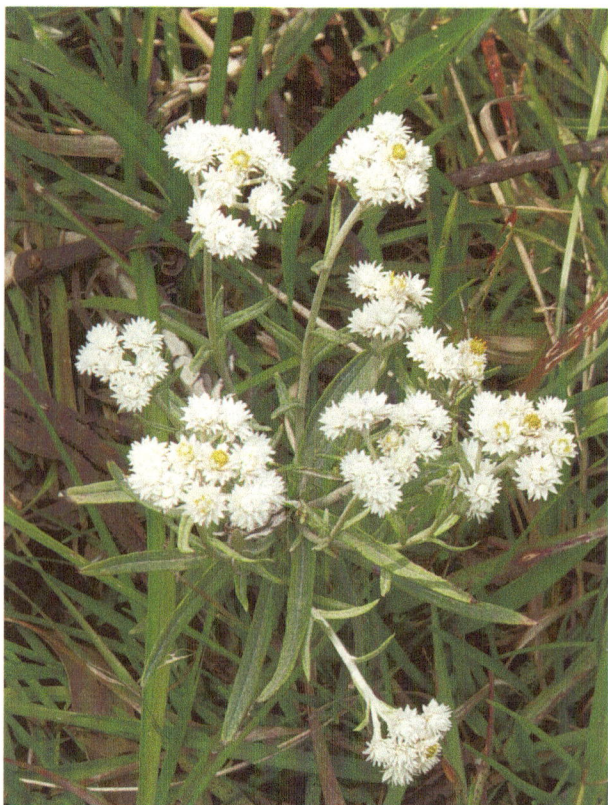

【性味功效】甘、淡，微寒。疏风清热，利湿，解毒。

【临床用方】《四川中药志》治风热咳嗽：毛女儿菜鲜草30g，青蒿15g，薄荷9g。用法：水煎服。

【用法用量】内服：煎汤，9~30g。外用：适量，捣敷。

【现代研究】化学研究显示，根含鞣质、黄酮苷及糖类。现代临床用于治疗感冒、咳嗽、咽喉肿痛、急性结膜炎、乳腺炎、心悸、尿路结石、小儿黄疸、白带、疮疡疔毒、蛇伤、跌打损伤等。

156 牻牛儿苗（老鹳草）

【古籍原文】又名斗牛儿苗。生田野中。就地拖秧而生，茎蔓细弱，其茎红紫色，叶似园荽叶，瘦细而稀疏，开五瓣小紫花，结青葖葵儿，上有一嘴，甚尖锐，如细锥子状，小儿取以为斗戏。叶味微苦。「救饥」采叶煠熟，换水浸去苦味，淘净，油盐调食。

【来　　源】为牻牛儿苗科植物牻牛儿苗 *Erodium stephanianum* Willd.带果实的全草。

【形态特征】一年生或二年生草本，高10~50cm。

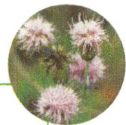

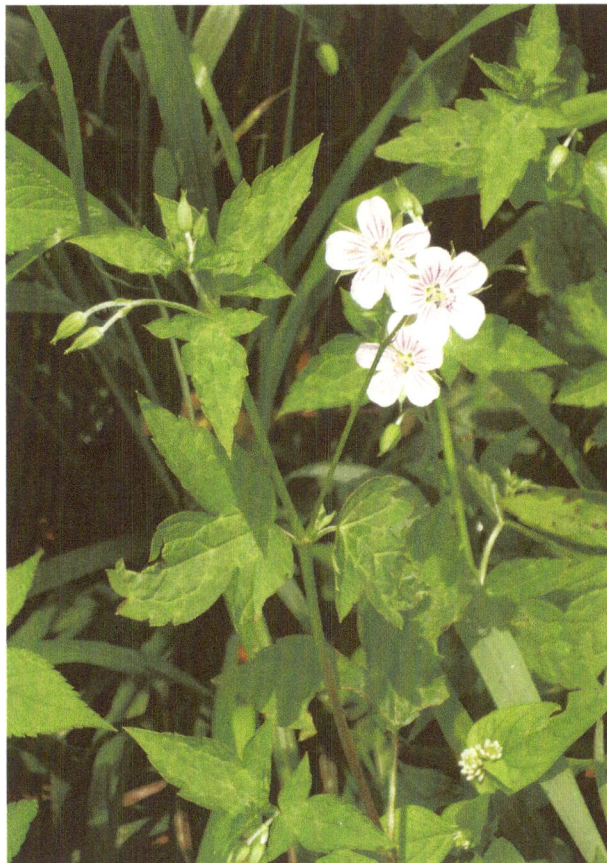

157 铁扫篸

【古籍原文】生荒野中。就地丛生。一本二三十茎，苗高三四尺，叶似苜蓿叶而细长，又似细叶胡枝子叶，亦短小，开小白花。其叶味苦。「救饥」采嫩苗叶煠熟，换水浸去苦味，油盐调食。

【来　　源】为豆科植物铁扫帚 *Lespedeza cuneata*（Dum-Cours）G. Don的全草或根。

【形态特征】直立小灌木，高30~100cm，上部有坚韧细长的分支。叶互生，三出复叶；托叶条形；叶片倒披针形。花单生，或2~4朵丛生叶腋，几无花梗；花萼浅杯状，具5裂，齿披针形；雄蕊10枚，二体雄蕊；雌蕊线形，花柱细长，弯曲，柱头头状；子房外有细毛。荚果斜卵圆形，表面有白色绢毛或近无毛。种子肾圆形，成熟时赭褐色。

【性味功效】苦、涩，凉。补肾涩精，健脾利湿，祛痰止咳，清热解毒。

【临床用方】①《贵州民间药物》治遗精：铁扫帚30g。用法：炖猪肉服，早、晚各服1次。②《安徽

根圆柱形。茎平铺地面或斜升，多分支，具柔毛。叶对生；托叶披针形，边缘膜质；叶片长卵形或长圆状三角形，二回羽状深裂。伞形花序，腋生；通常有2~5朵花；萼片长圆形，先端具芒尖；花瓣5片，倒卵形，淡紫色或蓝紫色；雄蕊10枚，2轮，外轮5枚无花药，内轮5枚具花药；子房密被白色长柔毛。蒴果，先端具长喙，其内侧有棕色的毛。

【性味功效】苦、微辛，平。祛风通络，活血，清热利湿。

【临床用方】《浙江药用植物志》治风湿痹痛：老鹳草250g，当归、桂枝、赤芍、红花各18g，酒1000ml。用法：浸1周，过滤，每次饮1小盅，每日2次。

【用法用量】内服：煎汤，9~15g；或浸酒；或熬膏。外用：适量，捣烂，加酒炒热，外敷；或制成软膏涂敷。

【现代研究】化学研究显示，全草含挥发油，油中主要成分为牻牛儿醇；又含槲皮素及其他色素。药理研究显示，有抗菌、抗病毒、抗炎、止咳等作用。现代临床用于治疗风湿痹痛，腰扭伤，跌打损伤，急、慢性肠炎，疮毒初起，蛇虫咬伤。

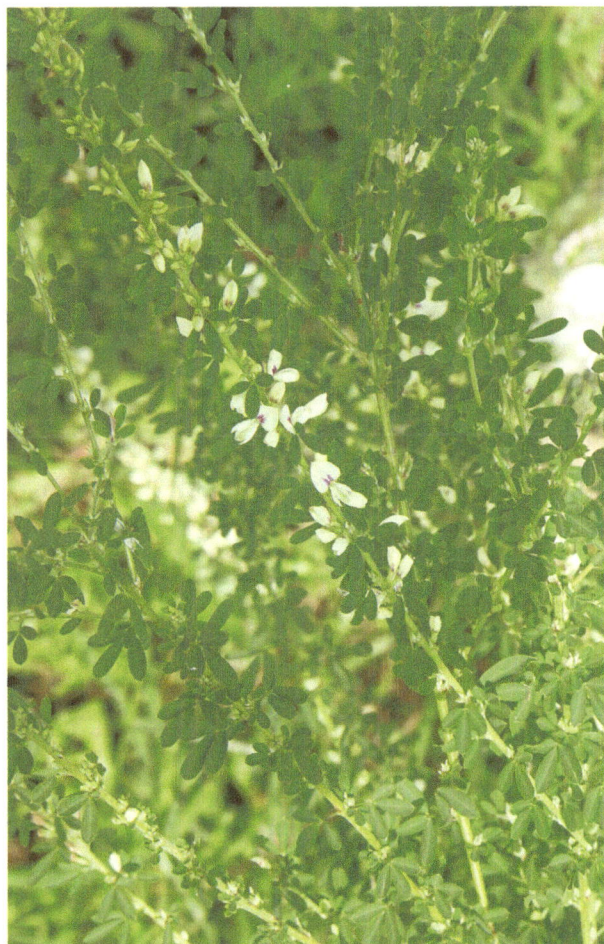

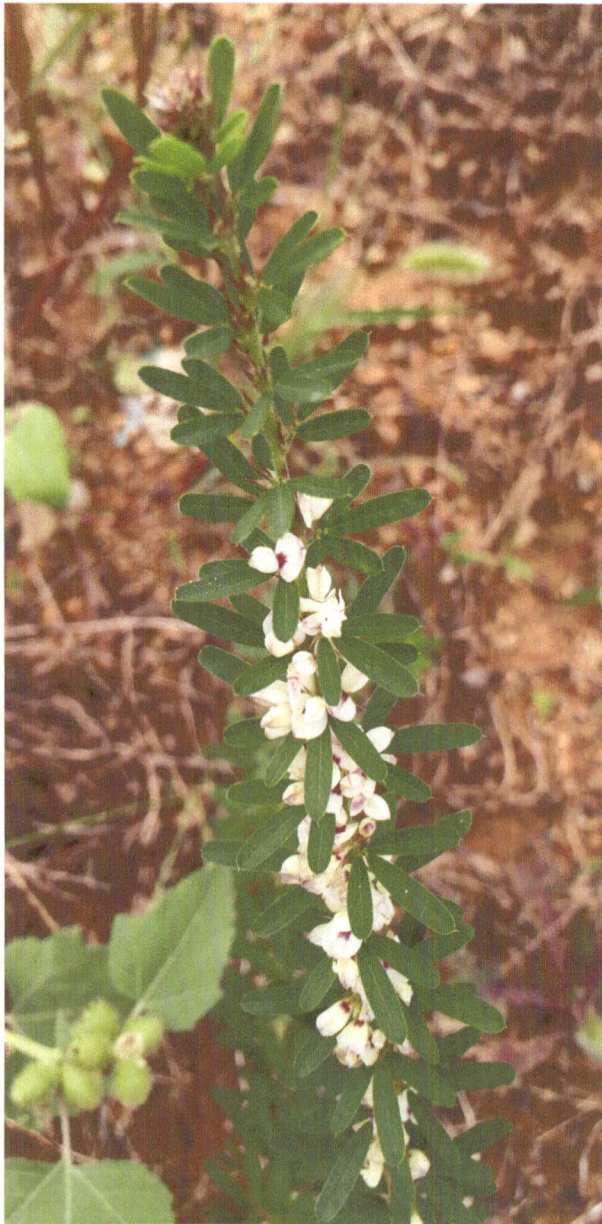

158 山小菜

【古籍原文】生密县山野中，科苗高二余尺，就地丛生，叶似酸浆子叶而窄小，面有细纹脉，边有锯齿，色深绿，又似桔梗叶，颇长艄。味苦。「救饥」采叶煠熟，水浸淘去苦味，油盐调食。

【来　　源】为桔梗科植物紫斑风铃草Campanula punctata Lam.的全草。

【形态特征】多年生草本，全体被刚毛，具细长而横走的根状茎。茎直立，粗壮，高20～100cm。基生叶具长柄，叶片心状卵形；茎生叶三角状卵形至披针形，边缘具不整齐钝齿。花顶生于主茎及分支顶端，下垂；花萼裂片长三角形，裂片间有1个卵形至卵状披针形而反折的附属物，边缘有芒状长刺毛；花冠白色，带紫斑，筒状钟形。蒴果半球状倒锥形。种子灰褐色，矩圆状，稍扁。

【性味功效】苦，凉。清热解毒，止痛。

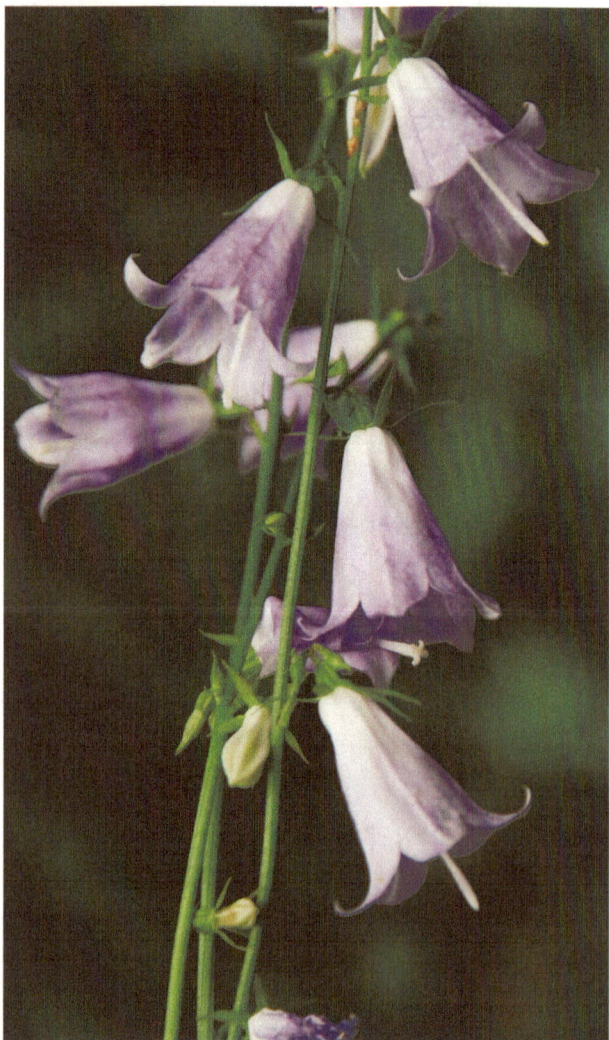

中草药》治胃脘痛腹泻：铁扫帚15g，青木香6g，乌药9g。用法：水煎服。

【用法用量】内服：煎汤，15～30g，鲜品30～60g；或炖肉。外用：适量，煎水熏洗；或捣敷。

【使用注意】孕妇忌服。

【现代研究】化学研究显示，全草含截叶铁扫帚酸钾、异截叶铁扫帚酸钾、松脑，地上部分含儿茶精、表儿茶精、黎豆胺、木质素、鞣质等，根含大豆皂醇B。药理研究显示，有止咳、祛痰、平喘、抗菌作用。现代临床用于治疗急性肾炎、糖尿病、肾炎水肿、急性胃炎、菌痢、阿米巴痢疾、脱肛、急性黄疸型肝炎、小儿消化不良、跌打损伤、皮肤瘙痒、痈疮肿毒等。

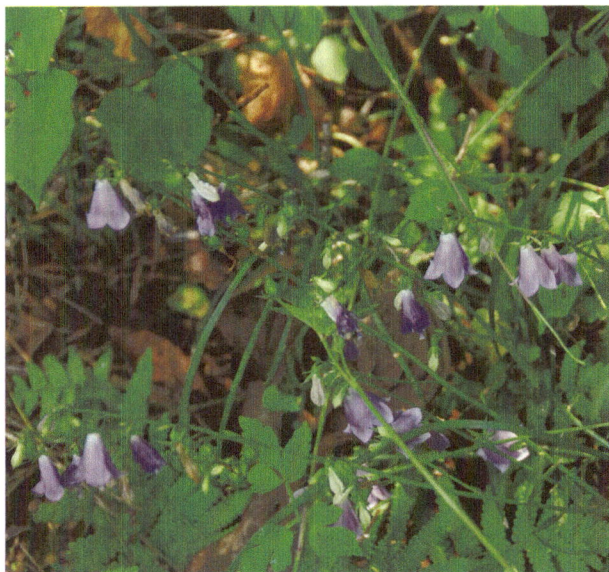

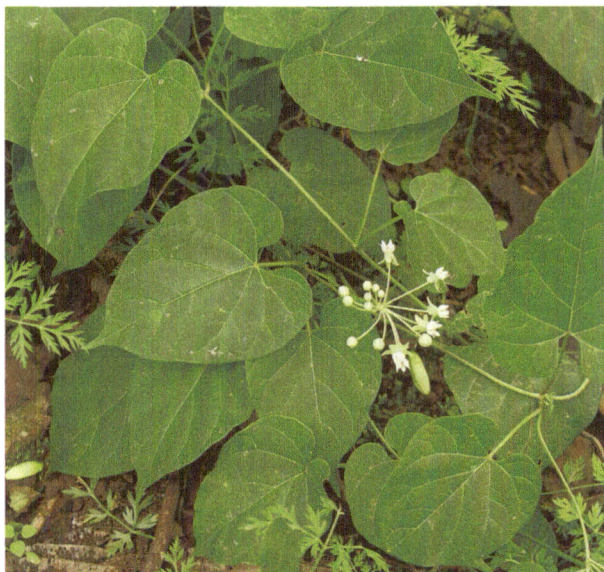

【用法用量】内服：煎汤，6~10g。

【现代研究】现代临床用于治疗咽喉肿痛、头痛等。

【现代研究】现代临床用于治疗小儿消化不良、胃炎、十二指肠溃疡、肾炎水肿、寻常疣等。

159 羊角苗

【古籍原文】又名羊奶科，亦名合钵儿，俗名婆婆针扎儿，又名纽丝藤，一名过路黄。生田野下湿地中。拖藤蔓而生，茎色青白，叶似马兜铃叶而长大，又似山药叶，亦长大，面青背颇白，皆两叶相对生，茎叶折之俱有白汁出，叶间出穗，开五瓣小白花，结角似羊角状，中有白穰。其叶味甘、微苦。「救饥」采嫩叶煠熟，换水浸去苦味邪气，淘净，油盐调食。

【来　　源】为萝藦科植物鹅绒藤*Cynanchum chinense* R. Br.茎中的白色浆乳汁及根。

【形态特征】多年生缠绕草本，全株被短柔毛。主根圆柱状，干后灰黄色。叶对生，宽三角状心形，基部心形。伞形聚伞花序腋生，二歧，着花约20朵；花萼外面被柔毛；花冠白色，裂片长圆状披针形；副花冠二形，杯状；花粉块每室1个，下垂；花柱头略为凸起，顶端2裂。蓇葖果双生或仅有1个发育，细圆柱状。种子长圆形。

【性味功效】苦，寒。清热解毒，消积健胃，利水消肿。

【用法用量】内服：煎汤，3~15g。外用：适量，浆汁涂患处。

160 耧斗菜

【古籍原文】生辉县太行山山野中。小科苗就地丛生，苗高一尺许，茎梗细弱，叶似牡丹叶而小，其头颇团。味甜。「救饥」采叶煠熟，水浸淘净，油盐调食。

【来　　源】为毛茛科植物耧斗菜*Aquilegia viridiflora* Pall.的全草。

【形态特征】多年生草本，高15~50cm。根肥大，圆柱形。茎常在上部分支。基生叶少数，二回三出复叶；叶片楔状倒卵形，基部有鞘；茎生叶数片，为一至二回三出复叶，向上渐变小。花3~7朵，倾斜或微下垂；苞片三全裂；萼片黄绿色，长椭圆状卵形；雄蕊长达2cm，伸出花外，花药长椭圆形，黄色，花柱比子房长或等长。蓇葖果长1.5cm。种子黑色，狭倒卵形。

【性味功效】微苦、辛、甘，平。活血调经，凉血止血，清热解毒。

【临床用方】《内蒙古中草药》治月经不调、子宫出血：鲜耧斗菜15g。用法：水煎服；或全草熬膏，每次开水冲服3~9g。

【用法用量】内服：煎汤，3~6g；或熬膏。

【现代研究】化学研究显示，含紫堇块茎碱、木兰花碱、黄连碱。药理研究显示有止血作用。现代临

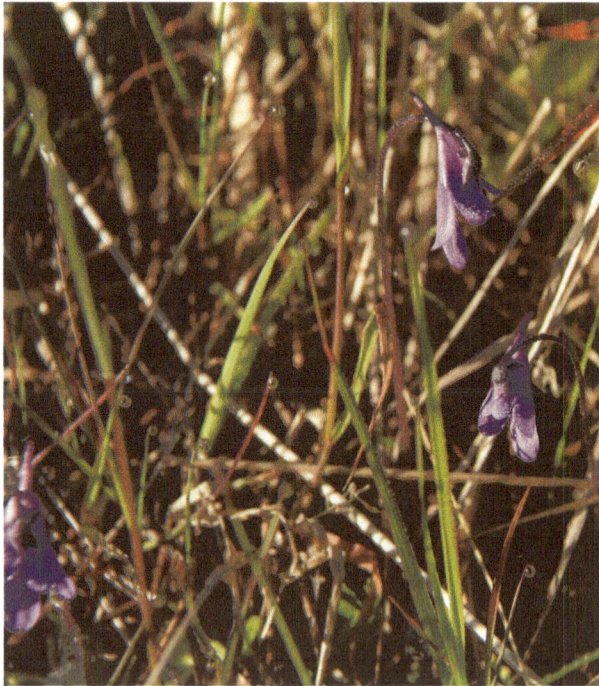

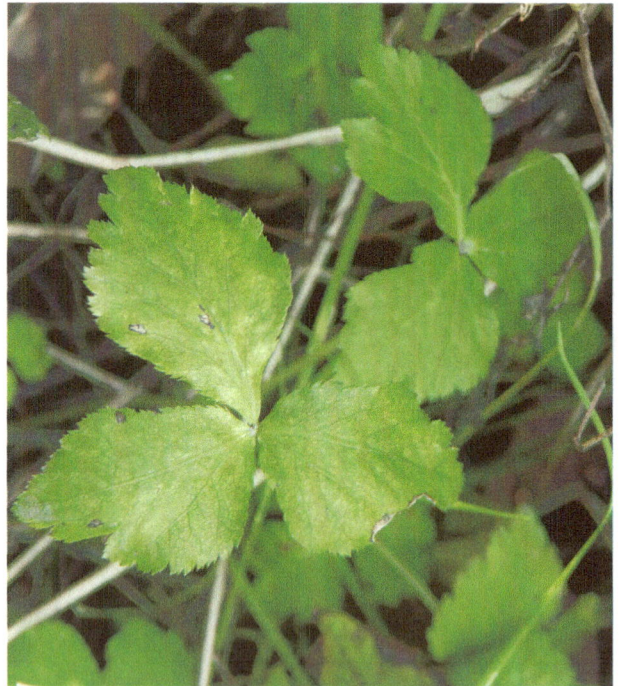

床用于治疗月经不调、功能性子宫出血、呼吸道感染、痢疾等。

161 瓯 菜

【古籍原文】生辉县山野中。就地作小科苗，生茎叉，叶似山苋菜叶而有锯齿，又似山小菜叶，其锯齿比之却小。味甜。「救饥」采嫩苗叶煠熟，水浸淘净，油盐调食。

【现代研究】原书无花、果描述，现代研究暂时无法确定原植物品种。

162 变豆菜（山芹菜）

【古籍原文】生辉县太行山山野中。其苗叶初作地摊科生，叶似地牡丹，叶极大，五花叉，锯齿尖，其后叶中分，生茎叉，梢叶颇小，上开白花。其叶味甘。「救饥」采叶煠熟，作成黄色，换水淘净，油盐调食。

【来　　源】为伞形科植物变豆菜 Sanicula chinensis Bge. 的全草。

【形态特征】多年生草本，高40～100cm，全株无毛，有许多细长支根。茎直立。基生叶叶片近圆形至圆心形；茎生叶3裂，边缘有大小不等的尖锐重

锯齿。伞形花序二至三回叉式分支；萼齿窄线形，顶端渐尖；花瓣倒卵形，白色或绿白色，花柱与萼齿近等长。双悬果球状圆卵形，皮刺直立，顶端钩状，基部膨大；果实的横剖面近圆形。胚乳腹面略凹陷；油管5个，合生面通常有油管2个，大而显著。

【性味功效】辛、微甘，凉。解毒，止血。

【临床用方】《青岛中草药手册》治疔疮红肿：山芹菜15g，地丁15g。用法：取鲜品捣烂，敷患处。

【用法用量】内服：煎汤，6～15g。外用：适量，捣敷。

【现代研究】现代临床用于治疗咽痛、咳嗽、月经过多、尿血、外伤出血、疮痈肿毒等。

163 和尚菜（软蒺藜）

【古籍原文】田野处处有之。初生摊地拼叶，叶似野天茄儿叶而大，背微红紫色，后撺苗高二三尺，叶似莙荙叶，短小而尖，又似红落藜叶而色不红，结子如灰菜子。叶味辛、酸，微咸。「救饥」采嫩叶煠熟，换水浸去邪味，淘净，油盐调食；或晒干煠食亦可。或云不可多食久食，令人面肿。

【来　　源】为藜科植物西伯利亚滨藜 Atriplex sibirica L. 的果实。

【形态特征】一年生草本，高20～50cm。茎直立，钝四棱形。叶片卵状三角形至菱状卵形，先端微钝，基部圆形或宽楔形，边缘具疏锯齿。团伞花序，几遍布叶腋；雄花花被片5片；雄蕊5枚，花丝基部联合；雌花无花被，为2个合生苞片包围；果期苞片膨大，木质，基部楔形。胞果卵形或近圆形；果皮膜质，白色，与种子贴伏。种子直立，红褐色或黄褐色。

【性味功效】苦，平。清肝明目，祛风止痒，活血消肿，通乳。

【临床用方】《内蒙古中草药》治皮肤瘙痒、荨麻疹：软蒺藜、地肤子各适量。用法：煎水外洗。

【用法用量】内服：煎汤，3～9g。外用：适量，煎水洗。

【现代研究】药理研究显示，有抗病毒及抗血吸虫的作用。现代临床用于治疗急性结膜炎，急、慢性咽炎，风疹，荨麻疹，乳汁不通等。

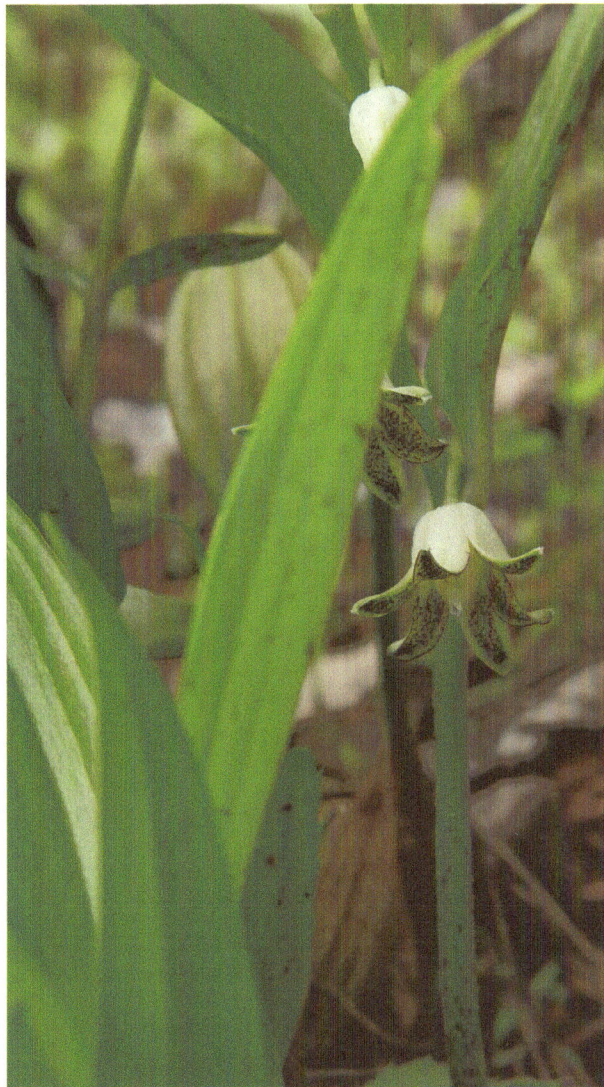

根可食

本草原有

164 萎蕤（玉竹）

【古籍原文】本草一名女萎，一名荧，一名地节，一名玉竹，一名马薰。生太行山山谷，及舒州、滁州、均州，今南阳府马鞍山亦有。苗高一二尺，茎斑，叶似竹叶，阔短而肥厚，叶尖处有黄点，又似百合叶，却颇窄小，叶下结青子，如椒粒大，其根似黄精而小异，节上有须。味甘，性平，无毒。「救饥」采根，换水煮极熟，食之。「治病」文具本草草部条下。

【来　源】为百合科植物玉竹 *Polygonatum odoratum*（Mill.）Druce 的根茎。

【形态特征】多年生草本。根茎横走，肉质，黄白色，密生多数须根。茎单一，高20～60cm。叶互生，无柄；叶片椭圆形至卵状长圆形；叶脉隆起，平滑或具乳头状突起。花腋生；花被筒状，黄绿色至白色；雄蕊6枚，着生于花被筒的中部，花丝丝状，近平滑至具乳头状突起；子房长3～4mm，花柱长10～14mm。浆果球形，熟时蓝黑色。

【性味功效】甘，微寒。养阴润燥，生津止渴。

【临床用方】《山东中草药手册》治肺热咳嗽：玉竹12g，杏仁9g，石膏9g，麦冬9g，甘草6g。用法：水煎服。

【用法用量】内服：煎汤，6～12g；或熬膏浸酒；或入丸、散。外用：适量，鲜品捣敷；或熬膏涂。

【使用注意】阴虚有热者宜生用，热不甚者宜制用；痰湿气滞者忌服；脾虚便溏者慎用。

【现代研究】化学研究显示，含多糖类、甾醇类、糖苷类成分。药理研究显示，有降血脂、抑制血糖升高、提高免疫力等作用。现代临床用于治疗高脂

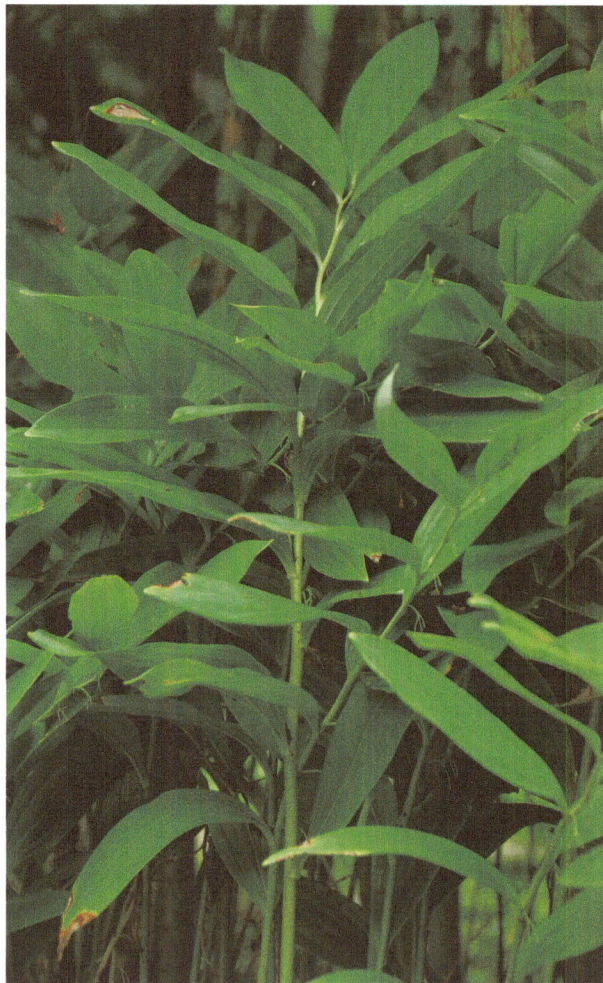

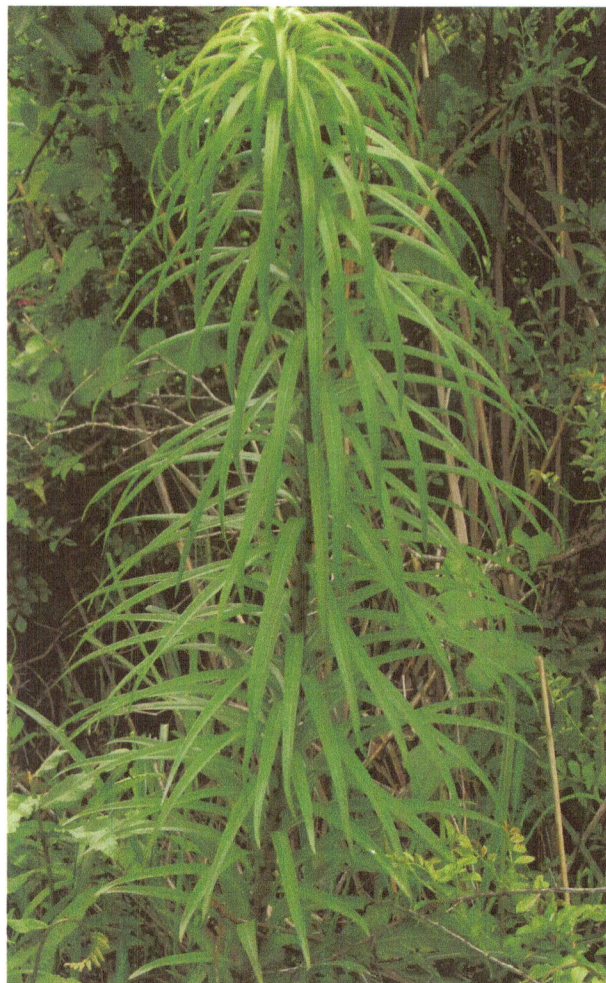

血症、神经衰弱、白喉性心肌炎、末梢神经麻痹、糖尿病等。

165 百 合

【古籍原文】一名重箱，一名摩罗，一名中逢花，一名强瞿。生荆州山谷，今处处有之。苗高数尺，干粗如箭，四面有叶如鸡距，又似大柳叶而宽，青色稀疏，叶近茎微紫，茎端碧白，开淡黄白花，如石檀黺而大，四垂向下覆长蕊，花心有檀色，每一颠须五六花，子色圆如梧桐子，生于枝叶间，每叶一子，不在花中，此又异也。根色白，形如松子壳，四向攒生，中间出苗，又如胡蒜，重叠生二三十瓣。味甘，性平，无毒。一云有小毒。又有一种开红花，名山丹，不堪用。「救饥」采根煮熟，食之甚益人气。又云蒸过，与蜜食之。或为粉，尤佳。「治病」文具本草草部条下。

【来　　源】为百合科植物百合*Lilium brownii* F. E.

Brown var. *viridulum* Baker的鳞叶。

【形态特征】多年生草本，高70～150cm。茎上有紫色条纹，无毛；鳞茎球形，白色。叶散生，具短柄；上部叶常小于中部叶，叶片倒披针形至倒卵形，先端急尖，基部余窄。花1～4朵，喇叭形，有香味；花被片6片，倒卵形；雄蕊6枚，前弯，花丝具柔毛，花药椭圆形，花粉粒红褐色；子房长柱形，花柱无毛，柱头3裂。蒴果长圆形，有棱。种子多数。

【性味功效】甘、微苦，微寒。养阴润肺，祛痰止咳，清心安神。

【古方选录】《济生方》百花膏：款冬花、百合（焙，蒸）等分。用法：上为细末，炼蜜为丸，如龙眼大，每服一丸，食后临卧细嚼，姜汤咽下，噙化尤佳。主治：咳嗽不已，或痰中有血。

【用法用量】内服：煎汤，6～12g；或入丸、散；亦可蒸食煮粥。

【使用注意】风寒咳嗽及中寒便溏者忌服。

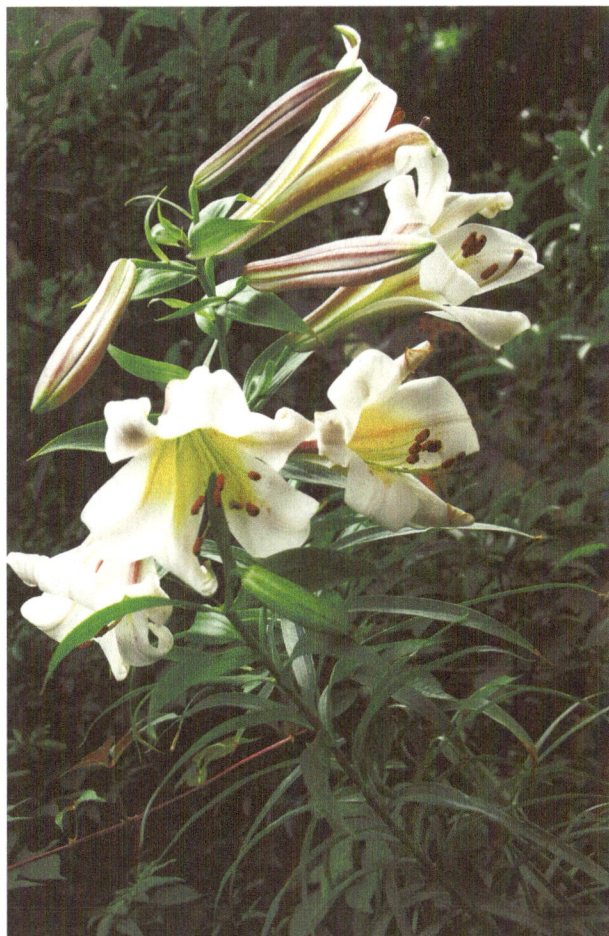

【现代研究】 化学研究显示，含岷江百合苷A、D及秋水仙碱、淀粉、蛋白质、脂肪等。药理研究显示，有镇咳、平喘、祛痰、镇静、催眠、抗应激性损伤等作用。现代临床用于治疗支气管炎、支气管扩张、肺炎、肺结核、肺脓肿、神经衰弱、失眠多梦、精神恍惚等。

166 天门冬

【古籍原文】 俗名万岁藤，又名婆罗树，本草一名颠勒，或名地门冬，或名筵门冬，或名巅棘，或名淫羊食，或名管松。生奉高山谷，及建州、汉州，今处处有之。春生藤蔓，大如钗股，长至丈余，延附草木上，叶如茴香，极尖细而疏滑，有逆刺，亦有涩而无刺者，其叶如丝杉而细散，皆名天门冬。夏生白花，亦有黄花及紫花者，秋结黑子，在其根枝傍，入伏后无花，暗结子，其根白，或黄紫色，大如手指，长二三寸，大者为胜。其生高地，根短味甜，气香者上。其生水侧下地者，叶细似蕴而微

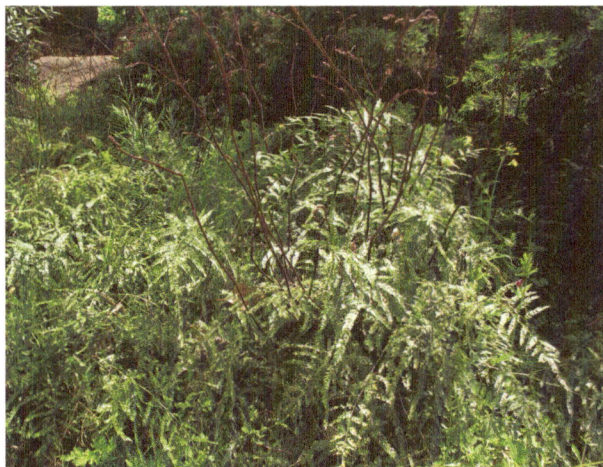

黄，根长而味多苦，气臭者下，亦可服。味苦、甘，性平、大寒，无毒。垣衣、地黄及贝母为之使，畏曾青。服天门冬误食鲤鱼中毒，浮萍解之。「救饥」采根，换水浸去邪味，去心煮食，或晒干煮熟，入蜜食尤佳。「治病」文具本草草部条下。

【来　　源】 为百合科植物天门冬 *Asparagus cochinchinensis*（Lour.）Merr.的块根。

【形态特征】 多年生攀缘草本，全体光滑无毛。块根肉质，丛生，长椭圆形或纺锤形，灰黄色。茎细扭曲，多分支，具棱；叶状枝簇生，扁平，先端刺针状。花1~3朵簇生叶腋，下垂，单性，雌雄异株；花被片6片；雄蕊6枚，花药呈"丁"字形；子房3室，柱头三歧。浆果球形，熟时红色。种子1颗。

【性味功效】 甘、苦，寒。滋阴，润燥，清肺，降火。

【古方选录】《丹溪心法》天门冬丸：天门冬一两，阿胶、甘草、炒杏仁、贝母、茯苓各半两。用法：研细末，炼蜜为丸，弹子大，每次一丸，含化。主治：阴虚火旺致咯血、吐血。

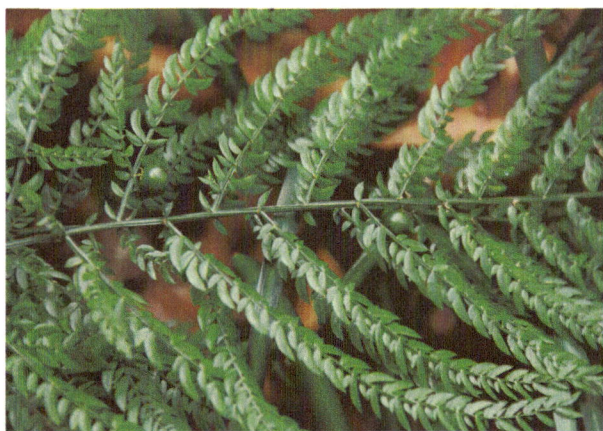

【用法用量】内服：煎汤，10~15g；或入丸、散；或熬膏、浸酒。

【使用注意】脾虚泄泻，痰湿内盛者忌用。

【现代研究】化学研究显示，含天门冬酰胺、瓜氨酸、丝氨酸、苏氨酸等氨基酸，以及β-谷甾醇、天门冬苷、天门冬多糖、葡萄糖和果糖等。药理研究显示，有抗心肌缺血和抗心肌梗死，加速坏死肝细胞修复和再生，恢复胆红素和尿素代谢功能，降胆固醇，降血糖，祛痰止咳，抗癌和抑制溶血性链球菌、金黄色葡萄球菌、白喉杆菌等作用。现代临床用于治疗肺结核咳嗽、百日咳、心律失常和糖尿病等。

167 章柳根（商陆）

【古籍原文】本草名商陆，一名荡根，一名夜呼，一名白昌，一名当陆，一名章陆。《尔雅》谓之蓬荡；《广雅》谓之马尾，《易》谓之苋陆。生咸阳川谷，今处处有之。苗高三四尺，干粗似鸡冠花干，微有线楞，色微紫赤，叶青如牛舌，微阔而长，根如人形者有神。亦有赤、白二种，花赤根亦赤，花白根亦白，赤者不堪服食，伤人，乃至痢血不已；白者堪服食。又有一种名赤昌，苗叶绝相类，不可用，须细辨之。商陆味辛酸。一云味苦，

性平，有毒。一云性冷。得大蒜良。「救饥」取白色根切作片子，煠熟，换水浸洗净，淡食，得大蒜良。凡制，薄切，以东流水浸二宿，捞出，与豆叶隔间入甑蒸，从午至亥；如无叶，用豆依法蒸之亦可。花白者年多，仙人采之作脯，可为下酒。「治病」文具本草草部商陆条下。

【来　　源】为商陆科植物商陆*Phytolacca acinosa* Roxb.的根。

【形态特征】多年生草本，高达1.5m，全株光滑无毛。根粗壮，圆锥形，肉质。茎绿色或紫红色，多分支。单叶互生，具柄；叶片卵状椭圆形或椭圆形，先端急尖或渐尖，基部渐狭，全缘。总状花序生于枝端或侧生于茎上，花序直立；花被片5片，初白色，后渐变为淡红色；雄蕊8～10枚。浆果扁圆状，有宿萼，熟时呈深红紫色或黑色。种子肾形，黑色。

【性味功效】苦，寒；有毒。逐水消肿，通利二便，解毒散结。

【古方选录】《本草纲目》治肿满、小便不利：商陆根、麝香。用法：商陆根适量捣烂，入麝香三分，贴于脐心，以帛束之，得小便利即肿消。

【用法用量】内服：煎汤，3～10g；或入散剂。外用：适量，捣敷。

【使用注意】内服宜醋制，久蒸后用宜生品；体虚

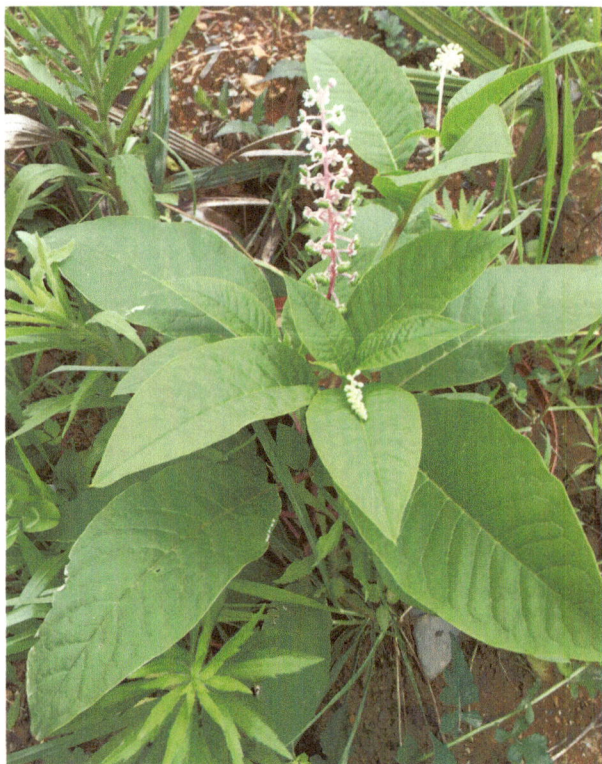

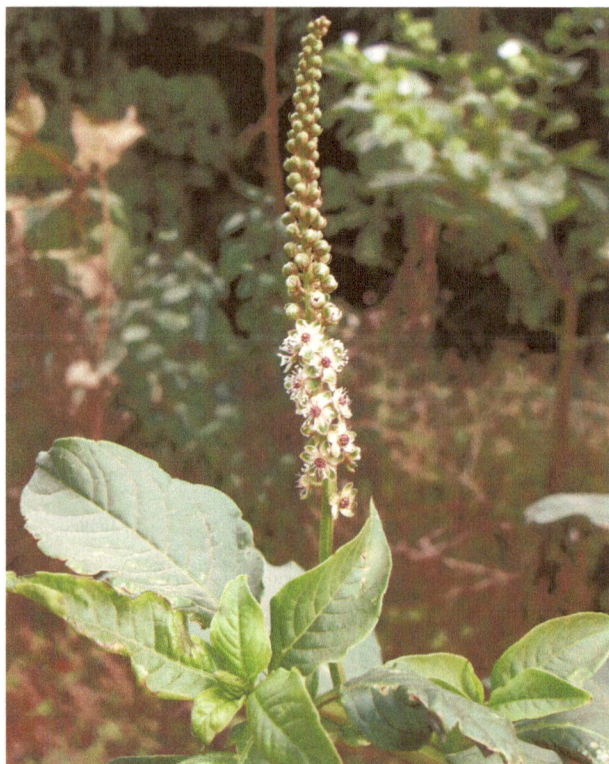

水肿慎服；孕妇忌服。宜从小量开始。本品对胃肠道有刺激作用，故宜饭后服。过量中毒，可出现恶心呕吐、腹痛腹泻、心动过速、呼吸频数，继则言语不清、躁动、抽搐，严重者血压下降、昏迷、瞳孔散大、心跳或呼吸停止而死亡。

【现代研究】化学研究显示，含商陆碱、三萜皂苷、加利果酸、甾族化合物、生物碱和大量硝酸钾。药理研究显示，有利尿、祛痰、镇咳、平喘、抗炎、抗真菌、抗病毒、抗肿瘤等作用。现代临床用于治疗慢性支气管炎、银屑病、乳腺增生、功能性子宫出血、消化性溃疡等。

168 沙 参

【古籍原文】一名知母，一名苦心，一名志取，一名虎须，一名白参，一名识美，一名文希。生河内川谷及冤句般阳续山，并淄、齐、潞、随、归州，而江淮、荆湖州郡皆有，今辉县太行山边亦有之。苗长一二尺，丛生崖坡间，叶似枸杞叶，微长而有叉牙锯齿，开紫花，根如葵根，赤黄色，中正白，实者佳。味微苦，性微寒，无毒。恶防己，反藜芦。又有杏叶沙参及细叶沙参，气味与此相类，但《图经》内不曾记载此二种叶苗形容，未敢并入本条，今皆另条开载。「救饥」掘根，浸洗极净，换水煮去苦味，再以水煮极熟，食之。「治病」文具本草草部条下。

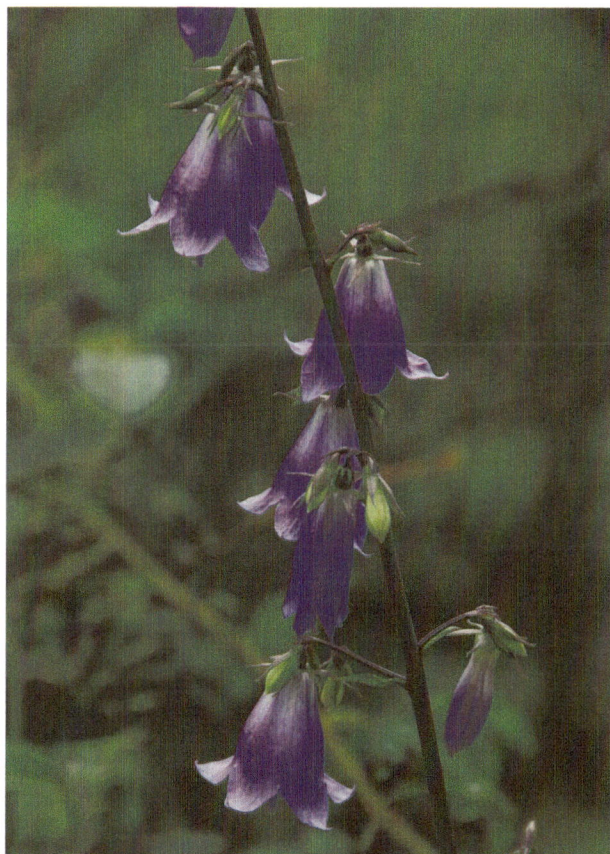

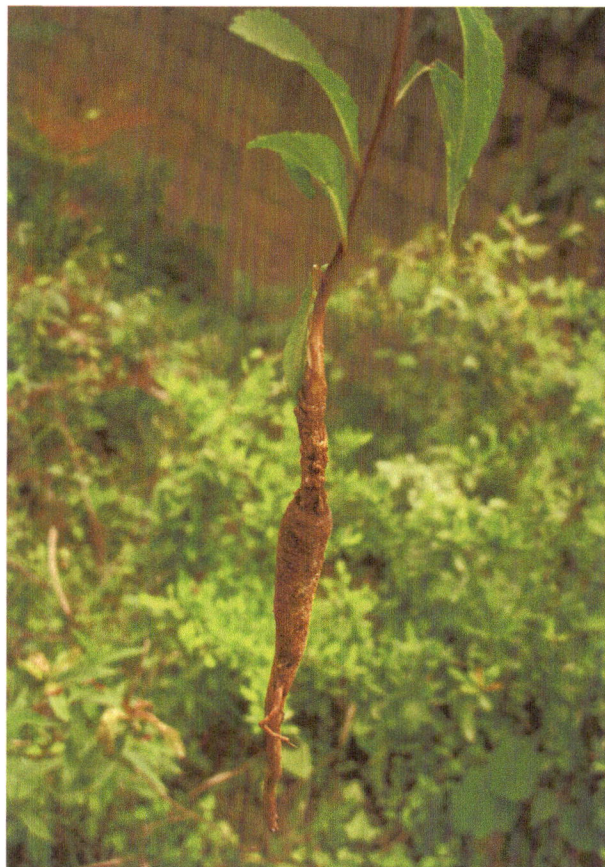

【来　　源】为桔梗科植物沙参*Adenophora stricta* Miq.的根。

【形态特征】多年生草本。茎高40～80cm，不分支，常被短硬毛或长柔毛。基生叶心形，大而具长柄；茎生叶无柄；叶片椭圆形至狭卵形，基部楔形。花序常不分支而成假总状花序；花萼裂片5片；花冠宽钟状，蓝色或紫色；花盘短筒状；雄蕊5枚，花丝下部扩大成片状，花药细长，花柱常略长于花冠，柱头3裂；子房下位，3室。蒴果椭圆状球形。种子多数，棕黄色，稍扁，有1条棱。

【性味功效】甘、微苦，微寒。养阴清热，润肺化痰，益胃生津。

【临床用方】《滇南本草》治诸虚之症：沙参30g，嫩鸡1只。用法：鸡去内脏，入沙参在鸡腹内，用砂锅水煮烂食之。

【用法用量】内服：煎汤，10～15g，鲜品15～

30g；或入丸、散。

【使用注意】风寒咳嗽禁服；反藜芦，不宜同用。

【现代研究】化学研究显示，含β-谷甾醇、β-谷甾醇-β-D-吡喃葡萄糖苷、蒲公英赛酮及二十八碳酸。药理研究显示，有调节免疫平衡、祛痰、抗真菌、强心等作用。现代临床用于治疗慢性咽炎、慢性气管炎、肺气肿、肺脓肿、肺结核、肺炎等。

169 麦门冬

【古籍原文】本草云：秦名羊韭，齐名爱韭，楚名马韭，越名羊蓍，一名禹葭，一名禹余粮。生随州、陆州及函谷堤坂土石间，久废处有之，今辉县山野中亦有。叶似韭叶而长，冬夏长生，根如矿麦而白色，出江宁者小润，出新安者大白，其大者苗如鹿葱，小者如韭。味甘，性平、微寒，无毒。地黄、车前为之使，恶款冬、苦瓠、苦芺，畏木耳、苦参、青襄。「救饥」采根，换水浸去邪味，淘洗净，蒸熟，去心食。「治病」文具本草草部条下。

【来　　源】为百合科植物麦冬Ophiopogon japonicus (Thunb.) Ker - Gawl.的块根。

【形态特征】多年生草本，高12～40cm。须根中部或先端常膨大形成肉质小块根。叶丛生，叶柄鞘状，边缘有薄膜；叶片窄长线形。花葶较叶为短；总状花序穗状，顶生；花小，淡紫色，略下垂；花被片6片，不展开，披针形；雄蕊6枚，花药三角状披针形；子房半下位，3室，花柱呈圆锥形。浆果球形，早期绿色，成熟后暗蓝色。

【性味功效】甘、微苦，微寒。滋阴润肺，益胃生津，清心除烦。

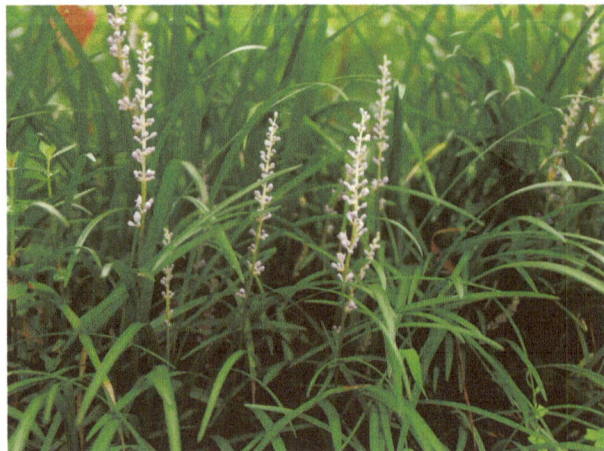

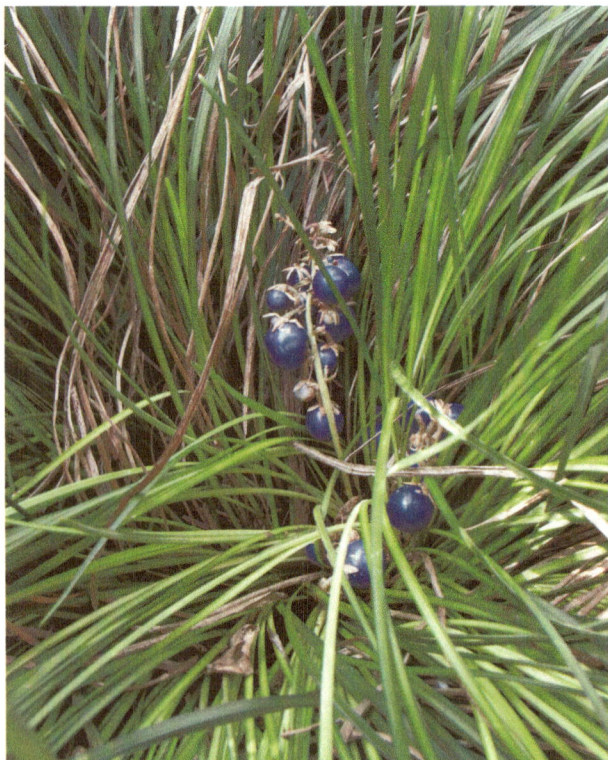

【古方选录】《太平圣惠方》麦门冬饮子：生麦门冬汁五合，生刺蓟汁五合，生地黄汁五合。用法：上三味，相和，于锅中略暖过，每服一小盏，调伏龙肝末一钱服之。主治：吐血、衄血不止。

【用法用量】内服：煎汤，6～15g；或入丸、散、膏。

【使用注意】虚寒泄泻、湿浊中阻、风寒或寒痰咳喘者均禁服。

【现代研究】化学研究显示，含多种糖苷、高异类黄酮、罗斯考皂苷元、麦冬苷元、丙三醇、多种无机元素。药理研究显示，有抗心肌缺血、抗心律失常、抗血栓、提高免疫力、降血糖、抗肿瘤、抗衰老等作用。现代临床应用于治疗冠心病心绞痛、糖尿病、肺癌、小儿夏季热、燥热咳嗽等。

170 苎根（苎麻根）

【古籍原文】旧云闽、蜀、江浙多有之，今许州人家田园中亦有种者。皮可绩布。苗高七八尺，一科十数茎，叶如楮叶而不花叉，面青背白，上有短毛，又似苏子叶，其叶间出细穗，花如白杨而长，每一朵凡十数穗。花青白色，子熟茶褐色，其根黄白色，如手指粗，宿根地中至春自生，不须藏种。

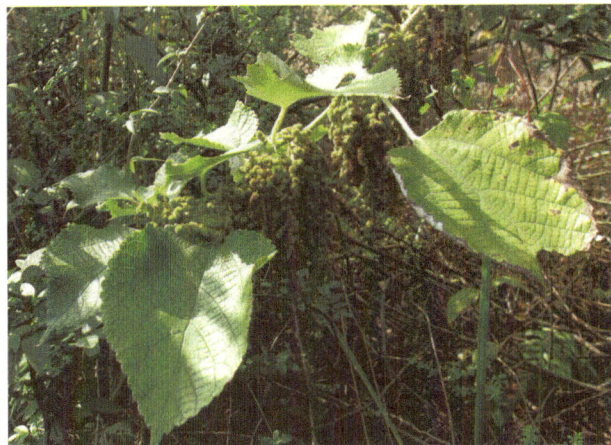

荆扬间一岁二三刈，剥其皮，以竹刀刮其表，厚处
自脱，得里如筋者，煮之用绩。以苧近蚕种之，则
蚕不生。根味甘，性寒。「救饥」采根，刮洗去
皮，煮极熟，食之甜美。「治病」文具本草草部
条下。

【来　源】为荨麻科植物苧麻*Boehmeria nivea*
（L.）Gaud.的根及根茎。

【形态特征】多年生半灌木，高1~2m。茎直立，
圆柱形，多分支。叶互生；托叶2片，分离，早
落；叶片宽卵形或卵形，基出脉3条。花单性，雌
雄通常同株；花序呈圆锥状，腋生，雄花序通常位
于雌花序之下；雄花小，无花梗，黄白色，花被
片4片；雄蕊4枚；有退化雌蕊；雌花淡绿色，簇
球形，花被管状，宿存，花柱1枚。瘦果小，椭圆
形，密生短毛，为宿存花被包裹，内有种子1颗。

【性味功效】甘，寒。凉血止血，清热安胎，利
尿，解毒。

【临床用方】《福建中草药》治习惯性流产：苧麻
根30g，莲子15g，怀山药15g。用法：水煎服。

【用法用量】内服：煎汤，5~30g；或捣汁。外

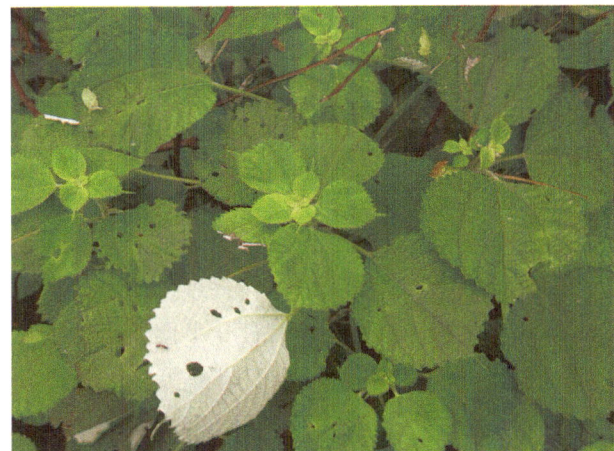

用：适量，鲜品捣敷；或煎汤熏洗。

【使用注意】无实热者慎服。

【现代研究】化学研究显示，含酚类、三萜（或甾
醇）、绿原酸及咖啡酸等。药理研究显示有止血作
用。现代临床应用于治疗上消化道出血、习惯性流
产或早产、痛风、痢疾、脱肛、毒蛇咬伤等。

171 苍术

【古籍原文】一名山蓟，一名山姜，一名山连，一
名山精。生郑山、汉中山谷，今近郡山谷亦有，嵩
山、茅山者佳。苗淡青色，高二三尺，茎作蒿秆，
叶抪茎而生，梢叶似棠叶，脚叶有三五叉，皆有锯
齿小刺，开花紫碧色，亦似刺蓟花，或有黄白花
者，根长如指大而肥实，皮黑茶褐色。味苦、甘。
一云味甘、辛，性温，无毒。防风、地榆为之使。
「救饥」采根，去黑皮，薄切，浸二三宿，去苦
味，煮熟食，亦作煎饵。久服轻身，延年不饥。
「治病」文具本草草部条下。

【来　源】为菊科植物北苍术*Atractylodes chinensis*
（DC.）Koidz.的根茎。

【形态特征】多年生草本，高30~50cm，具结节
状圆柱形根茎。茎直立，下部木质化。叶互生，革

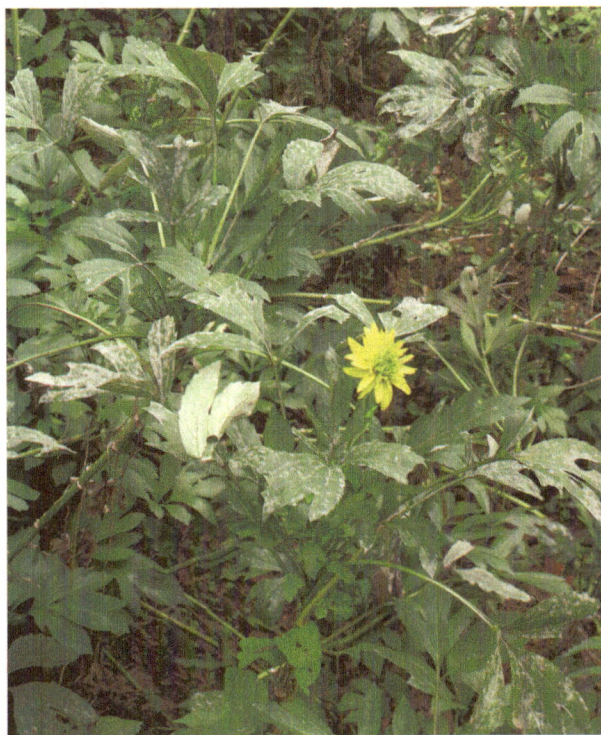

质；叶片较宽，卵形或长卵形，一般羽状5深裂。头状花序顶生；总苞片5~6层；花多数，两性或单性，多异株，全为管状花，白色或淡紫色；两性花雄蕊5枚，子房密被柔毛；单性花一般为雌花，退化雄蕊5枚。瘦果有柔毛；冠毛长约8mm，羽状。

【性味功效】辛、苦，温。燥湿健脾，祛风湿，解表，明目。

【古方选录】《素问病机气宜保命集》椒术丸：苍术二两，小椒（去目，炒）一两。用法：上为极细末，醋糊为丸，如桐子大，每服二十丸或三十丸，食前温水下。主治：脾虚泄泻。

【用法用量】内服：煎汤，3~9g；或入丸、散。

【使用注意】阴虚内热、气虚多汗者禁服。

【现代研究】化学研究显示含挥发油。药理研究显示，有促进胃肠动力、镇痛、抗炎、抗缺氧等作用。现代临床应用于治疗胃肠功能紊乱，急、慢性胃炎，神经官能症，消化不良，类风湿性关节炎，急性痛风性关节炎，骨性关节炎，夜盲及角膜软化症等。

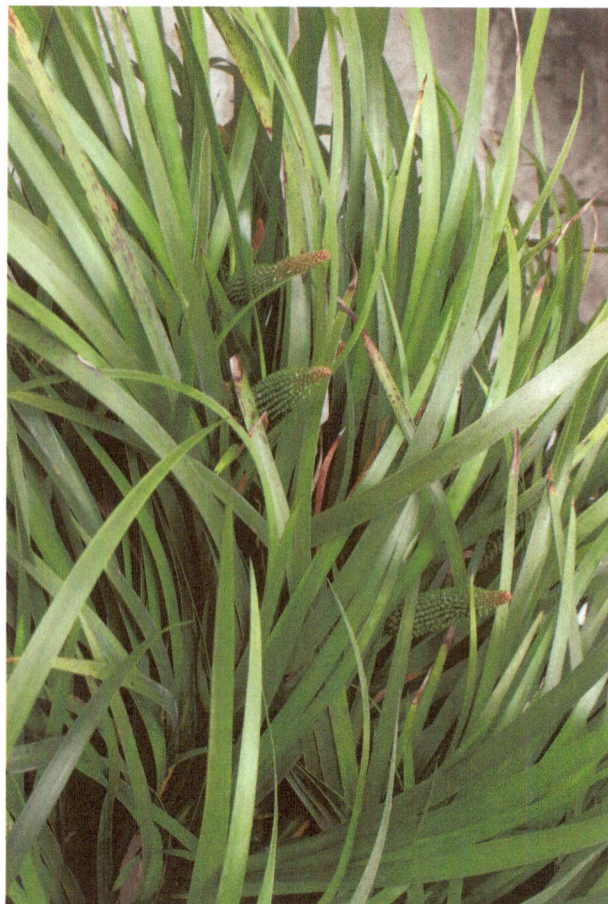

172 菖 蒲

【古籍原文】一名尧韭，一名昌阳。生上洛池泽及蜀郡严道，戎、卫、衡州并嵩岳石碛上，今池泽处处有之。叶似蒲而扁，有脊，一如剑刃，其根盘屈有节，状如马鞭秆，大根傍引三四小根，一寸九节者良，节尤密者佳。亦有十二节者，露根者不可用。又一种名兰荪，又谓溪荪，根形气色极似石上菖蒲，叶正如蒲，无脊，俗谓之菖蒲，生于水次，失水则枯。其菖蒲味辛，性温，无毒。秦皮、秦芃为之使，恶地胆、麻黄。不可犯铁，令人吐逆。「救饥」采根，肥大节稀，水浸去邪味，制造作果食之。「治病」文具本草草部条下。

【来　　源】为天南星科植物石菖蒲Acorus tatarinowii Schott的根茎。

【形态特征】多年生草本。根茎横卧，芳香，外皮黄褐色。根肉质，具多数须根。叶片薄，线形，基部对折，中部以上平展。花序柄腋生，三棱形；叶状佛焰苞长13~25cm；肉穗花序圆柱状，上部渐

尖，直立或稍弯；花白色。成熟果穗长7~8cm，粗可达1cm；幼果绿色，成熟时黄绿色或黄白色。

【性味功效】辛、苦，温。开窍醒神，宁心安神，化湿和胃。

【古方选录】《圣济总录》菖蒲饮：菖蒲（切焙）、高良姜、青橘皮（去白，焙）各六钱，白术、炙甘草各三钱。用法：上五味捣为粗末，每服一钱八分，以水一盏，煎十数沸，倾出，放温顿服。主治：霍乱吐泻不止。

【用法用量】内服：煎汤，3~9g，鲜品加倍；或入丸、散。外用：适量，煎水洗；或研末调敷。

【使用注意】阴虚阳亢、汗多、精滑者慎服。

【现代研究】化学研究显示含挥发油，主要成分为α-细辛脑、β-细辛脑、γ-细辛脑和顺式-甲基异丁香油酚及细辛醛等，还含有氨基酸、有机酸和糖类。药理研究显示，有镇静、抗惊厥、增强学习记忆力、解痉、抗心律失常等作用。现代临床用于治疗冠心病心绞痛、脑动脉粥样硬化早期的认知能力降低、血管性痴呆、癫痫、肺性脑病等。

根可食

新　增

173 蕅子根

【古籍原文】俗名打碗花，一名兔儿苗，一名狗儿秧，幽蓟间谓之燕蕅根，千叶者呼为缠枝牡丹，亦名穰花。生平泽中，今处处有之。延蔓而生，叶似山药叶而狭小，开花状似牵牛花，微短而圆，粉红色，其根甚多，大者如小筋粗，长一二尺，色白。味甘，性温。「救饥」采根，洗净蒸食之。或晒干杵碎，炊饭食亦好。或磨作面，作烧饼蒸食皆可。久食则头晕，破腹间食则宜。

【来　源】为旋花科植物打碗花 *Calystegia hederacea* Wall.的根茎。

【形态特征】一年生草木，高8～40cm，全体不被毛。具细长白色的根。植株通常矮小，蔓性，光滑。常自基部分支，平卧，有细棱。单叶互生；基部叶片长圆形；上部叶片3裂，叶基心形或戟形。花单一腋生；花梗长于叶柄；苞片宽卵形；萼片5片，长圆形；花冠淡紫色或淡红色，钟状；雄蕊5枚，花丝基部扩大，被小鳞毛；子房卵球形，柱头2裂。蒴果卵球形，外包宿存萼片。种子黑褐色，表面有小疣。

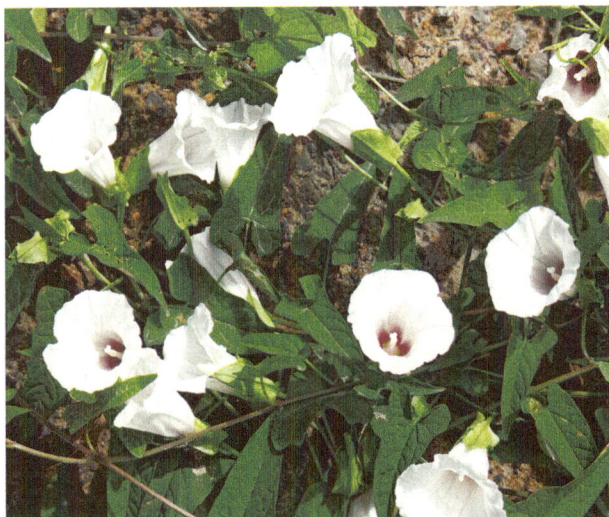

【性味功效】甘、微苦，平。健脾，利湿，调经。

【临床用方】①《重庆草药》治小儿脾弱气虚：蕅子根、鸡屎藤适量做糕服。②《重庆草药》治肾虚耳聋：蕅子根、响铃草各200g。用法：炖猪耳朵服。

【用法用量】内服：煎汤，10～30g。

【现代研究】化学研究显示，含防己内酯、掌叶防己碱。现代临床用于治疗消化不良、小儿吐乳、带下过多、月经不调、跖疣及寻常疣等。

174 菽薽根（花蔺）

【古籍原文】俗名面碌碡。生水边下湿地。其叶就地丛生，叶似蒲叶而肥短，叶背如剑脊样，叶丛中间撺葶，上开淡粉红花，俱皆六瓣，花头攒开如伞盖状，结子如韭花菁葵，其根如鹰爪黄连样，色似墐泥色。味甘。「救饥」采根，揩去皱毛，用水淘净，蒸熟食；或晒干，炒熟食；或磨作面蒸食皆可。

【来　源】为花蔺科植物花蔺 *Butomus umbellatus* L.的根茎。

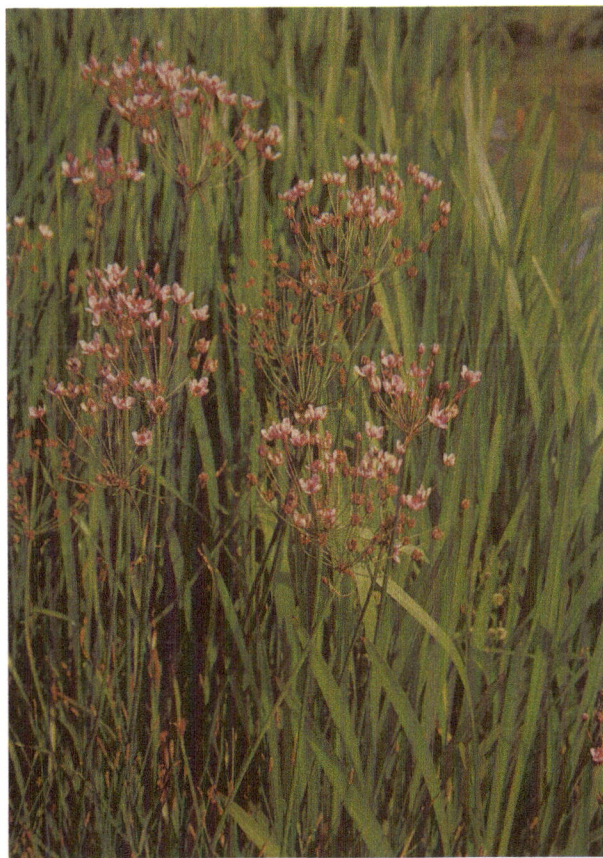

【形态特征】多年生水生草本，通常成丛生长。根茎横走或斜向生长，节生须根多数。叶基生，无柄，先端渐尖，基部扩大成鞘状，鞘缘膜质。花葶圆柱形；花序基部具3片苞片，卵形，先端渐尖；花被片外轮较小，萼片状，绿色而稍带红色，内轮较大，花瓣状，粉红色；雄蕊花丝扁平，基部较宽；雌蕊柱头纵折状，向外弯曲。蓇葖果成熟时沿腹缝线开裂，顶端具长喙。种子多数，细小。

【临床用方】治脑梗死：瘦猪肉50g，大蒜瓣20g，花蔺6g，黑木耳10g，生姜10g，大枣5枚，精盐4g，味精2g。用法：加水适量煮烂熟，连汤食用，每日1次。

【现代研究】化学研究显示，花蔺根茎含淀粉。

175 野胡萝卜（南鹤虱）

【古籍原文】生荒野中。苗叶似家胡萝卜，俱细小，叶间撺生茎叉，梢头开小白花，众花攒开如伞盖状，比蛇床子花头又大，结子比蛇床子亦大，其根比家胡萝卜尤细小。味甘。「救饥」采根，洗净蒸食，生食亦可。

【来　　源】为伞形科植物野胡萝卜*Daucus carota* L.的果实。

【形态特征】二年生草本，高20～120cm，全株被白色粗硬毛。根细圆锥形，肉质，黄白色。基生叶薄膜质，长圆形，二至三回羽状全裂；茎生叶近无柄，有叶鞘，末回裂片小而细长。复伞形花序顶生，有糙硬毛；伞辐多数；小总苞片5～7片，线形，具纤毛；花通常白色，有时带淡红色。双悬果长卵形，具棱，棱上有翅，棱上有短钩刺或白色刺毛。

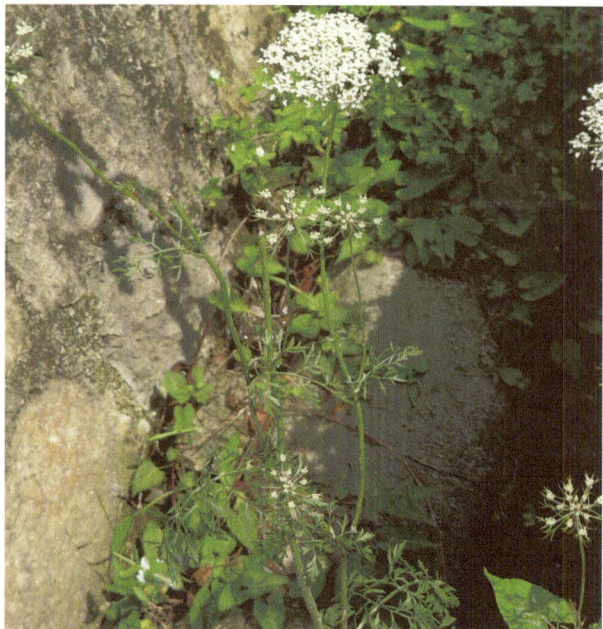

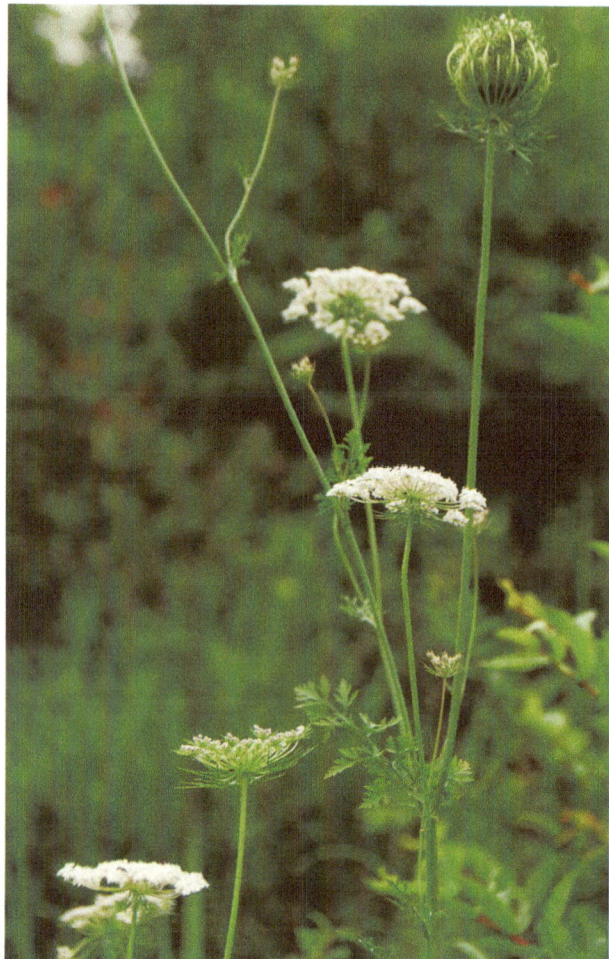

【性味功效】苦、辛，平；有小毒。杀虫，消积，止痒。

【临床用方】①《湖北中草药志》治蛔虫病、绦虫病、蛲虫病：南鹤虱6g。用法：研末，水调服。②《浙江药用植物志》治钩虫病：南鹤虱45g。用法：浓煎2次，汁合并，加白糖适量调味，晚上睡前服，连用2剂。

【用法用量】内服：煎汤，6～9g；或入丸、散。外用：适量，煎水熏洗。

【现代研究】化学研究显示，含细辛醚、细辛醛、没药烯、胡萝卜醇、胡萝卜烯醇、巴豆酸、牻牛儿醇等。药理研究显示，有短暂降血压作用。现代临床用于治疗蛔虫、蛲虫、绦虫、钩虫病以及虫积腹痛、小儿消化不良、阴道炎等。

176 绵枣儿

【古籍原文】一名石枣儿。出密县山谷中，生石间。苗高三五寸，叶似韭叶而阔，瓦陇样，叶中撺葶出穗，似鸡冠苋穗而细小，开淡粉红花，微带紫色，结小蒴儿，其子似大蓝子而小，黑色，根类独颗蒜，又似枣形而白。味甜，性寒。「救饥」采取根，添水久煮极熟，食之。不换水煮，食后腹中鸣，有下气。

【来　　源】为百合科植物绵枣儿Scilla scilloides（Lindl.）Druce的鳞茎或全草。

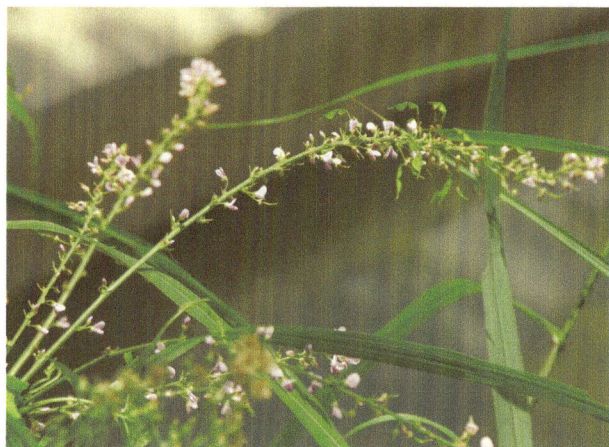

【形态特征】多年生草本。鳞茎卵形或近球形，鳞茎皮黑褐色。基生叶2～5片；叶片狭带状，平滑。花葶通常比叶长，总状花序；花小，紫红色、粉红色至白色；花被片6片，近椭圆形；雄蕊6枚，稍短于花被，花丝近披针形，基部稍合生；子房卵状球形，3室，花柱长约为子房的一半。蒴果近倒卵形。种子1～3颗，黑色，长圆状狭倒卵形。

【性味功效】苦、甘，寒；有小毒。活血止痛，解毒消肿，强心利尿。

【用法用量】内服：煎汤，3～9g。外用：适量，捣敷。

【使用注意】孕妇禁服。

【现代研究】化学研究显示，鳞茎含绵枣儿糖苷D-1、E-1、E-2、E-3、E-4、E-5、G-1，以及15-脱氧尤可甾醇、15-脱氧尤可甾酮及2种三萜螺环内酯化合物；还含2-羟基-7-O-甲基绵枣儿素、绵枣儿素和海葱原苷A。药理研究显示，有强心、利尿、兴奋子宫等作用。现代临床用于治疗跌打损伤、筋骨疼痛、疮痈肿痛、乳腺炎、心脏病引起的水肿等。

177 土圞儿

【古籍原文】一名地栗子。出新郑山野中。细茎延蔓而生，叶似菉豆叶，微尖艄，每三叶攒生一处，根似土瓜儿根微团。味甜。「救饥」采根，煮熟食之。

【来　　源】为豆科植物土圞儿Apios fortunei Maxim.的块根。

【形态特征】多年生缠绕草本。有球状块根。茎有稀疏白色短毛。奇数羽状复叶；托叶及小托叶早落；小叶3～7片，卵形或宽披针形。总状花序腋生；花萼为二唇形，无毛；花冠蝶形，绿白色；龙骨瓣最长，卷成半圆形，旗瓣圆形，翼瓣最短，长圆形；雄蕊10枚，二体雄蕊；子房无柄，疏被短柔毛，花柱卷曲成半圆形。荚果线形，扁平。种子多数。

【性味功效】甘、微苦，平；有毒。清热解毒，止咳祛痰。

【现代用方】《贵州民间药物》治疝气：土圞儿30g，小茴香6g。用法：水煎服。

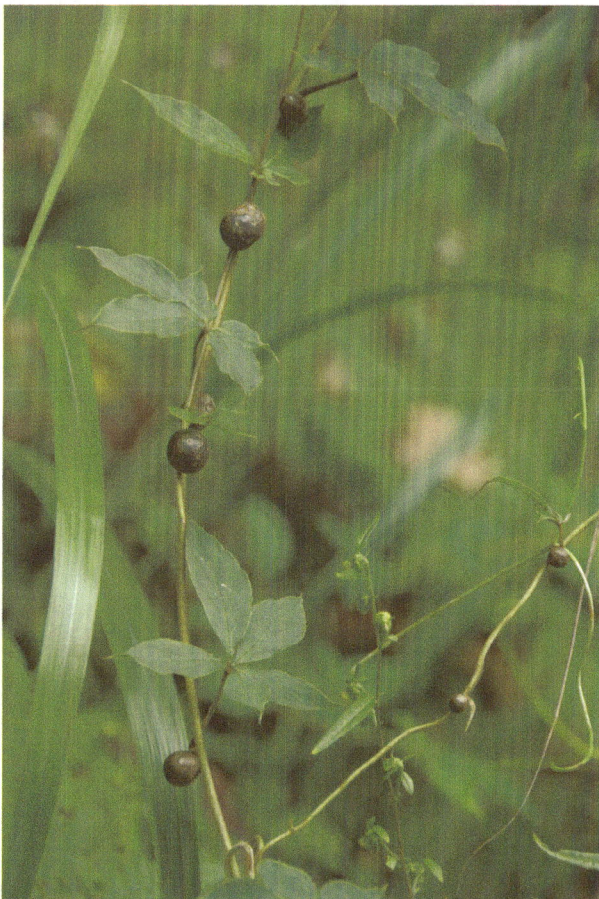

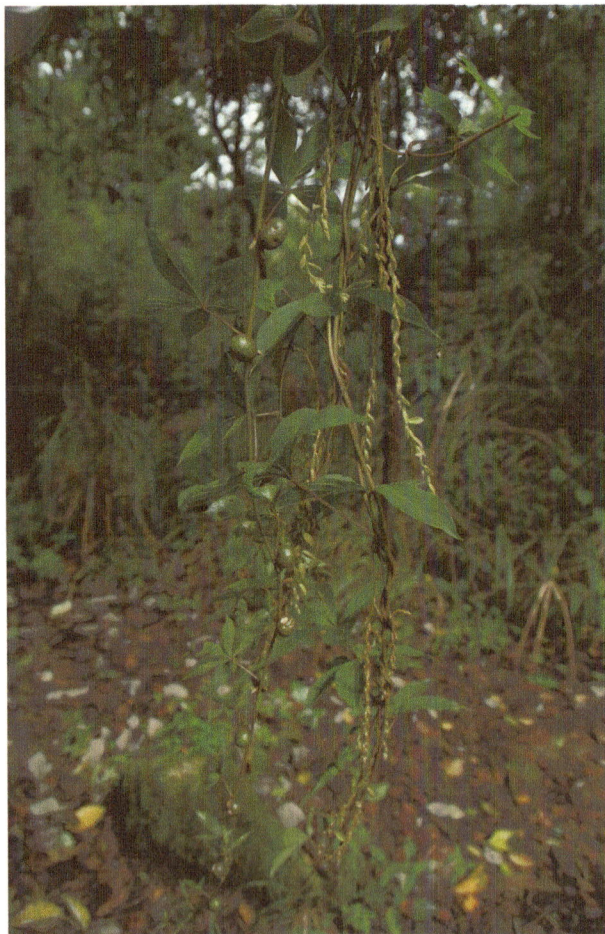

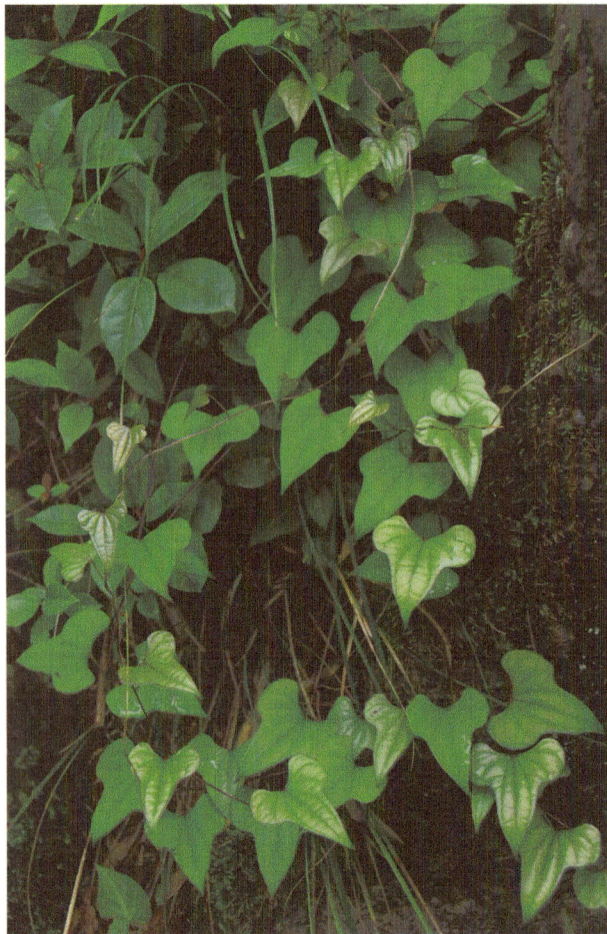

【用法用量】内服：煎汤，9～15g，鲜品30～60g。外用：适量鲜品，捣烂敷；或酒醋磨汁涂。

【使用注意】本品有毒，内服慎用。

【现代研究】化学研究显示含淀粉、生物碱。现代临床用于治疗感冒咳嗽、咽喉肿痛、百日咳、乳腺炎、淋巴结结核、带状疱疹、毒蛇咬伤等。

178 野山药（山药）

【古籍原文】生辉县太行山山野中。妥藤而生，其藤似葡萄条稍细，藤颇紫色，其叶似家山药叶而大，微尖，根比家山药极细瘦，甚硬，皮色微赤。味微甜，性温、平，无毒。「救饥」采根，煮熟食之。「治病」今人与本草草部下薯蓣同用。

【来　　源】为薯蓣科植物薯蓣 Dioscorea opposite Thunb. 的根茎。

【形态特征】缠绕草质藤本。块茎长圆柱形，垂直生长，长可达1m，新鲜时断面白色，富黏性，干后白色粉质。茎通常带紫红色，右旋，无毛。单

叶，在茎下部的互生，中部以上的对生；叶片变异大，卵状三角形至宽卵状戟形；叶腋内常有珠芽（零余子）。花雌雄异株；雄花序为穗状花序，雄蕊6枚；雌花序为穗状花序。蒴果不反折，三棱状扁圆形或三棱状圆形。种子四周有膜质翅。

【性味功效】甘，平。补脾养胃，生津益肺，补肾涩精。

【古方选录】①《濒湖经验方》治湿热虚泻：山药、苍术等分。用法：饭丸，米饮服。②《简便单方》治痰气喘急：生山药。用法：捣烂半碗，入甘蔗汁半碗，和匀，顿热饮之。

【用法用量】内服：煎汤，15～30g，大剂量可用至60～250g；或入丸、散。外用：适量，捣敷。

【使用注意】补阴宜生用，健脾止泻宜炒黄用；湿盛中满或有实邪、积滞者禁服。

【现代研究】化学研究显示，含薯蓣皂苷元、糖蛋白、多糖、多巴胺、止杈素、多种甾醇及多种无机元素。药理研究显示，有降血糖、促消化、提高免疫力等作用。现代临床用于治疗婴幼儿腹泻、

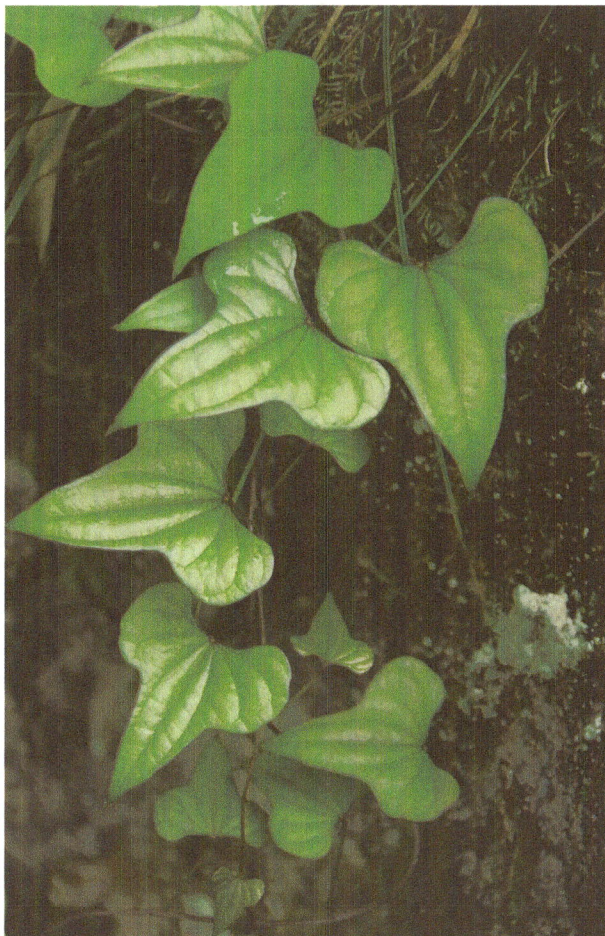

白带过多、细菌性痢疾、胃肠功能失调引起的腹泻、冻疮等。

179 金瓜儿（赤瓟）

【古籍原文】生郑州田野中。苗似初生小葫芦叶而极小，又似赤雹儿叶，茎方，茎叶俱有毛刺，每叶间出一细藤，延蔓而生，开五瓣尖碗子黄花，结子如马瓝大，生青熟红，根形如鸡弹，微小，其皮土黄色，内则青白色。味微苦，性寒。与酒相反。「救饥」掘取根，换水煮，浸去苦味，再以水煮极熟，食之。

【来　　源】为葫芦科植物赤瓟 *Thladiantha dubia* Bge.的果实。

【形态特征】攀缘草质藤本。根块状。茎稍粗壮，上有棱沟。叶片宽卵状心形，先端急尖或短渐尖，基部心形。卷须纤细，被长柔毛，单一。花雌雄异株；雄花花萼筒极短，近辐状，裂片披针形；花冠黄色，裂片长圆形；雄蕊5枚，有退化子房，半球

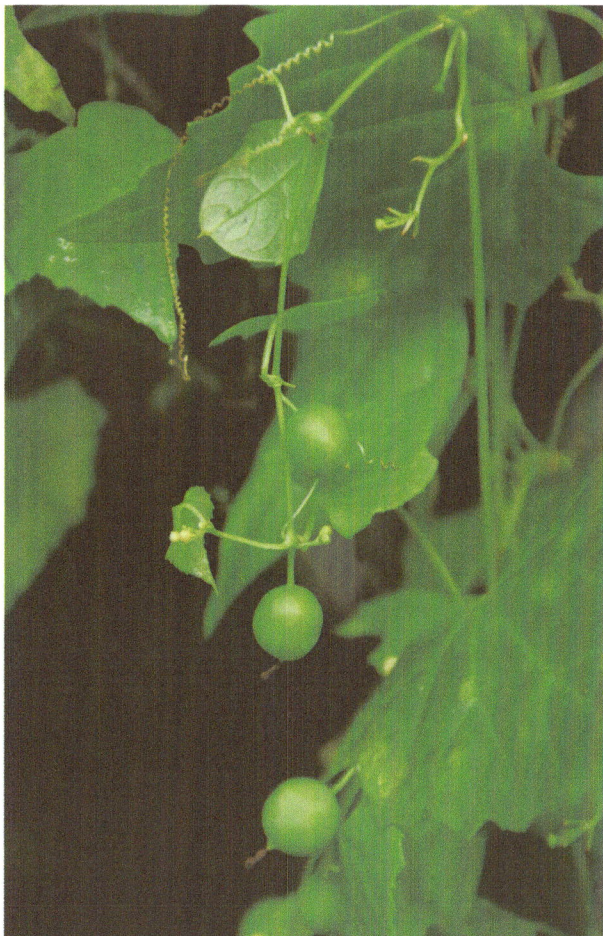

形；雌花单生，花梗细；花萼花冠同雄花；退化雄蕊5枚；子房长圆形，柱头膨大，肾形。果实长卵状长圆形。种子卵形，黑色。

【性味功效】酸、苦，平。理气，活血，祛痰，

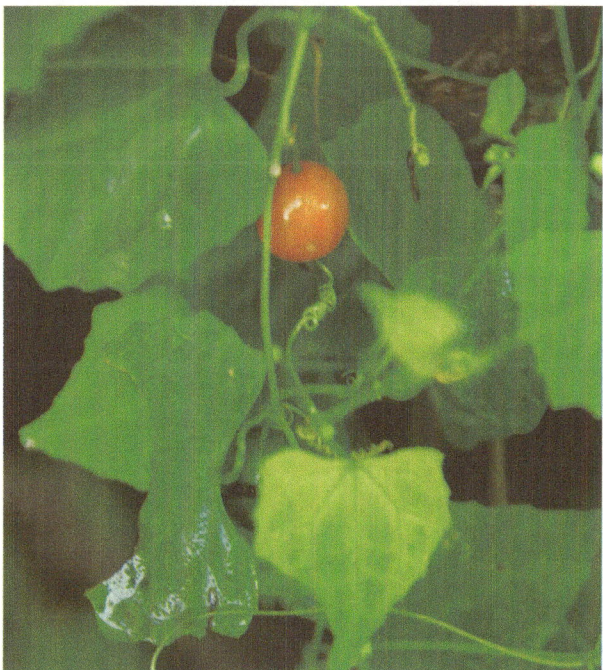

利湿。

【临床用方】①《东北常用中草药手册》治反胃吐酸吐食：赤瓟3～9g。用法：研末冲服。②《辽宁常用中草药手册》治气滞胁痛、闪腰岔气：赤瓟7个。用法：水煎服。

【用法用量】内服：煎汤，5～10g；或研末。

【使用注意】孕妇禁服。

【现代研究】现代临床用于治疗肠炎、痢疾、乳腺炎等。

180 细叶沙参（紫沙参）

【古籍原文】生辉县太行山山冲间。苗高一二尺，茎似蒿秆，叶似石竹子叶而细长，又似水蓑衣叶，亦细长，梢间开紫花，根似葵根而粗，如拇指大，皮色灰，中间白色。味甜，性微寒。本草有沙参，苗叶茎状，所说与此不同，未敢并入条下，今另为一条，开载于此。「救饥」掘取根，洗净，煮熟食之。「治病」与本草草部下沙参同用。

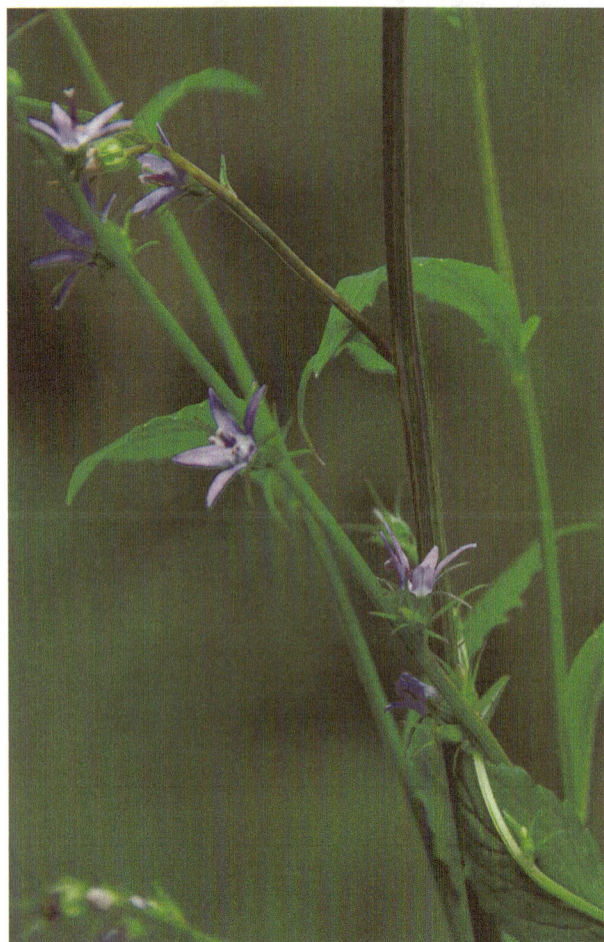

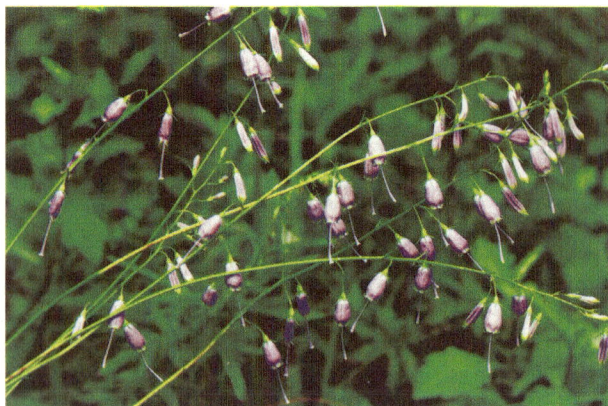

【来　　源】为桔梗科植物紫沙参*Adenophora paniculata* Nannf.的根。

【形态特征】多年生草本。茎高大，高可达1.5m，绿色或紫色，不分支。基生叶心形，边缘有不规则锯齿；茎生叶条形至卵状椭圆形。花序常为圆锥花序；花梗粗壮；花萼无毛，筒部球状，全缘；花冠细小，近于筒状，浅蓝色、淡紫色或白色；花柱长约2cm；花盘细筒状，无毛或上端有疏毛。蒴果卵状至卵状矩圆形。种子椭圆状，棕黄色。

【性味功效】甘、苦，微寒。养阴清热，润肺化痰，益胃生津。

【临床用方】①《湖南药物志》治虚火牙痛：紫沙参根15～60g。用法：煮鸡蛋服。②《湖南药物志》治产后无乳：紫沙参根12g。用法：煮猪肉食。

【用法用量】内服：煎汤，10～15g，鲜品15～30g；或入丸、散。

【使用注意】风寒咳嗽禁服；反藜芦，不宜同用。

【现代研究】化学研究显示，含β-谷甾醇、β-谷甾醇-β-D-吡喃葡萄糖苷、蒲公英赛酮及二十八碳酸。药理研究显示，有调节免疫平衡、祛痰、抗真菌、强心等作用。现代临床用于治疗慢性咽炎、肺热咳嗽、慢性气管炎、肺气肿、肺脓肿、肺结核、头痛、妇女白带过多等。

181 鸡腿儿（翻白草）

【古籍原文】一名翻白草。出钧州山野中。苗高七八寸，细长，锯齿叶硬厚，背白，其叶似地榆叶而细长，开黄花，根如指大，长三寸许，皮赤内白，两头尖艄。味甜。「救饥」采根煮熟食，生吃

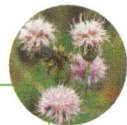

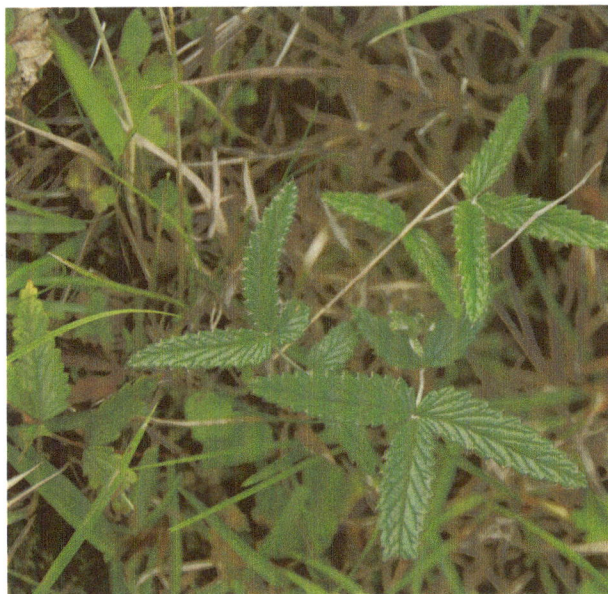

亦可。

【来　　源】为蔷薇科植物翻白草*Potentilla discolor* Bge.的带根全草。

【形态特征】多年生草本。根粗壮，下部常肥厚呈纺锤状。花茎直立，高10～45cm，对生或互生，呈圆形或长圆状披针形。茎生叶，有掌状3～5片小

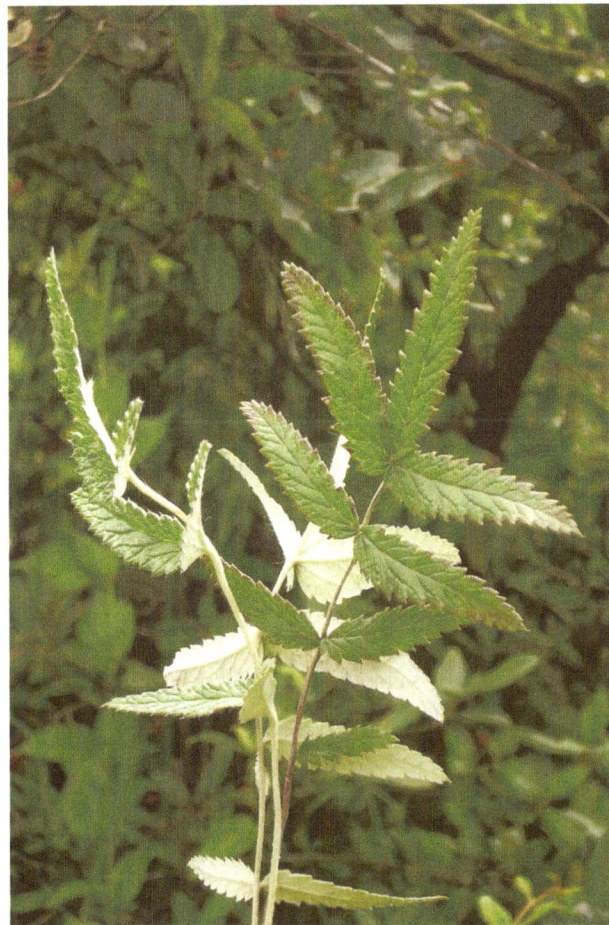

叶；托叶草质，卵形或宽卵形。花两性；聚伞花序；萼片三角状卵形，副萼片披针形；花瓣黄色，倒卵形；花柱近顶生。瘦果近肾形，光滑。

【性味功效】甘、苦，平。清热解毒，凉血止血。

【临床用方】①《福建民间草药》治肺痈：鲜翻白草根30g，老鼠刺根、杜瓜根各15g。用法：水煎服，饭前服，日服2次。②《浙江药用植物志》治急性喉炎、扁桃体炎、口腔炎：翻白草鲜全草适量，捣烂取汁，含咽。

【用法用量】内服：煎汤，10～15g；或浸酒服。

【现代研究】化学研究显示，含可水解鞣质、缩合鞣质、黄酮类、延胡索酸、没食子酸、原儿茶酸、槲皮素等。药理研究显示有抗菌作用。现代临床用于治疗急性菌痢、肠炎、痢疾、肺热咳喘、疟疾、咳血、吐血、便血、痈肿疮毒及急、慢性淋巴结结核等。

182 山蔓菁

【古籍原文】出钧州山野中。苗高一二尺，茎叶皆莴苣色，叶似桔梗叶，颇长艄而不对生，又似山小菜叶，微窄，根形类沙参，如手指粗，其皮灰色，中间白色。味甜。「救饥」采根煮熟食，生亦可食。

【现代研究】本条缺乏花、实描述，图文亦过于简略，现代研究暂时无法确定原植物品种。

183 老鸦蒜

【古籍原文】生水边下湿地中。其叶直生，出土四垂，叶状似蒲而短，背起剑脊，其根形如蒜瓣。味甜。「救饥」采根煤熟，水浸淘净，油盐调食。

【来　　源】为石蒜科植物石蒜*Lycoris radiate*（L' Herit.）Herb.的鳞茎。

【形态特征】多年生草本。鳞茎宽椭圆形或近球形，直径2～4cm。外皮紫褐色。秋季出叶，叶基生；叶片狭带状，先端钝，全缘，中脉明显，深绿色，被粉。花葶在叶前抽出，实心；总苞片2片，披针形，干膜质；伞形花序，有花4～7朵；花被裂片6片，红色，狭倒披针形；雌、雄蕊显著伸出于

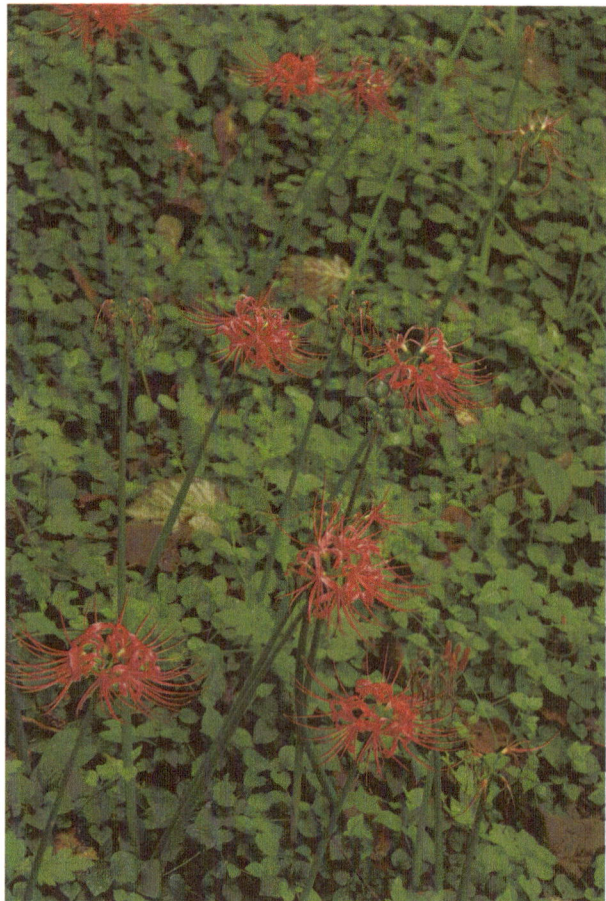

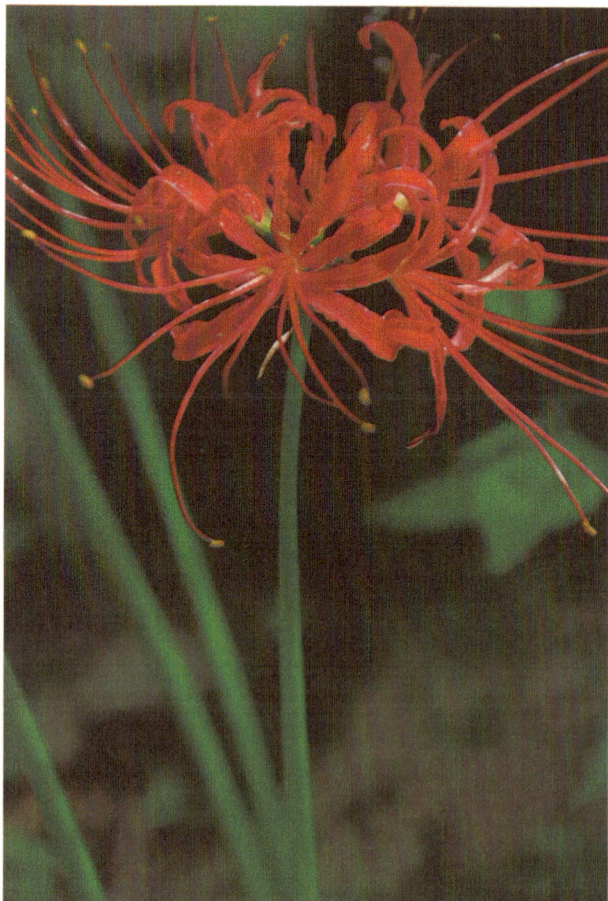

花被外；雄蕊6枚，着生于花被管近喉部；子房下位，3室，花柱纤弱，柱头极小。

【性味功效】辛、甘，温；有毒。祛痰催吐，解毒散结。

【临床用方】①《全国中草药汇编》治风湿性关节痛：老鸦蒜、生姜、葱各适量。用法：共捣烂，敷患处。②《贵州草药》治腹中痞块：老鸦蒜15g，瘦肉60g。用法：老鸦蒜，瘦肉蒸熟，切片，吃肉不吃蒜。

【用法用量】内服：煎汤，1.5～3.0g；或捣汁。外用：适量，捣敷；或绞汁涂；煎水熏洗。

【使用注意】体虚无实邪者及孕妇禁服；皮肤破损者禁敷。

【现代研究】化学研究显示，含果糖、葡萄糖、蔗糖、伪石蒜碱、去甲雨石蒜碱，又含对羟基苯乙酸、石蒜-R-葡萄甘露聚糖、石蒜西定等。药理研究显示，有镇静、解热、镇痛、降血压、抗炎、抗病毒、抗胆碱酶、抗肿瘤等作用。现代临床用于治疗风湿性关节炎、水肿、黄疸、食物中毒、胸腹积水、恶疮肿毒、痔漏、跌打损伤、风湿关节痛、顽

癣、烫火伤、蛇咬伤及急、慢性肾炎等。

184 山萝卜

【古籍原文】生山谷间，田野中亦有之。苗高五七寸，四散分生茎叶，其叶似菊叶而阔大，微有艾香，每茎五七叶排生如一大叶，梢间开紫花，根似胡萝卜根而黪白色。味苦。「救饥」采根煠熟，水浸淘去苦味，油盐调食。

【现代研究】本品原植物究系何物，尚需详考。

185 地 参

【古籍原文】又名山蔓菁。生郑州沙岗间，苗高一二尺，叶似初生桑科小叶，微短，又似桔梗叶，微长，开花似玲铎样，淡红紫色，根如拇指大，皮色苍，肉黪白色。味甜。「救饥」采根煮熟。

【现代研究】本条图文过于简略，现代研究暂时无法确定原植物品种。

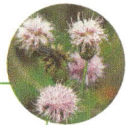

186 獐牙菜

【古籍原文】生水边。苗初揭地生，叶似龙须菜叶而长窄，叶头颇团而不尖，其叶嫩薄，又似牛尾菜叶，亦长窄，其根如茅根而嫩，皮色灰黑。味甜。「救饥」掘根，洗净煮熟，油盐调食。

【现代研究】本品原植物图显示非龙胆科獐牙菜，尚待考证。

187 鸡儿头苗

【古籍原文】生祥符西田野中。就地妥秧生，叶甚稀疏，每五叶攒生，状如一叶，其叶花叉，有小锯齿，叶间生蔓，开五瓣黄花，根又甚多，其根形如香附子而须长，皮黑肉白。味甜。「救饥」采根，换水煮熟食。

【来　　源】为蔷薇科植物匍枝委陵菜*Potentilla flagellaris* Willd. ex Schlecht.的嫩苗。

【形态特征】多年生匍匐草本。根细而簇生。匍匐枝长8～60cm，被伏生短柔毛或疏柔毛。基生叶掌状五出复叶，小叶无柄；小叶片披针形、卵状披针

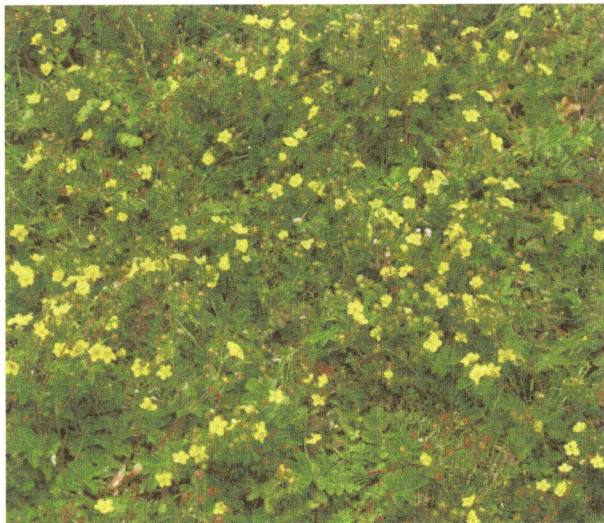

形或长椭圆形，顶端急尖或渐尖，基部楔形；匍匐枝上叶与基生叶相似。单花与叶对生，花梗长1.5～4.0cm，被短柔毛；萼片卵状长圆形；花瓣黄色，比萼片稍长；花柱近顶生，基部细，柱头稍微扩大。成熟瘦果长圆状卵形，表面呈泡状突起。

【现代研究】原文显示根"换水煮熟食"，现在认为嫩苗可食。

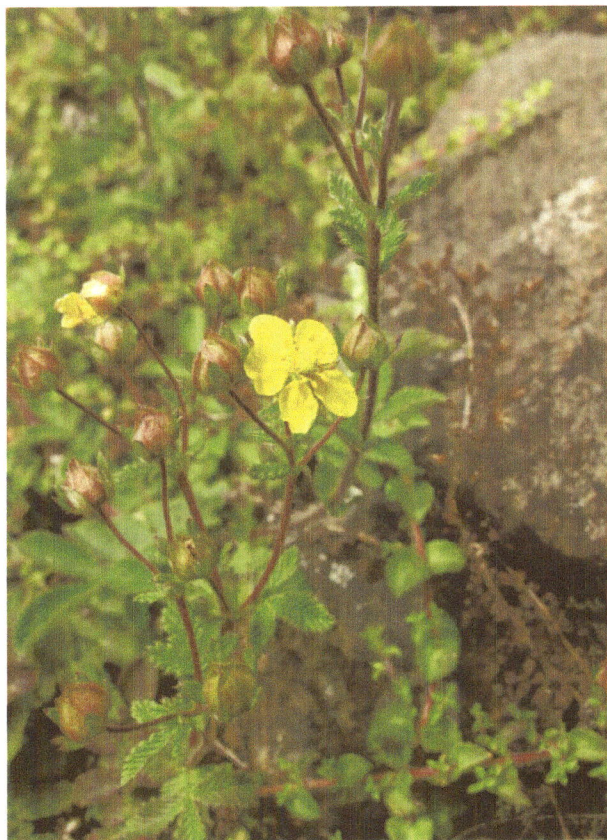

实可食

本草原有

188 雀　麦

【古籍原文】本草一名燕麦，一名蘥。生于荒野林下，今处处有之。苗似燕麦而又细弱，结穗像麦穗而极细小，每穗又分作小叉穗十数个，子甚细小。味甘，性平，无毒。「救饥」采子，春去皮，捣作面蒸食；作饼食亦可。「治病」文具本草草部条下。

【来　　源】为禾本科植物雀麦*Bromus japonicus* Thunb.的全草或种子。

【形态特征】一年生或多年生草本。茎秆直立，高30～100cm。叶鞘紧密贴生于秆，外被柔毛；叶舌

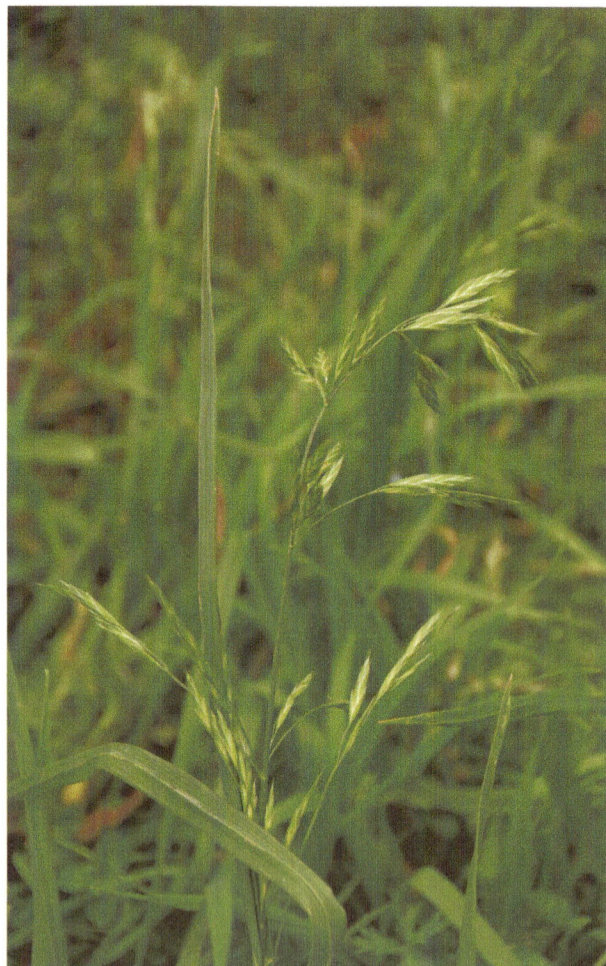

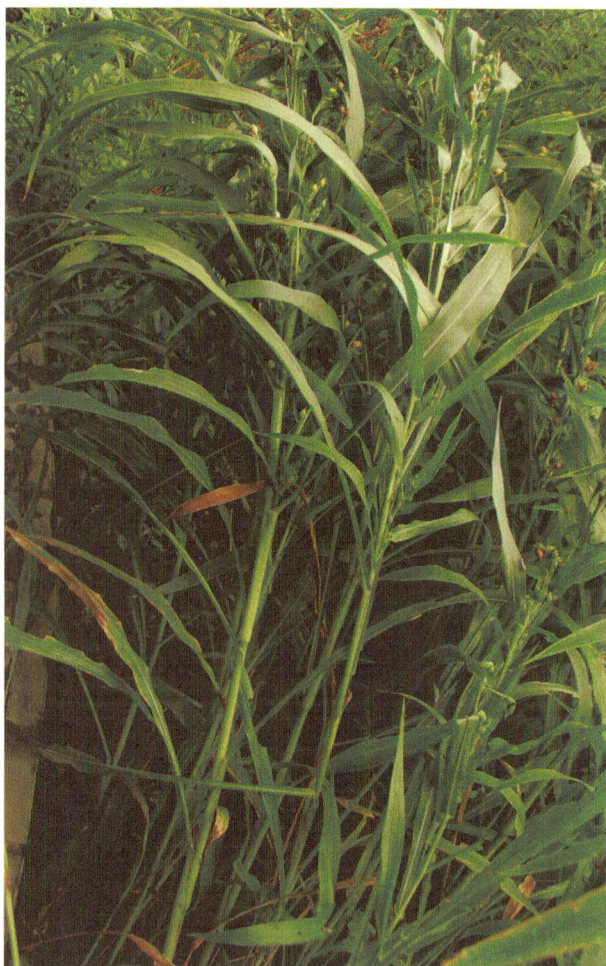

先端有不规则的裂齿；叶片两面被毛或背面无毛。圆锥花序开展，下垂；小穗幼时圆筒状，有7～14朵花；颖花披针形，边缘膜质；外稃卵圆形，边缘膜质；内稃短于外稃，脊上疏具刺毛；雄蕊3枚；子房先端有毛。

【性味功效】甘，平。止汗，催产。

【临床用方】《湖南药物志》治汗出不止：雀麦全草30g。用法：水煎服；或加米糠15g，水煎服。

【用法用量】内服：煎汤，15～30g。

【现代研究】现代临床用于治疗汗出不止。

189 回回米（薏苡仁）

【古籍原文】本草名薏苡仁，一名解蠡，一名屋菼，一名起实，一名蘬，俗名草珠儿，又呼为西番蜀秫。生真定平泽及田野，交趾生者子最大，彼土人呼为蘬珠，今处处有之。苗高三四尺，叶似黍叶而稍大，开红白花，作穗子，结实青白色，形如珠而梢长，故名薏珠子。味甘，微寒，无毒。今人俗亦呼为菩提子。「救饥」采实，舂取其中仁煮粥食。取叶煮饮亦香。「治病」文具本草草部薏苡仁条下。

【来　　源】为禾本科植物薏苡Coix lacryma -jobi L. var. ma - yuen (Romanet) Stapf的种仁。

【形态特征】一年生或多年生草本，高1.0～1.5m。须根较粗。秆直立。叶片线状披针形，边缘粗糙，中脉粗厚；叶鞘光滑，上部者短于节间；叶舌硬质。总状花序腋生成束；雌小穗位于花序的下部，外面包以念珠状的总苞，总苞约与小穗等长；雄蕊3枚，退化；雌蕊具长花柱。颖果外包坚硬的总苞，卵形或卵状球形。

【性味功效】甘、淡，微寒。利湿健脾，舒筋除痹，清热排脓。

【古方选录】《千金要方》治肠痈：薏苡仁一升，牡丹皮、桃仁各三两，瓜瓣仁二升。用法：上四味，以水六升，煮取二升，分再服。

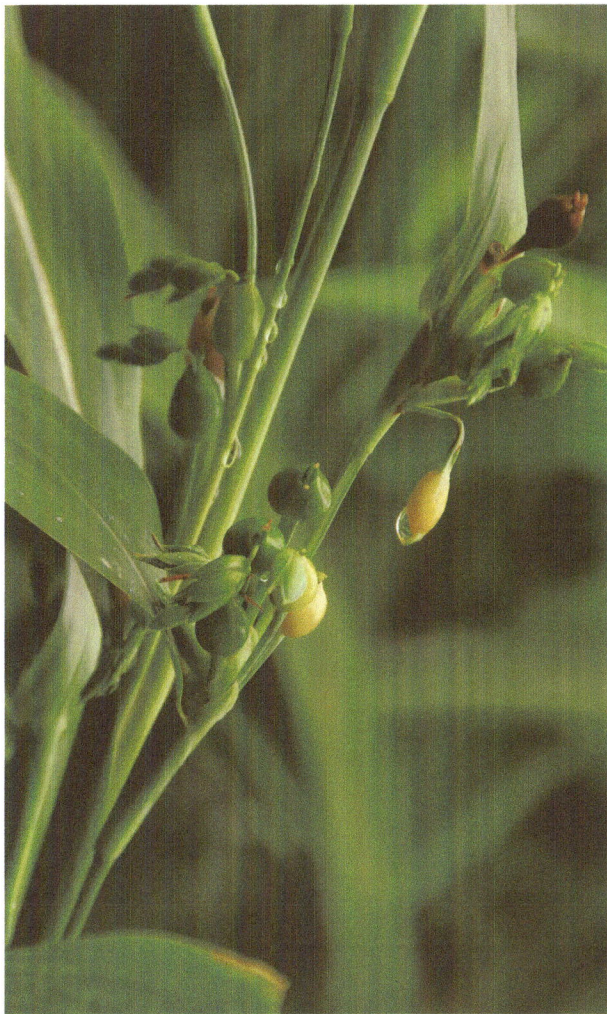

190 蒺藜子（白蒺藜）

【古籍原文】本草一名旁通，一名屈人，一名止行，一名犰羽，一名升推，一名即藜，一名茨。生冯翊平泽或道傍，今处处有之。布地蔓生，细叶，开小黄花，结子有三角刺人是也。味苦、辛，性温、微寒，无毒。乌头为之使。又有一种白蒺藜，出同州沙苑，开黄紫花，作荚子，结子状如腰子样，小如黍粒，补肾药多用。味甘，有小毒。「救饥」收子炒微黄，捣去刺，磨面作烧饼，或蒸食皆可。「治病」文具本草草部条下。

【来　　源】为蒺藜科植物蒺藜 *Tribulus terrestris* L.的果实。

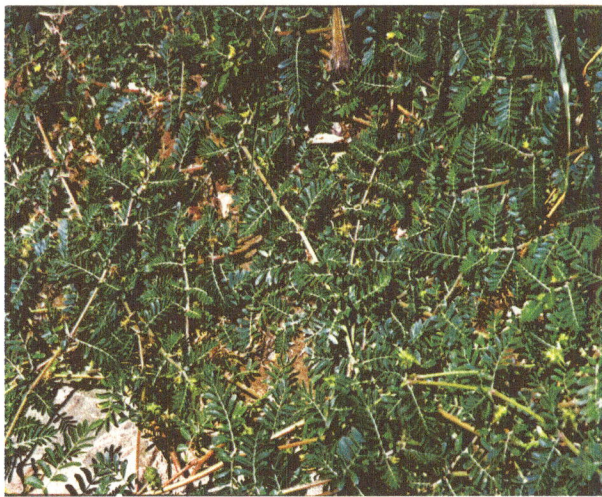

【形态特征】一年生草本，全株被绢丝状柔毛。茎通常由基部分支，平卧地面，具棱条，长1m左右。托叶披针形；叶为偶数羽状复叶，对生，一长一短。花淡黄色，小型，整齐，单生于短叶的叶腋；花萼5片，卵状披针形；花瓣5片，倒卵形；雄蕊10枚，着生于花盘基部；子房具5枚心皮。果实为离果，五角形或球形，由5个呈星状排列的果瓣组成，背面有短硬毛及瘤状突起。

【性味功效】苦、辛，平。平肝，解郁，祛风明目。

【古方选录】《医学入门》四生散：黄芪、独活、白蒺藜各等分为末。用法：每服二钱，薄荷酒调

【临床用方】《广州中医学院学报》*治丘疹性荨麻疹：薏苡仁50g，赤小豆50g，大枣15个，红糖30g。用法：每日1剂，水煎服，连服3剂为1个疗程。

【用法用量】内服：煎汤，10～30g；或入丸、散；或浸酒、煮粥、做羹。

【使用注意】本品力缓，宜多服久服；脾虚无湿，大便燥结及孕妇慎服。

【现代研究】化学研究显示，种仁含薏苡仁脂、粗蛋白、脂类。药理研究显示，有抗肿瘤、抑制骨骼肌收缩、镇痛、解热、抗炎、提高免疫力、降血糖、诱发排卵等作用。现代临床用于治疗水肿、泌尿系感染、泄泻、带下、风湿性关节炎、肺脓肿、阑尾炎、扁平疣、坐骨结节滑囊炎等。

---

*广州中医学院于1995年更名为"广州中医药大学"，其学报也相应更名为《广州中医药大学学报》。

服。主治：肝肾风毒上攻，目赤痛痒，昏花畏光，多泪。

【用法用量】内服：煎汤，6～9g；或入丸、散。外用：适量，水煎洗；或研末调敷。

【使用注意】血虚气弱者及孕妇慎服。

【现代研究】化学研究显示含有刺蒺藜苷，主要成分为山柰酚、槲皮素、维生素C等；还含有薯蓣皂苷元、脂肪酸。药理研究显示，有降血压、抗心肌缺血、延缓衰老、强壮性功能、轻度利尿等作用。现代临床用于治疗火眼、风疹瘙痒、白癜风、手部脱屑发痒症、小儿秋季腹泻、冠心病心绞痛等。

191 苘子（苘实）

【古籍原文】本草名苘实。处处有之，北人种以打绳索。苗高五六尺，叶似芋叶而短薄，微有毛涩，开金黄花，结实壳，似蜀葵实壳而圆大，俗呼为苘馒头，子黑色如冪豆大。味苦，性平，无毒。「救饥」采嫩苘馒头，取子生食。子坚实时收取子，浸

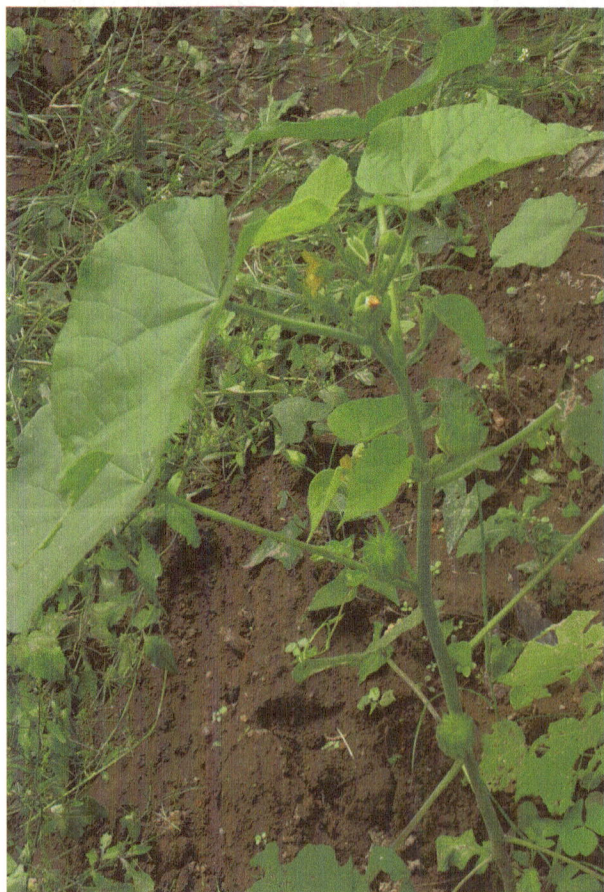

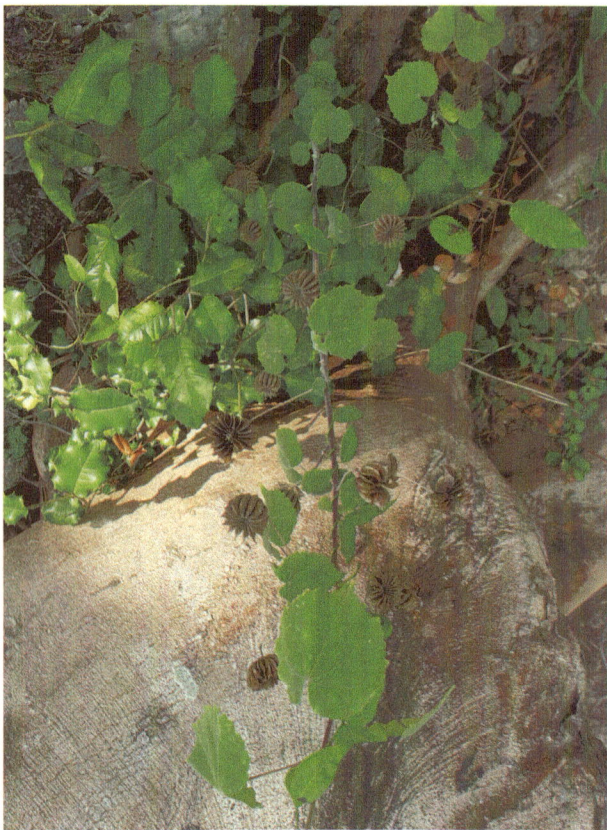

去苦味，晒干磨面食。「治病」文具本草草部苘实条下。

【来源】为锦葵科植物苘麻*Abutilon theophrasti* Medic.的全草或叶。

【形态特征】一年生亚灌木状草本，高达1～2m。茎枝被柔毛。叶互生，叶柄被星状细柔毛；托叶早落；叶片圆心形，基部心形，两面均被星状柔毛，边缘具细状锯齿。花单生于叶腋；花萼杯状，密被短茸毛；裂片5片，卵形，密被软毛。蒴果半球形，被粗毛，顶端具2枚长芒。种子肾形，褐色，被星状柔毛。

【性味功效】苦，平。清热利湿，解毒开窍。

【临床用方】①《福建药物志》治慢性中耳炎：苘麻鲜全草60g，猪耳适量。用法：水煎服。②《福建药物志》治化脓性扁桃体炎：苘麻、一枝花各15g，天胡荽9g。用法：水煎服，或捣烂绞汁服。

【用法用量】内服：煎汤，10～30g。外用：适量，捣敷。

【现代研究】化学研究显示，叶含芸香苷。现代临床主要用于治疗中耳炎、睾丸炎、痢疾、化脓性扁桃体炎、耳鸣、耳聋等。

角棱而略粗糙；第一颖三角形；第二颖先端渐尖成小尖头，有5条脉；第一外稃革质，有7条脉，脉上有硬刺疣毛；内稃与第一外稃等长，薄膜质，有2条脊，脊上粗涩；第二外稃顶端成粗糙的小尖头，尖头上有1圈细毛。

【性味功效】甘、苦，微寒。止血生肌。

【用法用量】外用：适量，捣敷；或研末撒。

【现代研究】现代临床用于治疗金疮、外伤出血等。

实可食

新 增

192 稗 子

【古籍原文】有二种，水稗生水田边，旱稗生田野中，今皆处处有之。苗叶似穄子，叶色深绿，脚叶颇带紫色，梢头出匾穗，结子如黍粒大，茶褐色。味微苦，性微温。「救饥」采子，捣米煮粥食，蒸食尤佳，或磨作面食皆可。

【来　　源】为禾本科植物稗*Echinochloa crusgalli* (L.) Beauv.的根或苗叶。

【形态特征】一年生草本，秆高50～130cm，光滑无毛。叶鞘疏松裹茎，平滑无毛；无叶舌；叶片扁平，线形。圆锥花序长9～18cm，主轴较粗壮，有

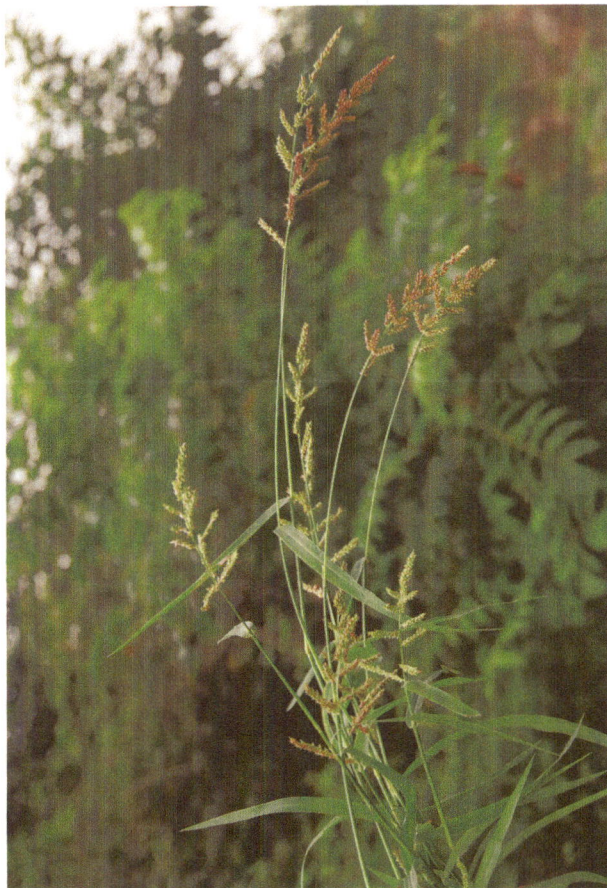

193 穄 子

【古籍原文】生水田中及下湿地内。苗叶似稻，但差短，梢头结穗，仿佛稗子穗，其子如黍粒大，茶褐色。味甘。「救饥」采子，捣米煮粥，或磨作面蒸食亦可。

【来　　源】为禾本科植物穄子*Eleusine coracana* (L.) Gaertn.的种仁。

【形态特征】一年生粗壮簇生草本。秆直立，高50～120cm，常分支。叶鞘长于节尖，光滑；叶舌先端密生长柔毛；叶片线形，下面光滑，上面粗糙或具柔毛。穗状花序5～8个呈指状着生于秆顶，小穗含5～6朵小花；颖坚纸质，先端急尖；花柱自基部即分离。果为囊果。种子近球形，黄棕色。

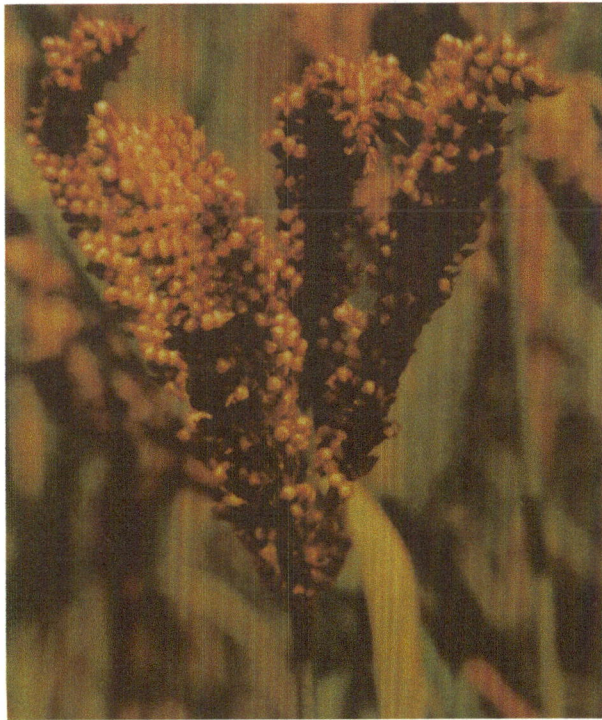

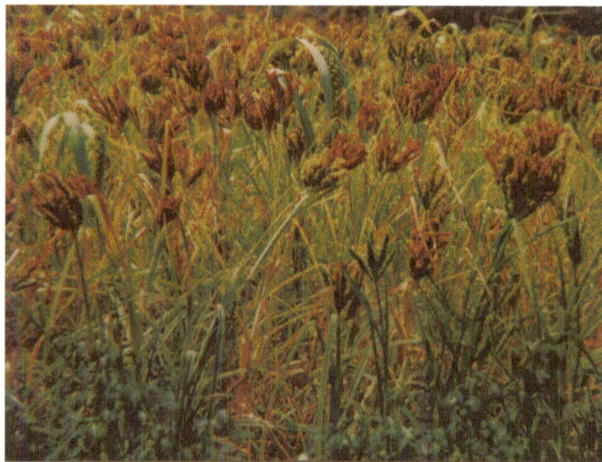

【性味功效】甘，温。补中益气，厚肠胃。

【用法用量】内服：适量，煮粥食或磨做面食。

194 川 谷

【古籍原文】生汜水县田野中。苗高三四尺，叶似初生蜀秫叶微小，叶间丛开小黄白花，结子似草珠儿微小。味甘。「救饥」采子捣为米，生用冷水淘净后，以滚水汤三五次，去水下锅，或作粥，或作炊饭食，皆可。亦堪造酒。

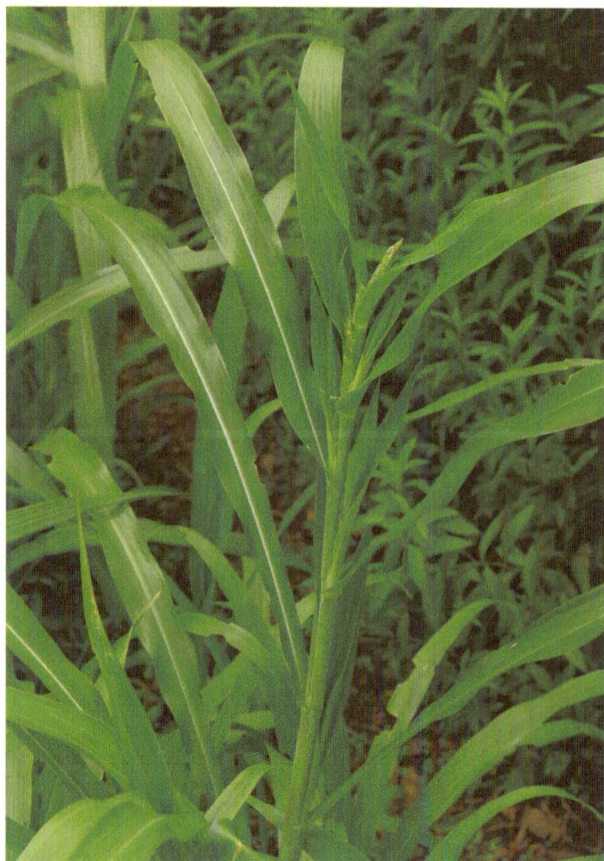

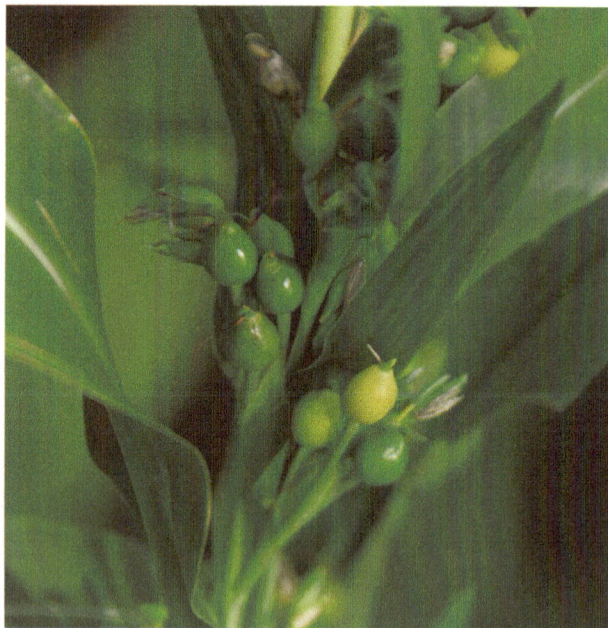

【来　源】为禾本科植物川谷 *Coix lacryma -jobi* L. var. *monilifer* Watt. 的根及根茎。

【形态特征】多年生草本，高1.0～1.5m。须根较粗，黄白色。秆粗壮，直立丛生，多分支，基部节上生根。单叶互生，叶片条形至披针形；叶鞘光滑，鞘口无毛；叶舌硬质。总状花序1至数支，雄小穗覆瓦状排列于穗轴的每节上，呈上举或点垂状的总状花序；雄小蕊包藏于骨质总苞内；总苞卵形或近球形，成熟时光亮而坚硬，近白色、灰色或蓝紫色。

【性味功效】甘、淡，微寒。清热利湿，通淋止血，消积杀虫。

【临床用方】《福建民间草药》治黄疸：川谷鲜根30～60g。用法：洗净并捣烂，绞汁半杯，冲热的红酒半杯服，日服2次。

【用法用量】内服：煎汤，30～60g。

【现代研究】化学研究显示，含2-[2,4-二羟基-7-甲氧基-1,4（2H）-苯并恶嗪-3（4H）-酮] β-D-吡喃葡萄糖苷和薏苡仁脂等。现代临床用于治疗泌尿系感染、崩漏、白带过多、水肿、黄疸、食积腹胀、蛔虫症等。

195 莠草子（狗尾草）

【古籍原文】生田野中。苗叶似谷而叶微瘦，梢间结莠细毛穗，其子比谷细小，舂米类折米，熟时即收，不收即落。味微苦，性温。「救饥」采莠穗，

揉取子捣米，作粥或作水饭，皆可食。

【来　源】为禾本科植物狗尾草*Setaria viridis*（L.）Beauv.的全草。

【形态特征】一年生草本，高10～100cm。秆直立或基部膝曲。叶鞘松弛，边缘具较长的密棉毛状纤毛；叶舌极短，边缘有纤毛；叶片扁平，长三角状狭披针形。圆锥花序紧密，圆柱状或基部稍疏离，直立或稍弯垂，主轴被较长柔毛，椭圆形，先端钝。花柱基分离。颖果灰白色。

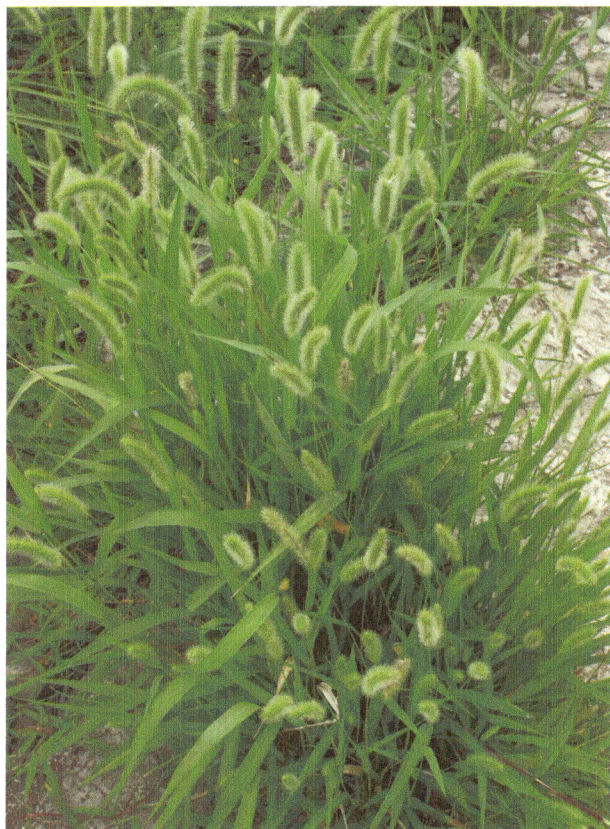

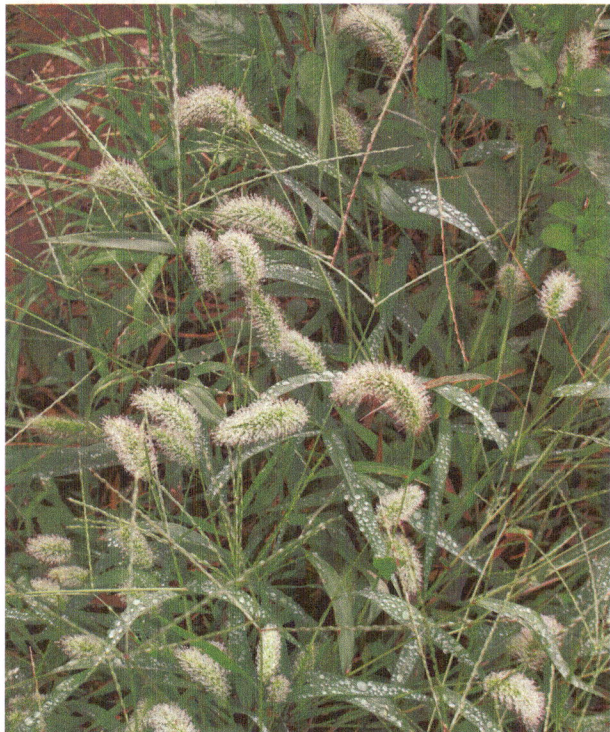

【性味功效】甘、淡，凉。清热利湿，祛风明目，解毒，杀虫。

【临床用方】①《福建药物志》治小儿肝热：鲜狗尾草15～30g，绿萼梅6g，冰糖15g。用法：水煎服。②《浙江药用植物志》治热淋：狗尾草全草30g。用法：米泔水煎服。

【用法用量】内服：煎汤，6～12g，鲜品30～60g。外用：适量，煎水洗；或捣敷。

【现代研究】化学研究显示含淀粉。药理研究显示，狗尾草花粉是一种重要的致敏原。现代临床用于治疗风热感冒、黄疸、小儿消化不良、痢疾、小便涩痛、目赤肿痛、牙痛、痈肿、寻常疣、疮癣、百日咳、颈淋巴结结核（已溃破）等。

196 野 黍

【古籍原文】生荒野中。科苗皆类家黍，而茎叶细弱，穗甚瘦小，黍粒亦极细小。味甜，性微温。「救饥」采子，舂去粗糠，或捣或磨面，蒸糕食，甚甜。

【来　源】为禾本科植物黍*Panicum miliaceum* L.的种子。

【形态特征】一年生草本，高60～120cm。秆粗壮，直立，基部分支，单生或少数丛生，稍倾斜。叶舌具纤毛；叶片扁平，表面具微毛，背面光滑，

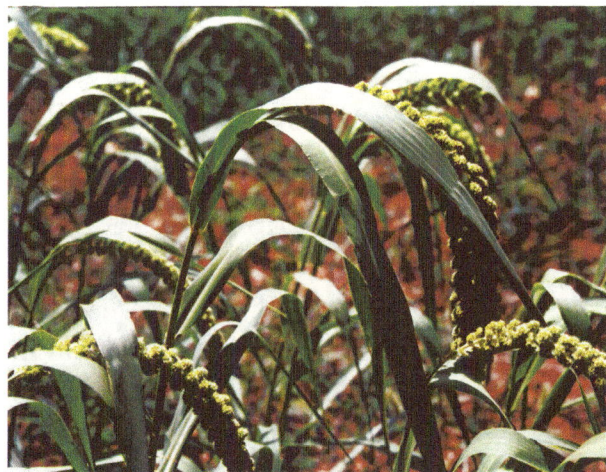

边缘粗糙。圆锥花序狭长，由4～8枚总状花序组成；小穗卵状椭圆形；鳞被2片，折叠，具7条脉；雄蕊3枚；花柱分离。谷粒圆形或椭圆形。

【性味功效】甘，微温。益气补中，除烦止咳，解毒。

【古方选录】《千金方》治小儿鹅口疮，不能饮乳：野黍。用法：黍米汁涂之。

【用法用量】内服：煎汤，30～90g；或煮粥；或淘取泔汁。外用：适量，研末调敷。

【使用注意】不宜多食。

【现代研究】化学研究显示，含粗纤维、粗蛋白、淀粉、黍素、鞣质及肌醇六磷酸等。药理研究显示，可抑制人胰淀粉酶的活性。现代临床用于治疗烦渴、泻痢、吐逆、咳嗽、胃痛、小儿鹅口疮、疮痈、烫伤及预防褥疮等。

197 鸡眼草

【古籍原文】又名掐不齐，以其叶用指甲掐之，作劂不齐，故名。生荒野中。塌地生，叶如鸡眼大，似三叶酸浆叶而圆，又似小虫儿卧草叶而大，结子小如粟粒，黑茶褐色。味微苦，气味与槐相类，性温。「救饥」采子，捣取米，其米青色，先用冷水淘净，却以滚水汤三五次，去水下锅，或煮粥，或作炊饭食之，或磨面作饼食亦可。

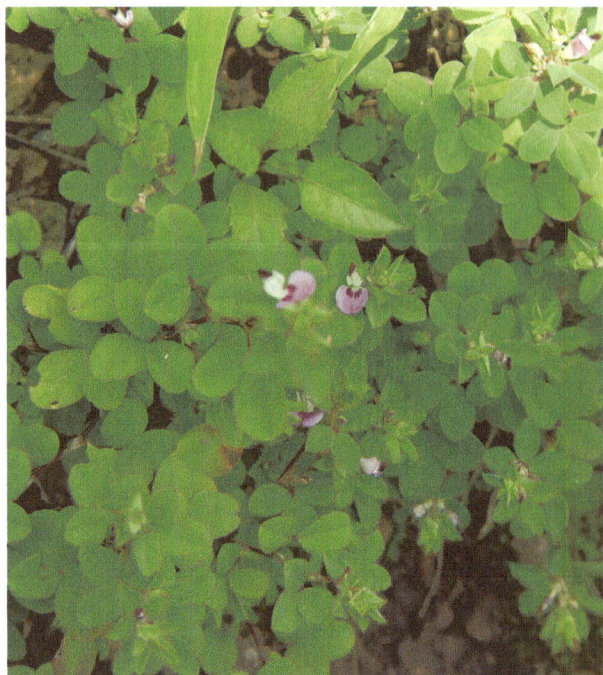

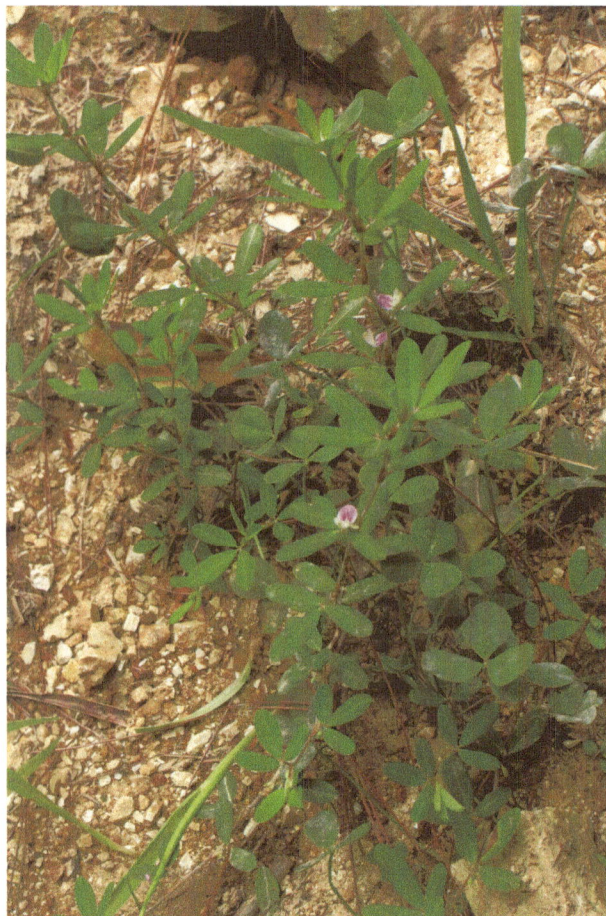

【来　　源】为豆科植物鸡眼草*Kummerowia striata*（Thunb.）Schneidl.的全草。

【形态特征】一年生草本，高10～30cm。茎直立，基部多分支。三出羽状复叶，互生，有短柄；小叶细长，长椭圆形或倒卵状长椭圆形；托叶较大，长卵形。花蝶形，1～2朵，腋生；小苞片4片，卵状披针形；花萼深紫色，钟状5裂；花冠浅玫瑰色；旗瓣近圆形，翼瓣长圆形，龙骨瓣半卵形；二体雄蕊。荚果卵状圆形，顶部稍急尖，有小喙，萼宿存。种子1颗，黑色，具不规则的褐色斑点。

【性味功效】甘、辛、微苦，平。清热解毒，健脾利湿，活血止血。

【临床用方】①《陕西中草药》治子宫脱垂、脱肛：鸡眼草6～9g。用法：水煎服。②《安徽中草药》治黄疸型肝炎：鲜鸡眼草、鲜车前草各60g。用法：水煎服。

【用法用量】内服：煎汤，9～30g。外用：适量，捣敷，或捣汁涂。

【现代研究】化学研究显示，含异荭草素、异槲皮苷、异牡荆素、山柰酚、黄酮苷类等。药理研究

显示有抗菌作用。现代临床用于治疗感冒发热、夏天吐泻、疟疾、痢疾、黄疸、痈疥疔疮、咯血、跌打损伤等。

198 燕麦（燕麦草）

【古籍原文】田野处处有之。其苗似麦，揎莛，但细弱，叶亦瘦细，抪茎而生，结细长穗，其麦粒极细小。味甘。「救饥」采子，舂去皮，捣磨为面食。

【来　源】为禾本科植物野燕麦Avena fatua L.的全草。

【形态特征】一年生草本，高60~120cm。秆直立，光滑，有2~4节。叶鞘光滑或基部有毛；叶舌透明膜质；叶片扁平。圆锥花序，分支有棱角；小穗有2~3朵小花；外稃质地坚硬，芒自外稃中部稍下处伸出，膝曲，芒柱棕色，扭转；颖草质，通常有9条脉；雄蕊3枚；子房无毛。颖果被淡棕色柔毛，腹面具纵沟。

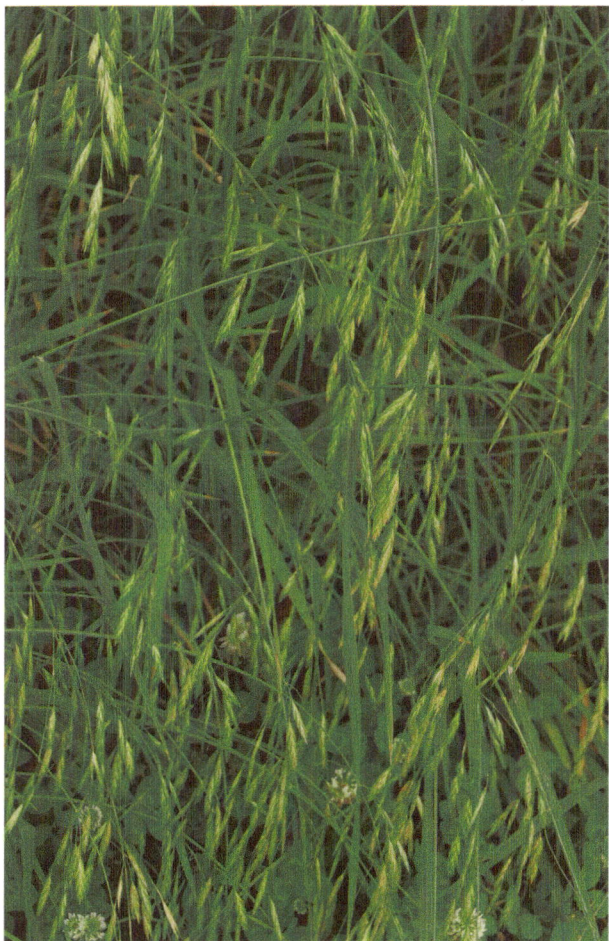

【性味功效】甘，平。收敛止血，固表止汗。

【用法用量】内服：煎汤，15~30g。

【现代研究】化学研究显示，含有大量的抗氧化物质、酚酸类、类黄酮化合物、维生素E、燕麦蒽酰胺等。现代临床主要用于治疗吐血、便血、血崩、自汗、盗汗、白带等。

199 泼盘

【古籍原文】一名杬盘。生汝南荒野中，陈蔡间多有之。苗高五七寸，茎叶有小刺，其叶仿佛似艾叶，稍团，叶背亦白，每三叶攒生一处，结子作穗，如半柿大，类小盘堆石榴颗状，下有蒂承，如柿蒂形。味甘酸，性温。「救饥」以泼盘颗粒红熟时采食之，彼土人取以当果。

【来　源】为蔷薇科植物刺藨Rubus hirsutus Thunb.的根。

【形态特征】小灌木，高1~2m。枝红褐色，有腺毛和柔毛及散生弯皮刺。奇数羽状复叶；小叶卵形或宽卵形，先断锐尖或渐尖，边缘有不整齐重锯齿，两面散生白色柔毛，下面疏生腺毛。花常单生于小枝的顶端，白色；花萼裂片三角状披针形，先端尾尖，外面有腺毛，两面密生茸毛。聚合果近球形，红色。

【性味功效】酸、微苦，平。清热解毒，消肿止痛，止血。

【临床用方】①《闽东本草》治扁桃体炎：泼盘根90g，粳米30g。用法：水煎，加蜜60g，调服。②《天目山药用植物志》治小儿高热发惊：泼盘根3g。用法：水煎服。

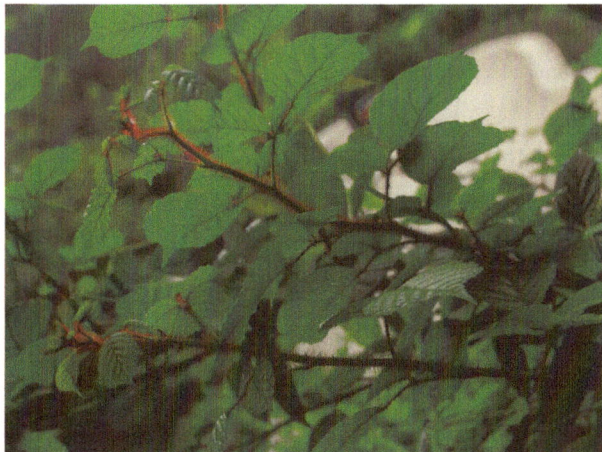

131

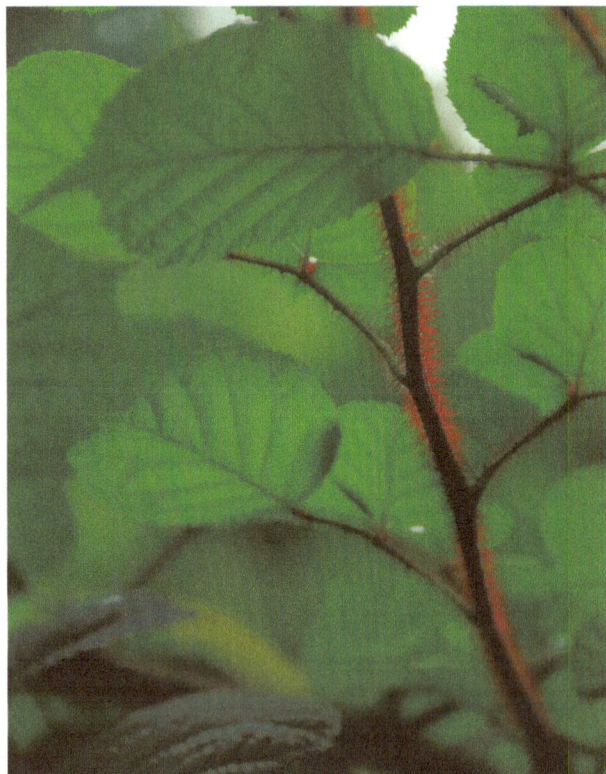

【用法用量】内服：煎汤，15～60g。外用：适量，捣烂取汁，涂敷；或研末撒敷。

【现代研究】现代临床用于治疗流行性感冒、感冒、小儿高热惊厥、咽喉肿痛、牙痛、头痛、淋巴结结核、黄疸、风湿筋骨痛、疖肿等。

200 丝瓜苗

【古籍原文】人家园篱边多种之。延蔓而生，叶似栝楼叶而花叉叉大，每叶间出一丝藤，缠附草木上，茎叶间开五瓣大黄花，结瓜，形如黄瓜而大，色青，嫩时可食，老则去皮，内有丝缕，可以擦洗油腻器皿。味微甜。「救饥」采嫩瓜，切碎煠熟，水浸淘净，油盐调食。

【来　　源】为葫芦科植物丝瓜*Luffa cylindrical*（L.）Roem.的果实。

【形态特征】一年生攀缘草本。茎圆形，卷曲，通常3枝。叶互生，叶柄多角形，具柔毛；叶片圆心形，长8～25cm，宽15～25cm，掌状3～7裂，裂片呈三角形，先端渐尖或锐尖，边缘具细齿。花单性；花冠黄色、淡黄色；花萼5深裂；雄花为总状花序，雌花单生。果下垂，外面被细柔毛。

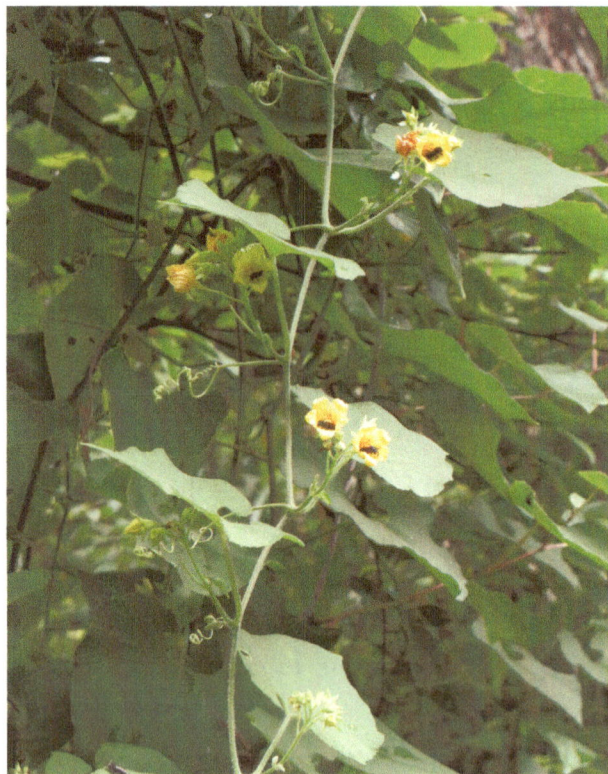

【性味功效】甘，凉。清热化痰，凉血解毒。

【临床用方】①《湖南药物志》治疮毒脓包：嫩丝瓜。用法：捣烂，敷患处。②《贵州草药》治筋骨疼痛：生丝瓜。用法：切片晒干，研末，每次3g，用酒吞服。

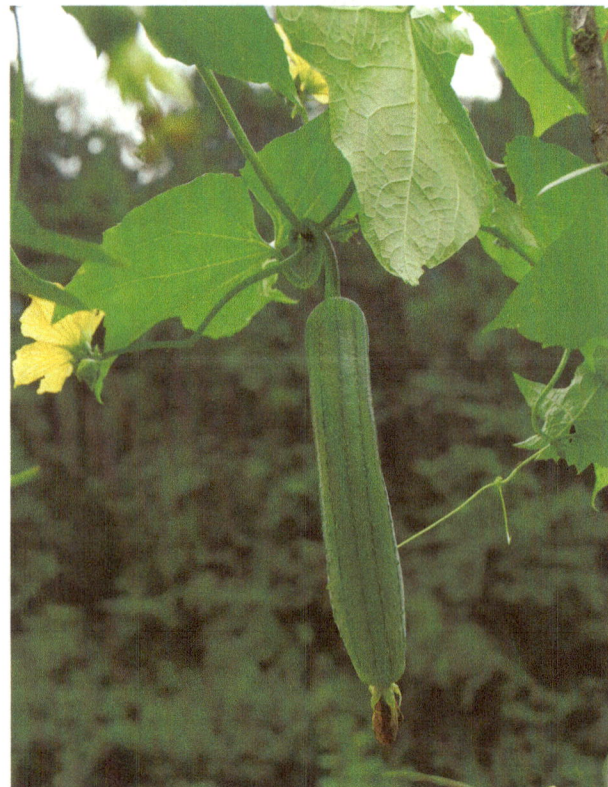

【用法用量】内服：煎汤，9～15g，鲜品60～120g；或烧存为散，每次3～9g。外用：适量，捣汁涂；或捣为散；或研末调敷。

【使用注意】脾胃虚寒或肾阳虚弱者不宜多服。

【现代研究】化学研究显示，含三萜皂苷成分及丙二酸、枸橼酸、瓜氨酸等。药理研究显示，有抗病毒、抗过敏等作用。现代临床用于治疗烦热、便血、痔疮出血、崩漏、痈疽疮痢、乳汁不通、水肿等。

201 地角儿苗

【古籍原文】一名地牛儿苗。生田野中。搨地生，一根就分数十茎，其茎甚稠，叶似胡豆叶微小，叶生茎面，每攒四叶对生作一处，茎傍另又生葶，梢头开淡紫花，结角似连翘而小，中有子，状似豌豆颗。味甘。「救饥」采嫩角生食，硬角煮熟食。

【来　　源】为豆科植物二色棘豆Oxytropis bicolor Bge.的果实。

【形态特征】多年生草本，高5～20cm。主根发

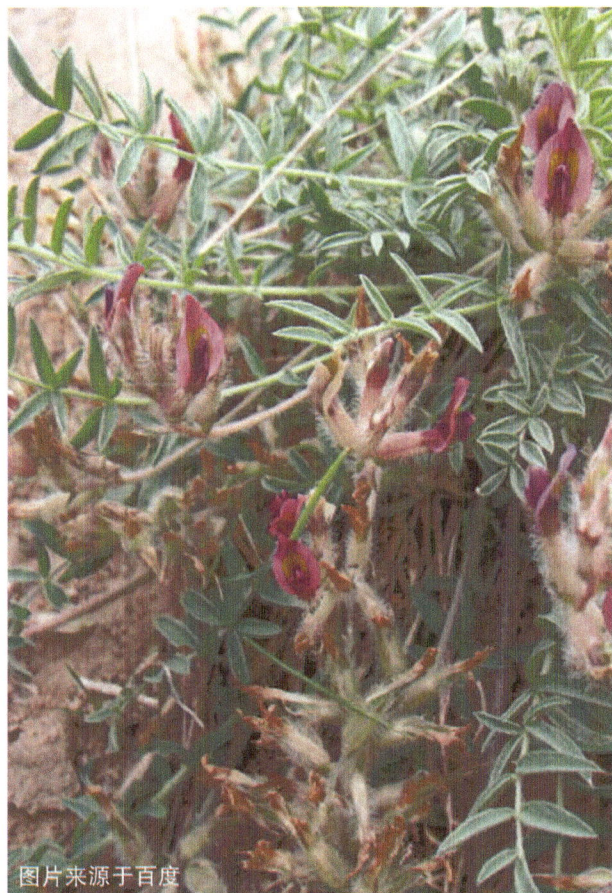

图片来源于百度

达，直伸，暗褐色。茎缩短，簇生。轮生羽状复叶；托叶膜质，卵状披针形；小叶对生或4片轮生，线状披针形。总状花序；苞片披针形；花萼筒状；萼齿线状披针形；花冠紫红色或蓝紫色；旗瓣菱状卵形，翼瓣长圆形，龙骨瓣喙长2.0～2.5mm；子房被白色长柔毛或无毛；花柱下部有毛，上部无毛。荚果几革质，卵状长圆形。种子宽肾形。

其余内容未见记载。

202 马㼎儿

【古籍原文】生田野中。就地拖秧而生，叶似甜瓜叶极小，茎蔓亦细，开黄花，结实比鸡弹微小。味微酸。「救饥」摘取马㼎熟者食之。

【来　　源】为葫芦科植物马㼎儿Zehneria indica (Lour.) Keraudren的块根或全草。

【形态特征】攀缘或平卧草本。茎枝纤细，无毛。叶片膜质，多型，三角状卵形、卵状心形或戟形。雌雄同株。果实长圆形或狭卵形，两端钝，外面无毛，成熟后呈橘红色或红色。种子灰白色，卵形，基部稍变狭，边缘不明显。

【性味功效】甘、苦，凉。清热解毒，消肿散结，化痰利尿。

【临床用方】①《泉州本草》治痈疽疔疮、冻疮：马㼎儿。用法：干根研末，调茶油敷。②《全国中草药汇编》治红斑狼疮：马㼎儿根。用法：取15～18g，用水大半碗，煎煮片刻，每日服1～2次。

【用法用量】内服：煎汤，15～30g。外用：适量，捣敷；或煎水洗。

【现代研究】现代临床用于治疗痈疮疖肿、腮腺

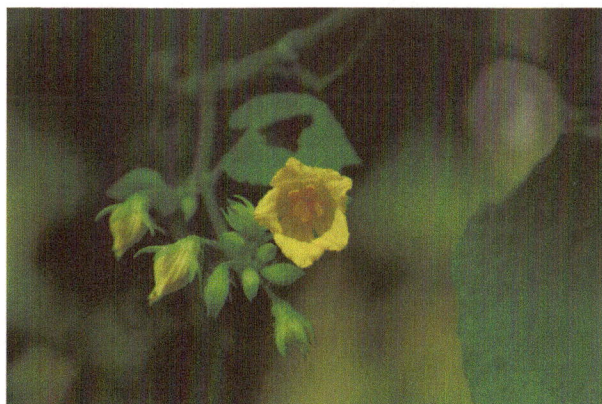

炎、黄疸、痔瘘、脱肛、湿疹、蜂窝织炎、多发性脓肿、骨髓炎、尿路感染、尿路结石、红斑狼疮等。

203 山黧豆

【古籍原文】一名山豌豆。生密县山野中。苗高尺许，其茎窊面剑脊，叶似竹叶而齐短，两两对生，开淡紫花，结小角儿，其豆匾如豬豆。味甜。「救饥」采取角儿煮食，或打取豆食皆可。

【来　　源】为豆科植物山黧豆Lathyrus palustris L.的全草

【形态特征】多年生草本。根茎横走。茎通常直立，高20～50cm。偶数羽状复叶，叶轴末端具不分支的卷须；托叶披针形至线形；叶具小叶1～3对；小叶质坚硬，椭圆状披针形或线状披针形。总状花序腋生，具5～8朵花；花萼钟状，被短柔毛；花紫蓝色或紫色；旗瓣近圆形，翼瓣狭倒卵形，龙骨瓣卵形；子房密被柔毛。荚果线形。

【性味功效】苦，凉。清热解毒。

【用法用量】内服：煎汤，9～15g。外用：适量，煎水洗。

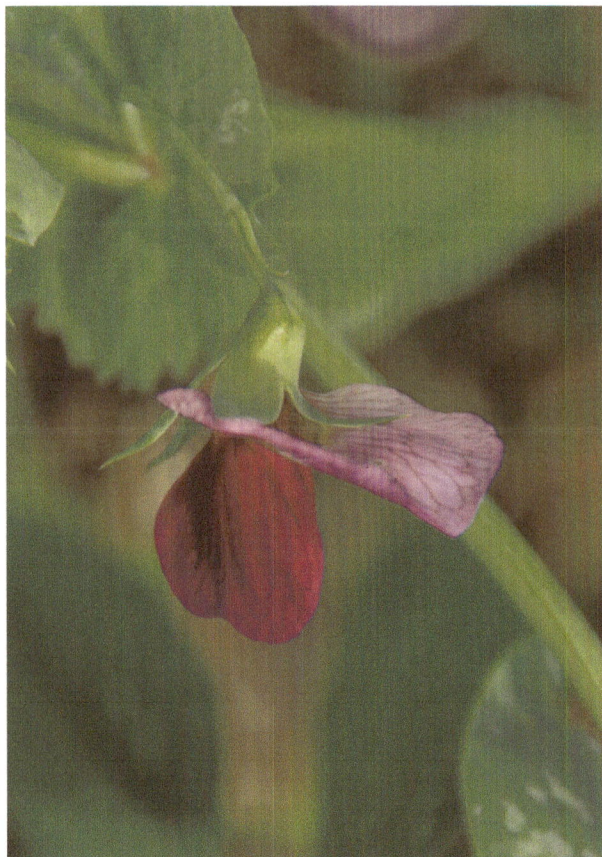

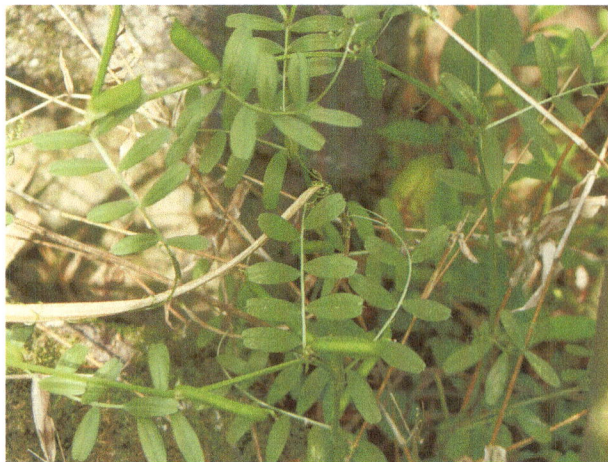

【现代研究】现代临床用于治疗疮、癣、癞、疥、小儿麻疹后余毒未尽等。

204 龙芽草（仙鹤草）

【古籍原文】一名瓜香草。生辉县鸭子口山野间。苗高一尺余，茎多涩毛，叶形如地棠叶而宽大，叶头齐团，每五叶或七叶作一茎排生，叶茎脚上又有小芽叶，两两对生，梢间出穗，开五瓣小圆黄花，

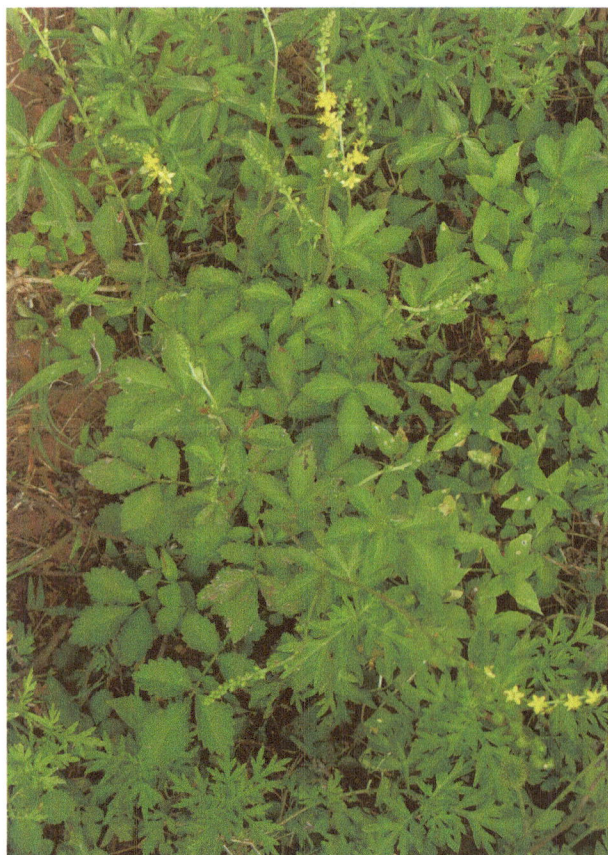

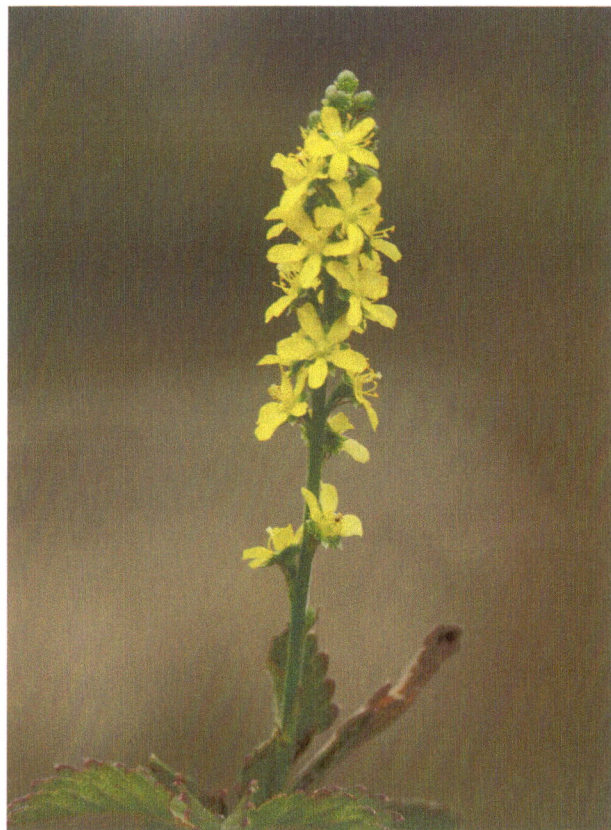

结青毛葖蓂,有子大如黍粒。味甜。「救饥」收取
其子,或捣或磨作面食之。

【来　　源】为蔷薇科植物龙芽草Agrimonia pilosa
Ledeb.的地上部分。

【形态特征】多年生草木,高30～120cm。根茎
短,基部常有1个或数个地下芽。茎被疏柔毛及短
柔毛。奇数羽状复叶互生;托叶镰形;小叶倒卵形
至倒卵状披针形。总状花序单一或2～3个生于茎
顶,花序轴被柔毛;花萼片5片,三角状卵形;花
瓣5片,长圆形,黄色;雄蕊5～15枚;花柱2枚,
丝状,柱头头状。瘦果倒卵状圆锥形,被疏柔毛,
先端有数层钩刺。

【性味功效】苦、涩,平。收敛止血,止痢,
杀虫。

【临床用方】①《四川中药志》治咯血、吐血:仙
鹤草、侧柏叶各30g,藕节12g。用法:水煎服。
②《陕甘宁青中草药选》治鼻血、齿龈出血:仙鹤
草、白茅根各15g,焦山栀9g。用法:水煎服。

【用法用量】内服:煎汤,10～15g,大剂量可用
至30～60g;或入散。外用:适量,捣敷;或熬膏
涂敷。

【使用注意】外感初起,泄泻发热者忌用。

【现代研究】化学研究显示,含间苯三酚缩合体、
黄酮、有机酸类化合物。止血的成分有仙鹤草素、
鞣质、没食子酸及维生素K等。药理研究显示,有
抗凝血、抗血栓、抗菌、抗炎、抗病毒、抗肿瘤、
抗寄生虫等作用;尚能升高血小板而起止血作用。
现代临床用于治疗咯血、吐血、尿血、便血、崩漏
带下、劳伤脱力、痈肿、跌打、创伤出血、过敏性
紫癜、滴虫性阴道炎、梅尼埃病等。

205 地稍瓜

【古籍原文】生田野中。苗长尺许,作地摊科生,
叶似独扫叶而细窄尖硬,又似沙蓬叶亦硬,周围攒
茎而生,茎叶间开小白花,结角长大如莲子,两头
尖艄,又似鸦嘴形,名地稍瓜。味甘。「救饥」其
角嫩时,摘取煤食,角若皮硬,剥取角中嫩穣,
生食。

【来　　源】为萝藦科植物地稍瓜Cynanchum
thesioides（Freyn）K. Schum.的全草及果实。

【形态特征】多年生草本。地下茎单轴横生。茎自
基部多分支。叶对生或近对生;叶片线形,下面中
脉隆起。伞形聚伞花序腋生;花萼外面被柔毛;花
冠绿白色;副花冠杯状,裂片三角状披针形;蓇葖
纺锤形,先端渐尖,中部膨大。种子扁平,暗
褐色。

【性味功效】甘,凉。清虚火,益气,生津,
下乳。

【临床用方】①《河南中草药手册》治咽喉痛:
地稍瓜30g（全草60g）。用法:水煎服,或鲜果嚼
服。②《河南中草药手册》治神经衰弱:地稍瓜全

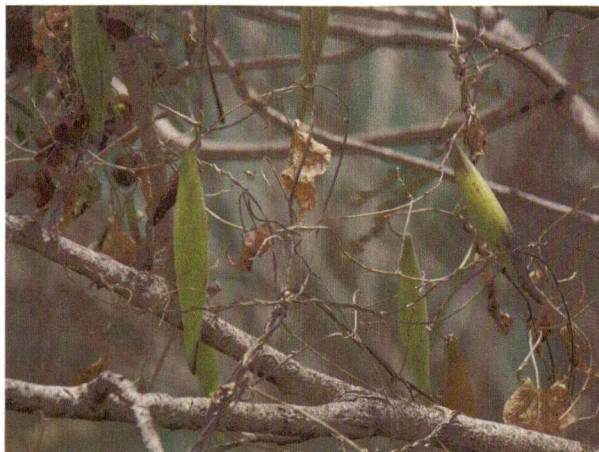

草500g。用法：水煎取汁，用药汁打鸡蛋2个，代茶饮，每日服2次。

【用法用量】内服：煎汤，15~30g。

【现代研究】化学研究显示，含β-谷甾醇、胡萝卜苷、阿魏酸、琥珀酸、蔗糖、槲皮素、柽柳素、地稍瓜苷等。药理研究显示有抗病毒作用。现代临床用于治疗咽喉疼痛、神疲健忘、头昏、失眠、体虚、乳汁不足等。

206 锦荔枝（苦瓜）

【古籍原文】又名癞葡萄。人家园篱边多种之。苗引藤蔓，延附草木生，茎长七八尺，茎有毛涩，叶似野葡萄叶，而花叉多，叶间生细丝蔓，开五瓣黄碗子花，结实如鸡子大，尖觜纹绉，状似荔枝而大，生青熟黄，内有红瓤。味甜。「救饥」采荔枝黄煮熟者，食瓤。

【来　　源】为葫芦科植物苦瓜*Momordica charantia* L.的果实。

【形态特征】一年生攀缘草本，多分支，有细柔毛，卷须不分支。叶大，肾状圆形，基部收缩，边缘具波状齿。花雌雄同株；雄花单生，苞片肾状圆心形，全缘；花萼钟形，5裂，裂片卵状披针形；花冠黄色，5裂；雄蕊3枚；雌花单生，基部有苞片；柱头3枚，胚珠多数。果实长椭圆形、卵形或两端均狭窄，长8~30cm，全体具钝圆、不整齐的瘤状突起。种子椭圆形，具角状齿。

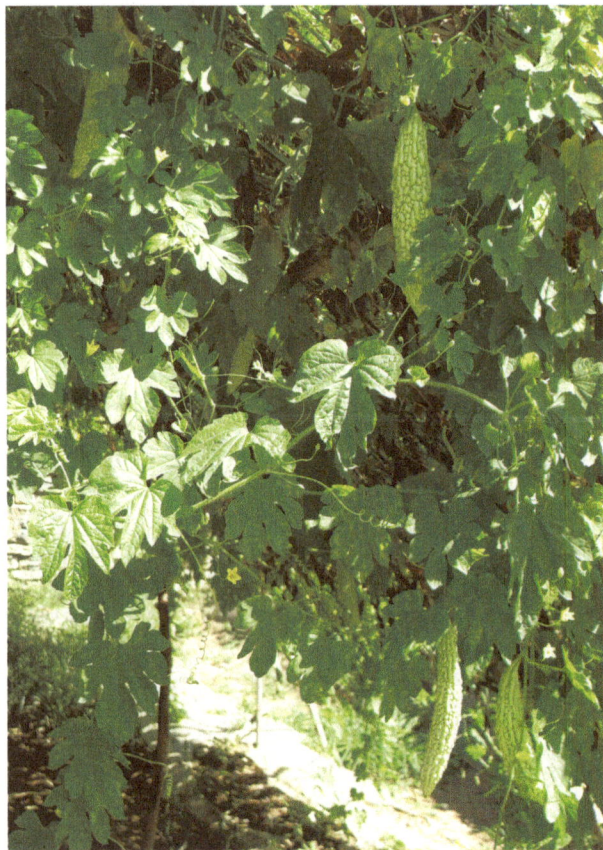

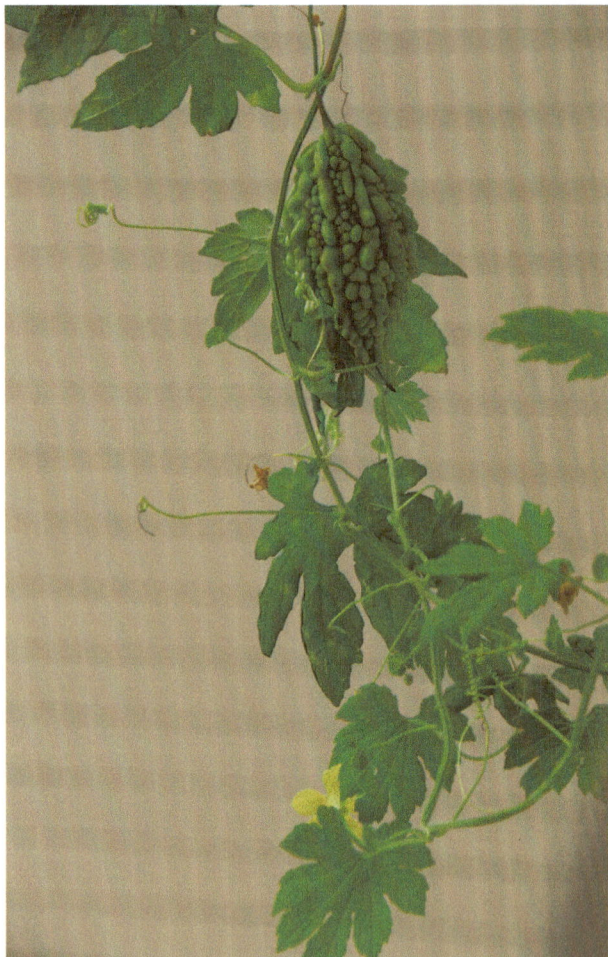

【性味功效】苦，寒。清暑泄热，明目，解毒。

【临床用方】①《泉州本草》治中暑暑热：鲜苦瓜。用法：苦瓜截断去瓤，纳好茶叶再合起，悬挂阴干，取6~9g苦瓜水煎，或切片泡开水代茶饮。②《泉州本草》治痢疾：鲜苦瓜适量，捣绞汁1小杯，调蜂蜜服。

【用法用量】内服：煎汤，6~15g，鲜品30~60g；或煅存性研末。外用：适量，鲜品捣敷；或取汁涂。

【使用注意】脾胃虚寒者慎服。

【现代研究】化学研究显示含多种氨基酸，如谷氨酸、丙氨酸、β-丙氨酸、苯丙氨酸等；还含苦瓜苷、5-羟色胺等。药理研究显示有降血糖、抗癌、

抗病毒等作用。现代临床用于治疗糖尿病、暑热烦渴、急性结膜炎红肿、痢疾、疮痈肿毒等。

207 鸡冠果（蛇莓）

【古籍原文】一名野杨梅。生密县山谷中。苗高五七寸，叶似泼盘叶而小，又似鸡儿头叶微团，开五瓣黄花，结实似红小杨梅状。味甜酸。「救饥」采取其果红熟者食之。

【来　　源】为蔷薇科植物蛇莓Duchesnea indica（Andr.）Focke.的全草。

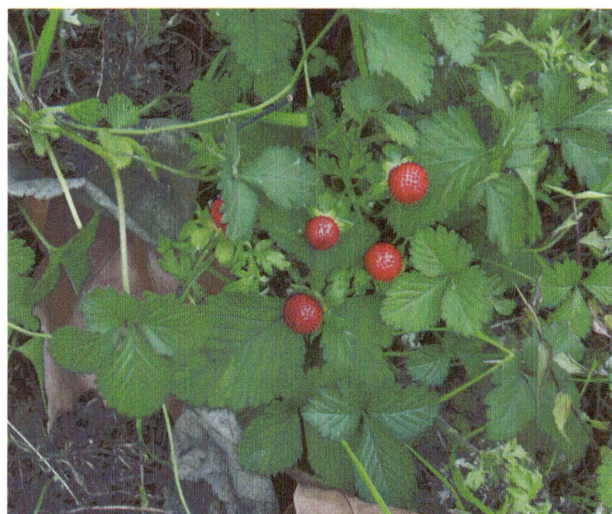

【形态特征】多年生草本。根茎短，粗壮。匍匐茎多数。基生叶数个；茎生叶互生，均为三出复叶；托叶窄卵形到宽披针形；小叶片具小叶柄，倒卵形至菱状长圆形。花单生于叶腋；萼片5片，卵形；副萼片5片，倒卵形；花瓣5片，倒卵形，黄色，先端钝圆；雄蕊20~30枚；心皮多数，离生；花托在果期膨大，海绵质，鲜红色，有光泽。瘦果卵形，鲜时有光泽。

【性味功效】甘、苦，寒。清热解毒，凉血止血，散瘀消肿。

【临床用方】①《浙江民间常用草药》治痢疾、肠炎：蛇莓全草15~30g。用法：水煎服。②《浙江民间常用草药》治带状疱疹：蛇莓鲜全草。用法：捣烂，取汁外敷。

【用法用量】内服：煎汤，9~15g，鲜品30~60g；或捣汁。外用：适量，捣敷；或研末撒。

【现代研究】现代临床用于治疗发热、癫痫、咳

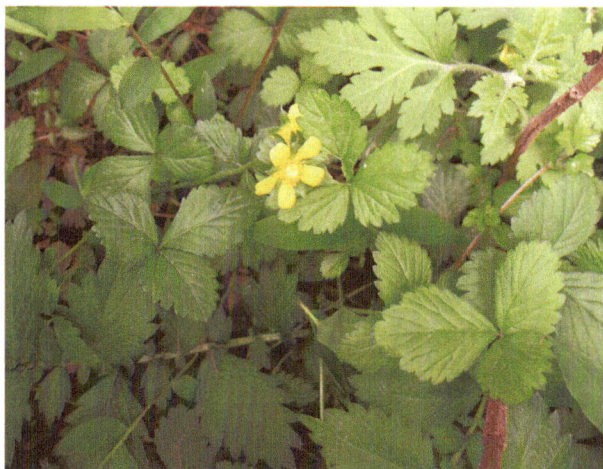

嗽、吐血、咽喉肿痛、痢疾、痈肿、疔疮、蛇虫咬伤、感冒、黄疸、崩漏、月经不调、跌打肿痛等。

叶及实皆可食

本草原有

208 羊蹄苗（羊蹄根）

【古籍原文】一名东方宿，一名连虫陆，一名鬼目，一名蓄，俗呼猪耳朵。生陈留川泽，今所在有之。苗初揭地生，后攛生茎叉，高二尺余，其叶狭长，颇似莴苣而色深青，又似大蓝叶微阔，茎节间紫赤色，其花青白成穗，其子三棱，根似牛蒡而坚实。味苦，性寒，无毒。「救饥」采嫩苗叶煠熟，水浸淘净苦味，油盐调食。其子熟时，打子捣为米，以滚水汤三五次，淘净下锅，作水饭食，微破

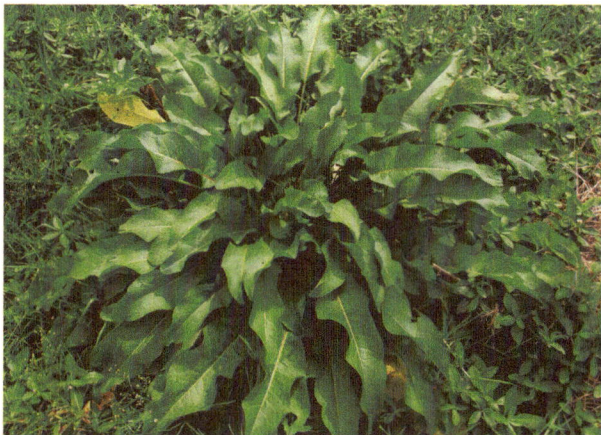

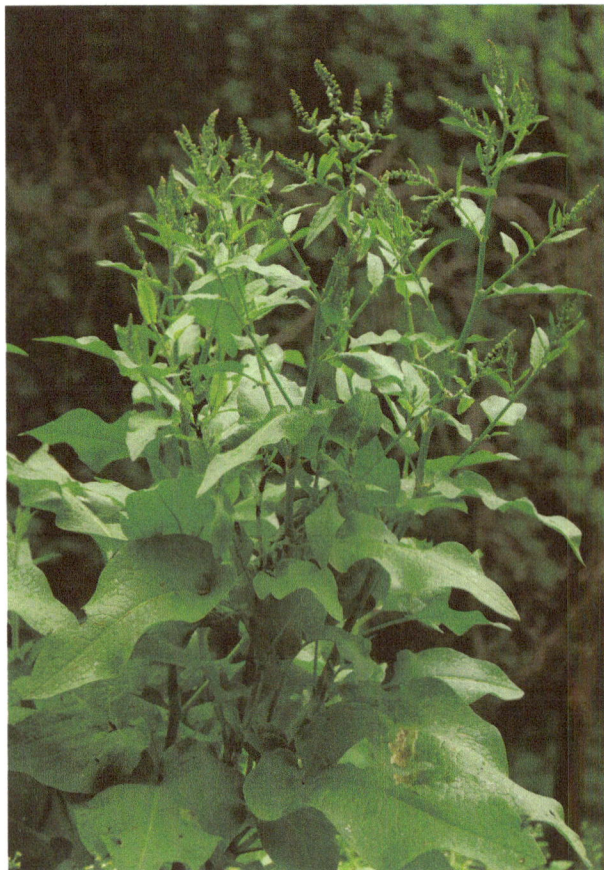

腹。「治病」文具本草草部条下。

【来　　源】为蓼科植物羊蹄*Rumex japonicus* Houtt.的根。

【形态特征】多年生草本，高可达1m。根粗大，黄色。茎直立。根生叶丛生，有长柄，叶片长椭圆形，边缘呈波状；茎生叶较小，有短柄。总状花序顶生；花两性；花被片6片，淡绿色；果被广卵形，有明显的网纹；雄蕊6枚，成3对；子房具棱，1室，1胚珠，花柱3枚，柱头细裂。瘦果三角形，褐色，光亮；有3片增大的果被包覆。

【性味功效】苦，寒。清热通便，凉血止血，杀虫止痒。

【古方选录】《太平圣惠方》治大便卒涩结不通：羊蹄根六钱。用法：以水一大盏，煎取六分，去滓，温温顿服之。

【用法用量】内服：煎汤，9～15g；或捣汁；或熬膏。外用：适量，捣敷；或磨汁涂；或煎水洗。

【使用注意】脾胃虚寒者禁服。

【现代研究】化学研究显示，含有结合及游离的大黄素、大黄素甲醚、大黄酚、尼泊尔羊蹄素等。药理研究显示，有抗菌、抗氧化、止血等作用。现代

临床用于治疗鼻出血、功能性子宫出血、血小板减少性紫癜、慢性肝炎、肛门周围炎、大便秘结；外用治外痔、急性乳腺炎、黄水疮、疖肿、各种癣等。

209 苍　耳

【古籍原文】本草名菜耳，俗名道人头，又名喝起草，一名胡菜，一名地葵，一名菭，一名常思，一名羊负来，《诗》谓之卷耳，《尔雅》谓之苓耳。生安陆川谷及六安田野，今处处有之。叶青白类粘糊菜叶，茎叶秋间结实，比桑椹短小而多刺，其实味苦、甘，性温。叶味苦、辛，性微寒，有小毒。又云无毒。「救饥」采嫩叶苗煠熟，换水浸去苦味，淘净，油盐调食。其子炒微黄，捣去皮，磨为面，作烧饼，蒸食亦可。或用子熬油点灯。「治病」文具本草草部菜耳条下。

【来　　源】为菊科植物苍耳*Xanthium sibiricum* Patrin. ex Widd.的成熟带总苞果实。

【形态特征】一年生草本，高30～60cm。粗糙或被毛。叶互生，有长柄，叶片宽三角形；叶柄密被细毛。头状花序近于无柄，聚生，单性同株；雄花序球形，总苞片小，1列；花托圆柱形，有鳞片；

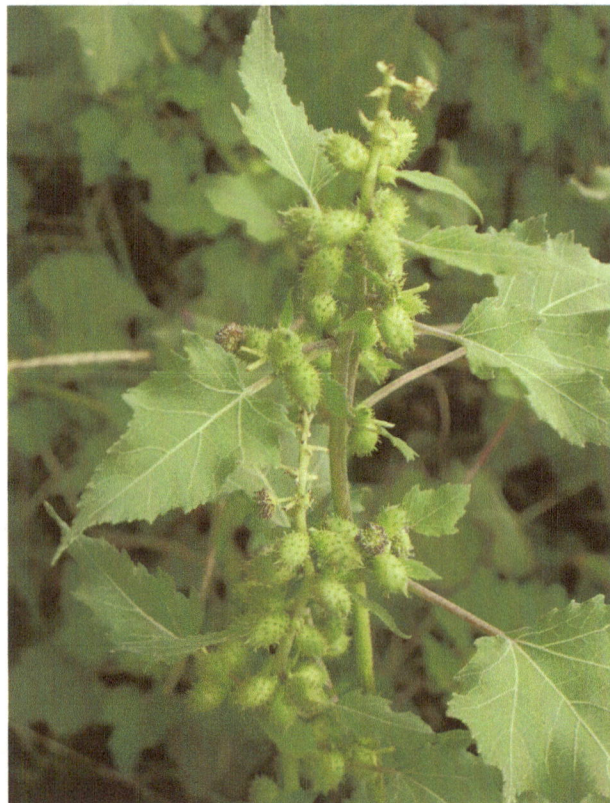

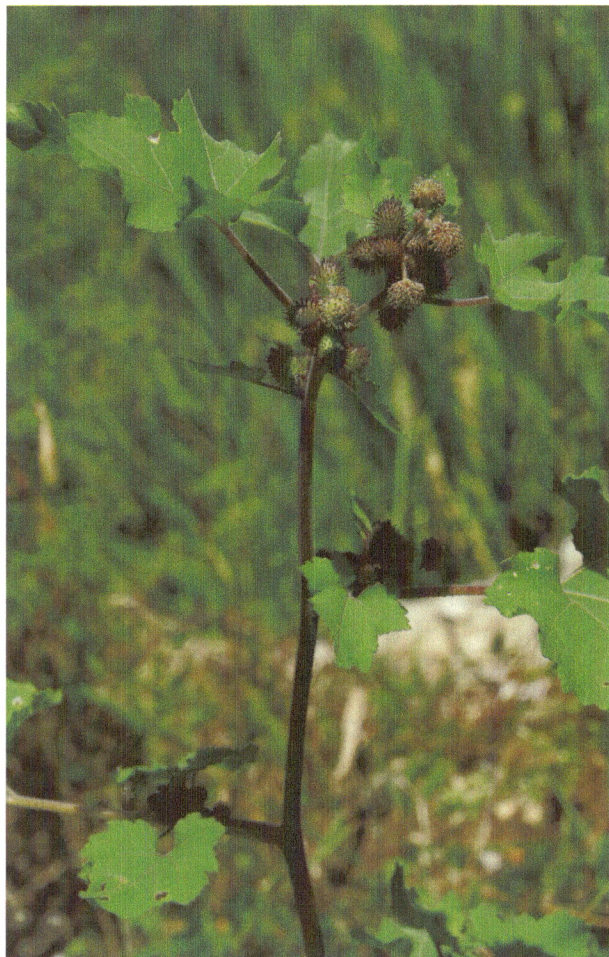

小花管状，顶端5齿裂；雄蕊5枚；雄花序卵形，总
苞片2~3列，小花2朵，无花冠；子房在总苞内，
每室有1个，花柱线形，凸出在总苞外。瘦果倒卵
形，包藏在有刺的总苞内，无冠毛。

【性味功效】苦、辛，微寒；有小毒。祛风、散
热、除湿、解毒。

【临床用方】《内蒙古中草药》治荨麻疹瘙痒、疥
癣、湿疹：苍耳草30g，浮萍、薄荷各9g。用法：
水煎外洗。

【用法用量】内服：煎汤，3~10g；或入丸、散。
外用：适量，捣敷；或煎水洗。

【使用注意】内服不宜过量；气虚血亏者慎服。苍
耳子若过量服用和炮制不当，易中毒。

【现代研究】化学研究显示，含苍耳子苷、苍耳
醇、异苍耳醇、亚油酸、棕榈酸及氨基酸等。药理
研究显示，有短暂的降血压作用。现代临床用于治
疗变应性鼻炎，急、慢性鼻炎，鼻窦炎，腰腿痛，
腮腺炎，感冒，风湿关节痛，疔疮，皮肤瘙痒，湿
疹，疥癣，痔疮等。

210 姑娘菜（酸浆草）

【古籍原文】俗名灯笼儿，又名挂金灯，本草名酸
浆，一名醋浆。生荆楚川泽及人家田园中，今处处
有之。苗高一尺余，苗似水莨而小，叶似天茄儿
叶，窄小，又似人苋叶，颇大而尖，开白花，结房
如囊，似野西瓜蒴，形如撮口布袋，又类灯笼样，
囊中有实，如樱桃大，赤黄色。味酸，性平、寒，
无毒。叶味微苦。别条又有一种三叶酸浆草，与此
不同，治证亦别。「救饥」采叶煠熟，水浸淘去苦
味，油盐调食。子熟摘取食之。「治病」文具本草
草部酸浆条下。

【来　源】为茄科植物挂金灯 *Physalis alkekengi*
L. var. *franchetii*（Mast.）Makino的全草。

【形态特征】多年生草本，高35~100cm。具横走
的根状茎。茎直立，多单生，不分支。叶互生，卵
形至广卵形。花单生于叶腋；花萼除裂片毛较密
外，筒部稀疏；花白色；花萼绿色，钟形；花冠钟
形，5裂；雄蕊5枚，着生于花冠的基部；花药长
圆形，基部着生，花丝丝状；子房上位，卵形，2
室，花柱线形，柱头细小，不明显。浆果圆球形，
成熟时呈橙红色。种子多数，细小。

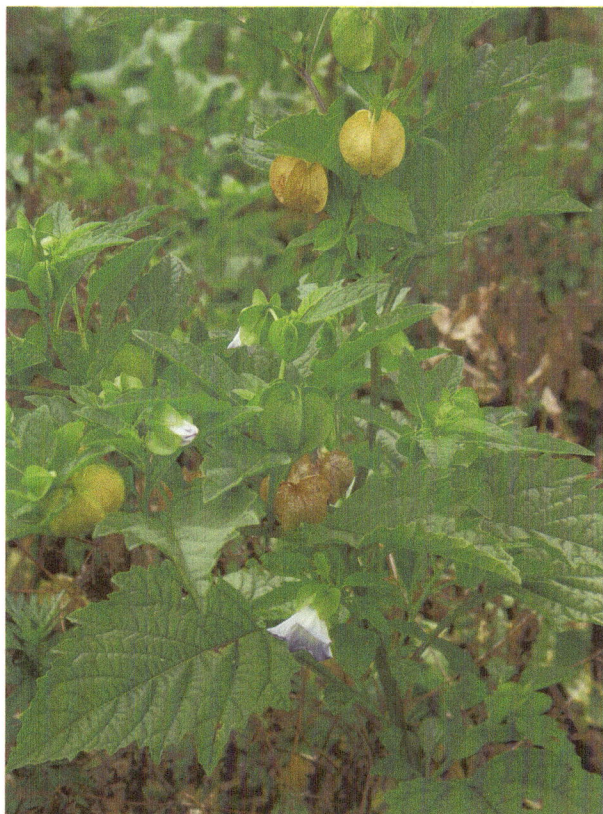

【性味功效】酸、苦，寒。清热毒，利咽喉，通利二便。

【古方选录】《丹溪纂要》清心丸：酸浆草。用法：为末，白汤服，以醋调敷喉外。主治：热咳咽痛。

【用法用量】内服：煎汤，9~15g；或捣汁，研末。外用：适量，煎水洗：或研末调敷、捣敷。

【使用注意】孕妇及脾虚泄泻者禁服。

【现代研究】化学研究显示，含酸浆环氧内酯、酸浆双古豆碱。药理研究显示，有抗乙肝病毒表面抗原作用。现代临床用于治疗急性扁桃体炎、老年慢性支气管炎、流行性感冒、牙齿肿痛、中耳炎、咽喉肿痛、咳嗽、黄疸、痢疾、水肿、泌尿系感染、大便不通、湿疹等。

211 土茜苗（茜草）

【古籍原文】本草根名茜根，一名地血，一名茹藘，一名茅蒐，一名蒨。生乔山川谷，徐州人谓之牛蔓，西土出者佳，今北土处处有之，名土茜根，可以染红。叶似枣叶形，头尖下阔，纹脉竖直，茎方，茎叶俱涩，四五叶对生节间，茎蔓延附草木，开五瓣淡银褐花，结子小如菉豆粒，生青熟红，根紫赤色。味苦，性寒，无毒。一云味甘，一云味酸。畏鼠姑。叶味微酸。「救饥」采叶煤熟，水浸作成黄色，淘净，油盐调食，其子红熟摘食。「治病」文具本草草部茜根条下。

【来　源】为茜草科植物茜草Rubia cordifolia L.的根及根茎。

【形态特征】多年生攀缘草本。根丛生，橙红色。茎四棱形，有的沿棱有倒刺。叶4片轮生，其中1对较大而具长柄，卵形或卵状披针形，长2.5~6.0cm或更长，宽1~3cm或更宽；下面中脉及叶柄上有倒刺。聚伞花序顶生或腋生；花小，萼齿不明显，花冠绿色或白色，5裂，有缘毛。果肉质，小形，熟时紫黑色。

【性味功效】苦，寒。凉血止血，活血化瘀。

【古方选录】《普济本事方》茜梅丸：茜草根、艾叶各一两，乌梅肉（焙干）半两。用法：上为细末，炼蜜丸如梧子大，乌梅汤下三十丸。主治：衄血无时。

【用法用量】内服：煎汤，10~15g；或入丸、散；或浸酒。

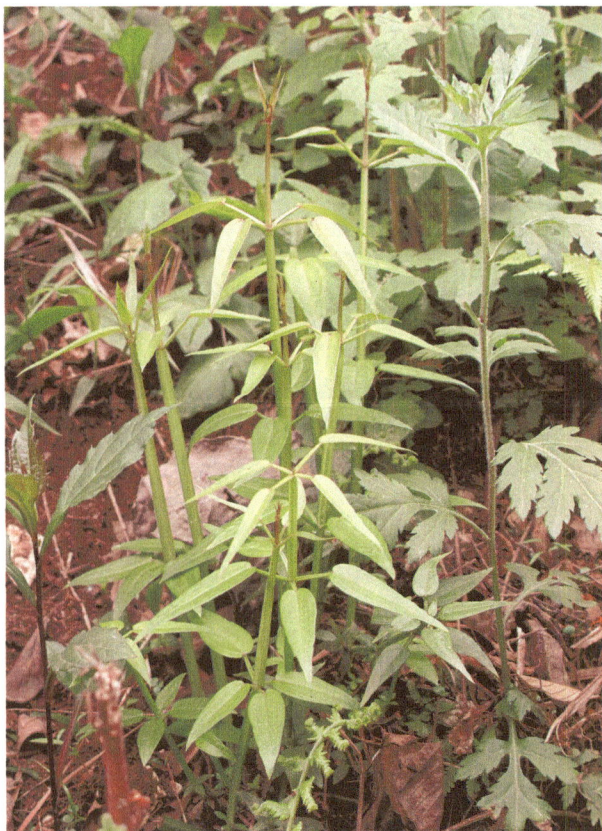
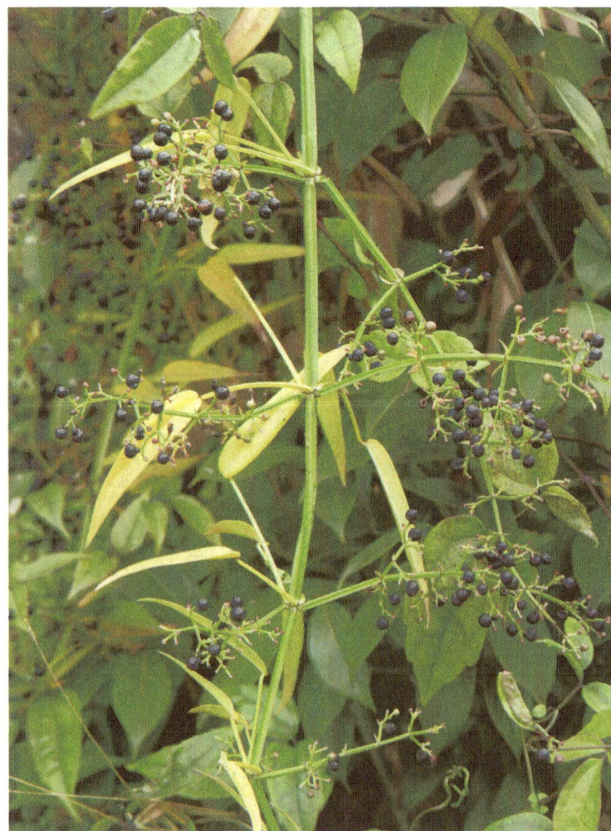

【使用注意】脾胃虚寒者及无瘀滞者慎服。

【现代研究】化学研究显示，根含蒽醌苷、茜草酸、紫色素（即紫茜素）、伪紫色素（即伪紫茜素）、茜草色素等。药理研究显示，有止血、抗血小板聚集、升高白细胞、镇咳祛痰、抗菌、抗癌、降尿钙、增加冠状动脉血流量等作用。现代临床用于治疗软组织挫伤、拔牙出血、龋齿疼痛、牙痛、慢性气管炎、肾炎、黄疸、咯血、吐血、衄血、尿血、便血、崩漏等。

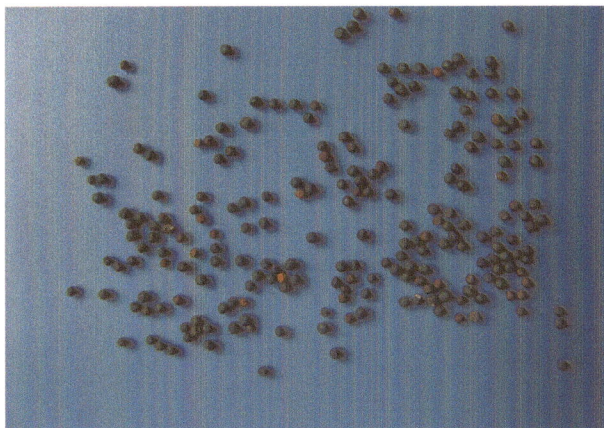

212 王不留行

【古籍原文】又名剪金草，一名禁宫花，一名剪金花。生太山山谷，今祥符沙堈间亦有之。苗高一尺余，其茎对节生叉，叶似石竹子叶儿宽短，拀茎对生，脚叶似槐叶而狭长，开粉红花，结蒴如松子大，似罂粟壳样，极小，有子如葶苈子大而黑色。味苦、甘，性平，无毒。「救饥」采嫩叶煠熟，换水淘去苦味，油盐调食。子可捣为面食。「治病」文具本草草部条下。

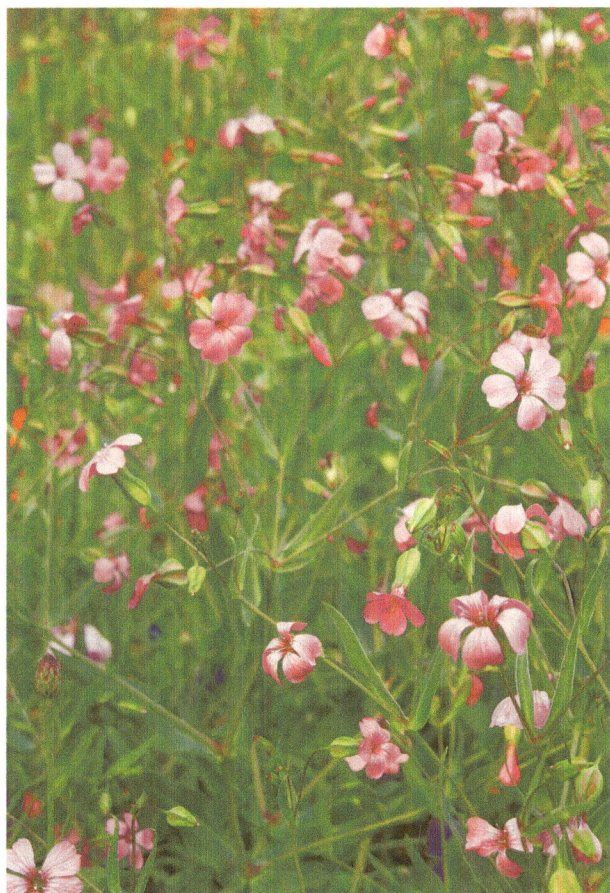

【来　　源】为石竹科植物麦蓝菜 *Vaccaria segetalis*（Neck.）Garcke 的种子。

【形态特征】一年生或二年生草本，高30～70cm，全株平滑无毛，稍被白粉。茎直立，上部呈二叉状分支。单叶对生，无柄；叶片卵状椭圆形至卵状披针形。疏生聚伞花序着生于枝顶，花梗细长；花萼圆筒状，花后增大呈五棱状球形；雄蕊10枚，不等长；子房上位，1室，花柱2枚。蒴果包于宿存花萼内，成熟后先端呈四齿状开裂。种子多数，暗黑色，球形，有明显的疣状突起。

【性味功效】苦，平。活血通经，下乳消痈。

【古方选录】《本草汇言》治血淋不止：王不留行一两，当归身、川续断、白芍药、丹参各二钱。用法：分作二剂，水煎服。

【用法用量】内服：煎汤，6～10g。

【使用注意】孕妇血虚无瘀滞者忌服。

【现代研究】化学研究显示，含皂苷类、黄酮类、脂肪酸、氨基酸及微量元素等。药理研究显示，有抗着床、抗早孕等作用。现代临床用于治疗妇女经行腹痛、经闭、乳汁不通、急性乳腺炎等。

213 白　薇

【古籍原文】一名白幕，一名薇草，一名春草，一名骨美。生平原川谷，并陕西诸郡及滁州，今钧州密县山野中亦有之。苗高一二尺，茎叶俱青，颇类柳叶而阔短，又似女娄脚叶而长硬毛涩，开花红色，又云紫花，结角似地稍瓜而大，中有白瓤，根状如牛膝根而短，黄白色。味苦、咸，性平、大寒，无毒。恶黄耆、大黄、大戟、干姜、干漆、山

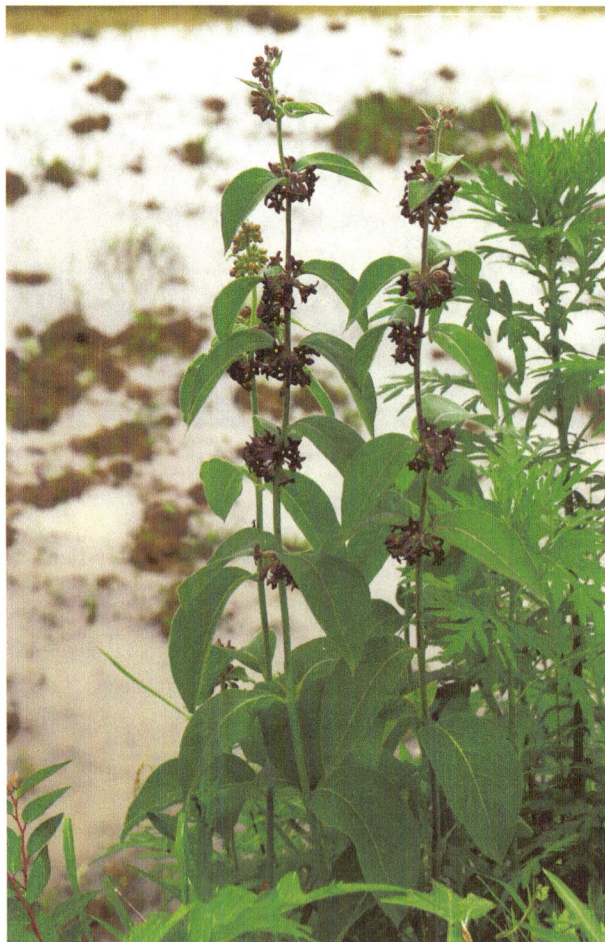

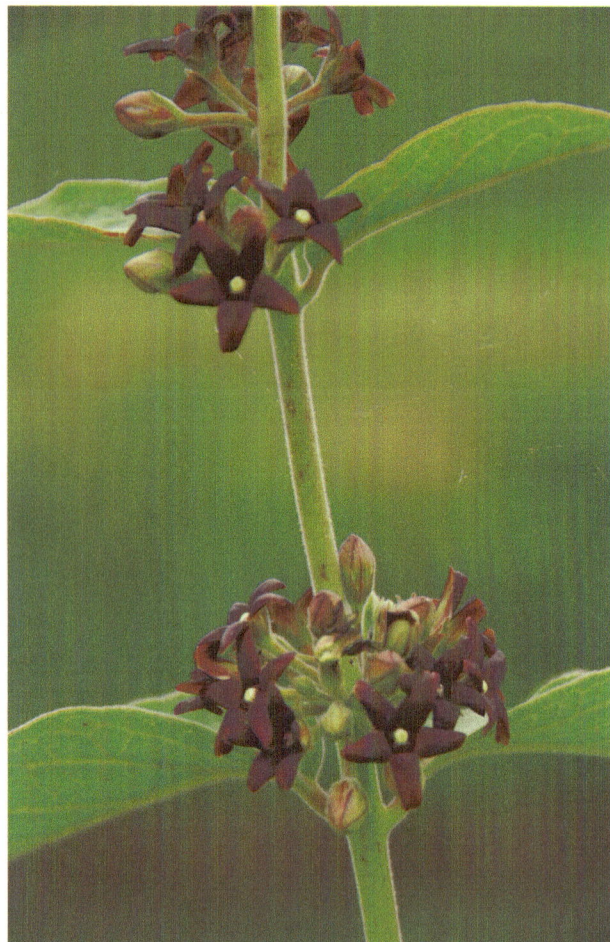

茱萸、大枣。「救饥」采嫩叶煤熟，水浸淘净，油盐调食。并取嫩角煤熟，亦可食。「治病」文具本草草部条下。

【来　源】为萝藦科植物白薇Cynanchum atratum Bge.的根。

【形态特征】多年生草本，高40～70cm，植物体内有白色乳汁。根茎短，簇生多数细长的条状根。茎直立。叶对生，具短柄；叶片卵状椭圆形至广卵形。伞形花序腋生，小花梗短，下垂，密被细柔毛；花黑紫色；花萼5深裂；花冠5深裂，副花冠5裂；雄蕊5枚，上部与雌蕊合成蕊柱；雌蕊由2枚心皮组成；子房上位，花柱四周有短柔毛，柱头位于蕊柱下。蓇葖果角状纺锤形。种子多数，卵圆形。

【性味功效】苦、咸，寒。清虚热，清热凉血，利尿通淋，解毒疗疮。

【古方选录】《圣济总录》治妇人白带不止：白薇一两，赤芍药、乌贼鱼（去甲）各半两。用法：上

三味，捣罗为末，炼醋一盏，熬成膏，丸如梧桐子大，每服二十丸，食前热水下，日再。

【临床用方】《贵州草药》治风湿关节痛：白薇、臭山羊、大鹅儿肠根各15g。用法：泡酒服。

【用法用量】内服：煎汤，3～15g；或入丸、散。外用：适量，研末贴；或用鲜品，捣烂敷。

【使用注意】脾胃虚寒者忌服。现代研究报道，白薇有较强的强心作用，内服过量，易引起强心苷样中毒反应，中毒量为30～45g，可出现心悸、恶心、呕吐、头晕、头痛、腹泻、流涎等中毒症状。

【现代研究】化学研究显示含C_{21}甾体皂苷，如直立白薇苷A、B、C、D、E、F及白前苷C、H等。药理研究显示有退热、抗炎等作用。现代临床用于治疗温热病发热、身热斑疹、潮热骨蒸、咳嗽、产后虚烦、尿血、血淋、咽喉肿痛、疮痈肿毒、毒蛇咬伤等。

叶及实皆可食

新 增

214 蓬子菜

【古籍原文】生田野中，所在处处有之。其苗嫩时，茎有红紫线楞，叶似碱蓬叶微细，苗老结子，叶则生出叉刺，其子如独扫子大。苗叶味甜。「救饥」采嫩苗煠熟，水浸淘净，油盐调食，晒干煠食尤佳。及采子，捣米青色，或煮粥，或磨面作饼蒸食皆可。

【来　　源】为茜草科植物蓬子菜 *Galium verum* L.的全草。

【形态特征】多年生直立草本。根茎粗短。根圆柱形，粗长而弯曲，稍木质。茎丛生，四棱形。叶轮生，无柄；叶片线形，先端急尖，边缘反卷。聚伞圆花序集成顶生的圆锥花序，稍紧密；花具短柄；萼筒全部与子房愈合，无毛；花冠辐状，淡黄色；雄蕊4枚，伸出；子房2室，花柱2枚，柱头头状。

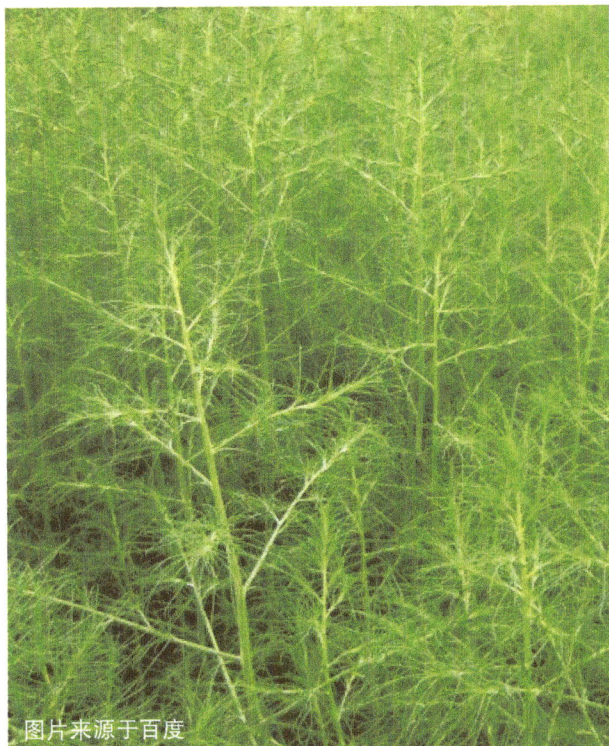

图片来源于百度

双悬果2颗，扁球形。

【性味功效】微辛、苦，微寒。清热解毒，活血通经，祛风止痒。

【临床用方】①《吉林中草药》治疗疮走黄：蓬子菜15g。用法：黄酒煎，每日2次，将渣捣烂敷患处。②《山西中草药》治急性荨麻疹：蓬子菜、地肤子各10g。用法：水煎服；或各30g，水煎洗浴。

【用法用量】内服：煎汤，10~15g。外用：鲜品适量，捣敷；或熬膏外涂。

【现代研究】化学研究显示，根含紫茜素、伪紫茜素葡萄糖、有机酸、环烯醚萜类成分、挥发油等。药理研究显示，有利胆、缓泻、降血压、抑菌等作用。现代临床用于治疗肝炎、腹水、咽喉肿痛、疔疮肿毒、稻田皮炎、荨麻疹、跌打损伤、毒蛇咬伤、妇女经闭等。

215 胡枝子

【古籍原文】俗亦名随军茶。生平泽中。有二种，叶形有大小，大叶者类黑豆叶，小叶者茎类蓍草，

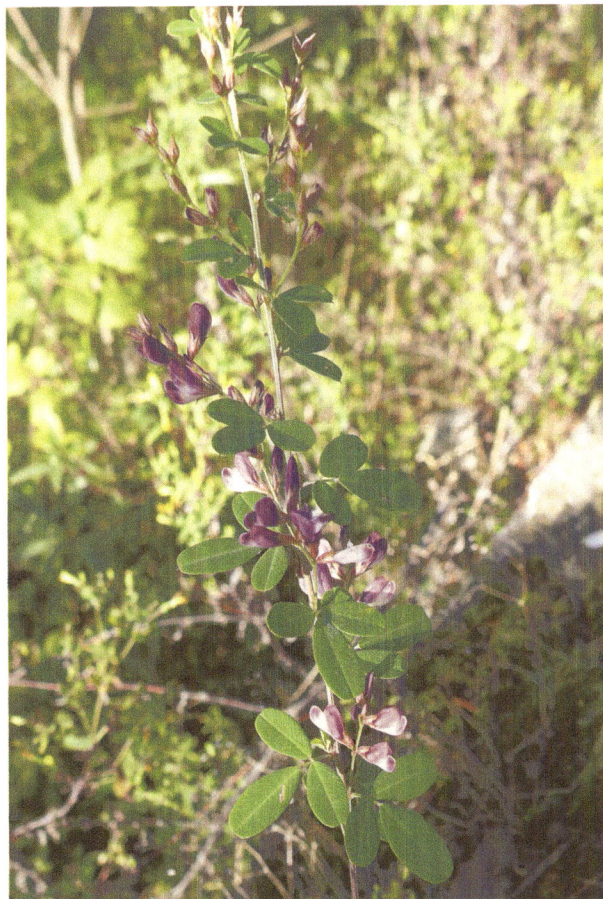

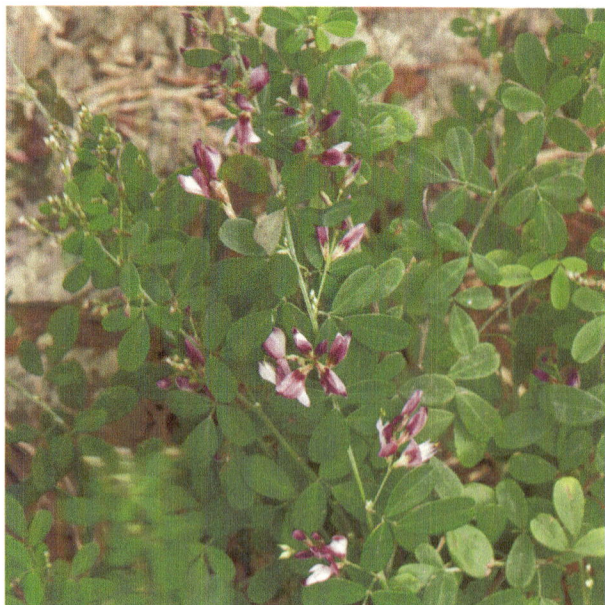

叶似苜蓿叶而长大，花色有紫白，结子如粟粒大。气味与槐相类。性温。「救饥」采子，微舂即成米，先用冷水淘净，复以滚水汤三五次，去水下锅，或作粥，或作炊饭皆可食。加野菉豆，味尤佳。及采嫩叶蒸晒为茶，煮饮亦可。

【来　源】为豆科植物胡枝子Lespedeza bicolor Turcz.的枝叶。

【形态特征】直立灌木，高达2m。茎多分支，被疏短毛。叶互生，三出复叶；托叶条形，顶生小叶较大，宽椭圆形、长圆形或卵形。总状花序腋生，小苞片长圆形或卵状披针形；花萼杯状，紫褐色；花冠蝶形，紫红色；旗瓣倒卵形，翼瓣长圆形，龙骨瓣基部有爪，与旗瓣等长；雄蕊10枚，二体雄蕊；子房线形，有毛。荚果1节，扁平，倒卵形，网脉明显，有密柔毛。种子1颗。

【性味功效】甘，平。润肺清热，利尿通淋，止血。

【临床用方】《福建民间草药》治肺热咳嗽、百日咳：胡枝子鲜全草30～60g，冰糖15g。用法：酌冲开水，炖1小时服，每日服3次。

【用法用量】内服：煎汤，9～15g，鲜品30～60g；或泡作茶饮。

【现代研究】化学研究显示，含槲皮素、山奈酚、异槲皮素、荭草素、异荭草素、鞣质等。药理研究显示，有抗炎、镇痛、抗过敏、降低血氮水平等作用。现代临床用于治疗咳嗽、吐血、小便不利、尿血、便血、感冒发烧、眩晕头痛等。

216 米布袋

【古籍原文】生田野中。苗揭地生，叶似泽漆叶而窄，其叶顺茎排生，梢头攒结三四角，中有子，如黍粒大，微匾。味甜。「救饥」采角取子，水淘洗净，下锅煮食，其嫩苗叶煤熟，油盐调食，亦可。

【来　源】为豆科植物米口袋Gueldenstaedtia verna（Georgi）Boriss的全草。

【形态特征】多年生草本，高5～10cm。全株被白色长柔毛。主根直下。茎短。叶丛生，奇数羽状复叶，有长柄，广椭圆形、卵形或长卵形，先端钝，基部圆，全缘。伞形花序；苞片披针形；花萼钟形，萼齿5枚；花冠蝶形，紫堇色；旗瓣广倒卵形，翼瓣长圆状楔形，龙骨瓣短；雄蕊10枚；子房上位，长椭圆形，花柱短，无毛，柱头膨大。荚果圆筒状。种子肾形，黑色。

【性味功效】甘、苦，寒。清热解毒，凉血消肿。

【临床用方】①《吉林中草药》治疗毒：米布袋30g，甘草9g，明矾3g。用法：水煎，黄酒为引，每日服2次。②《内蒙古中草药》治急性肝炎：米布袋30g。用法：水煎服。

【用法用量】内服：煎汤，6～30g。外用：适量，鲜品捣敷；或煎水洗。

【现代研究】化学研究显示，根含叶虱硬脂醇、谷甾醇、大豆皂醇等。现代临床用于治疗痈肿疔疮、丹毒、阑尾炎、淋巴结结核、黄疸、肠炎、痢疾、毒虫咬伤等。

217 天茄儿苗（天茄子苗）

【古籍原文】生田野中。苗高二尺许，茎有线楞，叶似姑娘草叶而大，又似和尚菜叶却小，开五瓣小白花，结子似野葡萄大，紫黑色。味甜。「救饥」采嫩叶煤熟，水淘去邪味，淘净，油盐调食。其子熟时亦可摘食。「治病」今人传说，采叶傅贴肿毒金疮，拔毒。

【来　源】为茄科植物龙葵Solanum nigrum L.的全草。

【形态特征】一年生草本，高25～100cm。茎直立。叶互生；叶片卵形，先端短尖，基部楔形或宽

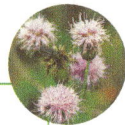

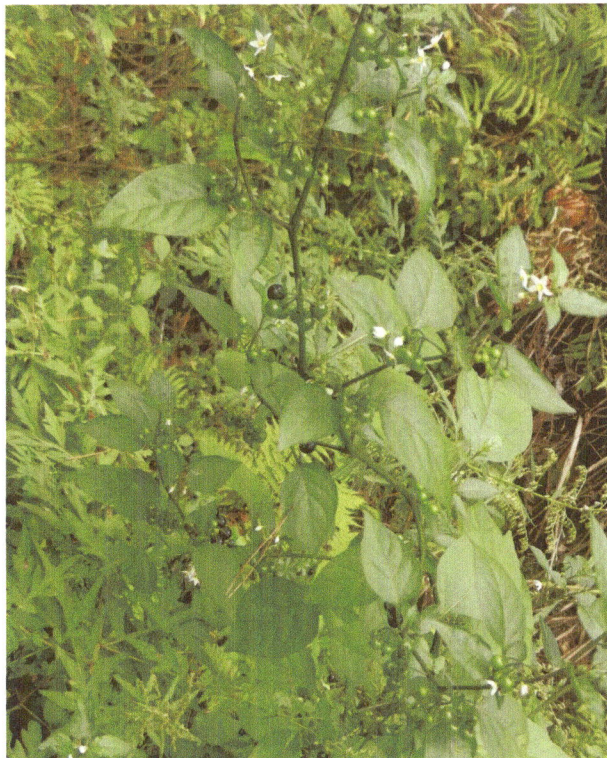

楔形并下延至叶柄，全缘具不规则波状粗锯齿。蝎尾状聚伞花序腋外生，由3～10朵花组成；花萼小，浅杯状；雄蕊5枚，着生于花冠筒口；花丝分离；花药黄色，顶孔向内；雌蕊1枚，球形；子房2室，花柱下半部密生白色柔毛，柱头圆形。浆果球形，有光泽。种子多数，扁圆形。

【性味功效】苦，寒。清热解毒，活血消肿。

【古方选录】《圣济总录》治出血不止：天茄子苗半两，人参一分。用法：以上二味，捣罗为散，每服二钱匕，新水调下，不拘时。

【用法用量】内服：煎汤，15～30g。外用：适量，捣敷；或煎水洗。

【现代研究】化学研究显示，含槲皮素、澳洲茄碱、澳洲茄边碱、皂苷、植物凝集素、澳洲茄胺等。药理研究显示，有降血压、抗炎作用。现代临床用于治疗疔疮、痈肿、跌打扭伤、慢性气管炎、肾炎水肿等。

218 苦马豆

【古籍原文】俗名羊尿胞。生延津县郊野中，在处亦有之。苗高二尺许，茎似黄耆苗，茎上有细毛，叶似胡豆叶微小，又似蒺藜叶却大，枝叶间开红紫花，结壳如拇指顶大，中间多虚，俗称为羊尿胞，内有子如茴子大，茶褐色。子、叶俱味苦。「救饥」采叶煠熟，换水浸去苦味，淘净，油盐调食。及取子水浸淘去苦味，晒干，或末或捣为面，作烧饼蒸食皆可。

【来源】为豆科植物苦马豆*Swainsonia salsula* Taub.的果实或枝叶。

【形态特征】矮小灌木，高20～100cm。奇数羽状复叶，互生；小叶片倒卵状长圆形或长椭圆形，先端钝圆或微凹，基部宽楔形，上面无毛，背面有白色伏毛；小叶柄极短；托叶披针形。总状花序腋生，淡红色；花萼杯状5齿裂，被白毛；旗瓣开展，圆形，翼瓣顶尖，龙骨瓣长于翼瓣；雄蕊10枚；子房具柄，有柔毛。荚果膜质，黄白色，长圆形，有长柄，表面光滑。种子肾状圆形，褐色。

【性味功效】苦，平；有小毒。利尿，消肿。

【临床用方】《沙漠地区药用植物》治肾炎水肿：苦马豆鲜全草30g，艾草、荆芥各12g。用法：水煎服。

【用法用量】内服：煎汤，全草9～15g，果实20～30枚；或浸酒。

【现代研究】化学研究显示，含异鼠李素、苦马豆素、总黄酮苷、苦马豆碱。药理研究显示，有降血压作用。现代临床用于治疗慢性肝炎浮肿、肝硬化腹水、血管神经性水肿等。

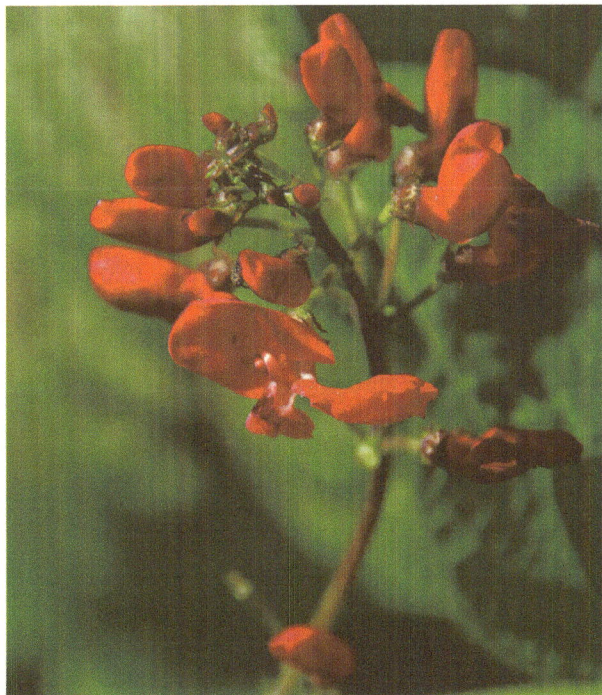

219 猪尾把苗

【古籍原文】一名狗脚菜。生荒野中。苗长尺余，叶似甘露儿叶甚短小，其头颇齐，茎叶皆有细毛，每叶间顺条开小白花，结小蒴儿，中有子，小如粟粒，黑色。苗叶味甜。「救饥」采嫩叶煤熟，换水浸淘净，油盐调食。子可捣为面食。

【现代研究】本条图文过于简略，只能大致推断为报春花科排草属科植物，现代研究暂时无法确定原植物品种。

根叶可食

本草原有

220 黄精苗（黄精）

【古籍原文】俗名笔管菜，一名重楼，一名菟竹，一名鸡格，一名救穷，一名鹿竹，一名萎蕤，一名仙人余粮，一名垂珠，一名马箭，一名白及。生山谷，南北皆有之，嵩山、茅山者佳。根生肥地者大如拳，薄地者犹如拇指。叶似竹叶，或两叶，或三叶，或四五叶，俱皆对节而生。味甘，性平，无毒。又云，茎光滑者谓之太阳之草，名曰黄精，食之可以长生。其叶不对节，茎叶毛钩子者，谓之太

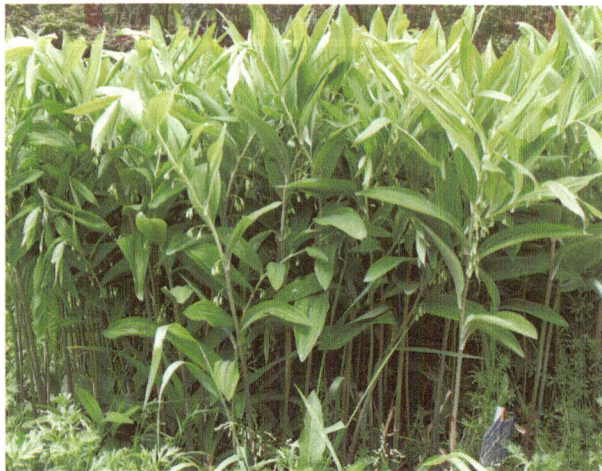

阴之草，名曰钩吻，食之入口立死。又云茎不紫花不黄为异。「救饥」采嫩叶煤熟，换水浸去苦味，淘洗净，油盐调食。山中人采根，九蒸九暴，食甚甘美。其蒸暴用瓮，去底，安釜上，装置黄精令满，米盖蒸之，令气溜，即暴之。如此九蒸九暴，令极熟，若不熟，则刺人喉咽。久食长生辟谷。其生者，若初服，只可一寸半，渐渐增之，十日不食他食。能长服之，止三尺，服三百日后，尽见鬼神，饵必升天。又云，花实极可食，罕得见，至难得。「治病」文具本草草部条下。

【来　　源】为百合科植物黄精*Polygonatum sibiricum* Red.的根茎。

【形态特征】多年生草本，高50~90cm，偶达1m以上。根茎横走，圆柱状，节膨大。叶轮生，无柄，每轮4~6片；叶片条状披针形，先端渐尖并卷曲。花腋生，下垂，2~4朵呈伞形花丛；基部有膜质小苞片，钻形或条状披针形；花被筒状，白色至淡黄色，裂片6片；雄蕊着生于花被筒状的一半以上处，花丝短；子房长3mm，花柱长5~7mm。浆果球形，成熟时黑色。

【性味功效】甘，平。养阴润肺，滋肾填精，补脾益气。

【临床用方】《山东中草药手册》治肺燥咳嗽：黄精15g，北沙参12g，杏仁、桑叶、麦门冬各9g，生甘草6g。用法：水煎服。

【用法用量】内服：煎服，10~15g，鲜品30~60g；或入丸、散；或熬膏。外用：适量，煎汤洗；或熬膏涂；或浸洒搽。

【使用注意】中寒泄泻、痰湿痞满气滞者忌。

【现代研究】化学研究显示，黄精的根状茎含甾体

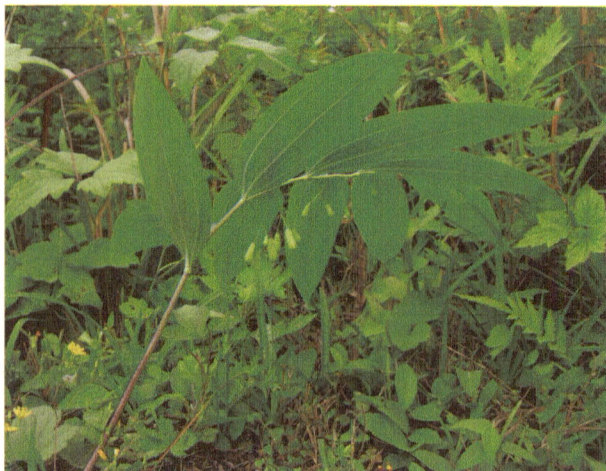

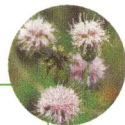

皂苷、葡萄糖、黄精低聚糖。药理研究显示，有抗病原微生物、延缓衰老、降血脂作用；对血糖和免疫功能都有影响。现代临床用于治疗肺结核、慢性肝炎、糖尿病、神经衰弱失眠、白细胞减少症、药物中毒性耳聋、近视眼、手足癣、神经性皮炎等。

221 地黄苗（地黄）

【古籍原文】俗名婆婆你，一名地髓，一名芐，一名芑。生咸阳川泽，今处处有之。苗初搨地生，叶如山白菜叶而毛涩，叶面深青色，又似芥菜叶而不花叉，比芥菜叶颇厚，叶中撺茎，上有细毛，茎梢开筒子花，红黄色，北人谓之牛你子花，结实如小麦粒，根长四五寸，细如手指，皮赤黄色。味甘、苦，性寒，无毒。恶贝母，畏芜荑，得麦门冬、清酒良，忌铁器。「救饥」采叶煮羹食。或捣绞根汁，搜面作饼饦，及冷淘食之。或取根浸洗净，九蒸九暴，任意服食。或煎以为煎食。久服轻身不老，变白延年。「治病」文具本草草部条下。

【来　源】为玄参科植物地黄*Rehmannia glutinosa* Libosch.的块根。

【形态特征】多年生草本植物，高10～40cm。全株被灰白色长柔毛及腺毛。根茎肥厚肉质，呈块状圆柱形或纺锤形。茎直立。根生叶丛生；叶片倒卵形或长椭圆形；茎生叶较基生叶为小。总状花序；花萼钟形；花冠宽阔，紫红色或淡紫红色；雄蕊4枚，二强雄蕊，着生于冠管的近基部处；子房上位，卵形，2室，花柱单一，柱头膨大。蒴果卵形或卵圆形，上有宿存花柱，外有宿存花萼。种子多数。

【性味功效】甘、苦，寒。清热凉血，止血，养阴生津。

【古方选录】《太平圣惠方》治小儿热疾，烦渴头痛，壮热不止：生地黄汁三合。用法：上入生蜜半合和匀，时时与一合服，量儿大小加减服之。

【用法用量】内服：煎汤，10～30g；或捣汁；或熬膏。

【使用注意】脾虚大便溏薄者不宜用。

【现代研究】化学研究显示，含环烯醚萜、单萜苷类、甘露醇、葡萄糖、生物碱、苯甲酸、苯乙

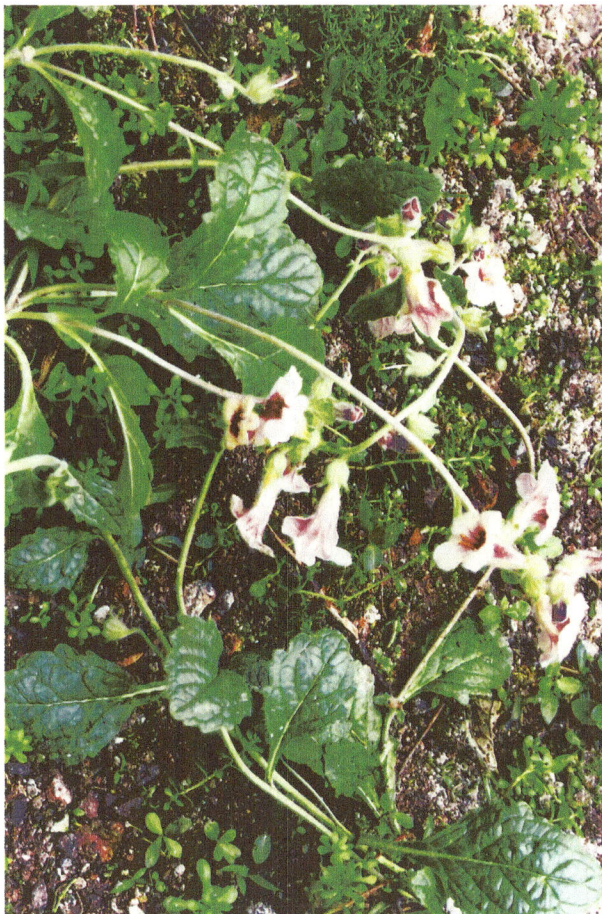

酸、甾醇、氨基酸等成分。药理研究显示，有提高机体免疫力、止血、抗菌、消炎、镇静、利尿、降血糖等作用。现代临床用于治疗化脓性中耳炎、急性卡他性中耳炎、外耳道炎、急性热病、高热神昏、斑疹、吐血、衄血、崩漏、便血、口舌生疮、咽喉肿痛、劳热咳嗽、跌打伤痛等。

222 牛蒡子（牛蒡子）

【古籍原文】本草名恶实，未去萼名鼠粘子，俗名夜叉头，根谓之牛菜。生鲁山平泽，今处处有之。苗高二三尺，叶如芋叶，长大而涩，花淡紫色，实似葡萄而褐色，外壳如栗梂而小，多刺，鼠过之则缀惹不可脱，故名。壳中有子，如半麦粒而匾小，根长尺余，粗如拇指，其色灰黪。味辛，性平。一云味甘，无毒。「救饥」采苗叶煠熟，水浸去邪气，淘洗净，油盐调食。及取根水浸洗净，煮熟食之。久食甚益人，身轻耐劳。「治病」文具本草草部恶实条下。

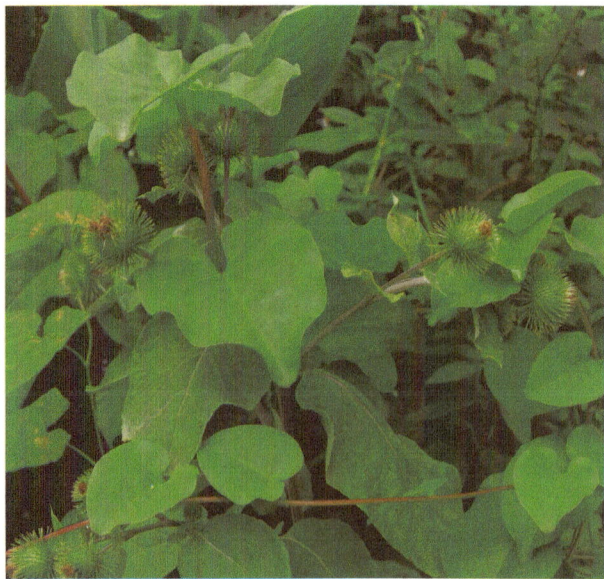

【来　　源】为菊科植物牛蒡*Arctium lappa* L.的成熟果实。

【形态特征】二年生草本，高1.0~1.5m。根粗壮，肉质，圆锥形。茎直立，上部多分支，带紫褐色，有纵条棱。基生叶大型，丛生，有长柄；茎生叶互生；叶片长卵形或广卵形。头状花序丛生，着生于枝端，排列成伞房状；花小，红紫色，均为管状花，两性；花冠先端5浅裂；聚药雄蕊5枚，与花冠裂片互生；花药黄色；子房下位，花柱细长，柱头

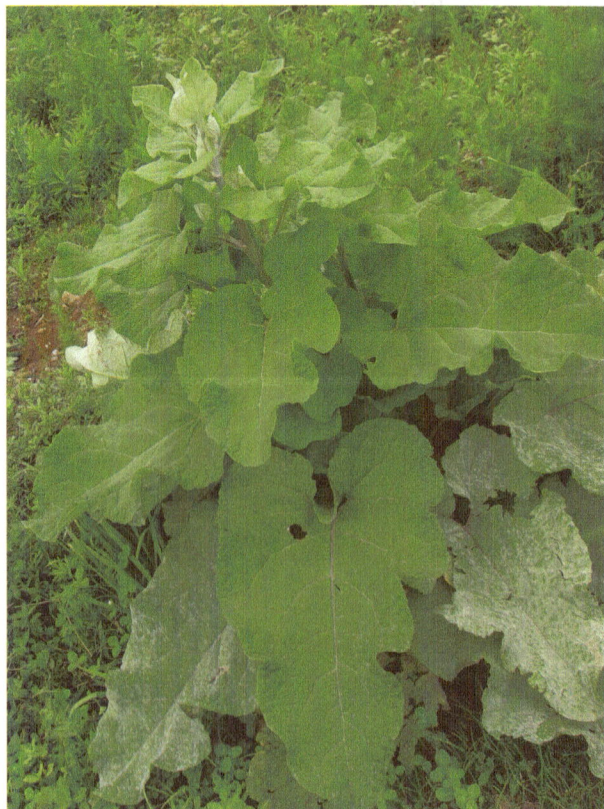

2裂。瘦果长圆形或长圆状倒卵形，灰褐色。

【性味功效】辛、苦，寒。疏散风热，宣肺祛痰，利咽透疹，解毒消肿。

【古方选录】《本草衍义》治风壅痰涎多、咽膈不利：牛蒡子（微炒）、荆芥穗各一两，炙甘草半两。用法：上为末，食后夜卧，汤点二钱服，当缓取效。

【用法用量】内服：煎汤，5~10g；或入散剂。外用：适量，煎汤含漱。

【使用注意】脾虚便溏者禁服。

【现代研究】化学研究显示，含牛蒡子苷、脂肪油、拉帕酚、维生素A、维生素B$_1$及生物碱等。药理研究显示，有抗菌、抗病毒、降血糖、降血压、抗肾病、抗肿瘤、抗诱变等作用。现代临床用于治疗咳嗽、咽喉肿痛、麻疹不透、风疹瘙痒、疮疡肿毒及预防猩红热等。

223 远　志

【古籍原文】一名棘菀，一名葽绕，一名细草。生太山及冤句川谷，河、陕、商、齐、泗州亦有，俗传夷门远志最佳，今密县梁家冲山谷间多有之。苗名小草，叶似石竹子叶，又极细，开小紫花，亦有开红白花者，根黄色，形如蒿根，长及一尺许，亦有根黑色者。根叶俱味苦，性温，无毒。得茯苓、冬葵子、龙骨良，杀天雄、附子毒，畏珍珠、藜芦、蜚蠊、齐蛤、蛴螬。「救饥」采嫩苗叶煤熟，换水浸去苦味，淘净，油盐调食。及掘取根，换水煮浸，淘去苦味，去心，再换水煮极熟，食之，不

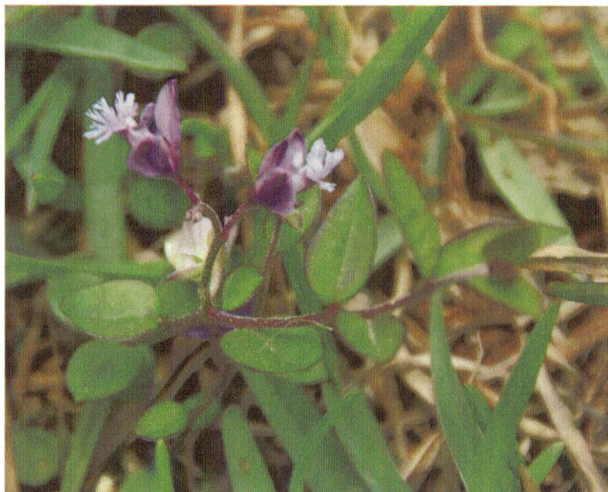

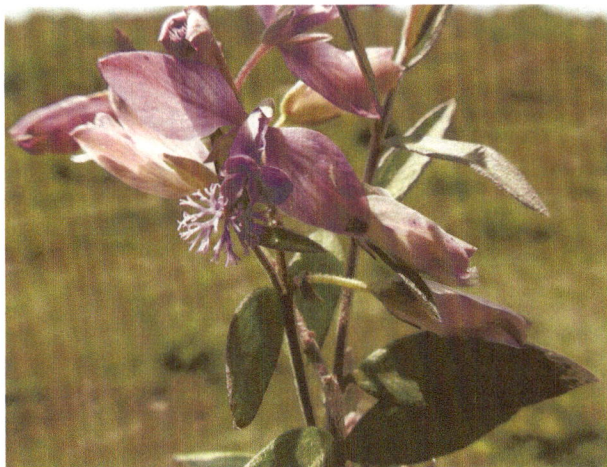

去心，令人心闷。「治病」文具本草草部条下。

【来　　源】为远志科植物远志 *Polygala tenuifolia* Willd.的根。

【形态特征】多年生草本，高25～40cm。根圆柱形。茎丛生，上部绿色。叶互生，线形或狭线形，先端渐尖，基部渐狭，全缘，中脉明显，无毛或稍被柔毛。总状花序偏侧状；花淡蓝色；花萼5片，线状披针形；花瓣3片，基部合生；雄蕊8枚，花丝基部愈合成鞘状；雌蕊1枚；子房倒卵形，扁平，2室，花柱弯曲，柱头2裂。蒴果扁平，圆状倒心形，基部有宿存的花萼。种子卵形，微扁，棕黑色。

【性味功效】辛、苦，微温。宁心安神，祛痰开窍，解毒消肿。

【古方选录】①《圣济总录》远志汤：远志（去心）、菖蒲（切细）各一两。用法：上二味，粗捣筛，每服三钱匕，水一盏，煎至七分，去渣，不拘时温服。主治：久心痛。②《卫生简易方》治健忘：远志、石菖蒲等分。用法：煎汤常服。

【用法用量】内服：煎汤，3～10g；或浸酒；或入丸、散。外用：适量，研末，酒调敷。

【使用注意】凡实热或痰火内盛者，以及有胃溃疡或胃炎者慎用。

【现代研究】化学研究显示含皂苷，水解后可得远志皂苷元A和B等；还含远志碱、远志酮、脂肪油、树脂等。药理研究显示，有镇静、催眠、祛痰、镇咳、抑菌、降血压等作用。现代临床用于治疗神经衰弱、轻微脑功能障碍综合征、急性乳腺炎、心神不安、惊悸失眠、健忘、咳嗽痰多、乳房肿痛等。

根叶可食

新　增

224 杏叶沙参

【古籍原文】一名白面根。生密县山野中。苗高一二尺，茎色青白，叶似杏叶而小，边有叉牙，又似山小菜叶，微尖而背白，梢间开五瓣白碗子花，根形如野胡萝卜，颇肥，皮色灰黪，中间白色。味甜，性微寒。本草有沙参，苗叶根茎，其说与此形状皆不同，未敢并入条下，乃另开于此。其杏叶沙参又有开碧色花者。「救饥」采苗叶煠熟，水浸淘净，油盐调食。掘根，换水煮食亦佳。「治病」与

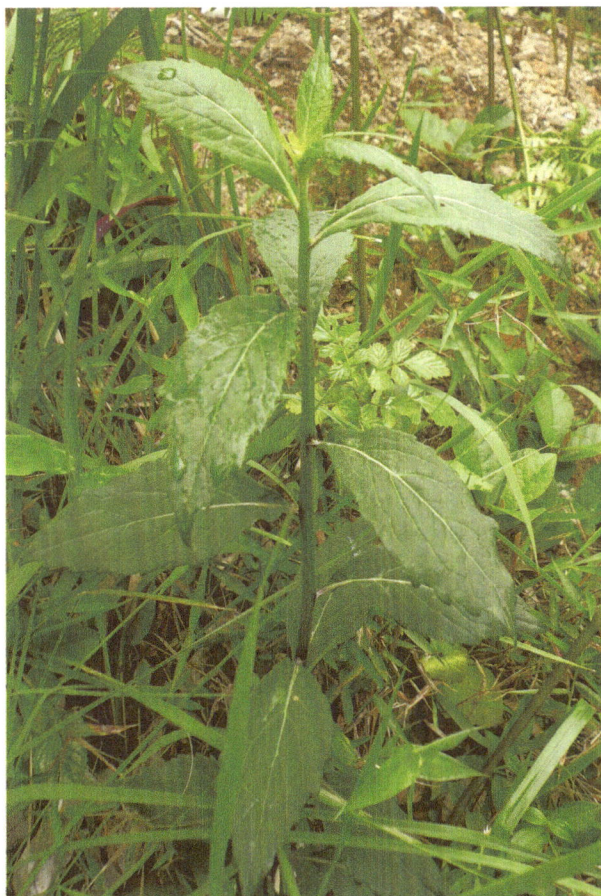

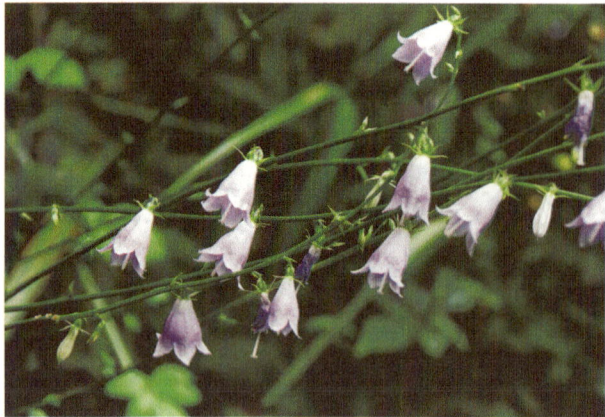

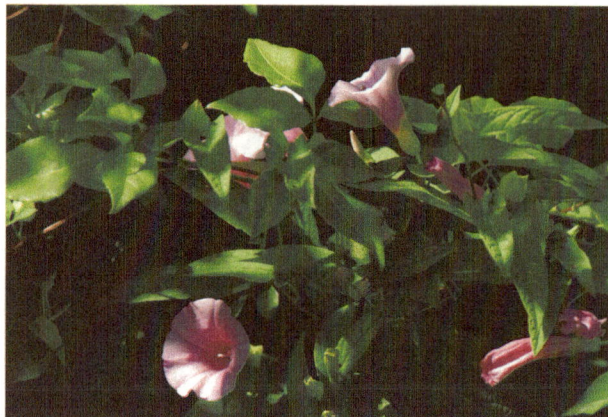

本草草部条下沙参同用。

【来　　源】为桔梗科植物杏叶沙参*Adenophora hunnanensis* Nannf.的根。

【形态特征】多年生草本。茎高40~80cm，不分支，常被短硬毛或长柔毛。叶基部常楔状下延；茎生叶椭圆形、狭卵形，基部楔形。花序分支粗壮，几乎平展或弓曲向上；花萼筒部倒卵形，裂片卵形至长卵形；花冠宽钟状，蓝色或紫色；雄蕊5枚，花丝下部扩大成片状，花药细长；花柱与花冠等长，柱头3裂；子房下位，3室。蒴果椭圆状球形。种子多数，棕黄色。

【性味功效】甘、微苦，微寒。养阴清热，润肺化痰，益胃生津。

【临床用方】①《福建药物志》治睾丸肿痛：杏叶沙参60g，猪肚1个。用法：炖服，也可加豆腐煮服。②《福建药物志》治产后关节痛：杏叶沙参30g，酒炒蚕豆45g，红糖酌量。用法：炖服。

【用法用量】内服：煎汤，10~15g，鲜品15~30g；或入丸、散。

【使用注意】风寒咳嗽禁服；反藜芦，不宜同用。

【现代研究】化学研究显示，含β-谷甾醇、β-谷甾醇-β-D-吡喃葡萄糖苷、蒲公英赛酮及二十八碳酸等。药理研究显示，有祛痰、抗真菌、强心等作用，以及调节免疫平衡的功能。现代临床用于治疗慢性咽炎、肺热咳嗽、慢性气管炎、肺气肿、肺脓肿、肺结核等。

225　藤长苗

【古籍原文】又名旋菜。生密县山坡中。拖蔓而

生，苗长三四尺余，茎有细毛，叶似滴滴金叶而窄小，头颇齐，开五瓣粉红大花，根似打碗花根。根叶皆味甜。「救饥」采嫩苗叶煤熟，水淘净，油盐调食。掘根，换水煮熟亦可食。

【来　　源】为旋花科植物藤长苗*Calystegia pellita*（Ledeb.）G. Don.的全草及花。

【形态特征】多年生草木。根细长。茎缠绕或下部直立。叶长圆形或长圆状线形，顶端钝圆或锐尖，具小短尖头，基部圆形、截形或微呈戟形，全缘。花腋生，单一，花梗短于叶，密被柔毛；苞片卵形；萼片近相等，长圆状卵形；花冠淡红色，漏斗状；雄蕊花丝基部扩大，被小鳞毛；子房无毛，2室，每室2胚珠，柱头2裂，裂片长圆形，扁平。蒴果近球形。种子卵圆形，无毛。

【现代研究】该物种为中国植物图谱数据库收录的有毒植物，其毒性为全草有小毒，因此，不宜食用。

226　牛皮消（隔山消）

【古籍原文】生密县山野中。拖蔓而生，藤蔓长四五尺，叶似马兜铃叶，宽大而薄，又似何首乌叶，亦宽大，开白花，结小角儿，根类葛根而细小，皮黑肉白。味苦。「救饥」采叶煤熟，水浸去苦味，油盐调食。及取根，去黑皮，切作片，换水煮去苦味，淘洗净，再以水煮极熟食之。

【来　　源】为萝藦科植物牛皮消*Cynanchum auriculatum* Royle ex Wight的块根。

【形态特征】蔓性半灌木。宿根肥厚，呈块状。茎圆形，被微柔毛。叶对生，膜质，被微毛，宽卵形

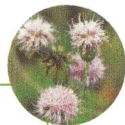

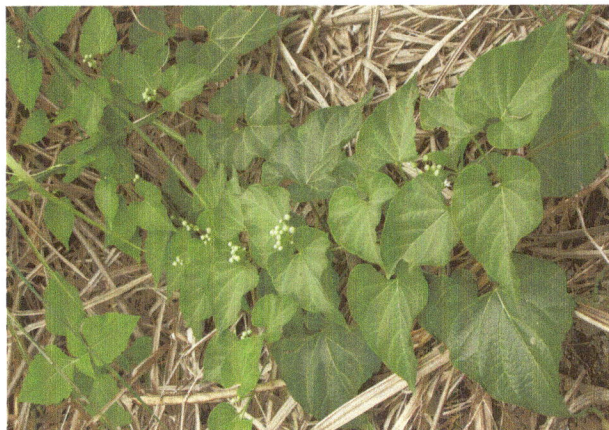

至卵状长圆形。聚伞花序伞房状，着花30朵；花萼裂片卵状长圆形；花冠白色，辐状，裂片反折，内面具疏柔毛；副花冠浅杯状，裂片椭圆形，肉质，钝头；花粉块每室1个，下垂；柱头圆锥状，顶端2裂。蓇葖果双生，披针形。种子卵状椭圆形。

【性味功效】甘、微苦，平。补肝肾，强筋骨，益经血，健脾消食，解毒疗疮。

【临床用方】①《四川中药志》治食滞、脘腹胀满：隔山消、土当归（即杏叶防风）、马兰各30g。用法：水煎服。②《山西中草药》治神经衰弱、阳痿、遗精：隔山消15g，酸枣仁、太子参各9g，枸杞子12g。用法：水煎服。

【用法用量】内服：煎汤，6~15g，鲜品加倍；或研末，每次1~3g；或浸酒。外用：适量，鲜品捣敷。

【使用注意】内服不宜过量。

【现代研究】化学研究显示，含较高的磷脂、C_{21}甾体酯苷、白首乌二苯酮、氨基酸、维生素及多种无机元素等。药理研究显示，有抗氧化、调节免疫功能、抗肿瘤、降血脂、促进毛发生长等作用。现代

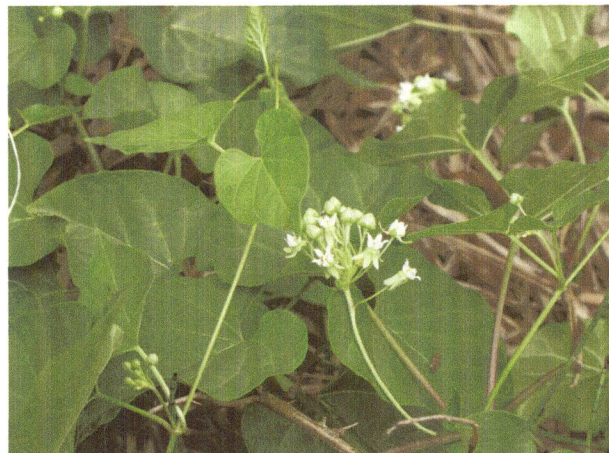

临床用于治疗腰膝酸痛、阳痿遗精、头晕耳鸣、心悸失眠、食欲不振、小儿消化不良、产后乳汁稀少、疮痈肿痛、毒蛇咬伤等。

227 菹 草

【古籍原文】即水藻也。生坡塘及水泊中。茎如粗线，长三四尺，叶形似柳叶而狭长，故名柳叶菹，又有叶似蓬子叶者，根粗如钗股而色白。味微咸，性微寒。「救饥」捞取茎叶连嫩根，拣择洗淘洁净，剉碎，煠熟，油盐调食。或加少米煮粥食，尤佳。

【来　　源】为眼子菜科植物菹草 *Potamogeton crispus* L.的嫩茎叶。

【形态特征】多年生沉水草本。具近圆柱形的根茎。茎稍扁，多分支，近基部常匍匐地面。叶条形，无柄，先端钝圆，叶缘多少呈浅波状，具疏或稍密的细锯齿，叶脉3~5条，平行；托叶薄膜质；休眠芽腋生，略似松果。穗状花序顶生，具花2~4

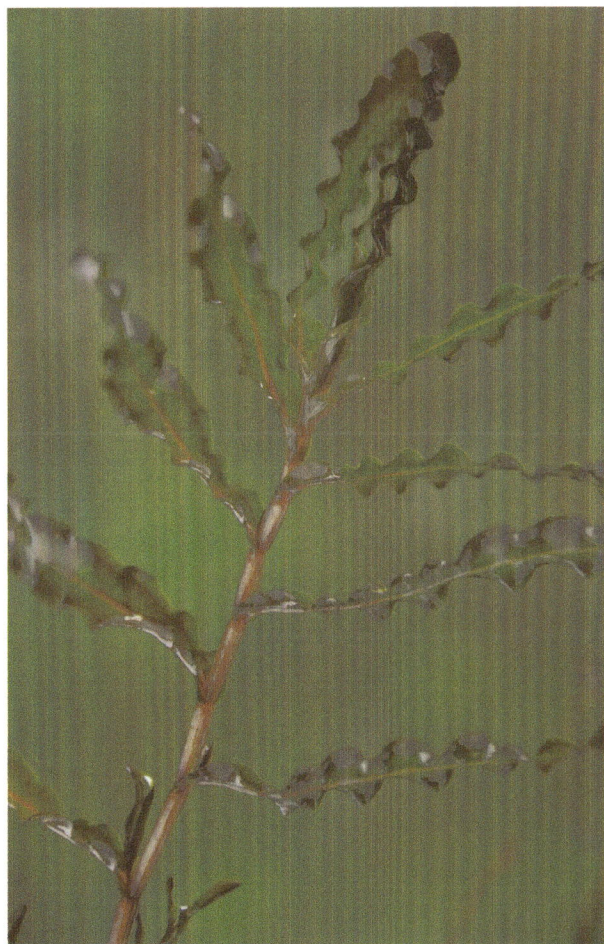

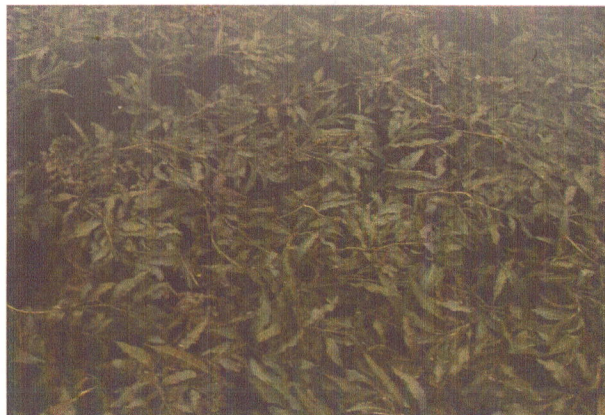

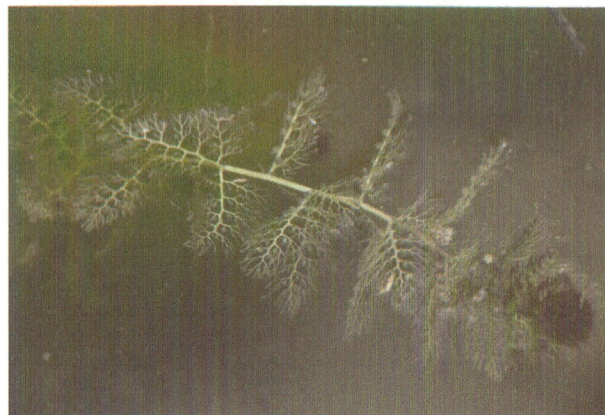

轮；花序梗棒状，较茎细；花小，花被片4片，淡绿色；雌蕊4枚，基部合生。果实卵形，果喙长可达2mm，向后稍弯曲。

【现代研究】本品嫩茎叶可食，少作药用。

228 水豆儿

【古籍原文】一名葳菜。生坡塘水泽中。其茎叶比菹草又细，状类细线，连绵不绝，根如钗股而色白，根下有豆，如退皮菉豆瓣。味甜。「救饥」采秧及根豆，择洗洁净，煮食。生腌食亦可。

【来　　源】为狸藻科植物狸藻*Utricularia vulgaris* L.的苗叶及捕虫囊。

【形态特征】水生草本。匍匐枝圆柱形，多分支。叶器多数，互生，裂片轮廓呈卵形、椭圆形或长圆状披针形。秋季于匍匐枝及其分支的顶端产生冬芽，冬芽球形或卵球形。捕虫囊通常多数，侧生于叶器裂片上；口侧生。花序直立；花序梗圆柱状；花萼2裂达基部；花冠黄色；雄蕊无毛，花丝线形；子房球形，花柱稍短于子房，柱头下唇半圆形。蒴果球形，周裂。种子扁压。

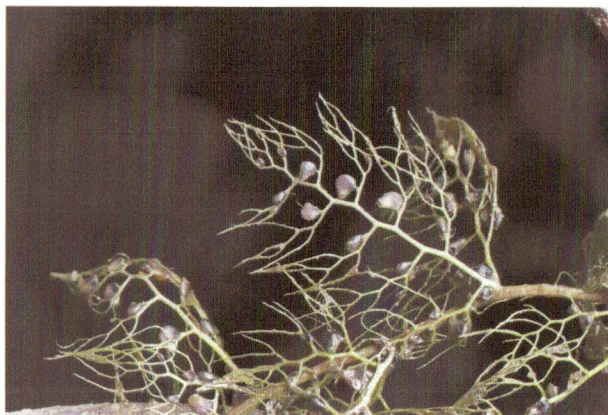

【现代研究】本品苗叶及捕虫囊可食，少作药用。

229 草三奈

【古籍原文】生密县梁家冲山谷中。苗高一尺许，叶似蘘草而狭长，开小淡红花，根似鸡爪形而粗，亦香。其味甘，微辛。「救饥」采根，换水煮食，近根嫩白袴叶亦可煤食。

【现代研究】本条图文过于简略，现代研究暂时无法确定原植物品种。

230 水　葱

【古籍原文】生水边及浅水中。科苗仿佛类家葱而极细长，梢头结菁葵，仿佛类葱菁葵而小，开黲白花，其根类葱根，皮色紫黑。根、苗俱味甘，微咸。「救饥」采嫩苗连根拣择洗净，煤熟，水浸淘净，油盐调食。

【来　　源】为莎草科植物水葱*Scirpus validus* Vahl 的地上部分。

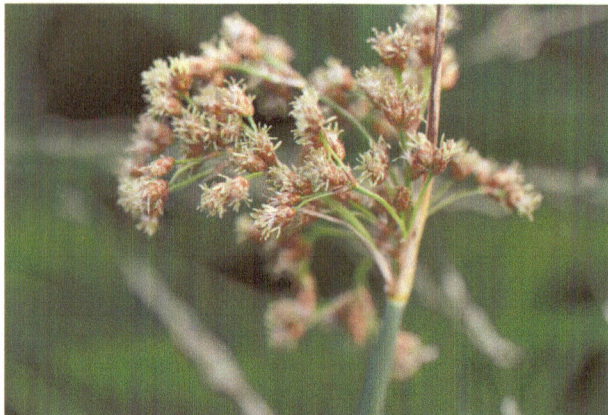

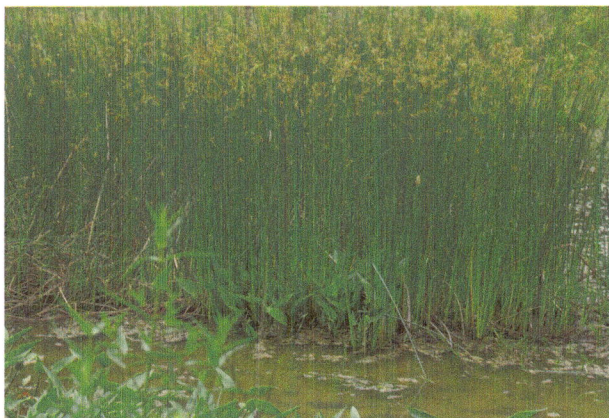

【形态特征】多年生草本。匍匐根状茎粗壮，具许多须根。秆高大，圆柱状。叶片线形。苞片1片，为秆的延长，直立，钻状，常短于花序，极少数稍长于花序；长侧枝聚散花序简单或复出，假侧生；辐射枝长可达5cm；小穗，卵形或长圆形，具多数花；鳞片椭圆形或宽卵形；雄蕊3枚，花药线形，药隔凸出；花柱2枚。小坚果倒卵形或椭圆形，双凸状，少有三棱形。

【性味功效】甘、淡，平。利水消肿。

【临床用方】《宁夏中草药手册》治小便不利：水葱12g，蟋蟀（焙干，研末）2个。用法：水煎服。

【用法用量】内服：煎汤，5～10g。

【现代研究】现代临床用于治疗水肿胀满、小便不利等。

根笋可食

本草原有

231 蒲笋（蒲黄）

【古籍原文】本草名其苗为香蒲，即甘蒲也，一名睢，一名醮，俚俗名此蒲为香蒲，谓菖蒲为臭蒲。其香蒲水边处处有之。根比菖蒲根极肥大而少节，其叶初未出水时，叶茎红白色，采以为笋，后撺梗于丛叶中，花抱梗端如武士捧杵，故俚俗谓蒲棒，蒲黄即花公蕊屑也，细若金粉，当欲开时，有便取

之，市廛间亦采之，以蜜搜作果食货卖，甚益小儿。味甘，性平，无毒。「救饥」采近根白笋，拣剥洗净，煤熟，油盐调食。蒸食亦可。或采根，刮去粗皴，晒干磨面，打饼蒸食亦可。「治病」文具本草草部香蒲及蒲黄条下。

【来　源】为香蒲科植物狭叶香蒲*Typha angustifolia* L.及其同属近缘植物的花粉。

【形态特征】多年生草本，高1.5～3.0m。根茎匍匐，须根多。叶狭线形。花小，单性，雌雄同株；穗状花序长圆柱形，褐色；雌雄花序离生，雄花序在上部，雌花序在下部；雄花具雄蕊2～3枚，花粉粒单生；雌花具小苞片，匙形。果穗坚果细小，无槽，不开裂；外果皮不分离。

【性味功效】甘、微辛，平。止血，祛瘀，利尿。

【古方选录】《圣济总录》蒲黄散：蒲黄（微炒）三两，龙骨二两半，艾叶一两。用法：上三味，捣罗为末，炼蜜和丸，梧桐子大，每服二十丸，煎米饮下，艾汤下亦得，日再。主治：妇人月候过多，

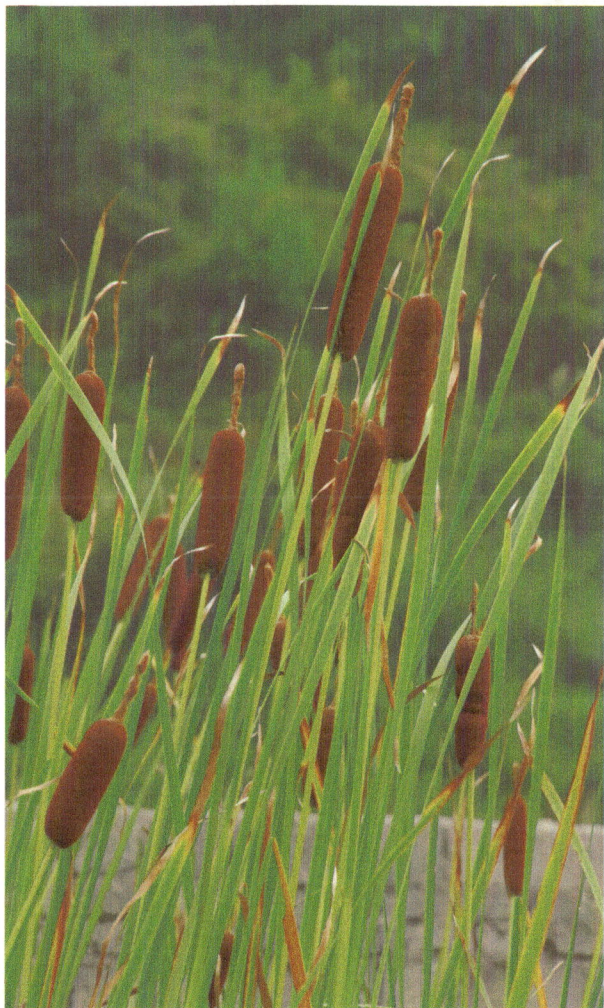

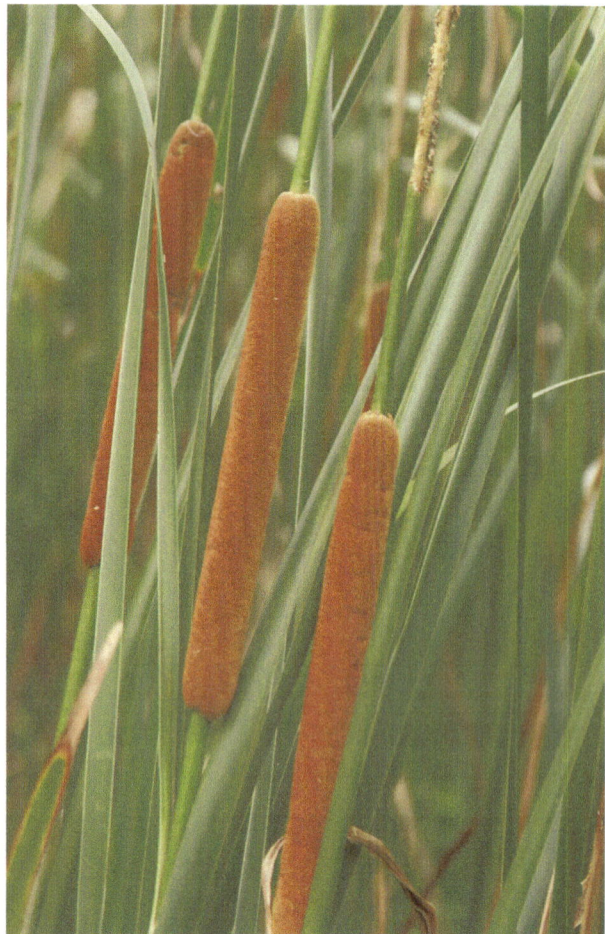

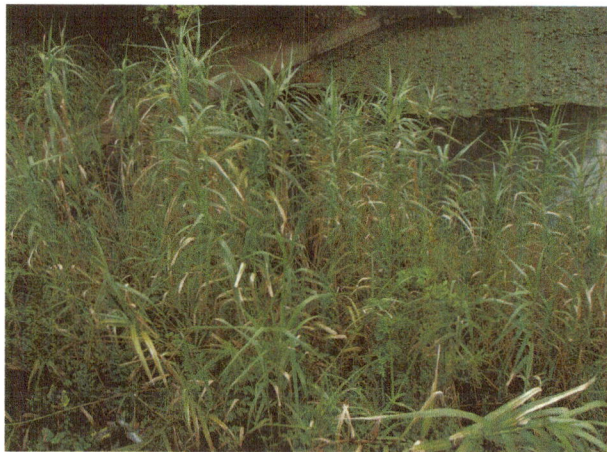

甘。一云甘、辛。性寒。「救饥」采嫩笋煠熟，油盐调食。其根甘甜，亦可生咂食之。「治病」文具本草草部芦根条下。

【来　　源】为禾本科植物芦苇*Phragmites australis* Trin.的根茎。

【形态特征】多年生高大草本，植株高大。地下茎粗壮，横走，节间中空，节上有芽。茎直立，中空。叶2列，互生；叶鞘圆筒状，叶舌有毛；叶片扁平。穗状花序排列成大型圆锥花序，顶生，微下垂；两性花，雄蕊3枚，雌蕊1枚，花柱2枚，柱头羽状。颖果椭圆形至长圆形。

【性味功效】甘，寒。清热生津，清胃止呕，清肺排脓，利尿。

【临床用方】《安徽中草药》治胃热消渴：芦根15g，麦门冬、地骨皮、茯苓各9g，陈皮4.5g。用法：水煎服。

【用法用量】内服：煎汤，15～30g，鲜品60～120g；或鲜品捣汁。

血伤漏下不止。

【用法用量】内服：煎汤，5～10g，须包煎；或入丸、散。外用：适量，研末撒；或调敷。

【使用注意】孕妇慎用。

【现代研究】化学研究显示，含黄酮类、甾醇类、挥发油、生物碱、有机酸、氨基酸等。药理研究显示，有解痉、降血脂、抗动脉粥样硬化、抗炎、凝血、调节免疫功能、利尿、平喘等作用。现代临床用于治疗吐血、咯血、衄血、便血、崩漏、外伤出血、心腹疼痛、经闭腹痛、产后瘀痛、痛经、跌打损伤、冠心病、特发性溃疡性结肠炎、渗液性湿疹等。

232 芦笋（芦根）

【古籍原文】其苗名苇子草，本草有芦根，《尔雅》谓之葭葦。生下湿坡泽中，其状都似竹，但差小，而叶抱茎生，无枝叉，花白，作穗如茅花，根如竹根，亦差小而节疏。露出浮水者不堪用。味

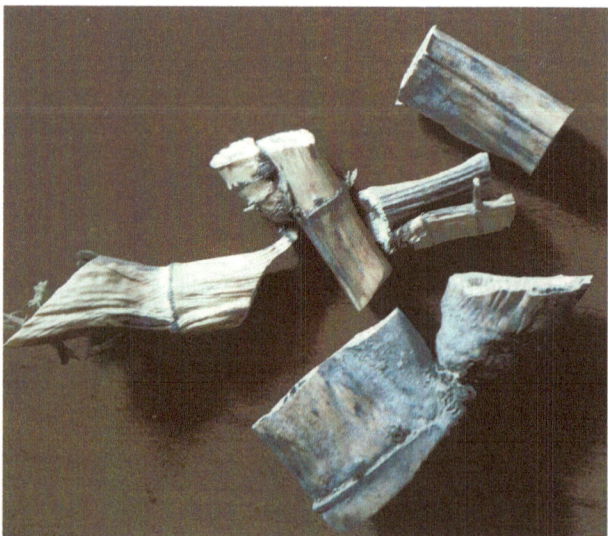

【使用注意】脾胃虚寒者慎服。

【现代研究】化学研究显示含碳水化合物，其中主要成分为木聚糖等多种聚糖类化合物；又含氨基酸、脂肪酸、甾醇、生育酚、多元酚等。药理研究显示，有解热、免疫促进作用。现代临床用于治疗热病烦渴、呕吐、咳嗽、肺脓肿、泌尿系统感染、麻疹、解河豚毒、便秘等。

233 茅芽根（白茅根）

【古籍原文】本草名茅根，一名兰根，一名茹根，一名地菅，一名地筋，一名兼杜，又名白茅菅，其芽一名茅针。生楚地山谷，今田野处处有之。春初生苗，布地如针，夏生白花，茸茸然，至秋而枯，其根至洁白，亦甚甘美。根性寒，茅针性平，花性温，俱味甘，无毒。「救饥」采嫩芽，剥取嫩穰食，甚益小儿。及取根咂食甜味。久服利人，服食此可断谷。「治病」文具本草草部茅根条下。

【来　源】为禾本科植物白茅Imperata cylindrical (L.) Beauv. var. major (Nees) C. E. Hubb.的根茎。

【形态特征】多年生草本，高20～100cm。根茎白色。秆丛生，直立，圆柱形。叶线形或线状披针形；根出叶长几与植株相等；茎生叶较短；叶鞘褐色，无毛。圆锥花序紧缩成穗状，顶生，圆筒状；花两性，每小穗具1花，基部被白色丝状柔毛；雄蕊2枚，花药黄色；雌蕊1枚，具较长的花柱，柱头羽毛状。颖果椭圆形。

【性味功效】甘，寒。凉血止血，清热利尿，清肺胃热。

【古方选录】《外台秘要》茅根饮子：白茅根一升，茯苓五两，人参、干地黄各二两。用法：水煎，分五六次饮之。主治：气虚血热，小便出血。

【用法用量】内服：煎汤，9～30g，鲜品加倍，以鲜品为佳；也可捣汁服。

【使用注意】脾胃虚寒、溲多不渴者禁服。

【现代研究】化学研究显示，含糖类化合物、简单酸类、钾盐、三萜烯、类胡萝卜素类、叶绿素、维生素等。药理研究显示，有利尿、促凝血、增强免疫力等作用。现代临床用于治疗多种出血、热病烦渴、呕吐、喘咳、小便淋沥涩痛、水肿、黄疸、过敏性紫癜、小儿百日咳、急性肾炎、关节炎、口腔炎、麻疹等。

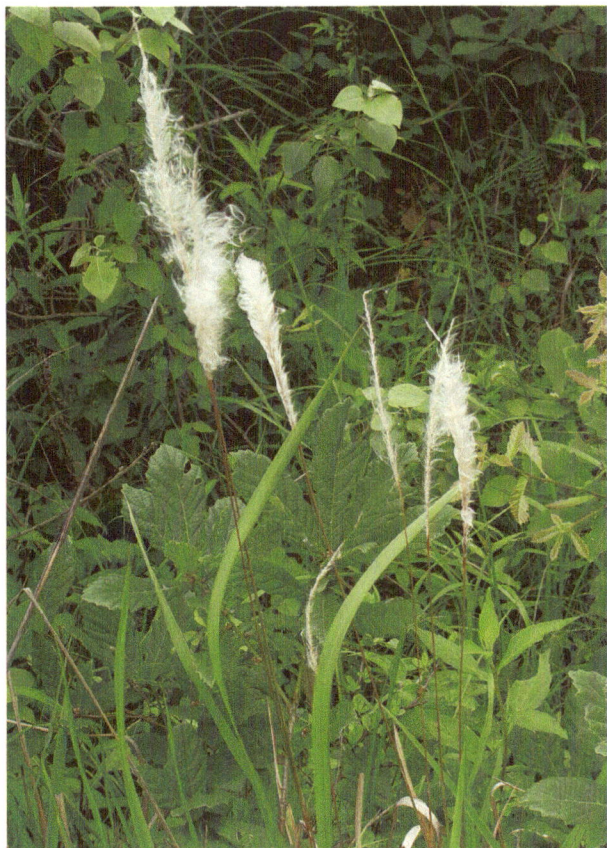

根及花可食

本草原有

234 葛　根

【古籍原文】一名鸡齐根，一名鹿藿，一名黄斤。生汶山川谷，及成州、海州、浙江，并澧鼎之间，今处处有之。苗引藤蔓，长二三丈，茎淡紫色，叶颇似楸叶而小，色青，开花似豌豆花，粉紫色，结实如皂荚而小，根形如手臂。味甘，性平，无毒。一云性冷。杀野葛、巴豆百药毒。「救饥」掘取根入土深者，水浸洗净，蒸食之。或以水中揉出粉，澄滤成块，蒸食皆可食。及采花晒干煠食亦可。「治病」文具本草草部条下。

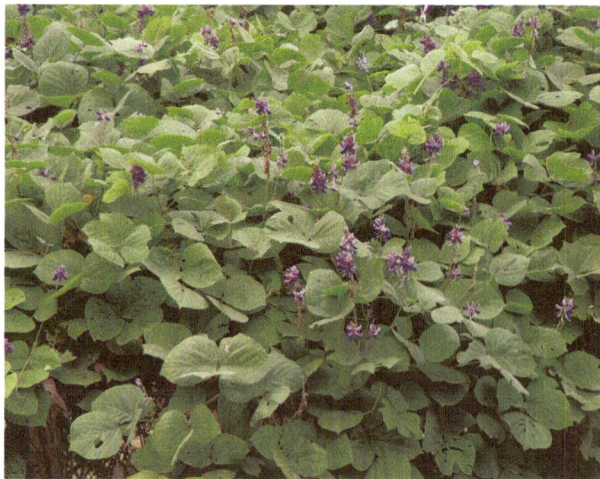

【来　　源】为豆科植物野葛*Pueraria lobata*（Willd.）Ohwi.的块根。

【形态特征】多年生落叶藤本，长达10m。块根圆柱状，肥厚。茎基部粗壮，上部多分支。三出复叶，顶生小叶柄较长；叶片菱状圆形，侧生小叶较小，斜卵形；托叶盾状着生，卵状长椭圆形。总状花序腋生或顶生，花冠蓝紫色或紫色；花萼钟状，萼齿5枚，披针形；旗瓣近圆形或卵圆形，翼瓣狭椭圆形，龙骨瓣较翼瓣稍长；雄蕊10枚，二体雄蕊；子房线形，花柱弯曲。荚果线形。种子卵圆形。

【性味功效】甘、辛，凉。解肌退热，发表透疹，生津止渴，升阳止泻。

【古方选录】《伤寒论》葛根汤：葛根四两，麻黄（去节）二两，桂枝（去皮）二两，生姜（切）三两，炙甘草二两，芍药二两，大枣（擘）十二枚。用法：以水一斗，先煮葛根、麻黄，减二升，去白沫，内诸药，煮取三升，去滓，温服一升，复取微似汗。主治：太阳病，项背强几几，无汗恶风。

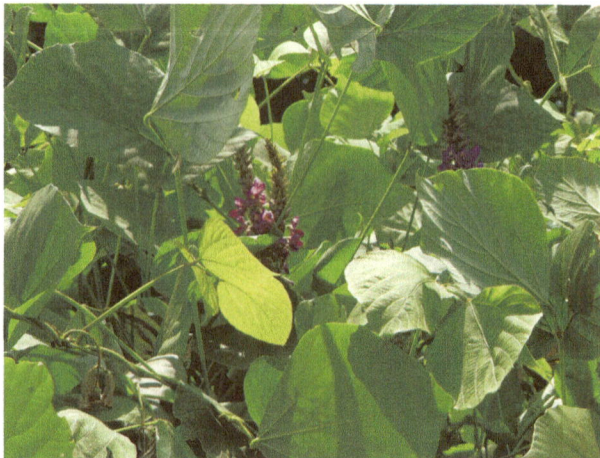

【用法用量】内服：煎汤，10～15g；或捣汁。外用：适量，捣敷。

【使用注意】解表透疹生津宜生用，止泻多煨用。张元素云："不可多服，恐损胃气。"《本草从新》载："夏日表虚汗多尤忌。"

【现代研究】化学研究显示，含黄酮类物质，如大豆苷、大豆苷元、葛根素等；还含有大豆苷元-4',7-二葡萄糖苷、葛根素木糖苷、葛根醇、葛根酚、β-谷甾醇、淀粉等。药理研究显示，有解热、降血压、降血糖、降血脂、抗心肌缺血、抗心律失常、抗肿瘤、抗氧化、抗缺氧、扩张血管、改善微循环等作用。现代临床用于治疗上呼吸道感染，急性细菌性痢疾，急、慢性肠炎，溃疡性结肠炎，高血压引起的头晕、头痛、颈项疼痛，冠心病心绞痛，耳聋，脑动脉硬化，高脂血症，原发性高血压，神经官能症等。

235 何首乌

【古籍原文】一名野苗，一名交藤，一名夜合，一名地精，一名陈知白，又名桃柳藤，亦名九真藤。出顺州南河县，其岭外江南许州及虔州皆有，以西洛、嵩山、归德、柘城县者为胜，今钧州密县山谷中亦有之。蔓延而生，茎蔓紫色，叶似山药叶而不光，嫩叶间开黄白花，似葛勒花，结子有棱，似荞麦而极细小，如粟粒大，根大者如拳，各有五楞瓣，状似甜瓜样，中有花纹，形如鸟兽山岳之状者极珍。有赤白二种，赤者雄，白者雌。又云，雄者苗叶黄白，雌者赤黄色。一云雄苗赤，生必相对，远不过三四尺，夜则苗蔓相交，或隐化不见，凡修

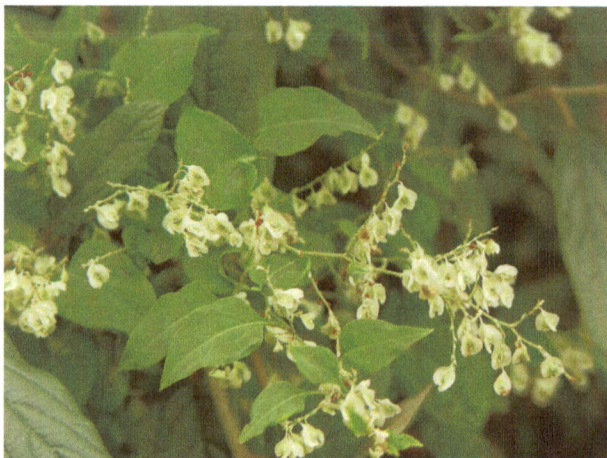

合药，须雌雄相合服，有验。宜偶日服，二四六八日是也。其药本无名，因何首乌见藤夜交，采服有功，因以采人为名耳。又云，其为仙草，五十年者如拳大，号山奴，服之一年，髭发乌黑；一百年如碗大，号山哥，服之一年，颜色红悦；百五十年者如盆大，号山伯，服之一年，齿落重生；二百年如斗栲栳大，号山翁，服之一年，颜如童子，行及奔马；三百年如三斗栲栳大，号山精，服之一年，延龄，纯阳之体，久服成地仙。又云，其头九数者，服之乃仙。味苦、涩，性微温，无毒。一云味甘。茯苓为之使，酒下最良。忌铁器、猪羊血及猪肉、无鳞鱼，与萝卜相恶，若并食，令人髭鬓早白，肠风多热。「救饥」掘根，洗去泥土，以苦竹刀切作片，米泔浸经宿，换水煮去苦味，再以水淘洗净，或蒸或煮食之。花亦可煤食。「治病」文具本草草部条下。

【来　源】为蓼科植物何首乌*Polygonum multiflorum* Thunb.的块根。

【形态特征】多年生缠绕草本。根细长，末端成肥大的块根，外表红褐色至暗褐色。茎中空。叶互

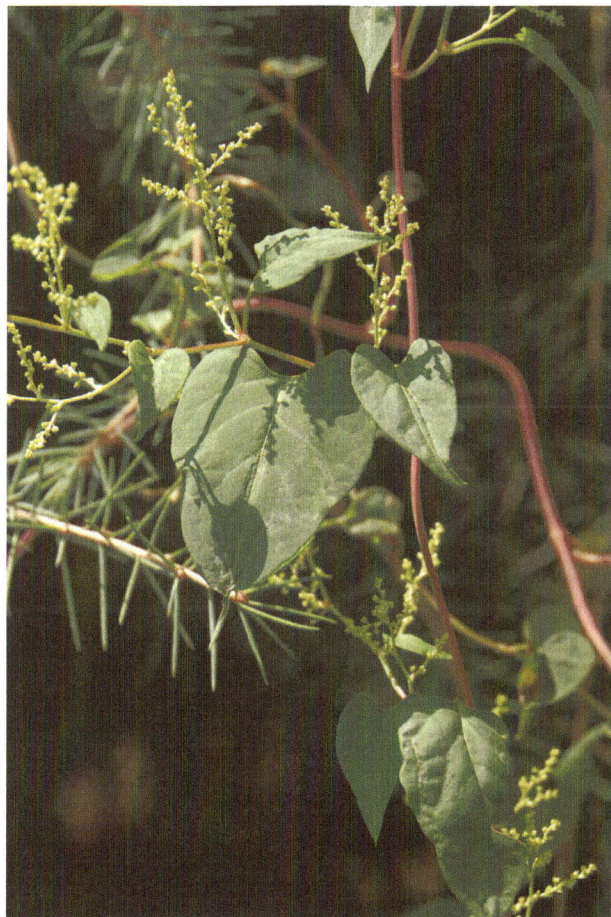

生，具长柄；叶片狭卵形或心形，先端渐尖，基部心形或尖形；托叶膜质，鞘状，褐色，抱茎。花小而多数，密聚成大型圆锥花序；花被绿白色，花瓣状，5裂；雄蕊8枚；雌蕊1枚；子房三角形，花柱短，柱头3裂，头状。瘦果椭圆形，有3棱，成熟时褐色。

【性味功效】苦、甘、涩，微温。养血滋阴，润肠通便，截疟，祛风，解毒。

【古方选录】《经验方》治骨软风、腰膝疼、行履不得、遍身瘙痒：首乌大而有花纹者，同牛膝（锉）各一斤。用法：以好酒一升，浸七宿，曝干，于木臼内捣末，蜜丸，每日空心食前酒下三五十丸。

【用法用量】内服：煎汤，10～20g；或熬膏浸酒；或入丸、散。外用：适量，煎水洗，研末撒；或调涂。

【使用注意】养血滋阴宜用制何首乌，润肠通便、祛风、截疟、解毒宜用生何首乌；大便溏泄及有湿痰者慎服；忌铁器。

【现代研究】化学研究显示，含蒽醌类化合物，主要为大黄素和大黄酚。药理研究显示，有降血脂、抗动脉粥样硬化、增强免疫力、延缓衰老、保肝、抗菌等作用。现代临床用于治疗头晕目眩、心悸、失眠、腰膝酸软、须发早白、肠燥便秘、风疹瘙痒、疮痈、神经衰弱、高脂血症、失眠症、白发等。

根及实皆可食

本草原有

236 瓜楼根（天花粉）

【古籍原文】俗名天花粉，本草有栝楼实，一名地楼，一名果蓏，一名天瓜，一名泽姑，一名黄瓜。生弘农川谷及山阴地，今处处有之。入土深者良，生卤地者有毒。《诗》所谓果蓏之实是也。根亦名白药，大者细如手臂，皮黄肉白，苗引藤蔓，

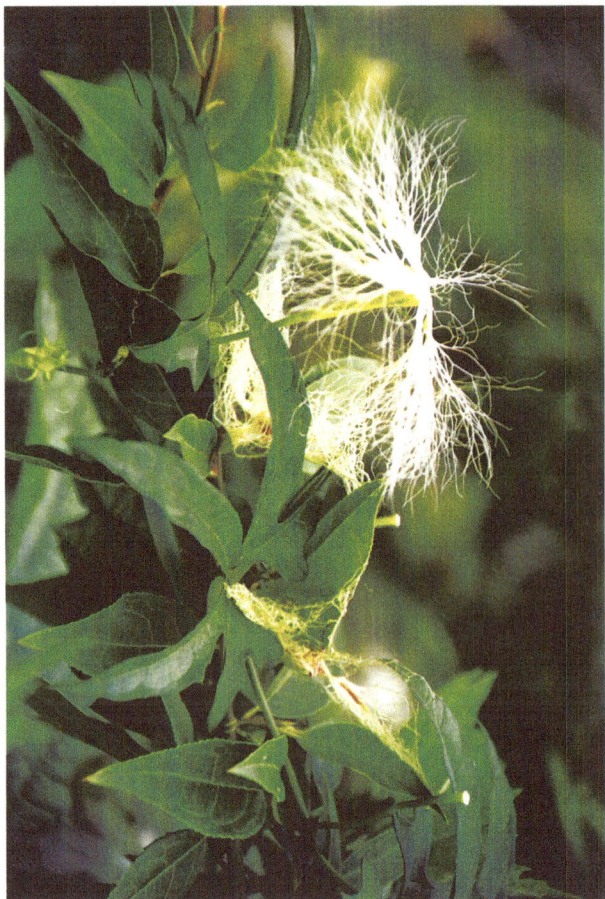

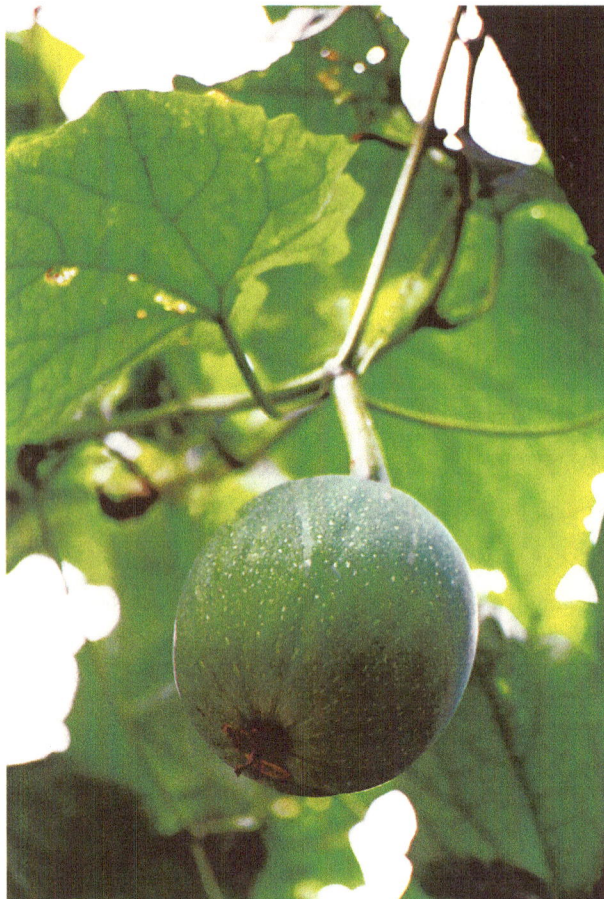

叶似甜瓜叶而窄，花叉有细毛，开花似葫芦花，淡黄色，实在花下，大如拳，生青熟黄。根味苦，性寒，无毒。枸杞为之使，恶干姜，畏牛膝、干漆，反乌头。「救饥」采根，剥皮至白处，寸切之，水浸，一日一次换水，浸经四五日取出，烂捣研，以绢袋盛之，澄滤令极细如粉。或将根晒干，捣为面，水浸澄滤二十余遍，使极腻如粉。或为烧饼，或作煎饼，切细面皆可食。采栝楼穰煮粥食，极甘。取子炒干捣烂，用水熬油用亦可。「治病」文具本草草部栝楼条下。

【来　　源】为葫芦科植物栝楼*Trichosanthes kirilowii* Maxim.的根。

【形态特征】多年生草质藤本，长达10m。块根肥厚。茎攀缘，表面有浅纵沟；卷须腋生，细长，先端2裂。叶互生；叶片近圆形或近心形。花单性，雌雄异株；雄花排列成总状花序；萼筒状，萼片5片；花冠白色，先端细裂成流苏状；雄蕊3枚；雌花单生；子房下位，长卵形，花柱长，柱头3深裂，呈丝状。瓠果卵圆形至广椭圆形，熟时橙黄

色，光滑。种子多数，扁平，长方形或阔卵形。

【性味功效】甘、微苦，微寒。清热生津，清肺润燥，消肿排脓。

【古方选录】《证治准绳》栝楼根汤：栝楼根、白茯苓、炙甘草各半两，麦门冬（去心）二钱半。用法：每服五钱，水一盏半，枣劈二枚，煎至七分，去滓服，不拘时。主治：下痢，口干咽燥，常思饮水，烦躁。

【用法用量】内服：煎汤，9～15g；或入丸、散。外用：适量，研末撒；或调敷。

【使用注意】脾胃虚寒、大便溏泄者慎服；反乌头；少数病人可出现过敏反应。

【现代研究】化学研究显示，含淀粉、皂苷、天花粉蛋白、多种氨基酸、天花粉多糖、酶类。药理研究显示，有致流产、抗早孕、抗癌、免疫抑制、抗艾滋病病毒、抗菌等作用。现代临床用于治疗消渴多饮、痈疮肿痛、中期妊娠引产、过期流产引产、宫外孕、葡萄胎、恶性葡萄胎和绒毛膜上皮癌等。

根及实皆可食

新　增

237 砖子苗

【古籍原文】一名关子苗。生水边。苗似水葱而粗大内实，又似蒲荸，梢开碎白花，结穗似水莎草穗，紫赤色，其子如黍粒大，根似蒲根而坚实。味甜，子味亦甜。「救饥」采子磨面食。及采根，择洗净，换水煮食，或晒干磨为面食亦可。

【来　　源】为莎草科植物砖子苗*Mariscus sumatrensis*（Retz.）T. Koyama的全草。

【形态特征】一年生草本。根茎短，高15～50cm。秆疏丛生，锐三棱形，平滑，基部略膨大。叶与秆近等长，叶鞘红棕色。长侧枝聚伞花序简单，具6～12个辐射枝；小穗平展或稍下垂，常有1朵花，少有2朵花；鳞片膜质，长圆形，淡黄绿色；雄蕊3枚，花柱短，柱头3裂，细长。小坚果三棱状狭长圆形。

【性味功效】辛、微苦，平。祛风解表，止咳化痰，解郁调经。

【用法用量】内服：煎汤，15～30g。

【现代研究】现代临床用于治疗感冒、咳嗽痰多、皮肤瘙痒、月经不调等。

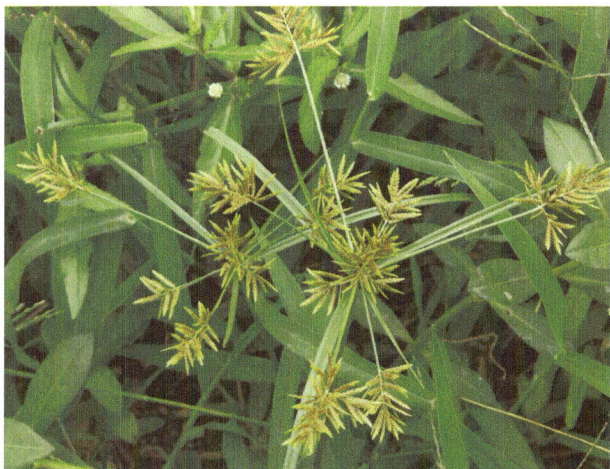

花叶皆可食

本草原有

238 菊花（甘菊花）

【古籍原文】一名节华，一名日精，一名女贞，一名女华，一名女茎，一名更生，一名周盈，一名傅延年，一名阴成生。雍州川泽及邓、衡、齐州田野，今处处有之。味苦、甘，性平，无毒。术、枸杞、桑根白皮为之使。「救饥」取茎，紫气香而味甘者，采叶煤食，或作羹皆可。青茎而大，气味作蒿苦者不堪食，名苦薏。其花亦可煤食，或炒茶食。「治病」文具本草草部条下。

【来　　源】为菊科植物菊*Dendranthema morifolium*（Ramat.）Tzvel.的头状花序。

【形态特征】多年生草本，高60～150cm。茎直立，分支或不分支，被柔毛。叶互生，有短柄；叶片卵形至披针形，长5～15cm，羽状浅裂或半裂，基部楔形，下面被白色短柔毛。头状花序直径2.5～20.0cm，大小不一，单个或数个集生于茎枝顶端；总苞片多层，外层绿色，条形，边缘膜质，外面被柔毛；舌状花白色、红色、紫色或黄色。瘦果不发育。花期9～11月。

【性味功效】辛、甘、苦，微寒。疏风清热，平抑

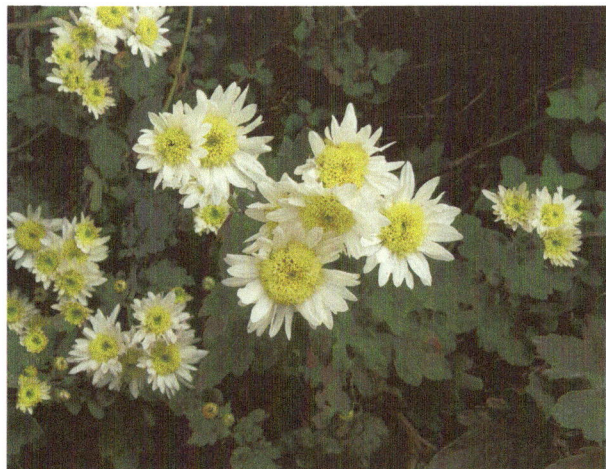

肝阳，清肝明目，解毒消肿。

【古方选录】《太平惠民和剂局方》菊睛丸：甘菊花四两，巴戟（去心）一两，苁蓉（酒浸，去皮，炒，切，焙）二两，枸杞子三两。用法：上为细末，炼蜜丸，如梧桐子大，每服三十丸至五十丸，温酒或盐汤下，空心食前服。主治：肝肾不足，眼目昏暗。

【用法用量】内服：煎汤，10～15g；或入丸、散；或泡茶。外用：适量，煎水洗；或捣烂敷。

【使用注意】气虚胃寒、食减泄泻者慎用。

【现代研究】化学研究显示，含挥发油，如龙脑、樟脑、菊油环酮等；还含糖类、氨基酸。药理研究显示，有解热、降血压、抗炎、抗菌等作用。现代临床用于治疗上呼吸道感染、原发性高血压、高脂血症、急性卡他性结膜炎、单纯性角膜溃疡、溃疡性睑缘炎、眼睑湿疹、高血压、动脉硬化症、冠心病等。

239 金银花（银花）

【古籍原文】本草名忍冬，一名鹭鸶藤，一名左缠藤，一名金钗股，又名老翁须，亦名忍冬藤。旧不载所出州土，今辉县山野中亦有之。其藤凌冬不凋，故名忍冬草。附树延蔓而生，茎微紫色，对节生叶；叶似薜荔叶而青，又似水茶臼叶头微团而软，背颇涩，又似黑豆叶而大，开花五出，微香，蒂带红色，花初开白色，经一二日则色黄，故名金银花。本草中不言善治痈疽发背，近代名人用之奇效。味甘，性温，无毒。「救饥」采花煠熟，油盐调食。及采嫩叶，换水煮熟，浸去邪气，淘净，油盐调食。「治病」文具

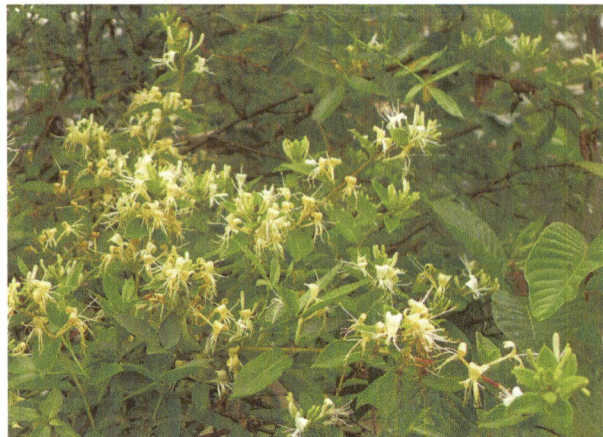

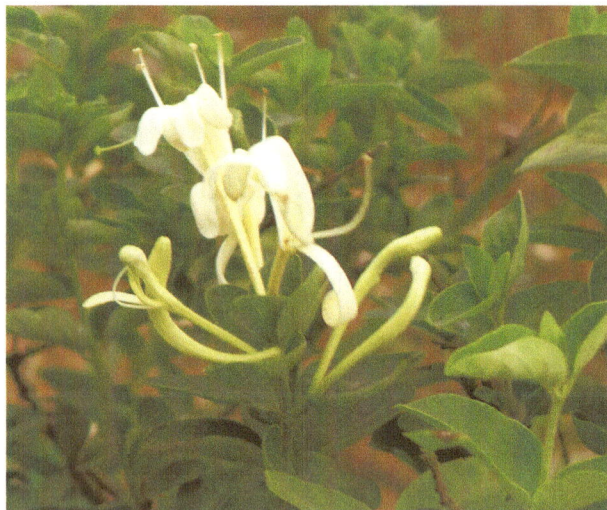

《外科精要》及本草草部忍冬条下。

【来　　源】为忍冬科植物忍冬Lonicera japonica Thunb.的花蕾或带初开的花。

【形态特征】多年生常绿缠绕植物，高达9m。茎中空，幼枝密生短柔毛。叶对生，叶柄密被短柔毛；叶片卵圆形，先端短尖，基部圆形或近于心形，全缘。花成对腋生；花梗密被短柔毛；苞片2片，叶状，广卵形；花萼短小，5裂；合瓣花冠左右对称，唇形；花初开时为白色，2～3日后变金黄色；雄蕊5枚；子房下位，花柱细长。浆果球形，熟时黑色。

【性味功效】辛、微苦、甘，寒。清热解毒，疏散风热。

【古方选录】《温病条辨》银翘散：连翘一两，银花一两，苦桔梗六钱，薄荷六钱，竹叶四钱，生甘草五钱，芥穗四钱，淡豆豉五钱，牛蒡子六钱。用法：上杵为散，每服六钱，鲜苇根汤煎服。主治：太阴温病初起，邪在肺卫，但发热而不恶寒，且口渴者。

【用法用量】内服：煎汤，10～20g；或入丸、散。外用：适量，捣敷。

【使用注意】脾胃虚寒者及疮疡属阴证者慎服。

【现代研究】化学研究显示，含绿原酸、异绿原酸、木樨草素、忍冬苷、挥发油、皂苷等。药理研究显示，有广谱抗菌、抗炎、解热、抑制流感病毒等多种病原微生物及降血脂、抗生育等作用。现代临床用于治疗急性上呼吸道感染、急性咽喉炎、流行性感冒、急性细菌性痢疾、软组织急性化脓性感染、急性扁桃体炎、咽炎、小儿病毒性肺炎、钩端螺旋体病等。

花叶皆可食

新 增

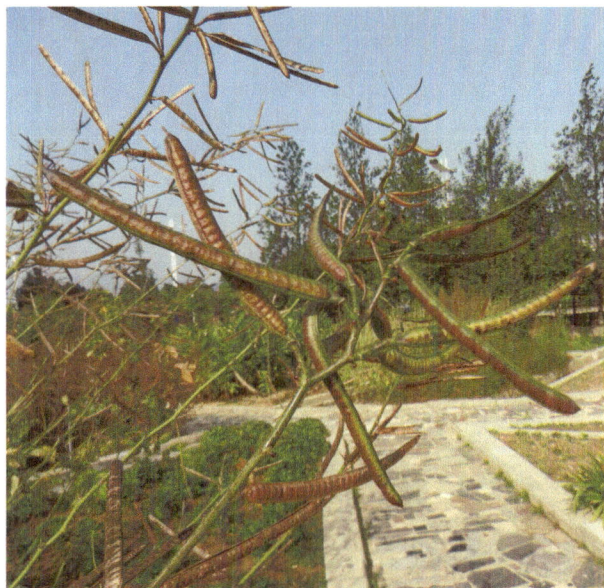

240 望江南（决明子）

【古籍原文】其花名茶花儿。人家园圃中多种。苗高二尺许，茎微淡赤色，叶似槐叶而肥大微尖，又似胡苍耳叶，颇大，及似皂角叶亦大，开五瓣金黄花，结角长三寸许。叶味微苦。「救饥」采嫩苗叶煤熟，水浸淘去苦味，油盐调食。花可炒食，亦可煤食。「治病」今人多将其子作草决明子代用。

【来　　源】为豆科植物小决明Cassia tora L.的成熟种子。

【形态特征】一年生半灌木状草本，高1~2m。羽状复叶，叶柄无腺体；小叶3对，膜质；托叶线形，

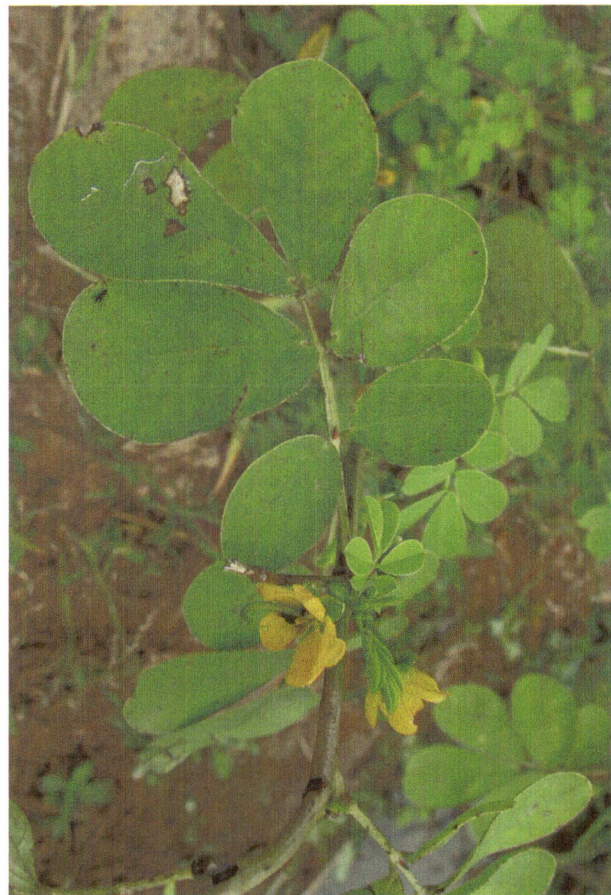

被柔毛，早落；叶片倒卵形或倒卵状长圆形，顶端钝而有小尖头，基部渐狭。花通常2朵生于叶缘；萼片5片，卵形或卵状长圆形，膜质；花黄色，花瓣5片；雄蕊10枚；子房线状，花柱内弯。果纤细，近扁，呈弓形弯曲，被疏柔毛。种子多数，菱形，灰绿色，有光泽。

【性味功效】甘、苦、咸，微寒。清肝明目，平抑肝阳，润肠通便。

【临床用方】《四川中药志》治急性角膜炎：决明子15g，菊花、谷精草、荆芥各9g，黄连6g，木通12g。用法：水煎服。

【用法用量】内服：煎汤，6~15g，大剂量可用至30g；或研末；或泡茶饮。外用：适量，研末调敷。

【使用注意】脾胃虚寒者及便溏者慎用。

【现代研究】化学研究显示，含大黄酚、决明素、橙黄决明素、大黄素、芦荟大黄素、大黄素甲醚、大黄酸等。药理研究显示，有抗菌、抗真菌、降血压、抗血小板聚集、保肝、泻下、降低血浆总胆固醇和三酰甘油（旧称甘油三酯）的含量等作用。现代临床用于治疗肝硬化腹水、习惯性便秘、急性细菌性结膜炎、急性睑腺炎、高血压、高脂血症等。

241 大 蓼

【古籍原文】生密县梁家冲山谷中。拖藤而生，茎有线楞而颇硬，对节分生茎叉，叶亦对生，叶似山

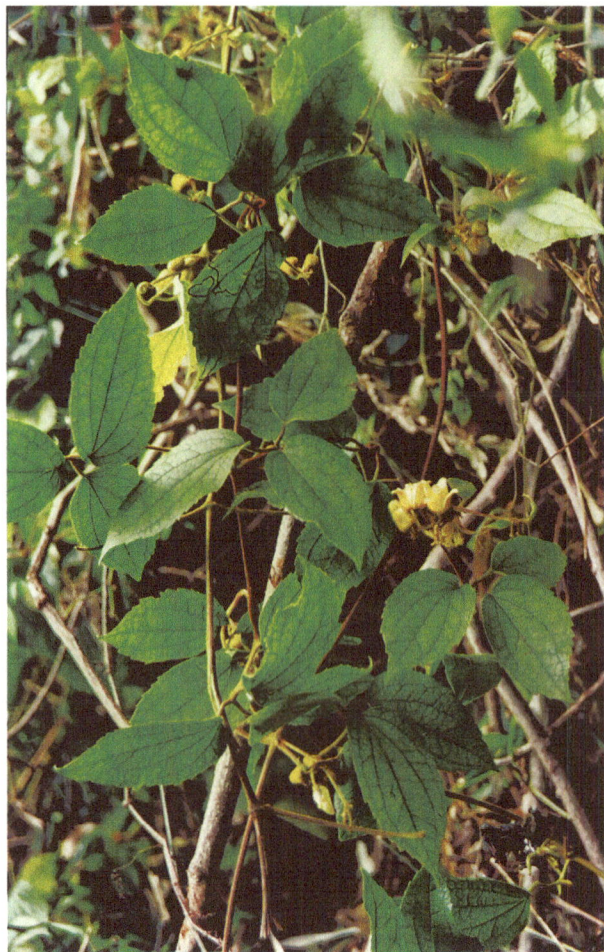

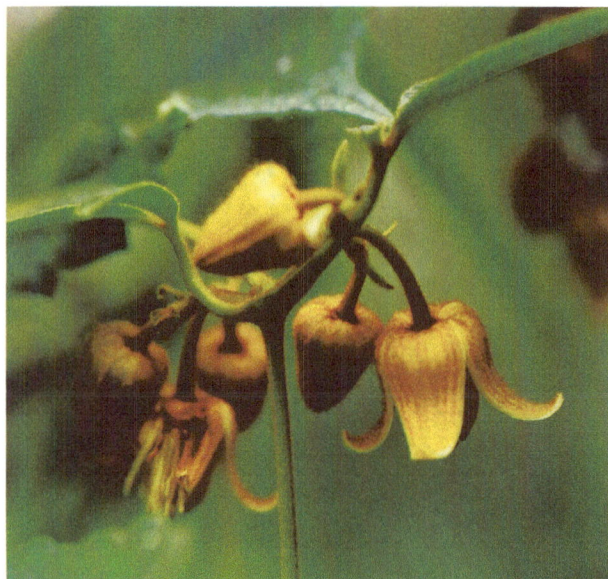

【用法用量】内服：煎汤，6~9g。外用：适量，煎水洗；或捣烂，敷患处。

【使用注意】孕妇及消化道溃疡者禁服。

【现代研究】现代临床用于治疗风湿性关节炎、四肢麻木、拘挛疼痛、牛皮癣、疥癫等。

蓼叶，微短而拳曲，节间开白花。其叶味苦微辣。「救饥」采叶煠熟，换水浸去辣味，作成黄色，淘洗净，油盐调食。花亦可煠食。

【来　　源】为毛茛科植物黄花铁线莲 *Clematis intricate* Bge. 的全草。

【形态特征】藤本，长达3m。茎叶近无毛。叶灰绿色，为二回羽状复叶，羽片通常2对，具细长柄；小叶披针形或狭卵形，边缘疏生牙齿或全缘。聚伞花序腋生；花萼钟形，淡黄色，萼片4片，狭卵形，只在边缘有短柔毛；雄蕊多数，花丝狭条形，有短柔毛。瘦果扁卵形，长约2.5mm，有宿存的羽状花柱。

【性味功效】辛、咸，温；有小毒。祛风除湿，通络止痛。

【临床用方】《宁夏中草药手册》治风湿关节痛：鲜大蓼叶适量。用法：捣烂敷贴痛处，纱布包扎。轻症敷1~2小时；病程5年以上，敷3~6小时。敷药时间较长者，可能出现局部肿胀，起水疱时刺破放水。

茎可食

本草原有

242 黑三棱（三棱）

【古籍原文】旧云河、陕、江淮、荆、襄间皆有之，今郑州贾峪山涧水边亦有。苗高三四尺，叶似

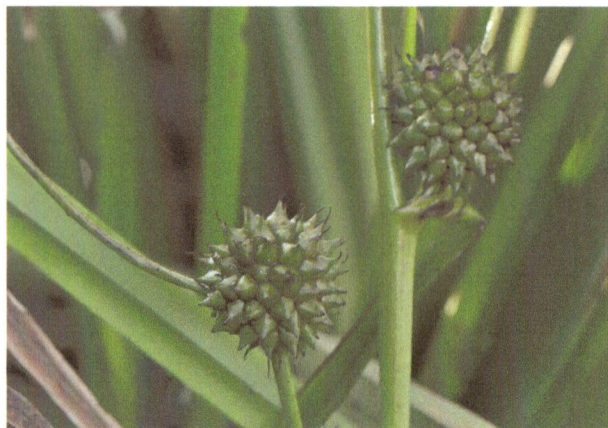

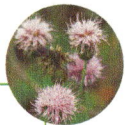

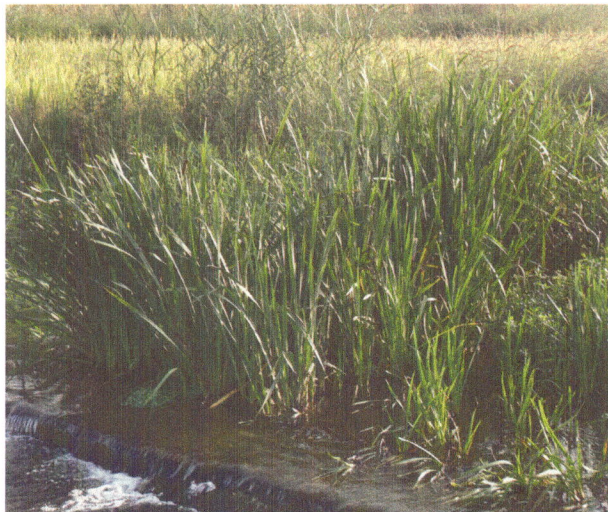

菖蒲叶而厚大，背皆三棱剑脊，叶中撺葶，葶上结实，攒为刺球，状如楮桃样而大，颗瓣甚多，其颗瓣形似草决明子而大，生则青，熟则红黄色，根状如乌梅而颇大，有须蔓延相连，比京三棱体微轻，治疗并同。其葶味甜。根味苦，性平，无毒。「救饥」采嫩葶，剥去粗皮，煤熟，油盐调食。「治病」文具本草草部京三棱条下。

【来　　源】为黑三棱科植物黑三棱*Sparganium stolonierum* Buch.-Ham.的块茎。

【形态特征】多年生草本。根茎横走，下生粗而短的块茎。茎直立，圆柱形，光滑，高50～100cm。叶丛生，2列；叶片线形，叶被具1条纵棱，先端钝尖，基部抱茎。花茎由叶丛抽出，单一，有时分支；花单性，集成头状花序，有叶状苞片；雄花序位于雌花序的上部；雄花花被片3～4片，倒披针形；雄蕊3枚；雌花有雌蕊1枚；子房纺锤形，先端有锐尖头，花被宿存。

【性味功效】辛、苦，平。破血行气，消积止痛。

【古方选录】《千金翼方》三棱草煎：三棱草（切）一石。用法：以水五石，煮取一石，去渣，更煎取三斗，于铜器中重釜煎如稠糖，出，纳密器中，旦以酒一盏服一匕，日二服，每服常令酒气相续。主治：癥瘕。

【临床用方】《全国中草药汇编》治肝脾肿大：三棱9g，红花9g，莪术6g，赤芍12g，香附12g。用法：水煎服。

【用法用量】内服：煎汤，5～10g；或入丸、散。

【使用注意】气虚体弱、血枯经闭、月经过多者及孕妇禁用。

【现代研究】化学研究显示含挥发油，其主要成分为苯乙醇、对苯二酚、十六酸等；还含刺芒柄花素、豆甾醇、β–谷甾醇、胡萝卜苷等。药理研究显示，有抗凝、抗血栓形成等作用。现代临床用于治疗肿瘤、瘀滞经闭、食积胀痛、痛经、跌仆伤痛等。

茎可食

新　增

243 荇丝菜（荇菜）

【古籍原文】又名金莲儿，一名藕蔬菜。水中拖蔓而生，叶似初生小荷叶，近茎有桠劗，叶浮水上，叶中撺茎，上开金黄花，茎味甜。「救饥」采嫩茎煤熟，油盐调食。

【来　　源】为龙胆科植物荇菜*Nymphoides peltatum*（Gmel.）O. Kuntz的全草。

【形态特征】多年生水生草本。茎沉水，圆柱形，长而多分支，节上生不定根。上部叶对生，下部叶互生，叶浮于水面，近革质；叶片卵状圆形，全缘或边缘呈波状。花1～6朵簇生于节上；花萼5深裂；花冠金黄色；雄蕊5枚，着生于花冠喉部，花丝扁短；子房卵圆形，蜜腺5枚，着生于子房基部，柱头膨大，2瓣裂。蒴果卵圆形。种子褐色，多数。

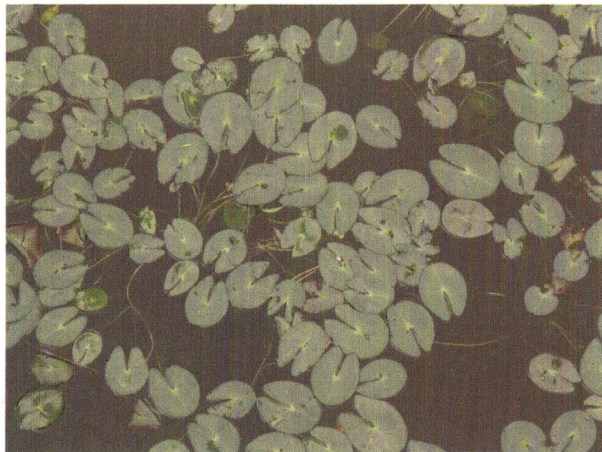

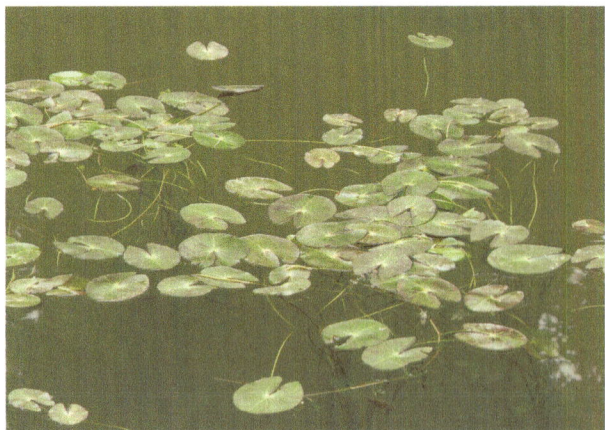

【性味功效】辛、甘，寒。发汗透疹，利尿通淋，清热解毒。

【古方选录】《普济方》荇菜粥：荇菜二斤，粟米半升。用法：先用盐豉汁五升，煎令沸，下米煮十余沸，下荇菜煮作粥，空心任意量多少食之。主治：热淋，小便不利。

【用法用量】内服：煎汤，10～15g。外用：鲜品适量，捣敷。

【使用注意】《本草省常》载："服甘草者忌之。"

【现代研究】化学研究显示，含芸香苷、槲皮素-3-巢菜糖苷、熊果酸、β-谷甾醇、槲皮素、齐墩果酸等。现代临床用于治疗感冒发热无汗、麻疹透发不畅、水肿、小便不利、泌尿系感染、诸疮肿毒、毒蛇咬伤等。

244 水慈菰（水慈姑）

【古籍原文】俗呼为剪刀草，又名箭搭草。生水中。其茎面窊背方，背有线楞，其叶三角，似剪刀形，叶中撺生茎叉，梢间开三瓣白花，黄心，结青

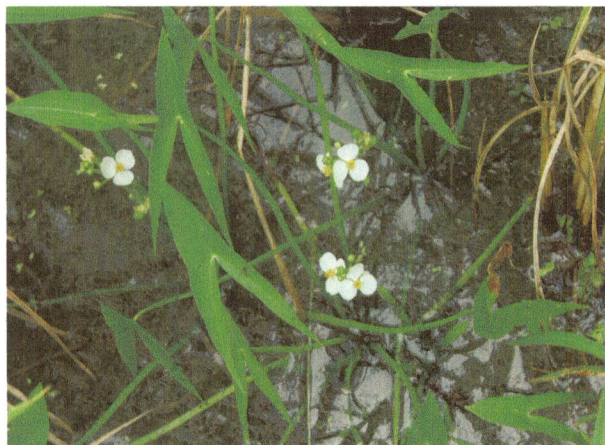

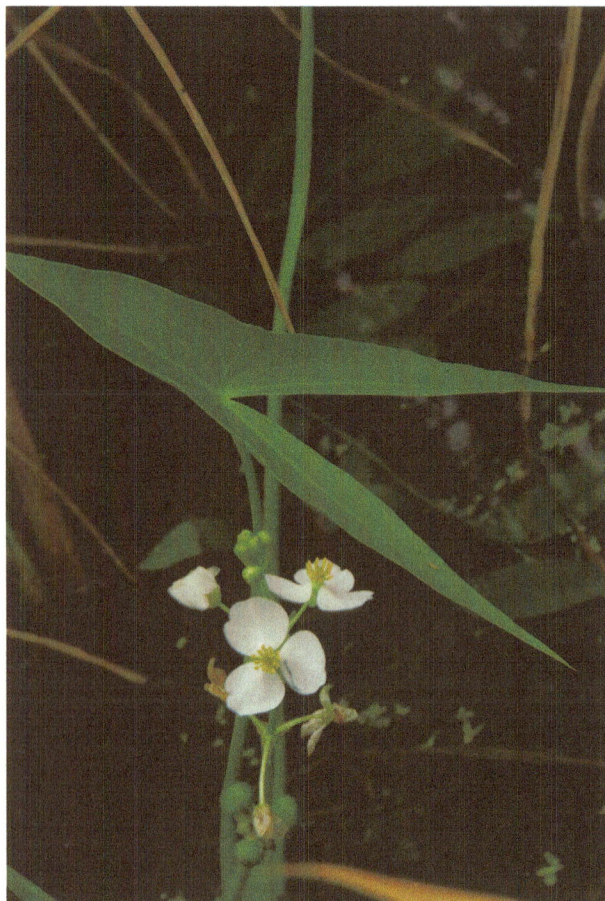

菁葖，如青楮桃状，颇小，根类葱根而粗大。其味甜。「救饥」采近根嫩笋茎叶煠熟，油盐调食。

【来　　源】为泽泻科植物慈姑*Sagittaria trifolia* L. var. *sinensis*（Sims）Makino的球茎。

【形态特征】多年生直立水生草本。有纤匐枝，枝端膨大成球茎。叶具长柄；叶形变化极大，通常为戟形，宽大，先端钝圆，多少向两侧开展。花葶同圆锥花序，长20～60cm；花3～5朵为1轮，单性，下部3～4轮为雌花，具短梗，上部多轮为雄花，具细长花梗；苞片披针形；雄蕊多枚；心皮多数，密集成球形。瘦果斜倒卵形，背腹两面有翅。种子褐色，具小突起。

【性味功效】甘、微苦、微辛，微寒。活血凉血，止咳通淋，散结解毒。

【临床用方】①《吉林中草药》治崩漏带下：水慈姑9g，生姜6g。用法：煎汁半碗，日服2次。②《滇南本草》治肺虚咳血：生水慈姑（去皮、捣烂）数枚，蜂蜜10g。用法：米汤同拌匀，饭上蒸熟，热服效。

【用法用量】内服：煎汤，15～30g；或绞汁。外

用：适量，捣敷；或磨汁沉淀后点眼。

【使用注意】孕妇慎服。

【现代研究】化学研究显示，含粗纤维、钙、磷、铁等。药理研究显示，对多种蛋白酶有抑制作用。现代临床用于治疗胎盘不下、带下、崩漏、衄血、呕血、咳嗽痰中带血、疮肿、目赤肿痛、角膜白斑、睾丸炎、骨膜炎、毒蛇咬伤等。

笋及实皆可食

本草原有

245 茭笋（茭白）

【古籍原文】本草有菰根，又名菰蒋草，江南人呼为茭草，俗又呼为茭白。生江东池泽，水中及岸际，今在处水泽边皆有之。苗高二三尺，叶似蔗荻，又似芦叶而长大阔厚，叶间撺葶，开花如苇，结实青子，根肥，剥取嫩白笋可啖，久根盘厚生菌，细嫩，亦可啖，名菰菜。三年以上，心中生葶如藕，白软，中有黑脉，甚堪啖，名菰首。味甘，性大寒，无毒。「救饥」采茭菰笋，煤熟，油盐调食。或采子春为米，合粟煮粥食之，甚济饥。「治病」文具本草草部菰根条下。

【来　　源】为禾本科植物菰 *Zizania caduciflora*（Turcz. ex Trin.）Hand.-Mazz.的嫩茎秆被菰黑粉菌 *Yenia esculenta*（P. Henn.）Liou刺激而形成的纺锤形肥大菌瘿。

【形态特征】多年生水生草本，常有根茎。秆直立，高90～180cm。叶鞘肥厚，长于节间，基部者常有横脉纹；叶舌膜质，略呈三角形。大型圆锥花序，分支多簇生；雄小穗常带紫色；颖退化不见；外稃先端渐尖或有短尖头，并有5脉；

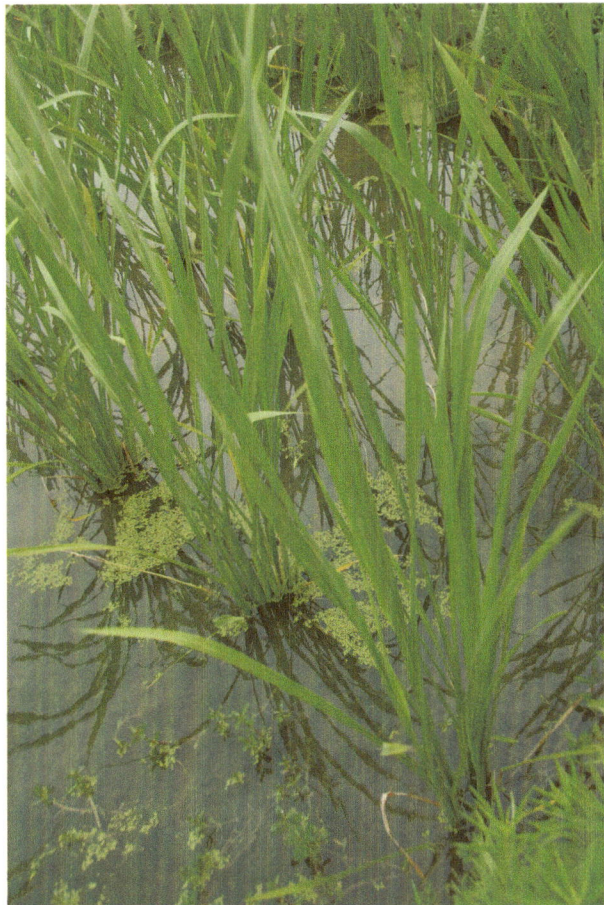

花药6～9mm；雌小穗长15～25mm，外稃有芒长15～30mm，内稃与外稃同质，常均有3条脉；雄花中有6枚发育雄蕊。颖果圆柱形。

【性味功效】甘，寒。解热毒，除烦渴，利二便。

【临床用方】①《湖南药物志》催乳：茭白15～30g，通草9g。用法：同猪脚煮食。②《食物与治病》治便秘、心胸烦热、高血压：鲜茭白60g，旱芹菜30g。用法：水煎服。③《浙江药用植物志》治酒渣鼻：生茭白。用法：捣烂，每晚敷患处，次日洗去；另取生茭白30～60g，煮服。

【用法用量】内服：煎汤，30～60g。

【使用注意】脾虚泄泻者慎服。

【现代研究】化学研究显示，含葡萄糖、蛋白质、脂肪、胡萝卜素、多种维生素、钙、磷、铁等。现代临床用于治疗高烧烦热、消渴、黄疸、痢疾、热淋、目赤、乳汁不下、疮疡等。

救荒本草 · 卷下

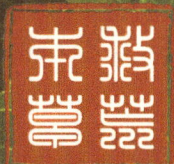

木部（八十种）

叶可食

本草原有

246 茶树（茶叶）

【古籍原文】本草有茗、苦搽。《图经》云生山南汉中山谷，闽、浙、蜀、荆、江湖、淮南山中皆有之，惟建州北苑数处产者，性味独与诸方不同，今密县梁家冲山谷间亦有之。其树大小皆类栀子，春初生芽，为雀舌、麦颗，又有新芽，一发便长寸余，微粗如针，渐至环脚、软枝条之类，叶老则似水茶，白叶而长，又似初生青冈、橡叶而少光泽。又云，冬生叶可作羹饮，世呼早采者为搽，晚取者为茗，一名荈，蜀今谓之苦搽，今通谓之茶，茶、荼声近，故呼之。又有研治作饼，名为腊茶者。皆味甘、苦，性微寒，无毒。加茱萸、葱、姜等良。又别有一种，蒙山中顶上清峰茶，云春分前后，多聚人力，候雷初发声，并手齐采，若得四两，服之即为地仙。「救饥」采嫩叶或冬生叶，可煮作羹食，或蒸焙作茶，皆可。「治病」文具本草木部茗苦搽条下。

【来　　源】为山茶科植物茶*Camellia sinensis*（L.）O. Kuntze的嫩叶或芽。

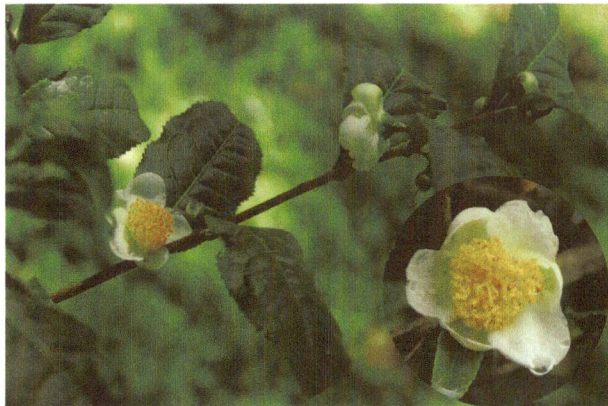

【形态特征】常绿灌木，高1~3m。嫩枝嫩叶具细柔毛。单叶互生；叶片薄革质，椭圆形或倒卵状椭圆形，先端短尖或钝尖，基部楔形，边缘有锯齿。花两性，白色，芳香；花梗向下弯曲；萼片圆形；花瓣宽倒卵形；雄蕊多数；子房上位，花柱1枚。蒴果近球形或扁三角形，果皮革质，较薄。种子近球形或微有棱角。

【性味功效】苦、甘，凉。清头目，除烦渴，消食，化痰，利尿，解毒。

【古方选录】《众妙仙方》治头疼：细茶、香附、川芎各一钱。用法：水一盏，煎至八分，临卧服下即止。

【用法用量】内服：煎汤，3~10g；或入丸、散，沸水泡。外用：适量，研末调敷；或鲜品捣敷。

【使用注意】脾胃虚寒者慎服；失眠者及习惯性便秘者禁服，服人参、土茯苓及含铁药物者禁服。

【现代研究】化学研究显示，含嘌呤类生物碱，包括咖啡因、可可豆碱、茶碱、黄嘌呤，以及鞣质等。药理研究显示，对中枢神经系统及心脏有兴奋作用；还有降血压、降血脂、利尿、抗动脉硬化、抑制血小板聚集和抗血栓、抗氧化、抗诱变、抗癌、抗病原微生物、抗过敏等作用。现代临床用于治疗头痛、多睡善寐、感冒、消化不良、口臭、癫痫、泻痢、喉肿、疮疡疖肿、水火烫伤、细菌性痢疾、急性结膜炎及急、慢性肠炎等。

247 夜合树（合欢皮）

【古籍原文】本草名合欢，一名合昏。生益州及维洛山谷，今钧州、郑州山野中亦有之。木似梧桐，其枝甚柔弱，叶似皂荚叶，又似槐叶，极细而密，互相交结，每一风来，辄似相解，了不相牵缀。其叶至暮而合，故名合昏。花发红白色，瓣上若丝，茸然散垂，结实作荚子，极薄细。味甘，性平，无

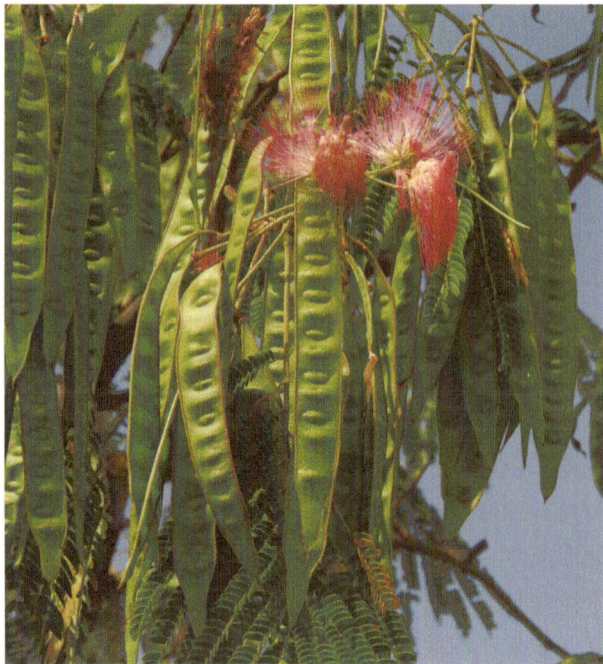

毒。「救饥」采嫩叶煠熟，水浸淘净，油盐调食，晒干煠食尤好。「治病」文具本草木部合欢条下。

【来　　源】为豆科植物合欢*Albizia julibrissin* Durazz.的树皮。

【形态特征】落叶乔木，高10m以上。树干灰黑色；小枝无毛，有棱角。二回偶数羽状复叶，互生；小叶片镰状长方形，先端短尖，基部截形，不对称，全缘，小叶夜间闭合；托叶线状披针形。头状花序生于枝端，总花梗被柔毛；花淡红色；花萼筒状；花冠漏斗状；雄蕊多数，基部结合，花丝细长，上部淡红色；子房上位，花柱柱头圆柱状。荚果扁平，黄褐色。种子椭圆形而扁。

【性味功效】甘，平。解郁安神，活血消肿。

【临床用方】①《浙江药用植物志》治心烦失眠：合欢皮9g，夜交藤15g。用法：水煎服。②《青岛中草药手册》治夜盲：合欢皮、千层塔各9g。用

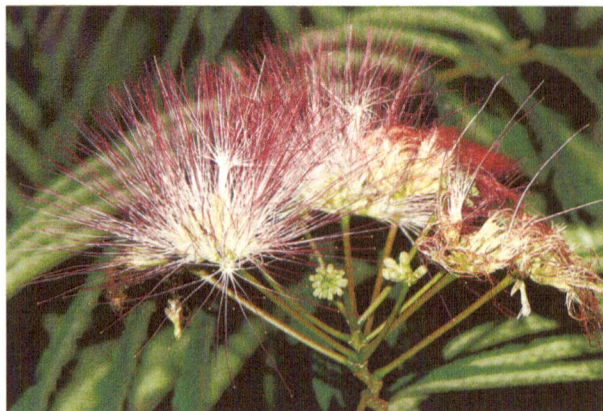

法：水煎服。

【用法用量】内服：煎汤，10～15g；或入丸、散。外用：适量，研末调敷。

【使用注意】风热自汗、外感不眠者慎用。

【现代研究】化学研究显示，含皂苷、黄酮类化合物、鞣质、多种木脂素、糖苷等。药理研究显示，有镇静、催眠、抗生育、抗过敏、抗肿瘤等作用。现代临床用于治疗心神不安宁、忧郁、不眠、跌打损伤及内、外痈疡等。

248 木槿树（木槿花）

【古籍原文】本草云木槿。如小葵，花淡红色，五叶成一色，朝开暮敛，花与枝两用，湖南北人家多种植为篱障，亦有千叶者，人家园圃多栽种。性平，无毒，叶味甜。「救饥」采嫩叶煠熟，冷水淘净，油盐调食。「治病」文具本草木部条下。

【来　　源】为锦葵科植物木槿*Hibiscus syriacus* L.的花。

【形态特征】落叶灌木或小乔木，高3～6m。叶互生；叶菱状卵形或卵形，叶基楔形，边缘具钝圆或尖锐的齿。花单生于叶腋；小苞片线形；萼片5裂，卵状披针形；花瓣5片，淡红色、白色或紫色；雄蕊多数，花丝联合成筒状；子房5室，花柱5枚，柱头头状。蒴果长椭圆形。种子黑褐色。花期6～7月。

【性味功效】甘、苦，凉。清热利湿，凉血解毒。

【临床用方】①《福建中草药》治咳血：鲜木槿花30g，冰糖15g。用法：水煎服。②《安徽中草药》治痔疮出血：木槿花、槐花炭各15g，地榆炭9g。用法：水煎服。

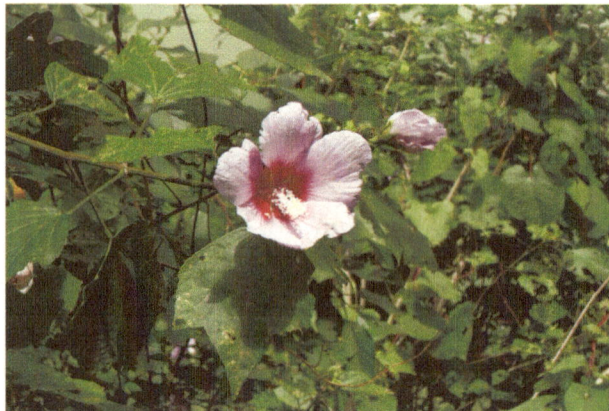

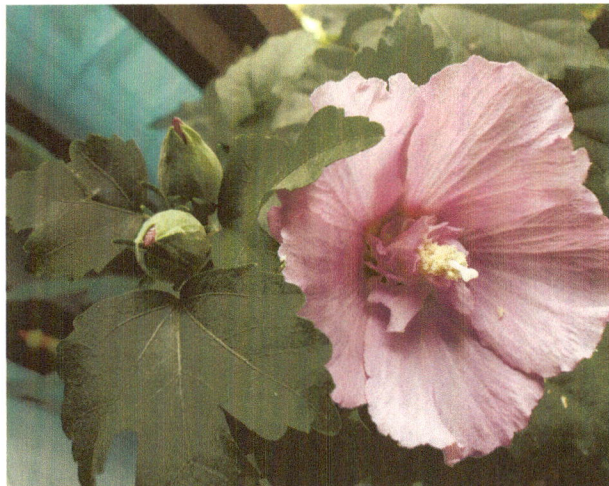

每用三钱，以水一大盏，浸一宿，煎令三五沸，去滓，热含冷吐。主治：齿疼。

【用法用量】内服：煎汤，10～30g；或研末；或

【用法用量】内服：煎汤，3～9g，鲜者30～60g。外用：适量，研末；或鲜品捣烂调敷。

【现代研究】化学研究显示，含类胡萝卜素、多种糖苷、木槿黏液质等。现代临床用于治疗结肠炎便血、痢疾、痔疮出血、感冒咳嗽、咳血、疮疖痈肿、烫伤等。

249 白杨树（白杨皮）

【古籍原文】本草白杨树皮，旧不载所出州土，今处处有之。此木高大，皮白似杨，故名。叶圆如梨，肥大而尖，叶背甚白，叶边锯齿状，叶蒂小，无风自动也。味苦，性平，无毒。「救饥」采嫩叶煤熟，作成黄色，换水淘去苦味，洗净，油盐调食。「治病」文具本草木部条下。

【来　　源】为杨柳科植物山杨*Populus davidiana* Dode.的树皮。

【形态特征】乔木，高达25m，胸径60cm。树皮光滑，灰绿色或灰白色；树冠圆形。叶三角状卵圆形或近圆形，先端钝尖、急尖或短渐尖，基部圆形、截形或浅心形，边缘有密薄状浅齿；叶柄偏扁。花序轴有疏毛或密毛；苞片棕褐色，掌状条裂；雄花序长5～9cm，雄蕊5～12枚，花药紫红色；雌花序长4～7cm；子房圆锥形，柱头2深裂，带红色。蒴果卵状圆锥形，有短柄。

【性味功效】苦，寒。祛风活血，清热利湿，驱虫。

【古方选录】《太平圣惠方》白杨皮散：白杨树皮一握，细辛半两，露蜂房半两。用法：倒筛为散，

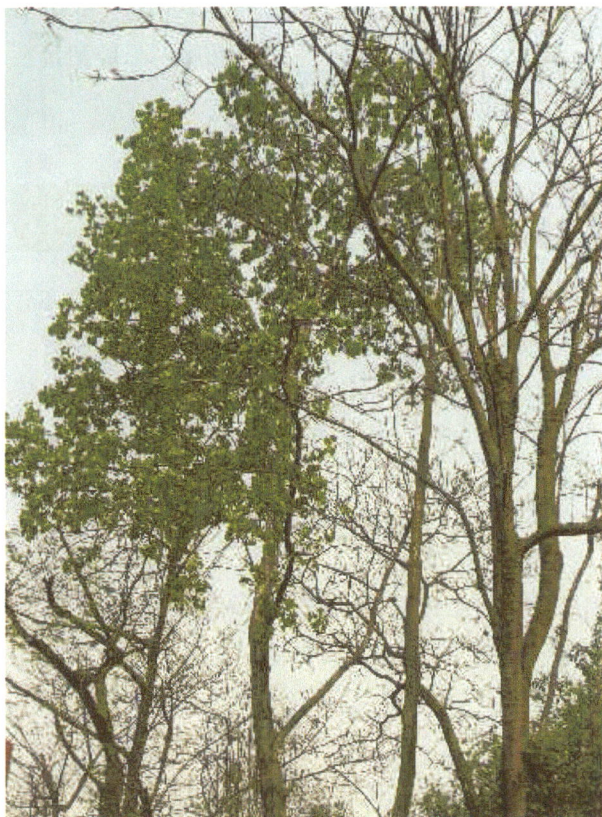

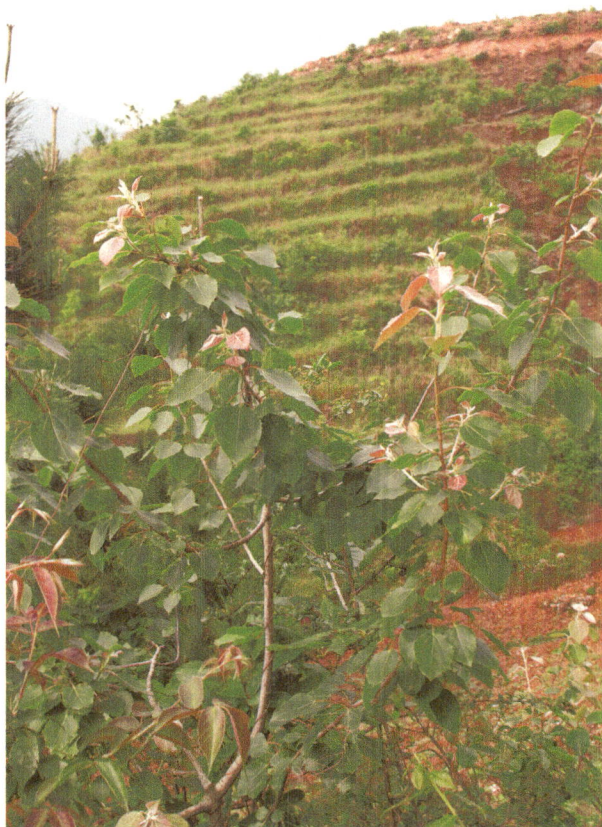

浸酒。外用：适量，煎水含漱；或浸洗；或研末调敷。

【使用注意】无湿热瘀滞者慎服。

【现代研究】现代临床用于治疗急性风湿性关节炎、跌打损伤肿痛、痢疾、感冒咳嗽、口腔溃疡、牙痛、蛔虫病等。

250 黄栌（黄栌根）

【古籍原文】生商洛山谷，今钧州新郑山野中亦有之。叶圆，木黄，枝茎色紫赤，叶似杏叶而圆大。味苦，性寒，无毒。木可染黄。「救饥」采嫩叶煠熟，水淘去苦味，油盐调食。「治病」文具本草木部条下。

【来　　源】为漆树科植物黄栌*Cotinus coggyria* Scop.的根。

【形态特征】落叶灌木或小乔木，高达8m。单叶互生，倒卵形，先端圆或微凹，基部圆形或阔楔形，全缘。大型圆锥花序顶生；花杂性；萼片5片，长圆形；雄蕊5枚，短于花瓣；子房上位，具2～3枚短而侧生的花柱。果穗长5～20cm，有多数不孕花的细长花梗宿存，呈紫色羽毛状。核果肾形，熟时红色。

【性味功效】苦、辛，寒。清热利湿，散瘀，解毒。

【临床用方】①《安徽中草药》治肝炎：黄栌根、栀子各15g，茵陈30g。用法：水煎服。②《天目山药用植物志》治妇女产后劳损：黄栌根皮60g，蕲艾根30g。用法：水煎，冲入黄酒、红糖，早、晚

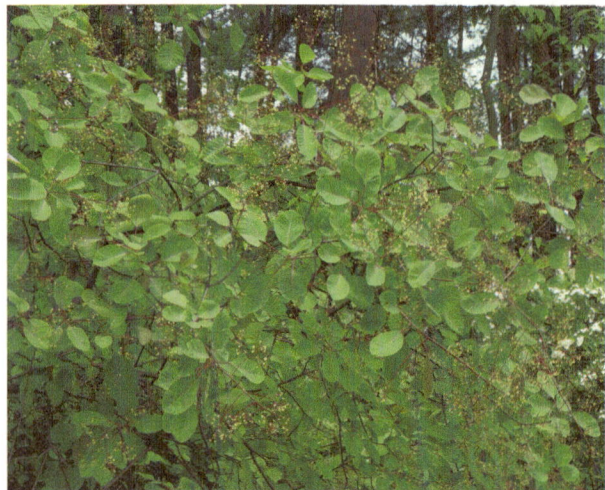

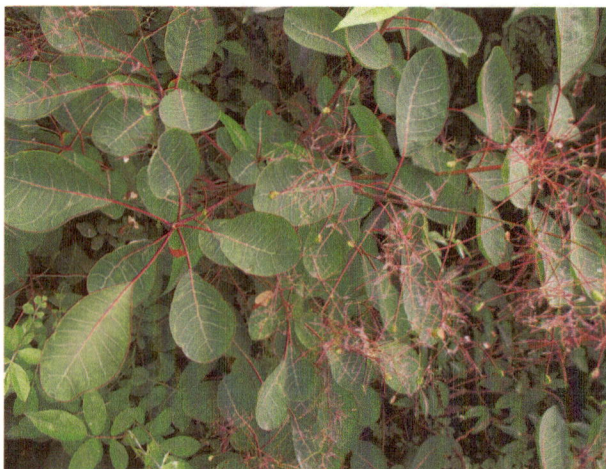

饭前各服1次。忌食辛辣和芥菜、萝卜菜。

【用法用量】内服：煎汤，10～30g。外用：适量，煎水洗。

【现代研究】化学研究显示，含纤维素、木质素、戊聚糖等。现代临床用于治疗黄疸型肝炎、急性结膜炎、丹毒、漆疮、烫火伤、跌打瘀痛、皮肤瘙痒等。

251 椿树芽（椿白皮）

【古籍原文】本草有椿木、樗木。旧不载所出州土，今处处有之。二木形干大抵相类，椿木实而叶香可啖；樗木疏而气臭，膳夫熬去其气，亦可啖。北人呼樗为山椿，江东人呼为虎目，叶脱处有痕如樗蒲子，又如眼目，故得此名。夏中生荚，樗之有花者无荚，有荚者无花，荚常生臭樗上，未见椿上有荚者，然世俗不辨椿、樗之异，故俗名为椿荚，其实樗荚耳。其无花不实，木大端直为椿；有花而

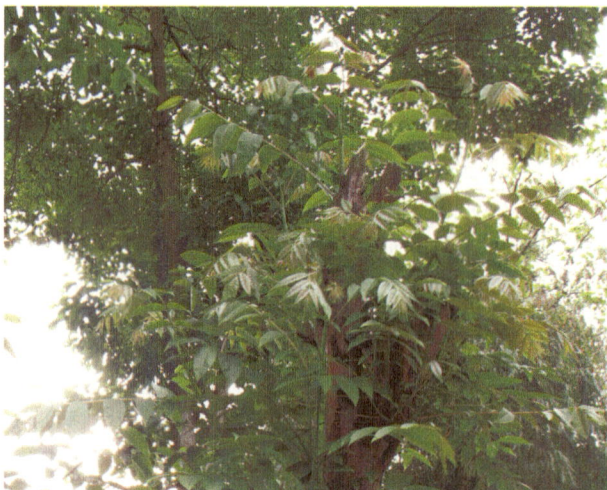

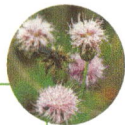

荄，木小干多迁矮者为樗。椿味苦，有毒。樗味苦，有小毒，性温。一云性热，无毒。「救饥」采嫩叶煠熟，水浸淘净，油盐调食。「治病」文具本草木部椿木、樗木及椿荚条下。

【来　　源】为楝科植物香椿 *Toona sinensis* （A. Juss.）Roem.的树皮或根皮。

【形态特征】落叶乔木，高达16m。树皮暗褐色，呈片状剥落。偶数羽状复叶互生，有特殊气味，叶柄红色，基部肥大；叶片长圆形至披针状长圆形，先端尖，基部偏斜，圆形或阔楔形，全缘或有疏锯齿。花小，两性，圆锥花序顶生；花芳香，花萼短小，5裂；花瓣5片，白色，卵状椭圆形；退化雄蕊5枚，与5枚发育雄蕊互生；子房上位。蒴果椭圆形或卵圆形，先端开裂为5瓣。种子椭圆形。

【性味功效】苦、涩，微寒。清热燥湿，涩肠，止血，止带，杀虫。

【古方选录】《丹溪心法》固肠丸：椿根白皮适量。用法：为末，酒糊丸服。功用：去脾胃陈积之疾。主治：湿气下利，便血，白带。

【用法用量】内服：煎汤，6～15g；或入丸、散。外用：适量，煎水洗；或熬膏涂；或研末调敷。

【使用注意】泻痢初期者及脾胃虚弱者慎服。

【现代研究】现代临床用于治疗痢疾、肠炎便血、崩漏、带下、蛔虫病、丝虫病、疮癣、小儿消化不良、麻疹、失音、尿路感染、膀胱炎、坐骨神经痛。

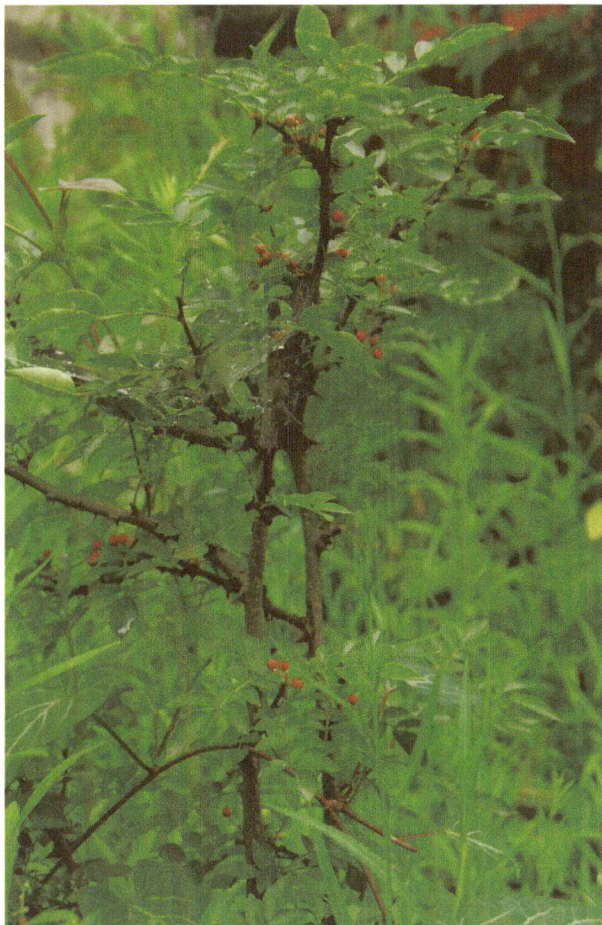

252 椒树（野花椒）

【古籍原文】本草蜀椒，一名南椒，一名巴椒，一名藋藢。生武都川谷及巴郡归峡，蜀川、陕洛间人家园圃多种之。高四五尺，似茱萸而小，有针刺，叶似刺藋叶微小，叶坚而滑，可煮食，甚辛香。结实无花，但生于叶间，如豆颗而圆，皮紫赤。此椒江淮及北土皆有之，茎实皆相类，但不及蜀中者皮肉厚、腹里白、气味浓烈耳。又云，出金州西城者佳。味辛，性温、大热，有小毒。多食令人乏气。口闭者杀人。十月勿食椒，损气伤心，令人多忘。杏仁为之使，畏款冬花。「救饥」采嫩叶煠熟，换水浸淘净，油盐调食。椒颗调和百味，香美。「治

病」文具本草木部蜀椒条下。

【来　　源】为芸香科植物野花椒 *Zanthoxylum simulans* Hance.的果实。

【形态特征】灌木，高1～2m。树干有时无刺，枝通常有皮刺及白色皮孔。奇数羽状复叶互生，厚纸质；叶轴边缘有狭翅和长短不等的皮刺；小叶卵圆形、卵状长圆形或广卵形，先端急尖或钝，基部宽楔形或近圆形。聚伞状圆锥花序顶生；花单性；雄花雄蕊5～7枚；雌花心皮2～3枚，花柱外弯，柱头略呈钝三角形。成熟的心皮红色至紫红色，表面密集半透明的腺点。种子近球形，黑色光亮。

【性味功效】辛，温；有小毒。温中止痛，杀虫止痒。

【临床用方】《湖南药物志》治脘腹寒痛、寒湿吐泻：野花椒果皮3～6g，干姜、吴茱萸各6g。用法：水煎服。

【用法用量】内服：煎汤，3～6g；或研粉，1～2g。外用：适量，煎水洗；或含漱；或研末调敷。

【使用注意】妇女哺乳期慎服。

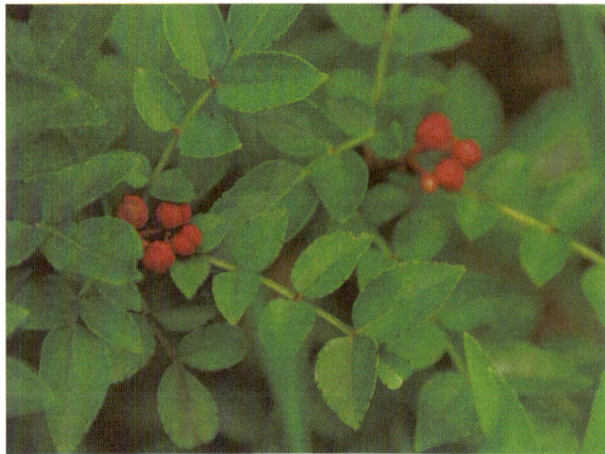

【现代研究】化学研究显示，含牻牛儿醇、柠檬烯、枯茗醇、山椒素、皂素、不饱和有机酸等。现代临床用于治疗慢性肠炎、冷痛、呕吐、腹泻、蛔虫腹痛、湿疹、皮肤瘙痒、龋齿疼痛等。

253 棕子树

【古籍原文】本草有椋子木。旧不载所出州土，今密县山野中亦有之。其树有大者，木则坚重，材堪

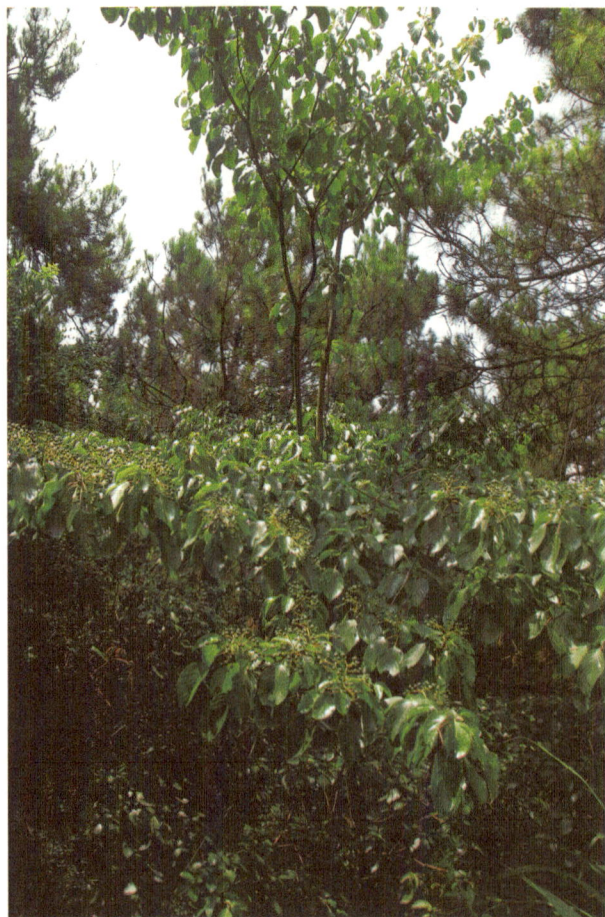

为车辋，初生作科条，状类荆条，对生枝杈，叶似柿叶而薄小，两叶相当，对生，开白花，结子细圆，如牛李子，大如豌豆，生青熟黑。味甚咸，性平，无毒。叶味苦。「救饥」采叶煠熟，水浸淘去苦味，洗净，油盐调食。「治病」文具本草木部条下。

【来　　源】为山茱萸科植物椋木Cornus macrophylla Wall.的心材。

【形态特征】落叶乔木或灌木，高可达15m。一年生枝条赤褐色，疏生柔毛，有角棱。单叶交互对生，阔卵形至椭圆状卵形。平顶的圆锥状聚伞花序生于当年枝梢，平滑无毛；花萼筒形，4裂；花瓣4片，黄白色，披针状长椭圆形；雄蕊4枚；子房下位，上有花盘。核果椭圆形，花萼宿存，熟时呈暗紫色，核球形。种子细小。

【性味功效】甘、咸，平。活血止痛，养血安胎。

【用法用量】内服：煎汤，3~10g；或泡酒。

【现代研究】现代临床用于治疗跌打骨折、瘀血肿痛、贫血、胎动不安等。

叶可食

新　增

254 云　桑

【古籍原文】生密县山野中。其树枝叶皆类桑，但其叶如云头花叉，又似木栾树叶微阔，开细青黄花。其叶味微苦。「救饥」采嫩叶煠熟，换水浸淘去苦味，油盐调食。或蒸晒作茶尤佳。

【来　　源】为昆栏树科植物领春木*Euptelea pleiospermn* Hook. f. *et* Thonms的嫩叶。

【形态特征】落叶小乔木，植株高5~16m，胸径可达28cm。树皮灰褐色或灰棕色，皮孔明显。小枝亮紫黑色，芽卵圆形，褐色。叶互生，叶圆卵形或近圆形，顶端尾尖，基部楔形，边缘具不整齐粗齿。花两性，先叶开放，簇生，无花被；雄蕊

扁，成熟时紫红色，干后具纵向细条纹，先端细尖。

【性味功效】苦、涩，寒。清暑，生津，解毒，利湿。

【临床用方】《青岛中草药手册》治支气管炎：黄连木叶24g，地龙9g。用法：共研细末，分3次冲服，每次服9g。

【用法用量】内服：煎汤，15~30g；醃食，叶芽适量。外用：适量，捣汁涂；或煎水洗。

【现代研究】现代临床用于治疗暑热口渴、咽喉肿痛、口腔溃疡、消化不良、痢疾、无名肿毒、疮疡等。

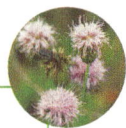

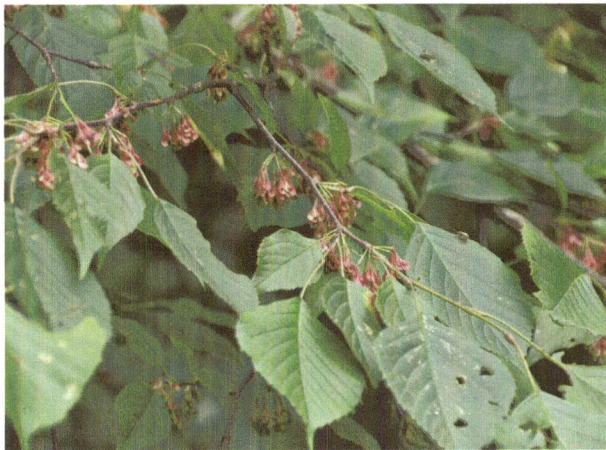

6~14枚，花药红色；心皮6~12枚，离生；子房歪斜。翅果不规则倒卵圆形，先端圆，一侧凹缺，成熟时棕色。种子1~3颗，卵圆形，紫黑色。

其余内容未见记载。

255 黄楝树（黄连木叶）

【古籍原文】生郑州南山野中。叶似初生椿树叶而极小，又似楝叶，色微带黄，开花紫赤色，结子如豌豆大，生青，熟亦紫赤色。叶味苦。「救饥」采嫩芽叶煠熟，换水浸去苦味，油盐调食。蒸芽曝干，亦可作茶煮饮。

【来　源】为漆树科植物黄连木Pistacia chinensis Bunge的叶。

【形态特征】落叶乔木，高达20m以上。树皮暗褐色，呈鳞片状剥落。偶数羽状复叶互生，小叶对生，纸质，披针形、卵状披针形或线状披针形，先端渐尖或长渐尖，基部偏斜，全缘。圆锥花序顶生，花单性；雌雄异株，雄花排成密集总状花序，雌花排成疏散圆锥花序。核果倒卵状球形，略压

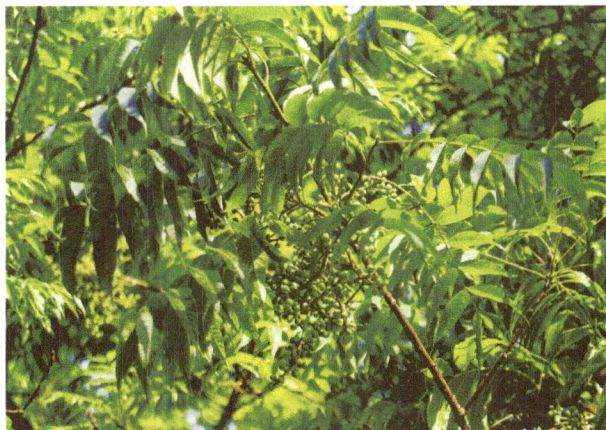

256 冻青树（冻青树叶）

【古籍原文】生密县山谷中。树高丈余，枝叶似枸骨子树而极茂盛，凌冬不凋，又似槠子树叶而小，亦似秸芽叶微窄，头颇团而不尖，开白花，结子如豆粒大，青黑色。叶味苦。「救饥」采芽叶煠熟，水浸去苦味，淘洗净，油盐调食。

【来　源】为木樨科植物小叶女贞Ligustrum quihoui Carr.的叶。

【形态特征】落叶灌木，高1~3m。小枝淡棕色，圆柱形。叶片薄革质，形状和大小变异较大，披针形、长圆状椭圆形、椭圆形、倒卵状长圆形至倒披针形或倒卵形，先端锐尖、钝或微凹，基部狭楔形至楔形，叶缘反卷。圆锥花序顶生；花萼无毛，萼齿宽卵形或钝三角形；花冠裂片卵形或椭圆形；雄蕊伸出裂片外，花丝与花冠裂片近等长或稍长。果倒卵形、宽椭圆形或近球形。

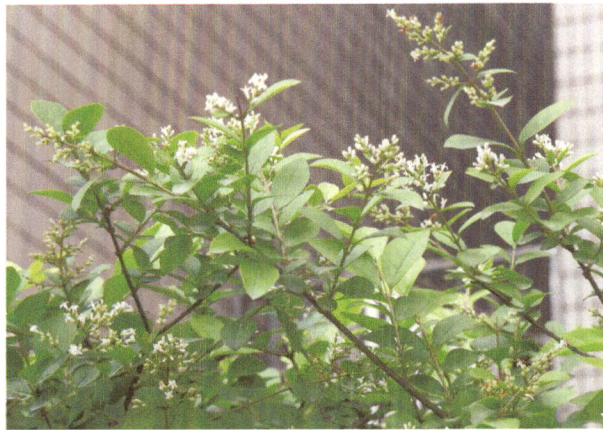

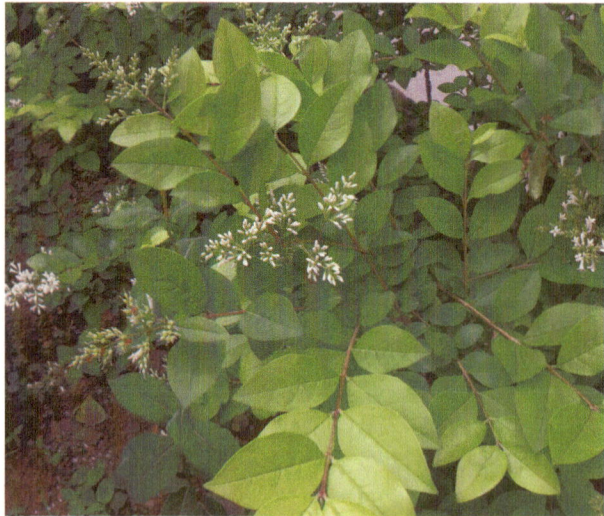

【性味功效】苦，凉。清热祛暑，解毒消肿。

【临床用方】①《青岛中草药手册》治中暑发热：冬青树叶9g。用法：水冲，代茶饮。②《云南中草药》治小儿口腔炎：冬青树叶9～18g。用法：水煎服，同时用鲜叶取汁搽患处。

【用法用量】内服：煎汤，9～15g；或代茶饮。外用：适量，捣敷或绞汁涂；煎水洗或研末撒。

【现代研究】药理研究显示，有祛痰、止咳、抗菌等作用。现代临床用于治疗中暑发热、牙痛、咽喉肿痛、口舌生疮、痈肿疮毒、水火烫伤、黄水疮、走马牙疳等。

257 楮芽树

【古籍原文】生辉县山野中。科条似槐条，叶似冬青叶微长，开白花，结青白子。其叶味甜。「救饥」采嫩叶煠熟，水淘净，油盐调食。

【现代研究】图文过于简略，现代研究暂时无法确定原植物品种。

258 月芽树

【古籍原文】又名芴芽。生田野中。茎似槐条，叶似歪头菜叶微短，稍硬，又似楮芽叶，颇长艄，其叶两两对生。味甘、微苦。「救饥」采嫩叶煠熟，水浸淘净，油盐调食。

【现代研究】图文太过于简略，现代研究暂时无法确定原植物品种。

259 女儿茶（牛李子）

【古籍原文】一名牛李子，一名牛筋子。生田野中。科条高五六尺，叶似郁李子叶而长大，稍尖，叶色光滑，又似白棠子叶，而色微黄绿，结子如豌豆大，生则青，熟者黑茶褐色。其叶味淡、微苦。「救饥」采嫩叶煠熟，水浸淘净，油盐调食。亦可蒸曝，作茶煮饮。

【来　　源】为鼠李科植物冻绿*Rhamnus utilis* Decne.的果实。

【形态特征】落叶灌木或小乔木，高达4m。幼枝无毛，小枝褐色或紫红色，枝端常具刺。叶对生或近对生；托叶披针形，叶片纸质，椭圆形、长圆形或倒卵状椭圆形。花单性；雌雄异株，黄绿色，无总梗的伞状聚伞花序生于枝端或叶腋；花萼4裂，裂片卵形；花瓣4片，长椭圆形。核果近球形，熟时黑色，具2个分核。种子近球形，背侧基部有短沟。

【性味功效】苦、甘，凉。清热利湿，消积通便。

【古方选录】《小儿药证直诀》牛李膏：牛李子适

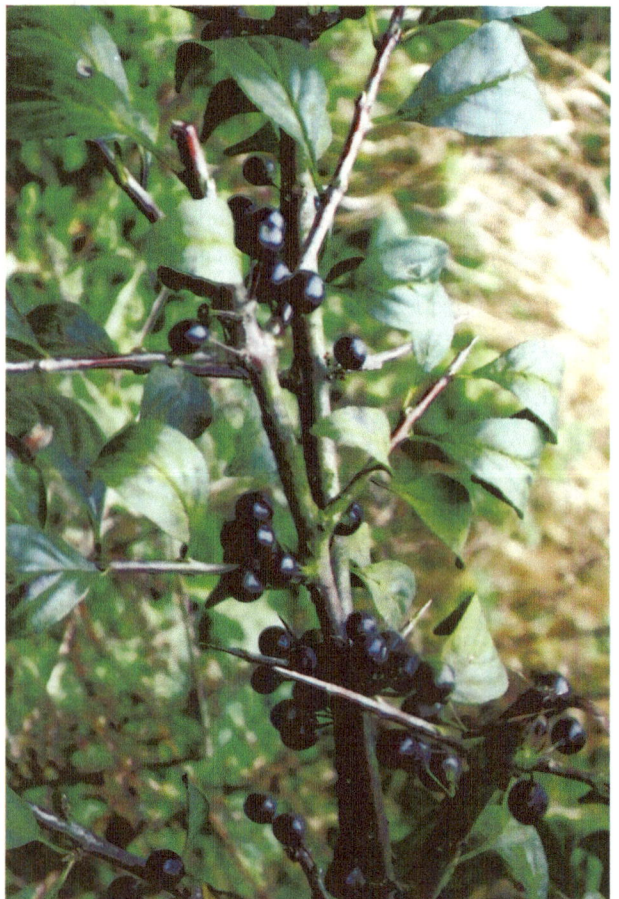

量。用法：杵汁，石器内密封，每服皂子大，煎杏胶汤化下。主治：痘疮倒靥黑陷。

【用法用量】内服：煎汤，6～12g；或研末；或熬膏。外用：适量，研末，油调敷。

【现代研究】化学研究显示，含蛋白质、脂肪、碳水化合物、钙、磷、铁、胡萝卜素、维生素B$_1$（又称硫胺素）、维生素B$_2$（又称核黄素）、烟酸、维生素C（又称抗坏血酸）、钾、钠、镁、多种氨基酸、糖等营养成分。药理研究显示，有促进消化、利水、降血压、导泻、镇咳等作用。现代临床用于治疗水肿腹胀、疮疡、便秘、消化不良、牙龈出血等。

260 省沽油

【古籍原文】又名珍珠花。生钧州风谷顶山谷中。科条似荆条而圆，对生枝杈，叶亦对生，叶似驴驮布袋叶而大，又似葛藤叶却小，每三叶攒生一处，开白花，似珍珠色。叶味甘，微苦。「救饥」采叶煠熟，水浸淘净，油盐调食。

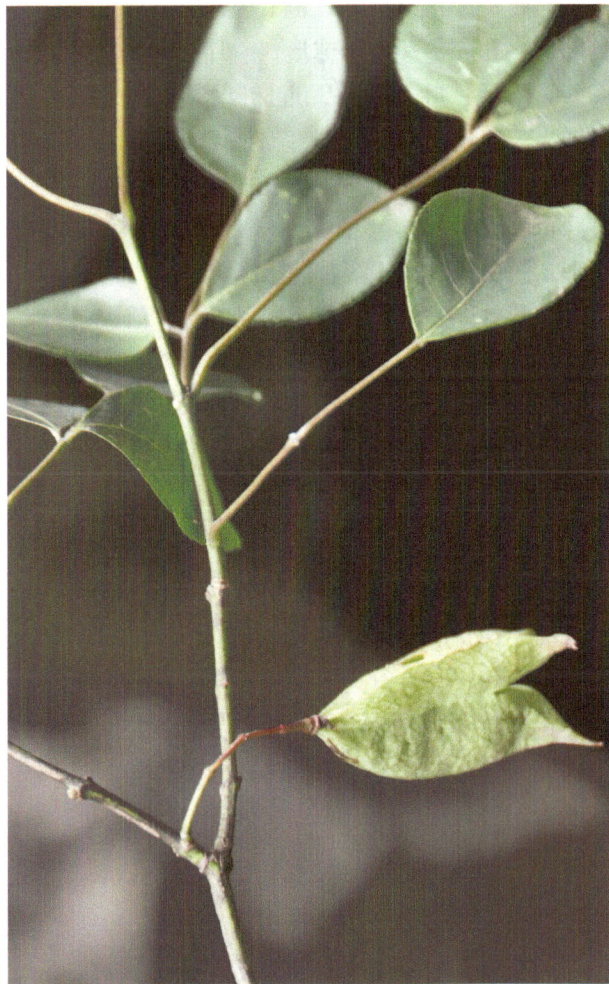

【来　源】为省沽油科植物省沽油 *Staphylea bumalda* DC.的果实。

【形态特征】落叶灌木，高2～5m。树皮紫红色或灰褐色，有纵棱。枝条绿白色。三出复叶对生，有早落性托叶；叶片椭圆形、卵圆形或卵状披针形，先端锐尖，具尖尾，基部楔形或圆形，边缘有细锯齿。花两性，圆锥花序顶生，直立；萼片长椭圆形，浅黄白色；花瓣5片，白色，倒卵状长圆形；心皮2枚；子房被粗毛，花柱2枚。蒴果扁平，2室，先端2裂。种子圆形而扁，黄色。

【性味功效】甘，平。润肺止咳。

【临床用方】《天目山药用植物志》治干咳：省沽油果9～12g。用法：水煎服。

【用法用量】内服：煎汤，9～15g。

【使用注意】《天目山药用植物志》云："忌食酸辣芥菜。"

【现代研究】现代临床用于治疗咳嗽。

261 白槿树

【古籍原文】生密县梁家冲山谷中。树高五七尺，叶似茶叶，而甚阔大尤润，又似初生青冈叶而无花叉，又似山格剌树叶亦大，开白花。其叶味苦。「救饥」采嫩叶煠熟，换水浸去苦味，油盐调食。

【现代研究】图文过于简略，现代研究暂时无法确定原植物品种。

262 回回醋（盐肤木）

【古籍原文】一名淋朴楸。生密县韶华山山野中。树高丈余，叶似兜栌树叶而厚大，边有大锯齿，又似厚椿叶而亦大，或三叶或五叶排生一茎，开白花，结子大如豌豆，熟则红紫色，味酸。叶味微酸。「救饥」采叶煠熟，水浸去酸味，淘净，油盐调食。其子调和汤味如醋。

【来　源】为漆树科植物盐肤木 *Rhus chinensis* Mill.的果实。

【形态特征】落叶小乔木或灌木，高达8m。奇数

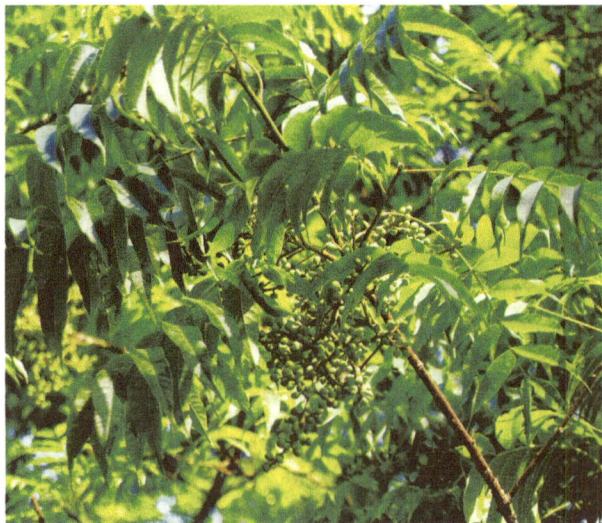

羽状复叶，互生；总叶柄和叶轴有显著的翅；小叶无柄，卵形至卵状椭圆形，先端急尖，基部圆形至楔形，边缘有粗而圆的锯齿。圆锥花序顶生，花小，杂性；两性花的萼片5片，广卵形，先端钝；花瓣5片，乳白色，倒卵状长椭圆形，边缘内侧基部具柔毛；雄蕊5枚，花药黄色；子房上位。核果近扁圆形，红色。

【性味功效】酸、咸，凉。生津润肺，降火化痰，敛汗，止痢。

【临床用方】①《福建中草药》治肺虚久嗽胸痛：

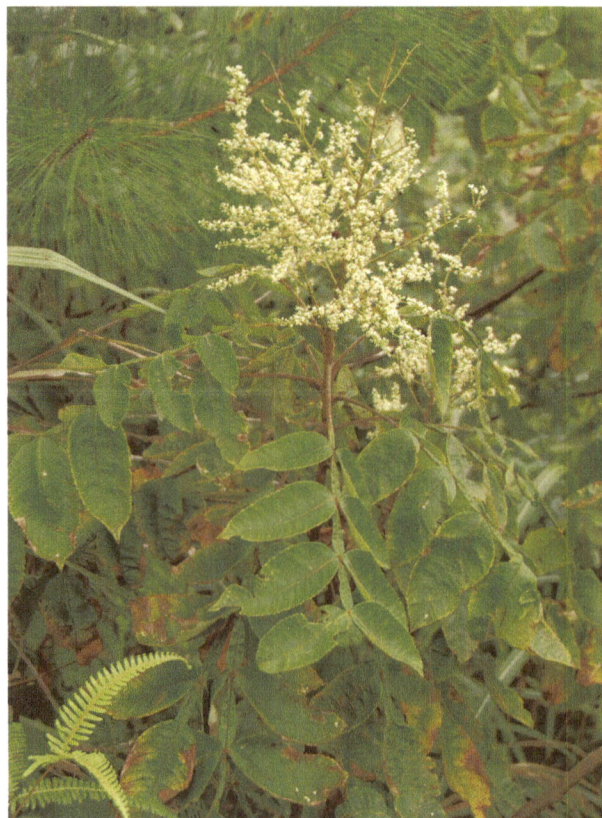

盐肤木干果。用法：研末，每晨服3~9g，温开水送服。②《安徽中草药》治扁桃体炎：盐肤木果实（焙黄）。用法：果实3g，冰片0.3g，研极细末，取少许吹喉。

【用法用量】内服：煎汤，9~15g；或研末。外用：适量，煎水洗；或捣敷；或研末调敷。

【现代研究】现代临床用于治疗咳嗽，急、慢性咽炎，黄疸，痢疾，顽癣等。

263 槭树芽（红枫）

【古籍原文】生钧州风谷顶山谷间。木高一二丈，其叶状类野葡萄叶，五花尖叉，亦似绵花叶而薄小，又似丝瓜叶却甚小，而淡黄绿色，开白花。叶味甜。「救饥」采叶煠熟，以水浸作成黄色，换水淘净，油盐调食。

【来　　源】为槭树科植物色木槭 Acer mono Maxim. 的叶。

【形态特征】落叶乔木，高15~20m。树皮粗糙，具圆形皮孔。冬芽近于球形，鳞片卵形。叶对生，细瘦，无毛；叶片纸质，近椭圆形，5裂，裂片卵形或宽三角形。花多数，杂性；雄花与两性花同株，多数常成圆锥状，伞房花序顶生，无毛；花带黄绿色；萼片5片，长圆形，黄绿色；花瓣5片，椭圆形，淡白色。翅果淡黄色。

【性味功效】辛、苦，温。祛风除湿，活血止痛。

【临床用方】《青岛中草药手册》治头痛失眠：红枫鲜叶60g，鸡子7个。用法：共煮，水沸后将鸡子

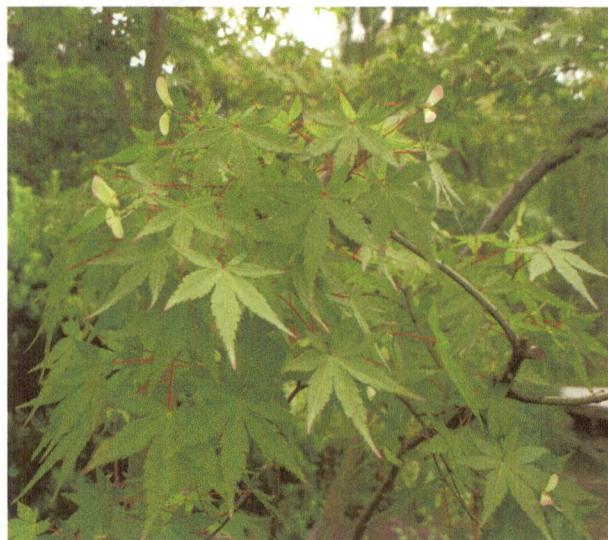

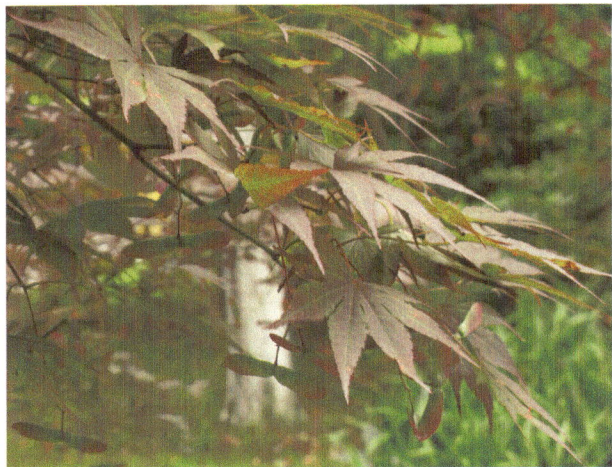

打破，再煮，分2次食。

【用法用量】内服：煎汤，10～15g，鲜品加倍。外用：适量，水洗。

【现代研究】化学研究显示，含矢车菊苷、卡拉花青苷、石蒜花青苷、芍药花苷、矢车菊素、飞燕草素、芍药花素、锦葵花素等。现代临床用于治疗偏、正头痛及风湿性关节炎、跌打瘀肿、湿疹、疥癣等。

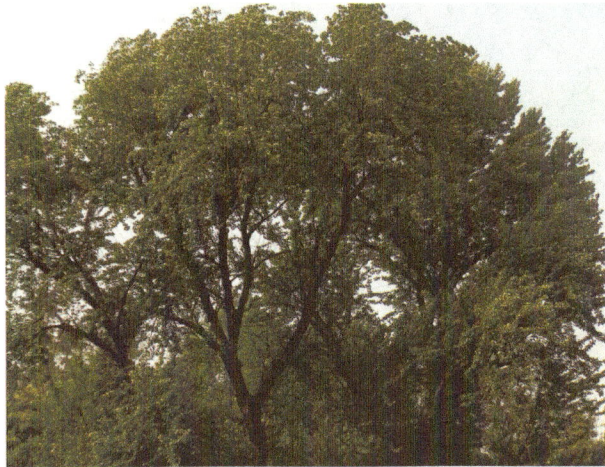

264 老叶儿树

【古籍原文】生密县山野中。树高六七尺，叶似茶叶而窄瘦尖艄，又似李子叶而长。其叶味甘，微涩。

【现代研究】图文过于简略，大致推断为蔷薇科植物，现代研究暂时无法确定原植物品种。

265 青杨树

【古籍原文】在处有之，今密县山野间亦多有。其树高大，叶似白杨树叶而狭小，色青，皮亦颇青，故名青杨。其叶味微苦。「救饥」采叶煠熟，水浸作成黄色，换水淘净，油盐调食。

【来　源】为杨柳科植物小青杨*Populus pseudo-simonii* Kitag.的树皮及叶。

【形态特征】落叶乔木，高可达30m。树冠广卵形。树皮灰白色，芽较长，黄红色，有黏性。叶椭圆状卵形、广卵形或菱状卵圆形；叶的最宽处在中部以下，上面光滑无毛，下面青白绿色，先端渐

尖，基部楔形，边缘有锯齿；萌发枝的叶生于短叶柄上，绿色或带红色，长椭圆形。花雌雄异株，雌花序长8～11cm，雄花序长5～8cm。蒴果长椭圆形。

【性味功效】苦，寒。解毒。

【临床用方】《吉林中草药》治干癣、湿癣：青杨树嫩皮适量。用法：焙黑，加等量枯矾，研细末，用香油调涂患处。

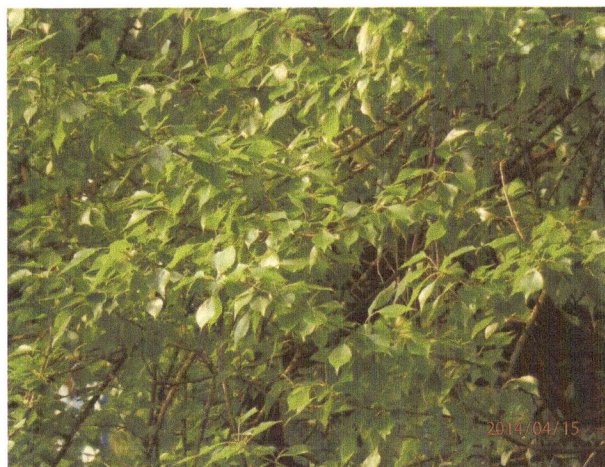

【用法用量】外用：适量，研末调敷。

【现代研究】化学研究显示，含柳匍匐苷、水杨苷、2,6-二甲氧基对苯醌、邻苯二酚、香草酸、壬二酸、咖啡酸、棕榈酸、亚油酸及亚麻酸等。药理研究显示，有抑菌、抗炎、利尿作用。现代临床用于治疗顽癣疮毒。

266 龙柏芽（灵寿茨）

【古籍原文】出南阳府马鞍山中。此木久则亦大，

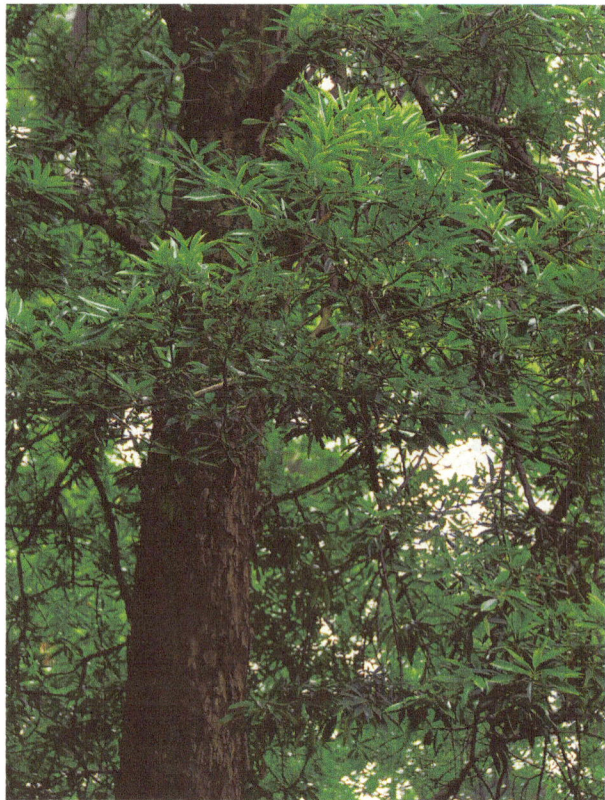

叶似初生橡栎，小叶而短。味微苦。「救饥」采芽叶煠熟，换水浸淘净，油盐调食。

【来　　源】为清风藤科植物泡花树*Meliosma cuneifolia* Franch.的根皮。

【形态特征】落叶灌木或小乔木，高4~6m。枝直立，灰褐色。叶互生，具短柄，倒卵形，先端锐尖或渐尖，基部楔形，边缘有波状锯齿，上面无毛，下面脉腋有簇生毛。圆锥花序顶生，花序轴被锈色短柔毛；花小，黄白色。核果球形。

【性味功效】甘、微辛，平。利水解毒。

【临床用方】《陕西中草药》治腹胀气滞：灵寿茨15g，窝儿七、太白米、木通、太白茶各3g，青蛙七、大黄各6g。用法：水煎服。

【用法用量】内服：煎汤，6~15g。外用：适量，鲜品捣敷。

【现代研究】现代临床用于治疗水肿、鼓胀、无名肿毒、毒蛇咬伤等。

267　兜栌树（苦木）

【古籍原文】生密县梁家冲山谷中。树甚高大，其木枯朽极透，可作香焚，俗名坏香。叶似回回醋树

叶而薄窄，又似花楸树叶却少花叉，叶皆对生。味苦。「救饥」采嫩叶煠熟，水浸去苦味，淘洗净，油盐调食。

【来　　源】为苦木科植物苦木*Picrasma quassioides*（D. Don）Benn.的木材。

【形态特征】落叶灌木或者小乔木，高7~10m。树皮灰黑色。幼枝灰绿色，无毛，具明显的黄色皮孔。奇数羽状复叶互生，常集生于枝端，卵状披针形至阔卵形，先端渐尖，基部阔楔形，两侧不对称，边缘具不整齐锯齿。二歧聚伞花序腋生，密被柔毛；花杂性，黄绿色；萼片4~5片，卵形，被毛；花瓣4~5片，倒卵形。核果倒卵形，肉质，蓝色至红色，3~4颗并生，基部具宿存花萼。

【性味功效】苦，寒；有小毒。清热解毒，燥湿杀虫。

【临床用方】《浙江药用植物志》治细菌性痢疾：苦木茎枝9~15g。用法：研粉，分3~4次吞服。

【用法用量】内服：煎汤，6~15g，大剂量30g；或入丸、散。外用：适量，煎水洗；或研末撒、调敷；或浸酒搽。

【使用注意】本品有一定毒性，内服不宜过量；孕妇慎服。

【现代研究】化学研究显示，含苦木碱A、B、C、D、E、F、G等，苦木素，异苦木素，苦树素苷A、B等。药理研究显示，有抗癌的作用，对银环蛇毒中毒有保护作用，外用有抗单纯疱疹病毒活性的作用。现代临床用于治疗上呼吸道感染、肺炎、急性胃肠炎、痢疾、胆道感染、疮疖、疥癣、湿疹、水火烫伤、毒蛇咬伤等。

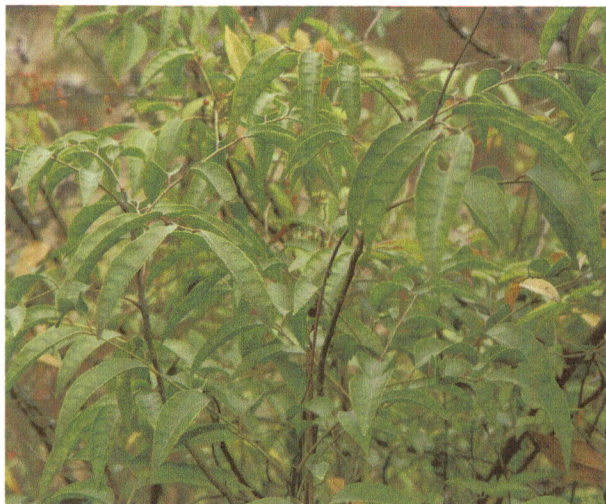

268 青冈树（短柄枹栎）

【古籍原文】旧不载所出州土，今处处有之。其木大而结橡斗者为橡栎，小而不结橡斗者为青冈。其青冈树枝、叶、条、干皆类橡栎，但叶色颇青，而少花叉。味苦，性平，无毒。「救饥」采嫩叶煤熟，以水浸渍，作成黄色，换水淘洗净，油盐调食。

【来　　源】为壳斗科植物短柄枹栎*Quercus glandulifera* Bl.var.*bre vipetiolata* Nakai.带虫瘿的果实。

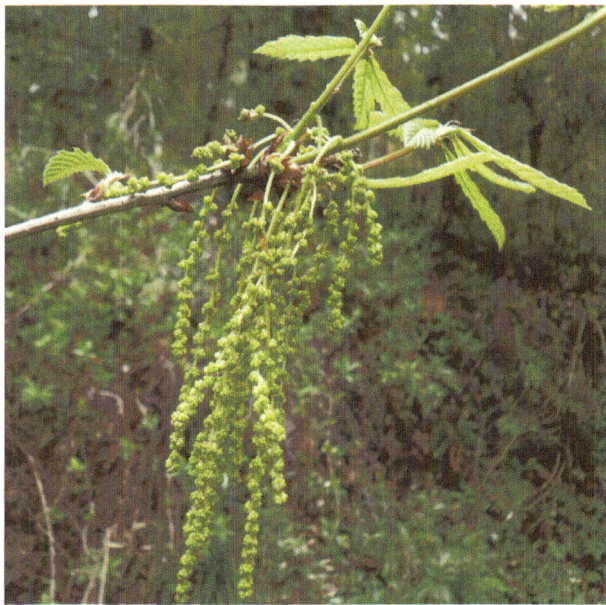

【形态特征】落叶乔木，高达10m；或呈灌木状。幼枝被疏柔毛，后渐脱落。叶互生；叶片革质，生于枝顶端，长椭圆状倒卵形或倒卵状披针形。花雌雄同株；雄花花序长5~6cm；雌花花序不及1cm；壳斗杯形，小苞片卵状三角形。坚果卵状椭圆形，先端被柔毛，柱座短，果脐略隆起。

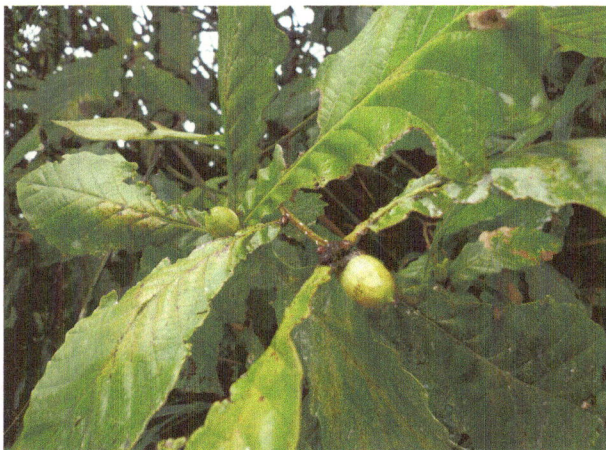

【性味功效】健脾胃，利尿，解毒。

【临床用方】《湖南药物志》治淋证：短柄枹栎虫瘿3~5个。用法：炒炭存性，研粉，甜酒冲服；或以茅根、芦根煎汤送服，连续服2~3次。

【用法用量】内服：3~5个，研粉冲。

【现代研究】现代临床用于治疗胃痛、小便淋涩等。

269 檀树芽（黄檀）

【古籍原文】生密县山野中。树高一二丈，叶似槐叶而长大，开淡粉紫花。叶味苦。「救饥」采嫩芽叶煤熟，换水浸去苦味，淘洗净，油盐调食。

【来　　源】为豆科植物黄檀*Dalbergia hupeana* Hance.的根或根皮。

【形态特征】乔木，高10~17m。树皮灰色。奇数羽状复叶，互生，叶轴及小叶柄有疏柔毛；托叶早落，小叶片长圆形或宽椭圆形。圆锥花序顶生或生在上部叶腋间；花萼钟状，萼齿5枚；花冠淡紫色或白色；瓣片基部有长爪，旗瓣圆形，先端微缺；雄蕊10枚；子房有柄，柱头头状。荚果长圆形。种子1~3颗。

【性味功效】辛、苦，平；有小毒。清热解毒，止血消肿。

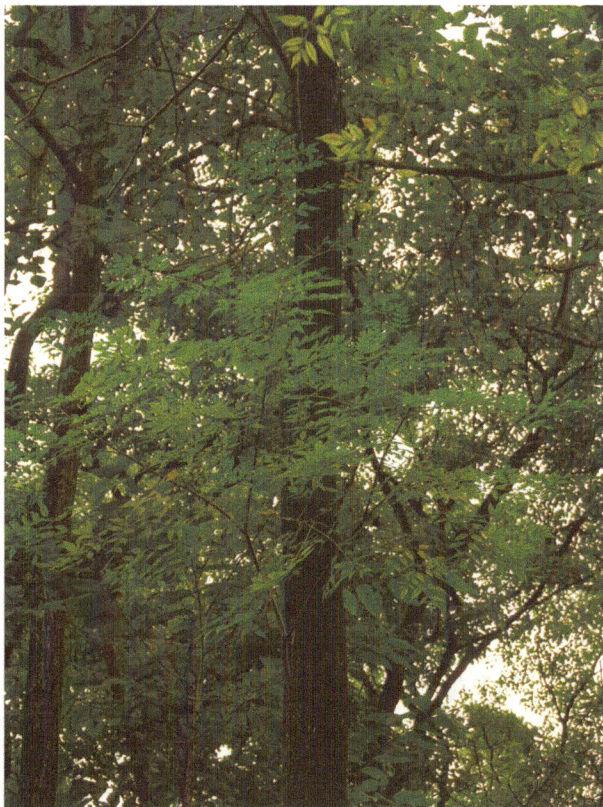

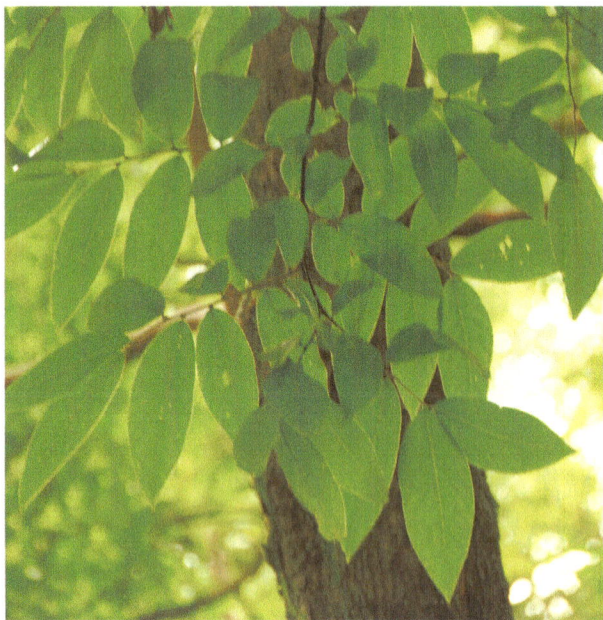

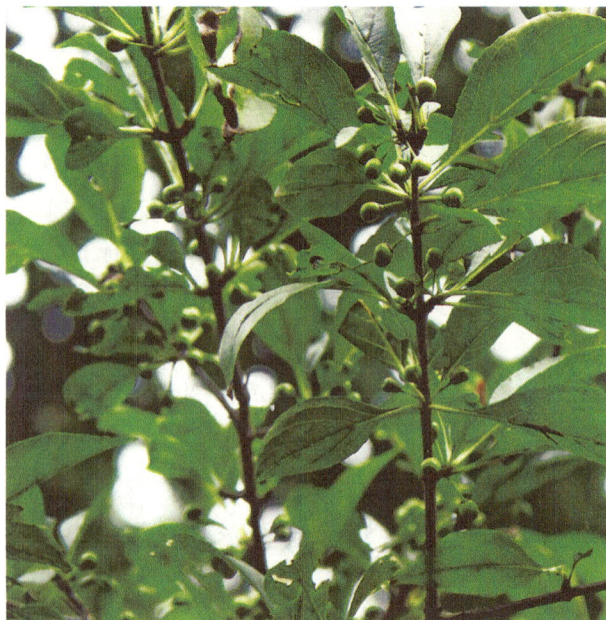

【临床用方】①《福建药物志》治疮疖：黄檀根皮适量。用法：研末，调敷患处。②《浙江药物植物志》治细菌性痢疾：（黄檀）根30～90g。用法：水煎服。

【用法用量】内服：煎汤，15～30g。外用：适量，研末调敷。

【现代研究】化学研究显示含黄酮类化合物，如右旋来欧卡品、左旋来欧辛、芹菜素等。现代临床用于治疗疮疖疔毒、毒蛇咬伤、细菌性痢疾、跌打损伤等。

具2个分核，基部有宿萼。种子长圆状倒卵圆形，褐色。

【性味功效】苦，凉；有小毒。清热泻下，解毒消瘰。

【临床用方】《内蒙古中草药》治诸疮：鼠李子鲜品适量。用法：捣敷患处。

【用法用量】内服：煎汤，1.5～3.0g。外用：适量，捣敷。

【现代研究】现代临床用于治疗热结便秘、瘰疬、疥癣、疮毒等。

270 山茶科（鼠李子）

【古籍原文】生中牟土山田野中。科条高四五尺，枝梗灰白色，叶似皂荚叶而团，又似槐叶，亦团。四五叶攒生一处，叶甚稠密。味苦。「救饥」采嫩叶煤熟，水淘洗净，油盐调食。亦可蒸晒干，做茶煮饮。

【来　　源】为鼠李科植物小叶鼠李 *Rhamnus parvifolius* Bge.的果实。

【形态特征】灌木，高约2m。小枝对生或近对生，紫褐色，枝端及分叉处有针刺。叶对生或互生，或簇生于短枝上；叶片纸质，菱状倒卵形或菱状椭圆形。花单性，雌雄异株，黄绿色，通常数朵簇生于短枝上；萼片4片；花瓣4片；雄蕊4枚；雌花花柱2半裂。核果倒卵状球形，成熟时黑色，

271 木　葛

【古籍原文】生新郑县山野中。树高丈余，枝似杏枝，叶似杏叶而团，又似葛根叶而小。味微甜。「救饥」采叶煤熟，水浸淘净，油盐调食。

【现代研究】文字描述过于简略，且图无显著特征，现代研究暂时无法确定原植物品种。

272 花楸树

【古籍原文】生密县山野中。其树高大，叶似回回醋叶微薄，又似兜栌树叶，边有锯齿叉。其叶味苦。「救饥」采嫩芽叶煤熟，换水浸去苦味，淘洗净，油盐调食。

【来　　源】为蔷薇科植物花楸树 *Sorbus pohuashanensis*

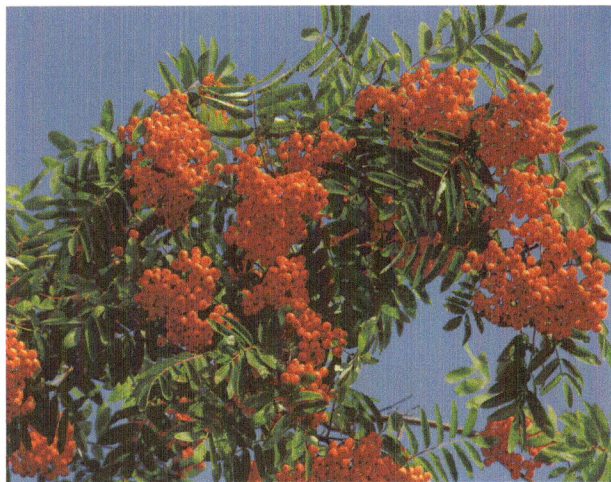

（Hance）Hedl.的果实。

【形态特征】乔木，高达8m。小枝粗壮，圆柱形，灰褐色，具灰白色细小皮孔；嫩枝具茸毛，冬芽长大，长圆状卵形，具数枚红褐色鳞片，外面密被灰白色茸毛。奇数羽状复叶；小叶片5~7对，卵状披针形。复伞房花序具多数密集花朵；花白色；萼筒钟状，萼片三角形；花瓣宽卵形；雄蕊20枚，花柱3枚。果实近球形。

【性味功效】甘、苦，平。止咳化痰，健脾利水。

【临床用方】①《内蒙古中草药》治哮喘咳嗽：花楸果实30g。用法：水煎服。②《吉林中草药》治浮肿：花楸成熟果实25g。用法：水煎，每日服2次。

【用法用量】内服：煎汤，30~60g。

【现代研究】现代临床用于治疗咳嗽、哮喘、水肿、胃炎等。

【附】花楸茎皮

　　花楸茎皮为花楸树的茎皮或茎。味苦，性寒。内服：煎汤，9~15g。功用：清肺止咳，解毒止痢。主治：慢性气管炎、肺结核、哮喘咳嗽、痢疾。

273 白辛树

【古籍原文】生荥阳塔儿山岗野间。树高丈许，叶似青檀树叶，颇长而薄，色微淡绿，又似月芽树叶而大，色亦差淡。其叶味甘，微涩。「救饥」采叶煠熟，水浸淘去涩味，油盐调食。

【现代研究】文字描述过于简略，且图无显著特征，现代研究暂时无法确定原植物品种。

274 木栾树

【古籍原文】生密县山谷中，树高丈余，叶似楝叶而宽大，稍薄，开淡黄花，结薄壳，中有子，大如豌豆，乌黑色，人多摘取串作数珠。叶味淡甜。「救饥」采嫩叶煠熟，换水浸淘净，油盐调食。

【来　　源】为无患子科植物栾树*Koelreuteria paniculata* Laxm.的花。

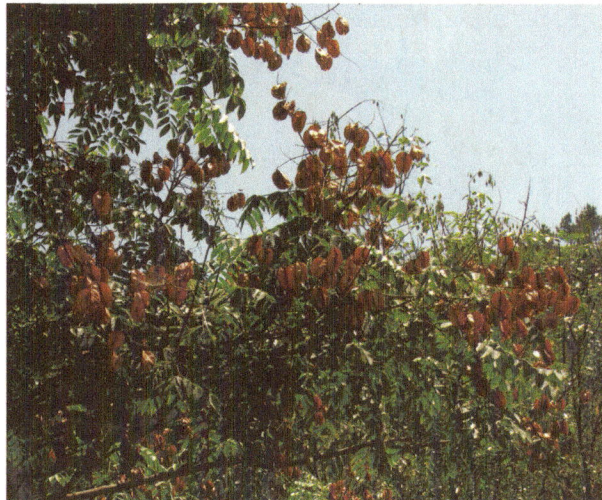

【形态特征】落叶灌木或乔木，高达10m。小枝暗黑色，被柔毛。奇数羽状复叶互生，有时呈二回或不完全的二回羽状复叶；小叶纸质，卵形或卵状披针形，边缘锯齿状或分裂。圆锥花序顶生；花淡黄色，中心紫色；萼片5片；花瓣4片，被疏长毛；雄蕊8枚，花丝被疏长毛；雌蕊1枚，花盘有波状齿。蒴果长椭圆状卵形。种子圆形，黑色。

【性味功效】苦，寒。清肝明目。

【用法用量】内服：煎汤，3~6g。

【现代研究】化学研究显示，叶含槲皮苷、没食子酸酯等。现代临床用于治疗目赤肿痛、多泪等。

275 乌棱树（木姜子）

【古籍原文】生密县梁家冲山谷中。树高丈余，叶似省沽油树叶而背白，又似老婆布鞋叶，微小而艄，开白花，结子如梧桐子大，生青，熟则乌黑。其叶味苦。「救饥」采叶煠熟，换水浸去苦味，作过，淘洗净，油盐调食。

【来　　源】为樟科植物木姜子*Litsea pungens*

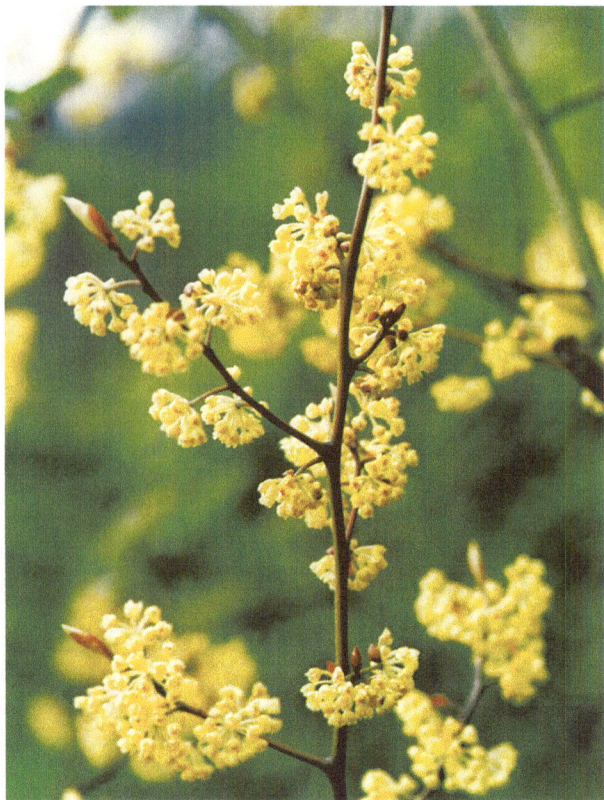

Hemsl.的成熟果实。

【形态特征】落叶小乔木，高3～8m。幼枝黄绿色，被灰白色柔毛；老枝黑褐色，无毛，顶芽圆锥形，鳞片无毛。叶互生，常聚生于枝顶；叶片披针形或倒卵状披针形。伞形花序腋生，花单性，雌雄异株，先叶开放；花被片6片，倒卵形，黄色；能育雄蕊9枚，花丝仅基部有毛；退化雌蕊细小，无毛。果球形。

【性味功效】辛、苦，温。温中行气止痛，燥湿健脾消食，解毒消肿。

【临床用方】①《湖南药物志》治感寒腹痛：木姜子12～15g。用法：水煎服。②《贵州民间药物》治水泻腹痛：木姜子适量。用法：研末，开水吞服3g。

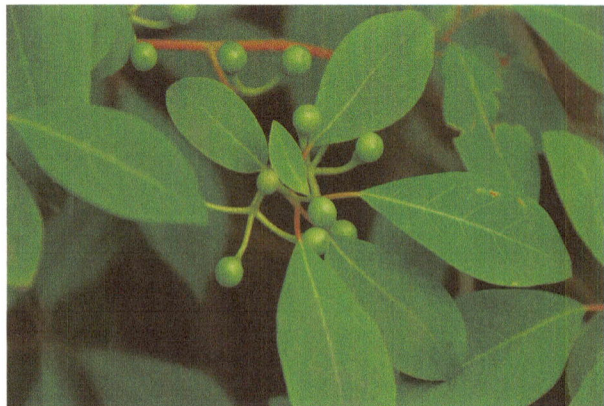

【用法用量】内服：煎汤，3～10g；研粉，每次1.0～1.5g。外用：适量，捣敷；或研粉调敷。

【使用注意】患热证者忌服。

【现代研究】化学研究显示，含柠檬醛、牻牛儿醇、柠檬烯、月桂酸、癸酸等。药理研究显示，有平喘、抗心律失常、抗真菌等作用。现代临床用于治疗腹痛、吐泻、食滞胃胀、痛经、疟疾、疮疡肿痛等。

276 刺楸树（刺楸皮）

【古籍原文】生密县山谷中。其树高大，皮色苍白，上有黄白斑点，枝梗间多有大刺，叶似楸叶而薄。味甘。「救饥」采嫩芽叶煤熟，水浸淘净，油盐调食。

【来　　源】为五加科植物刺楸Kalopanax septemlobus（Thunb.）Koidz.的树皮。

【形态特征】落叶大乔木，高约10m，最高可达30m，胸围70cm以上。树皮暗灰棕色。小枝圆柱形，具鼓钉状皮刺。叶在长枝上互生，在短枝上簇生；叶片近圆形或扁圆形。伞形花序聚生为顶生圆锥花序；花萼有5齿；花瓣5片，三角状卵形，白色或淡黄绿色；雄蕊5枚，花丝较花瓣长1倍以上；子房下位，2室，花盘隆起，花柱2枚，合生成柱状，

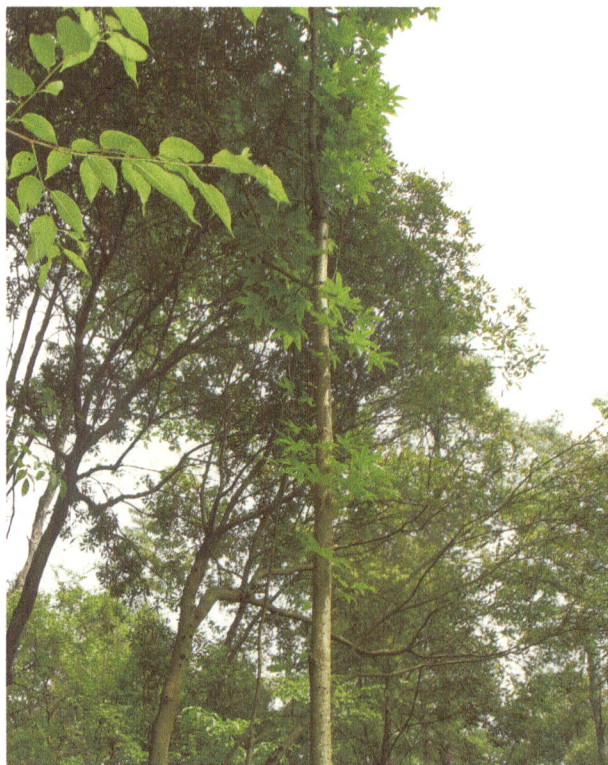

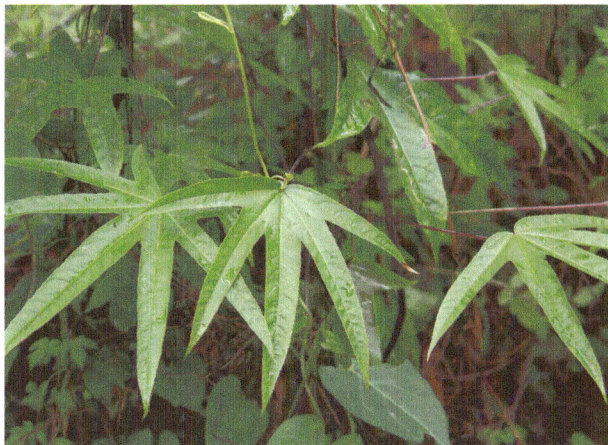

柱头离生。核果近球形。种子2颗，扁平。

【性味功效】辛、苦，凉。祛风除湿，活血止痛，杀虫止痒。

【临床用方】①《吉林中草药》治腰膝疼痛：刺楸皮30g，五加皮15g，白酒适量。用法：浸泡10日，饮酒，每次1酒盅，日服3次。②《广西本草选编》治急性胃肠炎、痢疾：刺楸树皮15～30g。用法：水煎服。

【用法用量】内服：煎汤，9～15g；或泡酒。外用：适量，煎水洗；或捣敷；或研末调敷。

【使用注意】孕妇慎用。

【现代研究】化学研究显示，含刺楸根皂苷、生物碱、皂苷类、鞣质和挥发油。现代临床用于治疗风湿痹痛、肢体麻木、牙痛、跌打损伤、骨折、痈疽疮肿、口疮、痔肿、疥癣。

【附】刺楸树根

　　刺楸树根为刺楸的根或根皮。味苦、微辛，性平。内服：煎汤，9～15g；或泡酒。外用：适量，捣敷；或煎水洗。功用：凉血散瘀，祛风除湿，解毒。主治：肠风下血、风湿热痹、跌打损伤、骨折、周身浮肿、疮疡肿毒、瘰疬、痔疮。脾胃虚寒者及孕妇慎用。

277 黄丝藤

【古籍原文】生辉县太行山山谷中。条类葛条，叶似山格刺叶而小，又似婆婆枕头叶颇硬，背微白，边有细锯齿。味甜。「救饥」采叶煠熟，水浸淘净，油盐调食。

【现代研究】文字描述过于简略，且图无显著特征，现代研究暂时无法确定原植物品种。

278 山格剌树

【古籍原文】生密县韶华山山野中。作科条生，叶似白槿树叶，颇短而尖艄，又似茶树叶而阔大，及似老婆布黏叶，亦大。味甘。「救饥」采叶煠熟，水浸作成黄色，淘洗净，油盐调食。

【现代研究】文字描述过于简略，且图无显著特0征，现代研究暂时无法确定原植物品种。

279 筅　树

【古籍原文】生辉县太行山山谷中。其树高丈余，叶似槐叶而大，却颇软薄，又似檀树叶而薄小，开淡红色花，结子如菉豆大，熟则黄茶褐色。其叶味甜。「救饥」采叶煠熟，水浸淘净，油盐调食。

【来　　源】为卫矛科植物疣点卫矛 *Euonymus verrucosoides* Loes.的嫩叶。

【形态特征】落叶灌木，高2～3m。冬芽较大，卵状或长卵状。叶倒卵形、长卵形或椭圆形，枝端

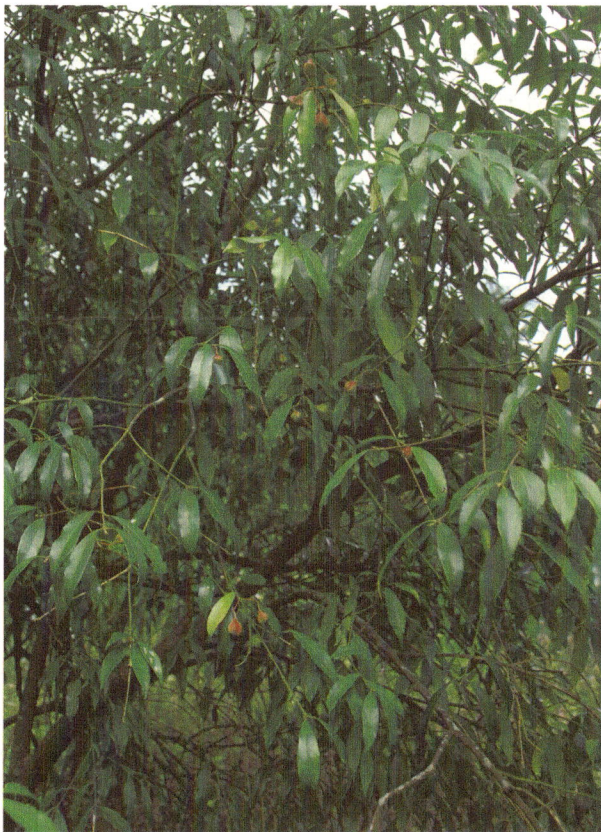

叶往往呈阔披针形。聚伞花序，具花2~5朵；花紫色；萼片近半圆形；花瓣椭圆形，花盘近方形；雄蕊插生花盘内方，紧贴雌蕊，花药扁宽卵形，花丝长2~2.5mm；子房四棱锥状，花柱长2mm，柱头小。蒴果一至四全裂，紫褐色，每室1~2颗种子。种子长椭圆状。

其余内容未见记载。

280 报马树

【古籍原文】生辉县太行山山谷间。枝条似桑条色，叶似青檀叶而大，边有花叉，又似白辛叶，颇大而长硬。叶味甜。「救饥」采嫩叶煤熟，水淘净，油盐调食。硬叶煤熟，水浸作成黄色，淘去涎沫，油盐调食。

【现代研究】文字描述过于简略，且图无显著特征，现代研究暂时无法确定原植物品种。

281 椴树

【古籍原文】生辉县太行山山谷间。树甚高大，其木细腻，可为桌器。枝杈对生，叶似木槿叶而长大微薄，色颇淡绿，皆作五花桠叉，边有锯齿，开黄花，结子如豆粒大，色青白。叶味苦。「救饥」采嫩叶煤熟，水浸去苦味，淘洗净，油盐调食。

【来　　源】为椴树科植物小叶椴*Tilia mongolica* Maxim.的嫩叶。

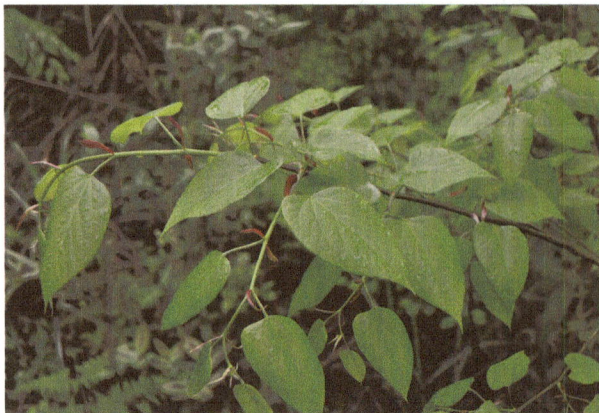

【形态特征】落叶乔木或小乔木，胸径可达1m。树皮纤维发达，植物体表面常有星状茸毛。单叶互生，卵形或宽卵形，顶端渐尖，基部心形或截形，

常不对称，叶缘有锯齿。聚伞花序，小型；花萼、花瓣通常为5片；雄蕊多数，分离或合生成5束；子房上位，5室，每室胚珠2枚。核果或浆果，球形或椭圆形。

其余内容未见记载。

282 臭莱

【古籍原文】生密县杨家冲山谷中。科条高四五尺，叶似杵瓜叶而尖艄，又似金银花叶亦尖艄，五叶攒生如一叶，开花白色。其叶味甜。「救饥」采叶煤熟，水浸淘净，油盐调食。

【现代研究】《植物名实图考》卷三十四引录本条，药图亦相似。订本品为马鞭草科牡荆属（*Vitex*）植物，枝、叶皆含挥发油，气味浓烈，故以臭为名。从图文来看，似为黄荆*Vitex negundo* L.的某一变种，现代研究暂时无法确定原植物品种。

283 坚芙树

【古籍原文】生辉县太行山山谷中。其树枝干坚劲，可以作棒，皮色乌黑，对分枝叉，叶亦对生，叶似拐枣叶而大，微薄，其色淡绿，又似土栾树叶，极大而光润，开黄花，结小红子。其叶味苦。「救饥」采嫩叶煤熟，水浸去苦味，淘洗净，油盐调食。

【来　　源】为忍冬科植物常绿荚蒾*Viburnum sempervirens* K. Koch的叶。

【形态特征】常绿灌木，高可达4m。叶对生，叶

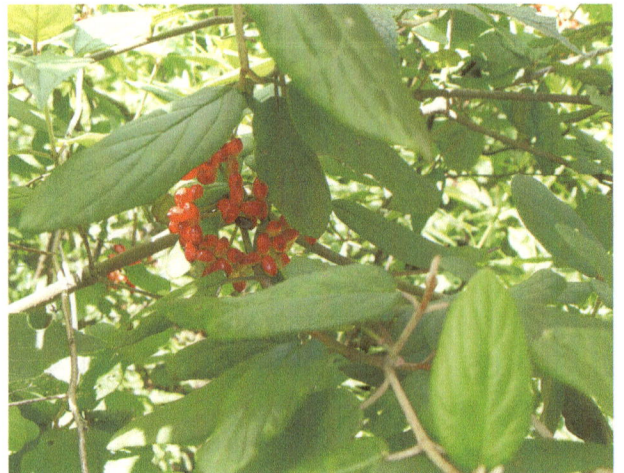

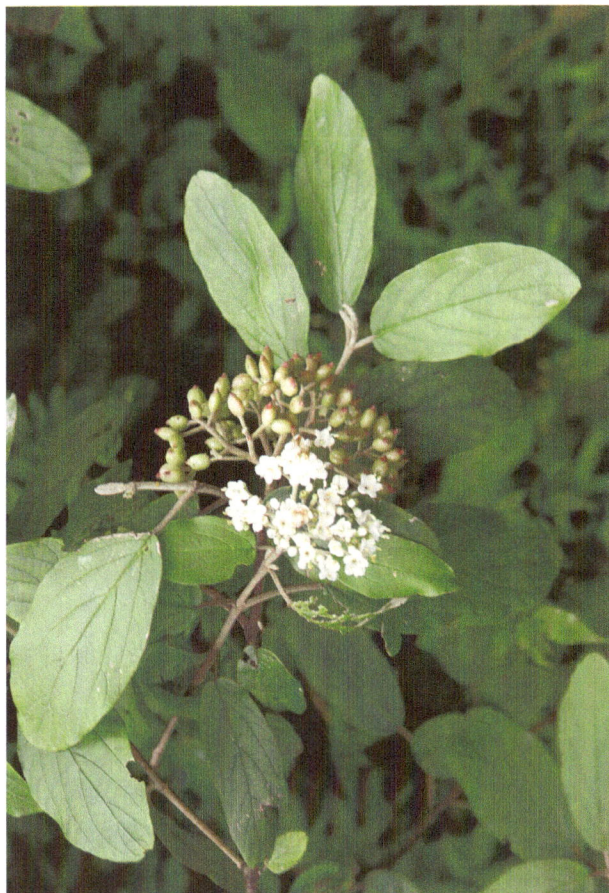

片革质，叶椭圆形至椭圆状卵形，先端尖或短渐尖，基部渐狭至钝形。复伞形聚伞花序顶生；萼筒筒状倒圆锥形，长约1mm，萼檐具5枚微齿；花冠白色，辐状；雄蕊5枚，稍高出花冠，花柱稍高出萼齿。核果红色，近球形或卵状。核扁圆形，腹面凹陷，背面凸出。

【性味功效】苦，寒。活血散瘀，续伤止痛。

【用法用量】内服：煎汤，3～10g。外用：适量，捣敷。

【现代研究】现代临床用于治疗跌打损伤、瘀血肿痛等。

284 臭竹树

【古籍原文】生辉县太行山山野中。树甚高大，叶似楸叶而厚，颇艄，却少花叉，又似拐枣叶亦大，其叶面青背白。味甜。「救饥」采叶煤熟，水浸去邪臭气味，油盐调食。

【现代研究】文字描述过于简略，且图无显著特征，现代研究暂时无法确定原植物品种。

285 马鱼儿条（山皂角）

【古籍原文】俗名山皂角。生荒野中。叶似初生刺蘼花叶而小，枝梗色红，有刺似棘针微小。叶味甘，微酸。「救饥」采叶煤熟，水浸淘净，油盐调食。

【来　　源】为豆科植物野皂荚*Gleditsia heterophylla* Bunge的果实。

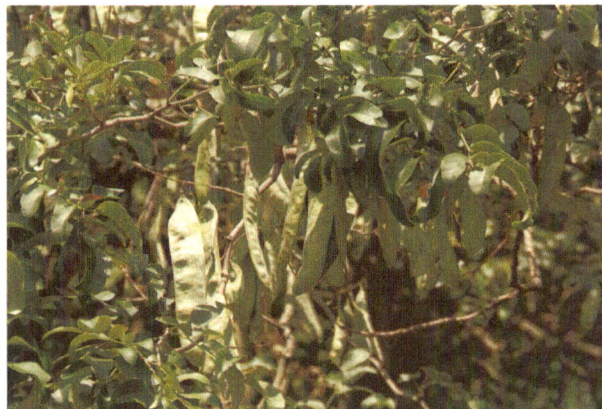

【形态特征】灌木或小乔木，高2～4m。枝灰白色至浅棕色，刺不粗壮，长针形，有少数短小分支。叶为一回或二回羽状复叶；小叶5～12对，薄革质，斜卵形至长椭圆形。花杂性，绿白色，簇生，组成穗状花序或顶生的圆锥花序；苞片3片。荚果扁薄，斜椭圆形或斜长圆形，红棕色至深褐色，无毛，先端有纤细的短喙。种子1～3颗，扁卵形或长圆形。

【性味功效】辛，温；有小毒。祛痰开窍。

【用法用量】内服：1～3g，多入丸、散。

【使用注意】体虚者、咯血者及孕妇禁服。

【现代研究】现代临床用于治疗中风、癫痫，或痰涎壅盛致痰多咳嗽者。

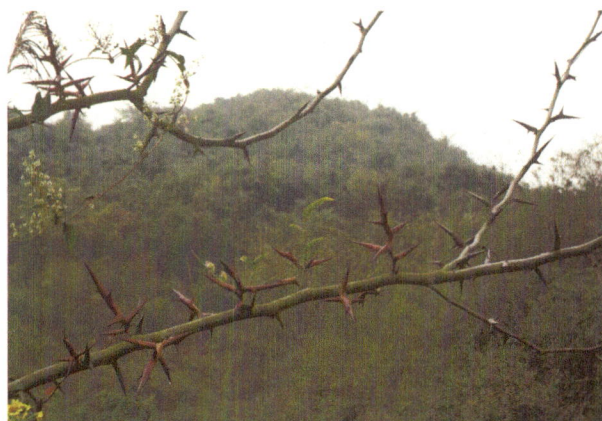

286 老婆布鞋

【古籍原文】生钧州风谷顶山野间。科条淡苍黄色，叶似匙头样，色嫩绿而光俊，又似山格刺叶却小。味甘。「救饥」采叶煠熟，水浸作过，淘净，油盐调食。

【现代研究】文字描述过于简略，且图无显著特征，现代研究暂时无法确定原植物品种。

实可食

本草原有

287 蕤核树（蕤核仁、蕤仁）

【古籍原文】俗名蕤李子。生函谷、川谷，及巴西、河东皆有，今古崤关西茶店山谷间亦有之。其木高四五尺，枝条有刺，叶细似枸杞叶而尖长，又似桃叶而狭小，亦薄，花开白色，结子红紫色，附枝茎而生，状类五味子。其核仁味甘，性温、微寒，无毒。其果味甘、酸。「救饥」摘取其果红紫色熟者，食之。「治病」文具本草木部条下。

【来　　源】为蔷薇科植物单花扁核木 *Prinsepia uniflora* Batal.的成熟果核。

【形态特征】灌木，高1～2m。茎多分支，树皮红褐色或棕褐色。单叶互生；叶片窄长椭圆形至条状披针形，先端钝，基部楔形，边缘有细锯齿或近基部全缘。花两性，单生或多簇生；萼筒杯状，5

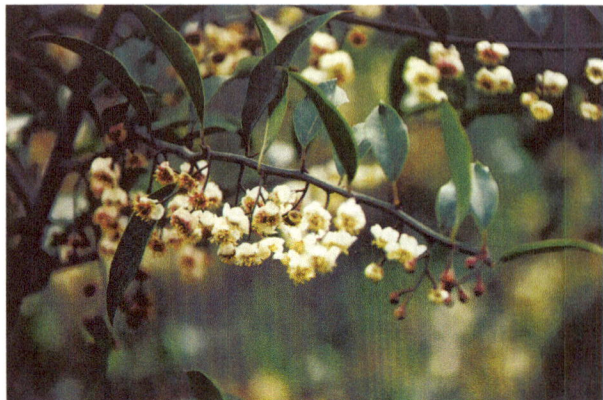

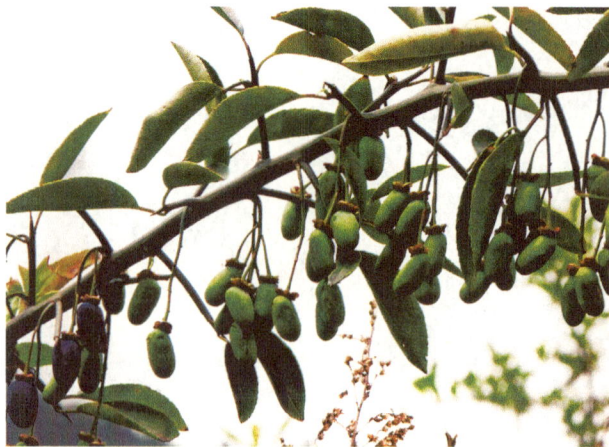

裂；花瓣5片，白色；雄蕊10枚，2轮，花丝短，花药黄色；子房上位，花柱侧生，柱头头状。核果球形，熟时紫黑色，被蜡质白粉，萼片宿存。核扁卵形。

【性味功效】甘，微寒。疏风散热，养肝明目，安神。

【古方选录】《圣济总录》蕤仁膏：蕤仁（去皮，研）、胡黄连（末）各一分，鸡蛋（去掉蛋黄）一枚。用法：上两味，纱布包裹，放入鸡蛋清中，浸一宿，敷眼，日数次，后则洗之。主治：眼暴赤热毒。

【用法用量】内服：煎汤，3～10g。外用：适量，去油，研膏点眼；或煎水洗。

【使用注意】①安神炒用。②《神农本草经疏》：目痛非关风热，而因于肝肾两虚者，不宜用。

【现代研究】化学研究显示，含有水分10.36%、灰分1.72%、蛋白质3.53%、脂肪7.57%、纤维56.91%。现代临床用于治疗目赤肿痛、昏暗畏光、夜寐不安等。

288 酸枣树（酸枣仁）

【古籍原文】《尔雅》谓之樲枣。出河东川泽，今城垒坡野间多有之。其木似枣而皮细，茎多棘刺，叶似枣叶微小，花似枣花，结实紫红色，似枣而圆小，核中仁微扁，名酸枣仁，入药用。味酸，性平。一云性微热。恶防己。「救饥」采取其枣，为果食之。亦可酿酒，熬作烧酒饮。未红熟时采取煮食亦可。「治病」文具本草木部条下。

【来　　源】为鼠李科植物酸枣 *Ziziphus jujuba* Mill.

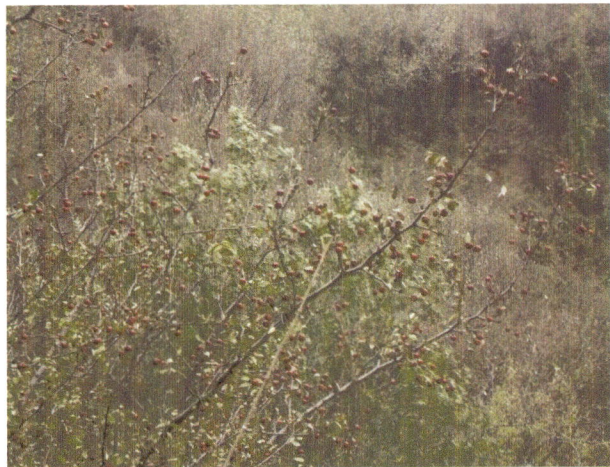

【现代研究】化学研究显示，含有生物碱酸枣仁碱A、B、C、D、E、F等，还含白桦脂酸、白桦脂醇、美洲茶酸等。药理研究显示，有中枢抑制、降血压、降血脂、防止动脉粥样硬化、防治烧伤、增强免疫力等作用。现代临床用于治疗虚烦不眠、惊悸怔忡、体虚自汗、盗汗等。

289 橡子树（橡实）

【古籍原文】本草橡实，栎木子也，其壳一名杼斗。所在山谷有之。木高二三丈，叶似栗叶而大，开黄花，其实橡也。有梂彚。自裹其壳，即橡斗也。橡实味苦、涩，性微温，无毒。其壳斗可染皂。「救饥」取子，换水浸煮十五次，淘去涩味，蒸极熟，食之。厚肠胃，肥健人，不饥。「治病」文具本草木部橡实条下。

【来　源】为壳斗科植物麻栎*Quercus acutissima* Carr.的果实。

【形态特征】落叶乔木，高15~20m。叶互生，革质，长圆状披针形或长圆状卵形，基部圆形或阔楔形，先端渐尖，边缘有刺状锯齿。花单性，雌雄同株，雄花成柔荑花序，花被通常5裂；雄蕊4枚；子房3室，花柱3枚；壳斗杯状。坚果卵球形或卵状长圆形，淡褐色。

【性味功效】苦、涩，微温。收敛固涩，止血，

var. *spinosa* （Bunge） Hu ex H. F. Chow的成熟种子。

【形态特征】落叶灌木，稀为小乔木，高1~3m。单叶互生；托叶针状；叶片长圆状卵形，先端钝，基部圆形，边缘具细锯齿。花2~3朵簇生于叶腋；花萼5裂，裂片卵状三角形；花瓣5片，黄绿色；雄蕊5枚；花盘明显，10浅裂；子房椭圆形，花柱2枚。核果肉质球形，成熟时呈暗红褐色，有酸味。

【性味功效】甘，平。宁心安神，养肝，敛汗。

【古方选录】①《太平圣惠方》酸枣仁粥：酸枣仁二两。用法：以水二大盏半，研滤取汁，以米二合煮作粥，食用。主治：骨蒸，心烦不得眠。②《普济方》酸枣仁丸：酸枣仁（微炒）、榆叶麦门冬（去心，焙）各二两。用法：上为末，炼蜜和捣百余杵，丸如桐子大，每服不计时候，以糯米粥饮下三十丸。主治：虚劳，烦热不得睡卧。

【用法用量】内服：煎汤，6~15g；或研末，每次3~5g；或入丸、散。

【使用注意】有实邪者及大便溏泻者慎服。

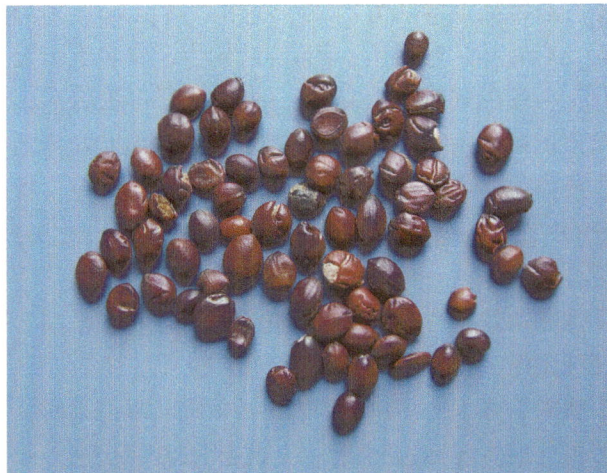

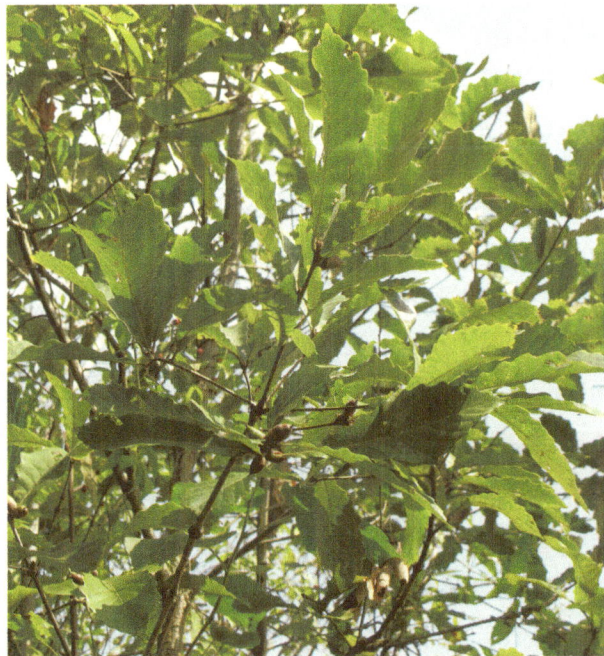

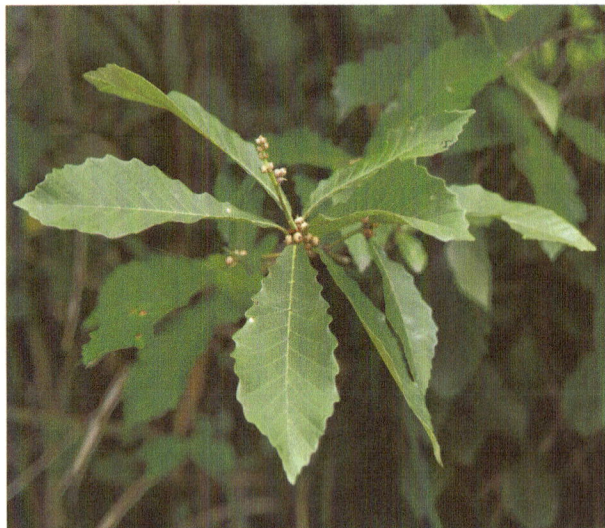

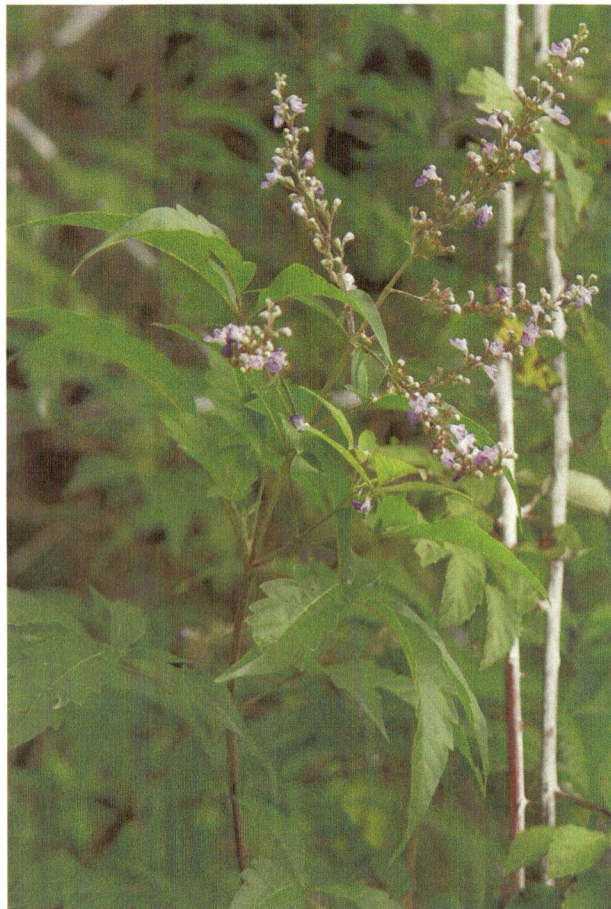

解毒。

【古方选录】《圣济总录》橡实散：橡实一两，醋石榴皮（微炒）一两，黄牛角腮（烧灰）一两。用法：上三味，捣烂为细散，粥饮调下二钱，日三。主治：赤白痢，日夜不止。

【用法用量】内服：煎汤，3~10g；或入丸、散，每次1.5~3.0g。外用：适量，炒焦研末调涂。

【使用注意】湿热泻痢者忌用。

【现代研究】化学研究显示，种子含淀粉、脂肪油；叶含鞣质、无羁萜酮、棕榈酸、有机酸等。现代临床用于治疗腹泻、痢疾、便血、痔血、脱肛、疮痈久溃不敛、乳腺炎、睾丸炎等。

【附】橡实壳　橡木皮

橡实壳：麻栎的壳斗。味涩，性温。内服：煎汤，3~10g；或炒焦研末，每次3~6g。外用：适量，烧存性，研末，调敷；或煎汁洗。功用：涩肠止泻，止带，止血，敛疮。主治：赤白下痢、肠风下血、脱肛、带下、崩中、牙疳、疮疡。

橡木皮：麻栎的树皮或根皮。味苦、涩，性平。内服：煎汤，3~10g。外用：适量，煎汤；或加盐，浸洗。功用：解毒利湿，涩肠止泻。主治：泄泻、痢疾、疮疡、瘰疬。孕妇慎用。

290 荆子（牡荆子）

【古籍原文】本草有牡荆实，野中，今处处有之，即作篷杜者。作科条生，枝茎坚劲，对生枝叉，叶似麻叶而疏短，又有叶似榉叶而短小，却多

花叉者，开花作穗，花色粉红，微带紫，结实大如黍粒而黄黑色。味苦，性温，无毒。防风为之使，恶石膏、乌头。陶隐居《登真隐诀》云："荆木之华叶，通神见鬼精。"「救饥」采子，换水浸淘去苦味，晒干，捣磨为面，食之。「治病」文具本草木部牡荆实条下。

【来　源】为马鞭草科植物牡荆*Vitex negundo* L. var. *cannabifolia*（Sieb. *et* Zucc.）Hand.-Mazz.的果实。

【形态特征】落叶灌木或小乔木，高至5m。多分支，有香味。叶对生，间有3叶轮生，掌状五出复叶，枝端的间有三出复叶；中间3片小叶披针形，基部楔形，先端长尖，边具粗锯齿。圆锥状花序顶生或侧生；花萼钟状，上端5裂，花冠淡紫色；雄蕊4枚，二强雄蕊，伸出花管；子房球形，柱头2裂。浆果黑色。

【性味功效】苦、辛，温。化湿祛痰，止咳平喘，理气止痛。

【临床用方】《福建药物志》治胃痛：牡荆果实、樟树二层皮各15g，生姜（火烘赤）2片。用法：水

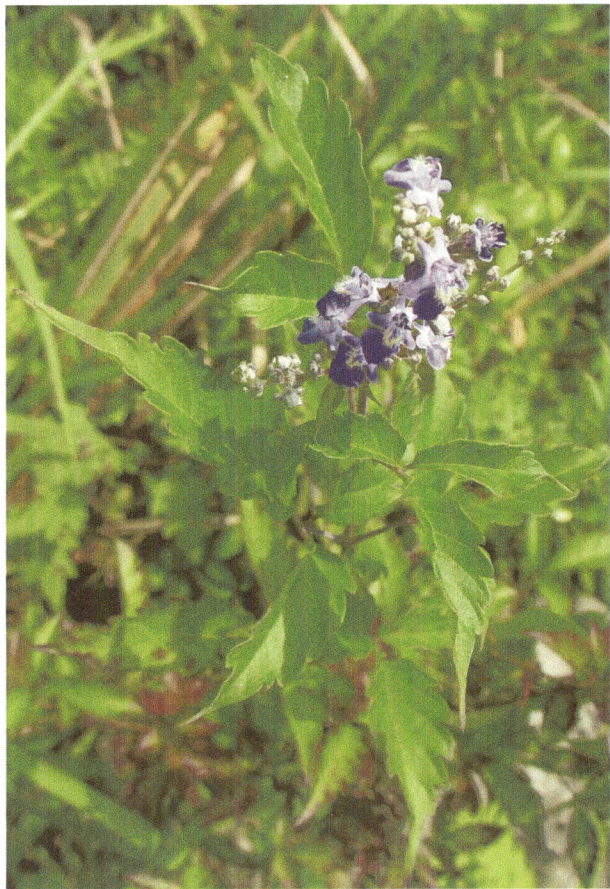

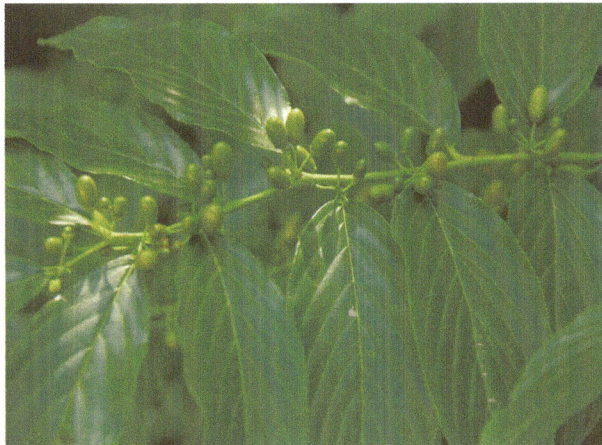

【来　　源】为山茱萸科植物山茱萸*Cornus officinalis* Sieb. *et* Zucc.的果肉。

【形态特征】落叶小乔木，高约4m。枝皮灰棕色，小枝无毛。单叶对生；叶片椭圆形或长椭圆形，先端窄，长锐尖形，基部圆形或阔楔形，全缘。花先叶开放，呈伞形花序，簇生于小枝顶端，其下具数片芽鳞状苞片；花小；花萼4片，不显著；花瓣4片，黄色；雄蕊4枚；子房下位。核果长椭圆形，成熟后红色。种子长椭圆形，两端钝圆。

【性味功效】酸，微温。补益肝肾，收敛固脱。

【古方选录】《太平圣惠方》治五种腰痛、下焦风冷、腰脚无力：牛膝（去苗）一两，山茱萸一两，桂心三分。用法：上药捣罗为散，每于食前以温酒调下二钱。

【用法用量】内服：煎汤，5～10g；或入丸、散。

【使用注意】命门火炽，素有湿热，小便淋涩者禁服。

【现代研究】化学研究显示，含山茱萸苷、马钱子苷等苷类和鞣质，挥发油，多种氨基酸等。药理研究显示，有提高免疫力、增强体力、抗缺氧、增加血红蛋白含量、强心、升高血压、抑制血小板聚集、抗血栓形成、抗休克、抗炎、降血糖等作用。现代临床用于治疗腰肌劳损、性功能障碍、神经衰弱、神经性耳聋、高血压、贫血和2型糖尿病等。

煎服。

【用法用量】内服：煎汤，6～9g；或研末；或浸酒。

【使用注意】恶石膏。

【现代研究】化学研究显示，含丁香酸、香草酸、牡荆木脂素、棕榈酸、挥发油等。药理研究显示，有平喘、止咳、祛痰、抗菌等作用。现代临床用于治疗咳嗽气喘、胃痛、腹泻、痢疾、疝气痛、脚气肿胀、带下等。

291 实枣儿树（山茱萸）

【古籍原文】本草名山茱萸，一名蜀枣，一名鸡足，一名魅实，一名鼠矢。生汉中川谷及琅琊、冤句、东海承县、海州，今钧州密县山谷中亦有之。木高丈余，叶似榆叶而宽，稍团，纹脉微粗，开淡黄白花，结实似酸枣大，微长，两头尖艄，色赤。微温，无毒。一云味咸、辛，大热。蓼实为之使，恶桔梗、防风、防己。「救饥」摘取实枣红熟者，食之。「治病」文具本草木部山茱萸条下。

292 孩儿拳头（酸汤杆）

【古籍原文】本草名荚蒾，一名击蒾，一名弄先。旧不著所出州土，但云所在山谷多有之，今辉县太行山山野中亦有。其木作小树，叶似木槿而薄，又

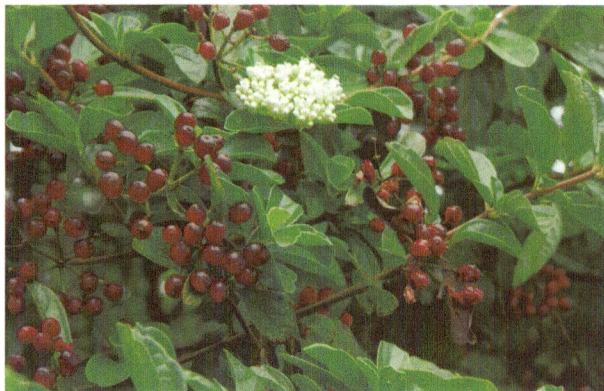

似杏叶颇大，亦薄涩，枝叶间开黄花，结子似溲疏，两两切并，四四相对，数对共为一攒，生则青，熟则赤色。味甘、苦，性平，无毒。盖檀榆之类也。其皮堪为索。「救饥」采子红熟者食之。又煮枝汁少加米作粥，甚美。「治病」文具本草木部荚蒾条下。

【来　　源】为忍冬科植物荚蒾Viburnum dilatatum Thunb.的茎叶。

【形态特征】落叶灌木，高达3m。叶对生，叶宽倒卵形、倒卵形或宽卵形，先端急尖或渐尖，基部宽楔形、近圆形或近心形，边缘具三角状锯齿。复伞形聚伞花序生于具1对叶短枝之顶；花萼筒形，萼檐5齿裂；花冠白色微黄，5深裂；雄蕊5枚，花柱高出萼齿，柱头3裂。核果红色，椭圆状卵圆形。核扁，卵形。

【性味功效】酸，微寒。疏风解表，清热解毒，活血。

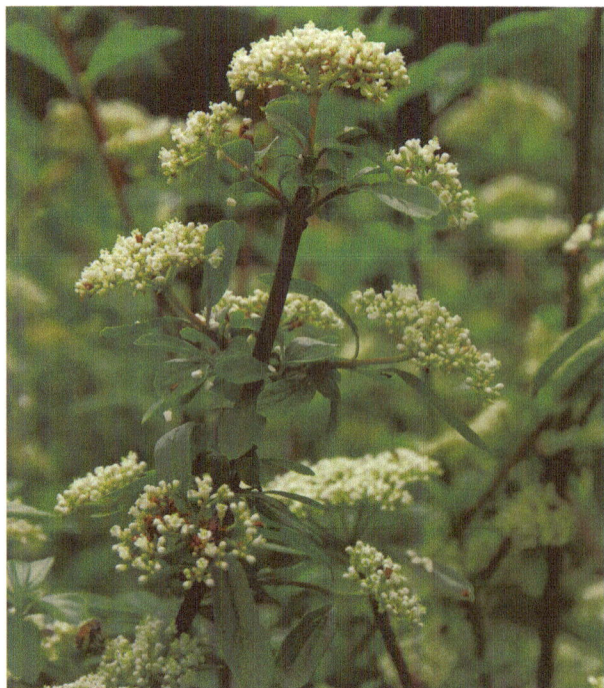

【临床用方】①《贵州草药》治风热感冒：酸汤杆15g。用法：水煎服。②《湖南药物志》治外伤骨折：酸汤杆、荨麻、水桐树根、糯米各适量。用法：共捣烂，敷患处。

【用法用量】内服：煎汤，9～30g。外用：适量，鲜品捣敷；或煎水外洗。

【现代研究】化学研究显示，叶含荚蒾螺内酯、谷甾醇、熊果酸、谷甾醇–β–D–葡萄糖苷、异槲皮苷等。药理研究显示，有抗菌、抗肿瘤、抗胆碱酶等作用。现代临床用于治疗风热感冒、疔疮发热、产后伤风、跌打骨折、过敏性皮炎等。

实可食

新　增

293 山萆儿（菝葜）

【古籍原文】一名金刚树，又名铁刷子。生钧州山野中。科条高三四尺，枝条上有小刺，叶似杏叶，颇团小，开白花，结实如葡萄颗大，熟则红黄色。味甘酸。「救饥」采果食之。

【来　　源】为百合科植物菝葜Smilax china L.的根茎。

【形态特征】攀缘状灌木，高1～3m，疏生刺。根茎粗厚，坚硬，为不规则块根。叶互生，具狭鞘，几乎都有卷须，脱落点位于靠近卷须处；叶片薄革

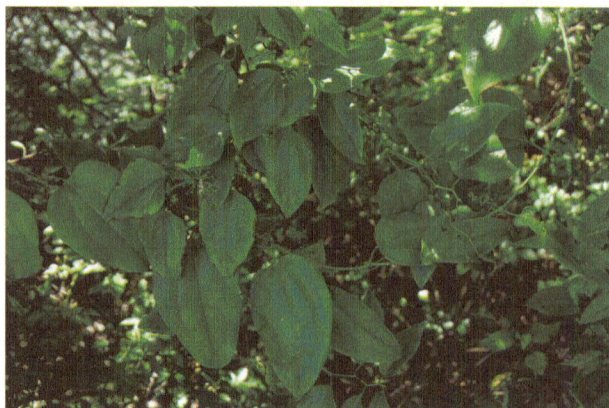

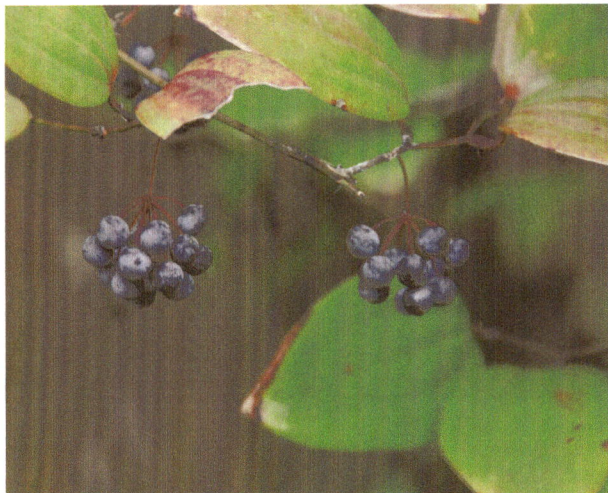

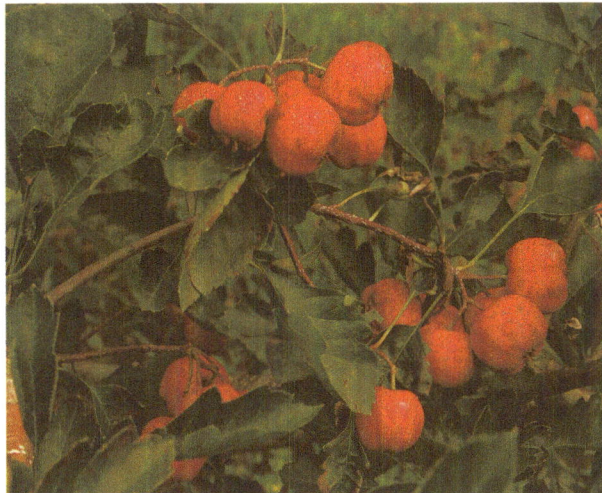

质或坚纸质，卵圆形或圆形、椭圆形。花单性，雌雄异株，伞形花序生于叶尚幼嫩的小枝上，常呈球形；花序托稍膨大，近球形；雌花与雄花大小相似，有6枚退化雄蕊。浆果熟时红色，有粉霜。

【性味功效】甘、酸，平。祛风利湿，解毒消痈。

【临床用方】《全国中草药汇编》治风湿关节痛：菝葜、虎杖各30g，寻骨风15g，白酒750g。用法：上药泡酒7日，每次服1酒盅（约15g），早、晚各服1次。

【用法用量】内服：煎汤，10～30g；或浸酒；或入丸、散。

【使用注意】《神农本草经疏》：忌茗醋。

【现代研究】化学研究显示，含菝葜素、异黄杞苷、齐墩果酸、山柰素、二氢山柰素、薯蓣皂苷、β-谷甾醇等。药理研究显示，有抗锥虫、抗菌、抗炎、抗肿瘤等作用。现代临床用于治疗乳糜尿、糖尿病、闭经、肺脓肿、吐血、黄疸型肝炎、痔疮、银屑病、牛皮癣、急性肠炎、直肠脱垂等。

294 山里果儿（山楂）

【古籍原文】一名山里红，又名映山红果。生新郑县山野中。枝茎似初生桑条，上多小刺，叶似菊花叶稍团，又似花桑叶，亦团，开白花，结红果，大如樱桃。味甜。「救饥」采树熟果食之。

【来　源】为蔷薇科植物山里红 *Crataegus pinnatifida* Bunge var. *major* N. E. Br.的成熟果实。

【形态特征】落叶乔木，高可达6m。单叶互生；叶片宽卵形或三角状卵形，先端渐尖，基部宽楔

形，边缘有不规则重锯齿。伞房花序；萼筒钟状，5齿裂；花冠白色；花瓣5片，倒卵形或近圆形；雄蕊约20枚，花药粉红色；雌蕊1枚；子房下位，5室，花柱5枚。梨果近球形，深红色。

【性味功效】酸、甘，微温。消食积，化滞瘀。

【古方选录】《丹溪心法》治一切食积：山楂、白术各四两，神曲二两。用法：上为末，蒸饼丸，梧子大，服七十丸，白汤下。

【用法用量】内服：煎汤，3～10g；或入丸、散。外用：适量，煎水洗；或捣敷。

【使用注意】脾胃虚弱者及孕妇慎服。

【现代研究】化学研究显示，含黄酮类、三萜皂苷、皂苷、鞣质、游离酸、脂肪酸、维生素C等。药理研究显示，有促进脂肪消化、抑菌、扩张血管、降血压、降血脂、抗氧化、防癌等作用。现代临床用于治疗功能性消化不良、婴幼儿腹泻、肾盂肾炎、乳糜尿、小儿泻痢、急性痢疾、冠心病、心绞痛、原发性高血压、高脂血症、克山病、疝气或睾丸肿痛、冻疮等。

295 无花果

【古籍原文】生山野中，今人家园圃中亦栽。叶形如葡萄叶，颇长硬而厚，梢作三叉，枝叶间生果，初则青小，熟大，状如李子，色似紫茄色。味甜。「救饥」采果食之。「治病」今人传说，治心痛，用叶煎汤服，甚效。

【来　源】为桑科植物无花果 *Ficus carica* L.的果实。

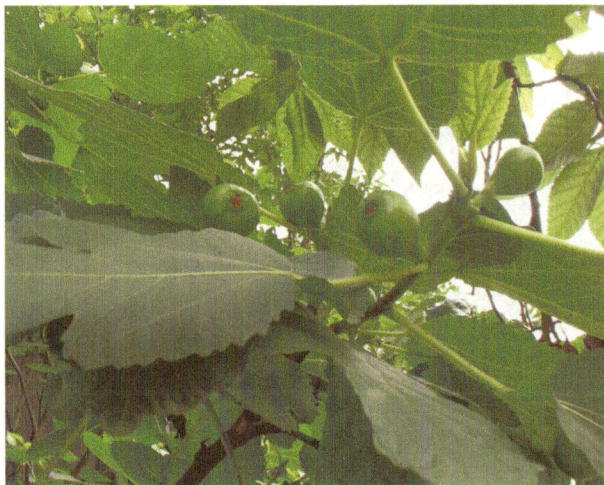

【形态特征】落叶灌木或小乔木，高可达10m，具乳汁。叶互生，倒卵形或近圆形，基部心脏形，裂片通常倒卵形，顶端钝，有不规则齿，掌状叶脉明显。雌雄异株，隐头花序，花托单生于叶腋；雄花和瘿花生于同一花序托内；雄蕊2枚；瘿花花柱侧生、短；雌花生在另一花序托内，花柱侧生，柱头2裂。榕果（花序托）梨形，呈紫红色或黄绿色，肉质，顶部下陷。

【性味功效】甘，凉。清热生津，健脾开胃，解毒消肿。

【临床用方】①《山东中草药手册》治咽痛：无花果7个，金银花15g。用法：水煎服。②《福建中草药》治肺热音嘶：无花果干果15g。用法：水煎，调冰糖服。

【用法用量】内服：煎服，9～15g，大剂量可用至30～60g；或生食鲜果1～2枚。外用：适量，煎水洗；或研末调敷；或吹喉。

【使用注意】脾胃虚寒者慎服。

【现代研究】化学研究显示，含有机酸类、B族维生素、无花果蛋白酶、类胡萝卜素、氨基酸、脂肪、糖类、钙、铁等。药理研究显示，有抗肿瘤、提高细胞免疫、镇痛、轻泻等作用。现代临床用于治疗咽喉肿痛、声音嘶哑、乳汁稀少、便秘、消化不良、腹泻、慢性痢疾、痈肿、癣疾、痔疮出血；也用于胃癌、肠癌等辅助性治疗。

296 青舍子条

【古籍原文】生密县山谷间。科条微带柿黄色，叶似胡枝子而光俊微尖，枝条梢间开淡粉紫花，结子似枸杞子微小，生则青，而后变红，熟则紫黑色。味甜。「救饥」采摘其子紫熟者食之。

【现代研究】文字描述过于简略，且图无显著特征，现代研究暂时无法确定原植物品种。

297 白棠子树（牛奶子）

【古籍原文】一名沙棠梨儿，一名羊奶子树，又名剪子果。生荒野中。枝梗似棠梨树枝而细，其色微白，叶似棠叶而窄小，色亦颇白，又似女儿茶叶却大而背白，结子如豌豆大。味酸甜。「救饥」其子甜熟时摘取食之。

【来　　源】为胡颓子科植物牛奶子*Elaeagnus umbellata* Thunb.的根、叶及果实。

【形态特征】落叶直立灌木，高1～4m。叶纸质或膜质，椭圆形至卵状椭圆形或倒卵状披针形，顶端钝或渐尖，基部圆形至楔形，边缘全缘或皱卷至波状。花较叶先开放，黄白色，芳香；萼筒圆筒状漏

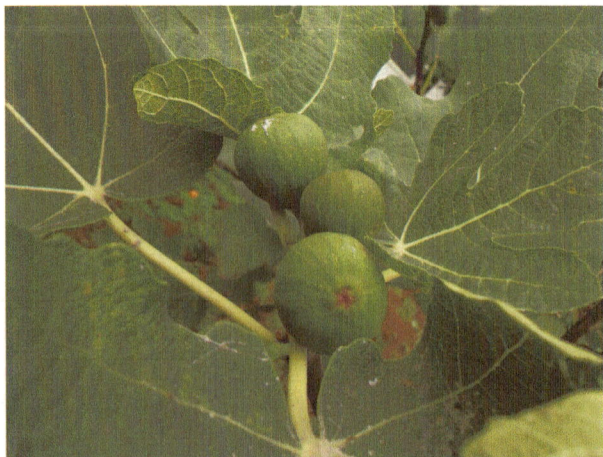

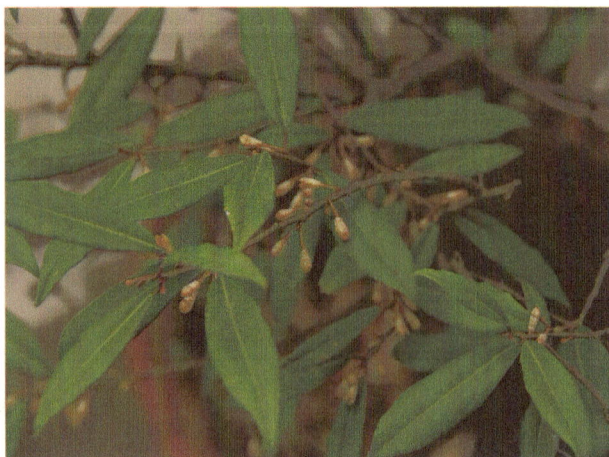

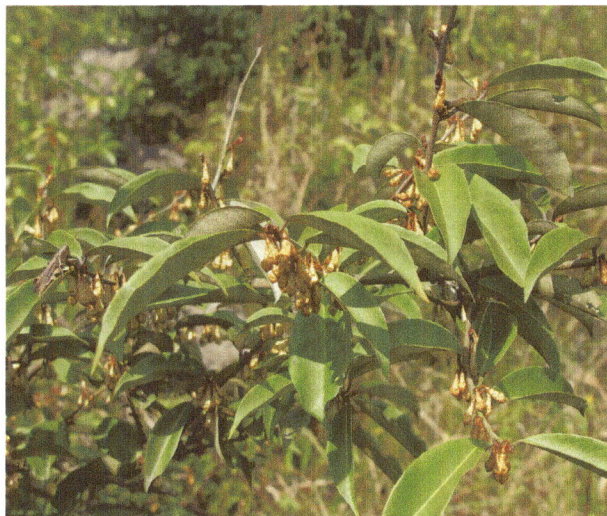

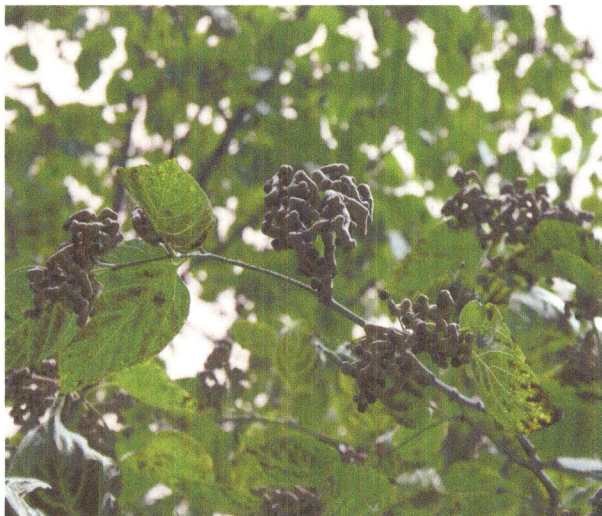

斗形；雄蕊的花丝极短，花药矩圆形，花柱直立，柱头侧生。果实几球形或卵圆形，成熟时红色。

【性味功效】苦、酸，凉。清热止咳，利湿解毒。

【临床用方】①《湖南药物志》治干咳：牛奶子30g，半夏3g，沙参15g。用法：水煎，兑蜂蜜服。②《浙江药用植物志》治痢疾：牛奶子叶15g，大蒜头1个。用法：水煎服。

【用法用量】内服：煎汤，根或叶15～30g，果实3～9g。

【现代研究】化学研究显示，果含葡萄糖、果糖、蔗糖、维生素C、去氢抗坏血酸等；叶茎皮含5-羟色胺；种子油中含脂肪酸和甾醇化合物。现代临床用于治疗咳嗽、腹泻、痢疾、崩漏、乳腺炎等。

298 拐 枣

【古籍原文】生密县梁家冲山谷中。叶似楮叶而无花叉，却更尖艄，面多纹脉，边有细锯齿，开淡黄色花，结实状似生姜拐叉而细短，深茶褐色，故名拐枣。味甜。「救饥」摘取拐枣成熟者食之。

【来　　源】为鼠李科植物枳椇Hovenia dulcis Thunb.的果实及成熟种子。

【形态特征】落叶乔木，高达10m。叶互生，红褐色，具细腺点；叶片卵形或卵圆形，先端渐尖，基部圆形或心形，边缘具细尖锯齿。二歧式聚伞花序顶生或腋生，对称；花杂性；萼片5片，卵状三角形；花瓣5片，倒卵形，黄绿色；雄花有雄蕊5枚，中央有退化的雌蕊，两性花具雄蕊5枚；子房上

位，埋于花盘中，圆锥形。果实近球形，灰褐色，成熟后味甜可食。种子扁圆形，暗褐色，有光泽。

【性味功效】甘，平。解酒毒，止渴除烦，止呕，利大小便。

【临床用方】①《安徽中草药》治醉酒：鲜拐枣（果实）30g。用法：煎水冷服。或拐枣（杵碎）12g，葛花9g。用法：煎水冷服。②《贵州草药》治小儿疳积：拐枣种子9g。用法：研末，蒸鸡肝吃。

【用法用量】内服：煎汤，6～15g；或泡酒服。

【使用注意】脾胃虚寒者禁服。

【现代研究】化学研究显示，种子含黑麦草碱、β-咔啉及枳椇苷C、D、G等；果实含大量葡萄糖、硝酸钾和苹果酸钾等；果柄和花序轴均含葡萄糖、果糖和蔗糖等。药理研究显示，有中枢抑制、降血压、抗脂质过氧化等作用。现代临床用于治疗伤暑烦渴、风湿瘫痪麻木、醉酒、烦渴、呕吐、小儿手足抽搐等。

299 木桃儿树

【古籍原文】生中牟土山间。树高五尺余，枝条上气脉积聚为疙瘩状，类小桃儿，极坚实，故名木桃。其叶似楮叶而狭小，无花叉，却有细锯齿，又似青檀叶，梢间另又开淡紫花，结子似梧桐子而大，熟则淡银褐色。味甜可食。「救饥」采取其子熟者食之。

【现代研究】文字描述过于简略，且图无显著特征，现代研究暂时无法确定原植物品种。

300 石冈橡

【古籍原文】生汜水西茶店山谷中。其木高丈许，叶似橡栎叶，极小而薄边，有锯齿而少花叉，开黄花，结实如橡斗而极小。味涩、微苦。「救饥」采实，换水煮五七水，令极熟，食之。

【来　　源】为壳斗科植物橿子栎Quercus baronii Skan.的果实。

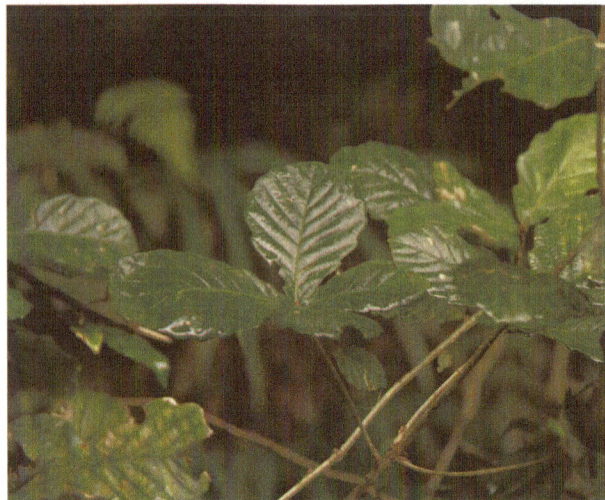

【形态特征】半常绿灌木或乔木，高达15m。叶片卵状披针形，顶端渐尖，基部圆形或宽楔形。雄花序长约2cm，花序轴被茸毛；雌花序长1.0～1.5cm；壳斗杯形，小苞片钻形，反曲，被灰白色短柔毛。坚果卵形或椭圆形，顶端平或微凹陷，柱座长约2mm，被白色短柔毛，果脐微凸起。

　　其余内容未见记载。

301 水茶臼

【古籍原文】生密县山谷中。科条高四五尺，茎上有小刺，叶似大叶胡枝子叶而有尖，又似黑豆叶而光厚，亦尖，开黄白花，结果如杏大，状似甜瓜瓣而色红。味甜酸。「救饥」果熟红时摘取食之。

【现代研究】文字描述过于简略，且图无显著特征，现代研究暂时无法确定原植物品种。

302 野木瓜（木通）

【古籍原文】一名八月楂，又名栌瓜。出新郑县山

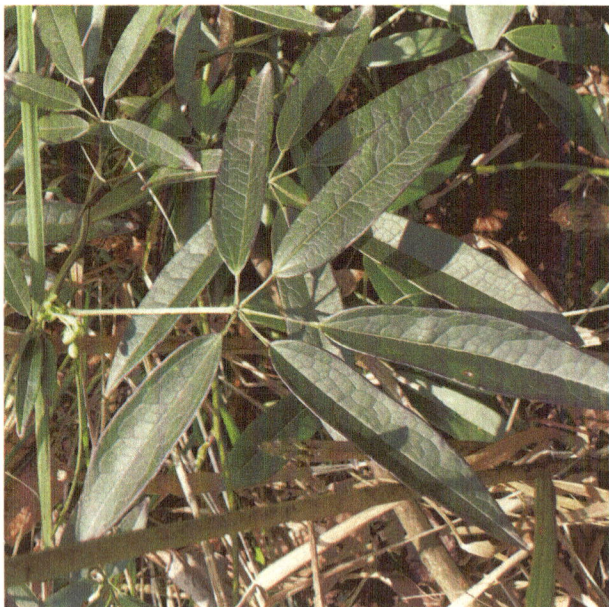

野中。蔓延而生，妥附草木上，叶似黑豆叶微小，光泽，四五叶攒生一处，结瓜如肥皂大。味甜。「救饥」采嫩瓜换水煮食，树熟者亦可摘食。

【来　　源】为木通科植物木通Akebia quinata（Thunb.）Decne.的藤茎或果实。

【形态特征】落叶木质缠绕灌本，长3～15m，全株无毛。掌状复叶；小叶片5片，倒卵形或椭圆形，先端圆，常微凹至具一细短尖，基部圆形或楔形，全缘。短总状花序腋生；花单性，雌雄同株，花序基部着生1～2朵雌花，上部着生密而较细的雄花，花被片3片；雄花具雄蕊6枚；雌花较大，有离生雌蕊2～13枚。果肉质，浆果状，长椭圆形。种子多数，长卵形而稍扁。

【性味功效】苦，寒。清热利尿，活血通脉。

【古方选录】《医宗必读》通心散：木通、连翘各三钱。用法：水盅半，灯芯十茎，煎八分服。主治：心经有热，唇焦面赤，小便不通。

【用法用量】内服：煎汤，3～6g；或入丸、散。

【使用注意】滑精、气虚、津伤口渴者及孕妇慎服。

【现代研究】化学研究显示，含白桦酯醇、齐墩果酸、常春藤皂苷元、木通皂苷、豆甾醇、β-谷甾醇等。药理研究显示，有利尿、抗菌等作用。现代临床用于治疗小便短赤涩痛、水肿、咽喉疼痛、口腔溃疡、风湿性关节炎、乳汁不通、经闭、痛经等。

303 土栾树

【古籍原文】生汜水西茶店山谷中。其木高大坚劲，人常采斫以为秤竿，叶似木葛叶，微狭而厚，背颇白，微毛，又似青杨叶亦窄，开淡黄花，结子小如豌豆而扁，生则青色，熟则紫黑色。味甘。「救饥」摘取其实紫熟者食之。

【来　　源】为忍冬科植物蒙古荚蒾 *Viburnum mongolicum*（Pall.）Rehd.的果实。

【形态特征】落叶灌木，高达2m。叶纸质，宽卵形至椭圆形，顶端尖或钝，基部圆形或楔圆形，边缘有波状浅齿。聚伞花序，具少数花；萼筒矩圆筒形，无毛，萼齿波状；花冠淡黄白色，筒状钟形，无毛；雄蕊约与花冠等长，花药矩圆形。果实红色而后变黑色，椭圆形，核扁。

其余内容未见记载。

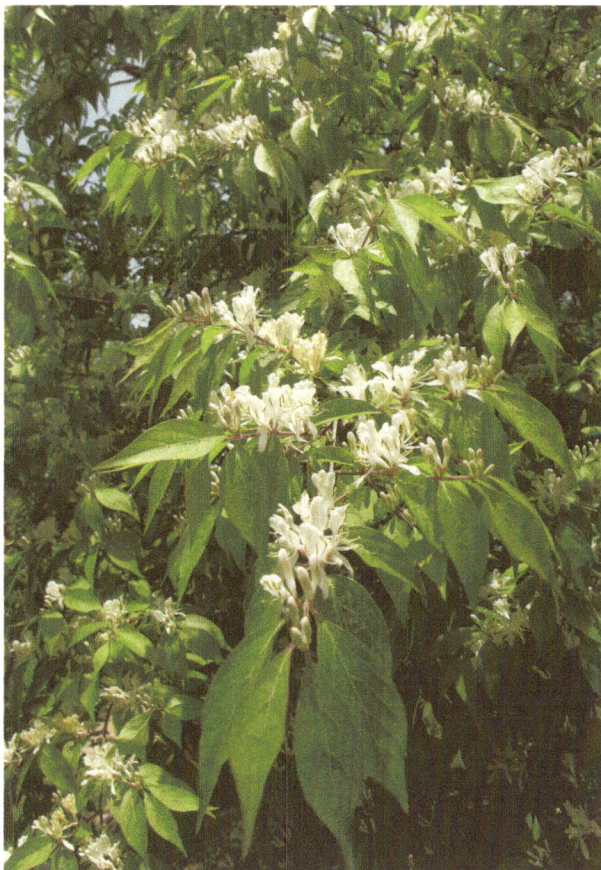

304 驴驼布袋（金银木）

【古籍原文】生郑州沙岗间。科条高四五尺，枝梗微带赤黄色，叶似郁李子叶，颇大而光，又似省沽

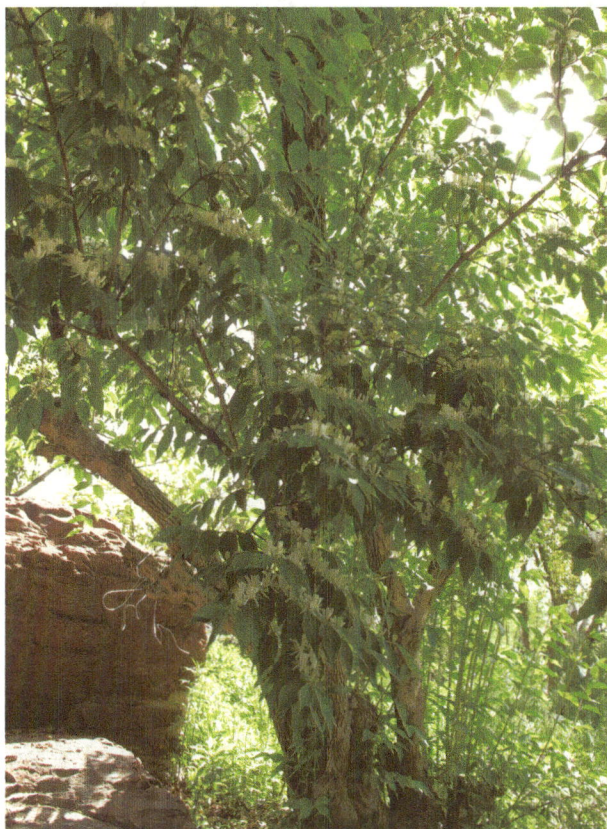

油叶而尖，颇齐，其叶对生，开花色白，结子如菉豆大，两两并生，熟则色红。味甜。「救饥」采红熟子食之。

【来　　源】为忍冬科植物金银忍冬 *Lonicera maackii*（Rupr.）Maxim的茎叶及花。

【形态特征】落叶灌木，高达6m。单叶对生，叶纸质；叶片卵状椭圆形至卵状披针形，先端长渐尖，基部阔楔形，全缘。花芳香，腋生，具腺毛，苞片条形；花萼钟形；花冠先白后黄色，花冠筒长约为唇瓣的1/2；雄蕊与花柱均短于花冠。浆果暗红色，球形。种子椭圆形，具细凹点。

【性味功效】甘、淡，寒。祛风，清热，解毒。

【临床用方】①《湖南药物志》治梅毒：金银木60g，土茯苓30g。用法：煎水洗服。②《湖南药物志》治跌打损伤：金银木全草。用法：煎水，洗伤口。

【用法用量】内服：煎服，9～15g。外用：适量，捣敷；或煎水外洗。

【现代研究】化学研究显示，叶含黄酮类成分。药理研究显示，有抗菌、调节机体免疫功能等作用。现代临床用于治疗感冒、咳嗽、咽喉肿痛、目赤肿痛、肺脓肿、乳腺炎、湿疮、梅毒、跌打损伤等。

305 婆婆枕头

【古籍原文】生钧州密县山坡中。科条高四五尺，叶似樱桃叶而长艄，开黄花，结子如菉豆大，生则青，熟红色。味甜。「救饥」采熟红子食之。

【来　　源】为忍冬科植物金花忍冬*Lonicera chrysantha* Turcz.的花。

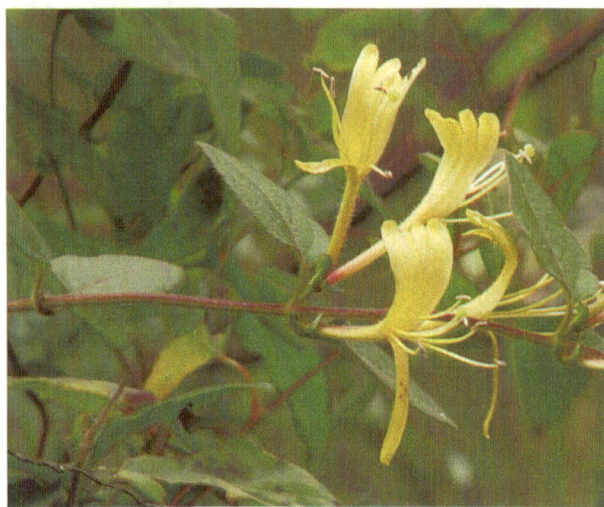

【形态特征】落叶灌木，高达4m。叶对生，纸质；叶片菱状卵形、菱状披针形、倒卵形或卵状披针形，先端渐尖或急尾尖，基部楔形至圆形，全缘。苞片条形或狭条状披针形；萼齿5枚，三角形，花冠先白色后变黄色；雄蕊5枚，短于花冠，花丝中部以下密被毛，花柱短于花冠，被短柔毛。浆果红色，球形。

【性味功效】苦，凉。清热解毒，散痈消肿。

【用法用量】内服：煎汤，6~12g；或鲜品捣汁。外用：适量，捣敷。

【现代研究】现代临床用于治疗疔疮痈肿。

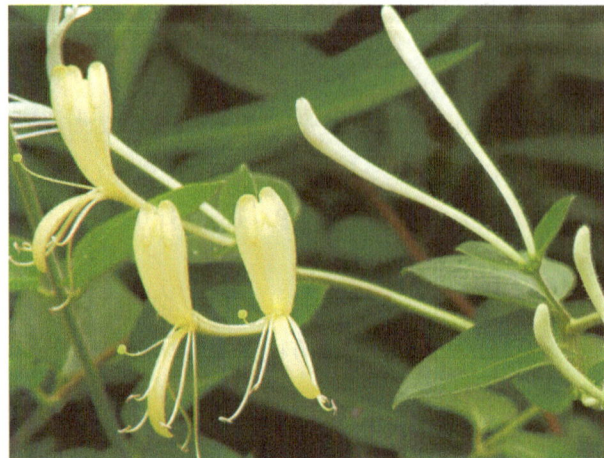

306 吉利子树

【古籍原文】一名急藤子科。荒野处处有之。科条高五六尺，叶似野桑叶而小，又似樱桃叶亦小，枝叶间开五瓣小尖花，碧玉色，其心黄色，结子如椒粒大，两两并生，熟则红色。味甜。「救饥」其子熟时，采摘食之。

【来　　源】为鼠李科植物猫乳*Rhamnella franguloides*（Maxim）Weberb.的成熟果实或根。

【形态特征】落叶灌木或小乔木，高2~9m。叶互生，托叶披针形，基部与茎离生，宿存；叶片倒卵状长圆形、倒卵状椭圆形或长椭圆形，先端尾尖状渐尖，基部圆形，稍偏斜，边缘具细锯齿。聚伞花序腋生；花两性，黄绿色；萼片5片，三角形，边缘被疏短毛；花瓣5片，宽倒卵形；雄蕊5枚；子房上位，花柱先端2浅裂。核果圆柱形，成熟时红色或橘红色，干后变黑色或紫黑色。

【性味功效】苦，平。补脾益肾，疗疮。

【临床用方】《天目山药用植物志》治霉季或暑天劳伤乏力：长叶绿柴根（即吉利子树）30g，石

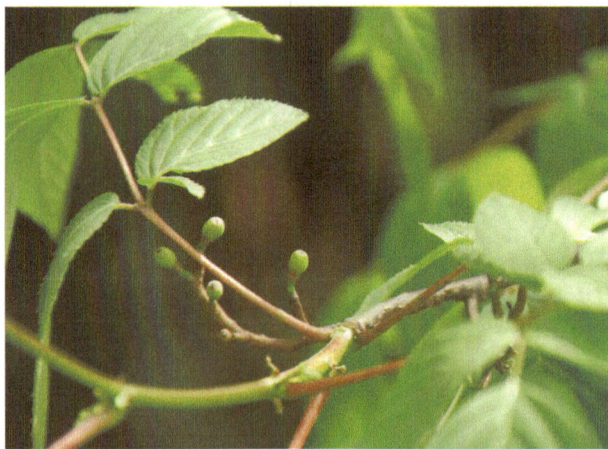

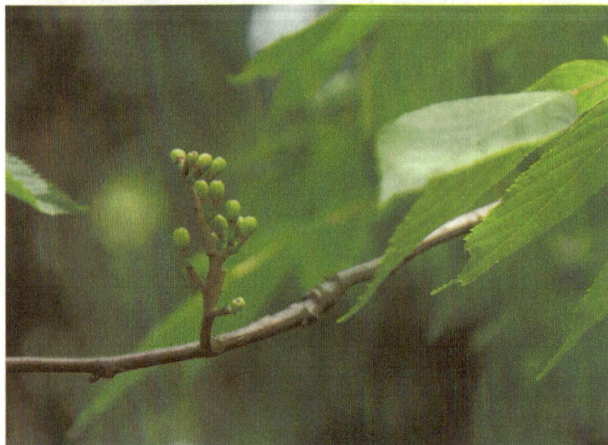

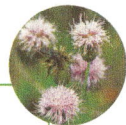

菖蒲、仙鹤草各15~18g，坚漆柴（即金缕梅科檵木）根、野刚子（即醉鱼草）根各9~12g。用法：水煎，冲糖、酒服。

【用法用量】内服：煎汤，6~15g。外用：适量，煎水洗。

【现代研究】现代临床用于治疗体质虚弱、劳伤乏力、疥疮等。

叶及实皆可食

本草原有

307 枸 杞

【古籍原文】一名杞根，一名枸忌，一名地辅，一名羊乳，一名却暑，一名仙人杖，一名西王母杖，一名地仙苗，一名托卢，或名天精，或名却老，一名枸檵，一名苦杞，俗呼为甜菜子，根名地骨。生常山平泽，今处处有之。其茎干高三五尺，上有小刺，春生苗，叶如石榴叶而软薄，茎叶间开小红紫花，随便结实，形如枣核，熟则红色。味微苦，性寒，根大寒，子微寒，无毒。一云味甘，平。白色无刺者良。陕西枸杞长一二丈，围数寸，无刺，根皮如厚朴，甘美，异于诸处生，子如樱桃，全少核，曝干如饼，极烂有味。「救饥」采叶煤熟，水淘净，油盐调食，作羹食皆可。子红熟时亦可食。若渴，煮叶作饮，以代茶饮之。「治病」文具本草

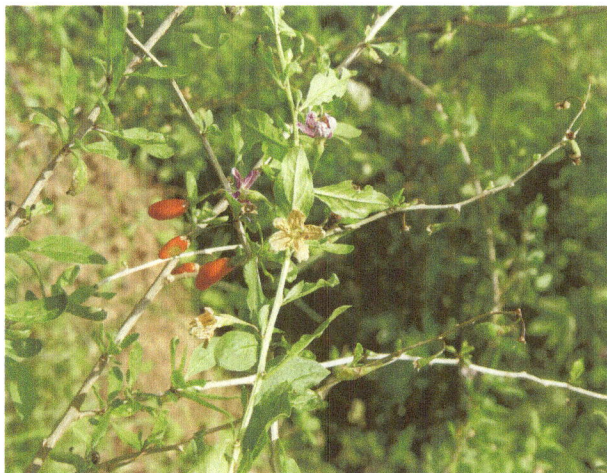

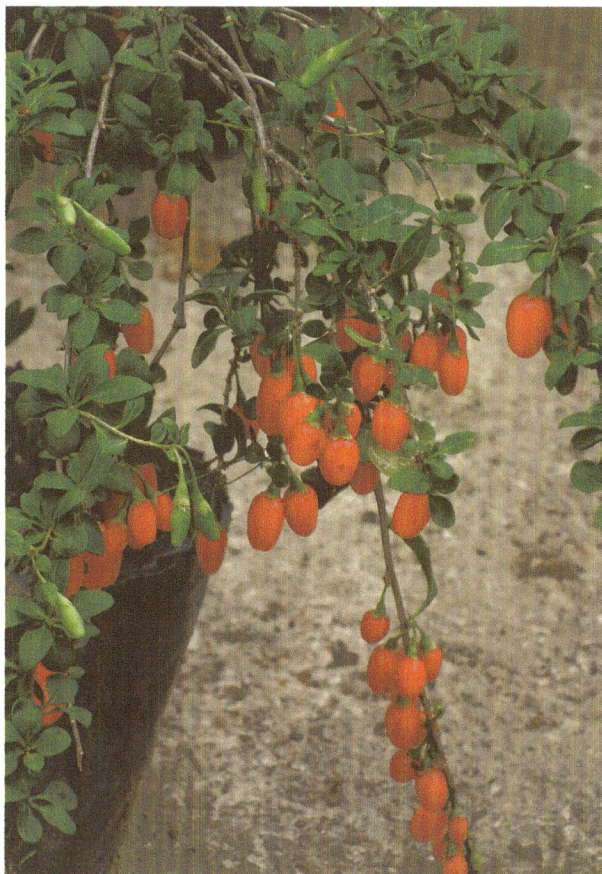

木部条下。

【来　　源】为茄科植物枸杞*Lycium chinense* Mill. 的成熟果实。

【形态特征】蔓生灌木，高约1m。叶互生或数片丛生；叶片卵状菱形或卵状披针形，先端尖或钝，基部狭楔形，全缘。花腋生，通常单生或数花簇生；花萼钟状，先端3~5裂；花冠漏斗状，紫色；雌蕊5枚，着生花冠内，花药"丁"字形着生，2室，花丝通常伸出；雄蕊1枚；子房长圆形，花柱细，柱头头状。浆果卵形或长圆形，深红色或橘红色。种子多数，肾形而扁，棕黄色。

【性味功效】甘，平。养肝，滋肾，润肺。

【古方选录】《太平惠民和剂局方》菊睛丸：枸杞子三两，巴戟（去心）一两，甘菊四两，苁蓉（酒浸，去皮，炒，切，焙）二两。用法：上为细末，炼蜜丸，如梧桐子大，每服三十至五十丸，温酒或盐汤下，空心食前服。主治：肝肾不足，眼目昏暗，瞻视不明，茫茫漠漠，常见黑花，多有冷泪。

【用法用量】内服：煎汤，5~15g；或入丸、散、膏、酒。

【使用注意】脾虚便溏者慎服。

【现代研究】化学研究显示，含甜菜碱、阿托品、天仙子胺、玉蜀黍黄质、酸浆果红素、胡萝卜素、烟酸、维生素等。药理研究显示，有延缓衰老、抗肿瘤、降血脂、保肝、抗脂肪肝、抗遗传、降血糖、调节免疫功能、促进造血等作用。现代临床用于治疗腰膝酸软、头晕目眩、视物不清、咳嗽、阳痿遗精、糖尿病、免疫功能异常等。

308 柏树（侧柏叶）

【古籍原文】本草有栢实。生太山山谷及陕州、宜州，其乾州者最佳，密州侧栢叶尤佳，今处处有之。味甘，一云味甘、辛，性平，无毒。叶味苦，一云味苦、辛，微温，无毒。牡蛎及桂、瓜子为之使，畏菊花、羊蹄草、诸石及面曲。「救饥」列仙传云，赤松子食栢子，齿落更生。采栢叶新生并嫩者，换水浸其苦味，初食苦涩，入蜜或枣肉和食尤好，后稍易吃，遂不复饥，冬不寒，夏不热。「治病」文具本草木部柏实条下。

【来　源】为柏科植物侧柏*Platycladus orientalis*（Linn.）Franco.的枝梢及叶。

【形态特征】常绿乔木，高达20m。叶鳞形，交互对生，先端微钝，位于小枝上、下两面之叶的露出部分倒卵状菱形或斜方形，两侧的叶折覆着上、下之叶的基部两侧，呈龙骨状。雌雄同株，球花单生于短枝顶端；雄球花黄色，卵圆形。球果当年成熟，卵圆形。种子卵圆形或长卵形，灰褐色或紫褐色。

【性味功效】苦、涩，微寒。凉血止血，止咳祛痰，祛风湿，散肿毒。

【古方选录】《普济方》治大肠风毒，泻血不止：侧柏叶（九蒸九晒）二两，陈槐花（炒半黑色）一两。用法：上为末，炼蜜丸，梧桐子大，每服四五十丸，空心温酒下。

【用法用量】内服：煎汤，6～15g；或入丸、散。外用：适量，煎水洗，捣敷；或研末调敷。

【使用注意】久服、多服易致胃脘不适及食欲减退。

【现代研究】化学研究显示含挥发油、酯类等。药

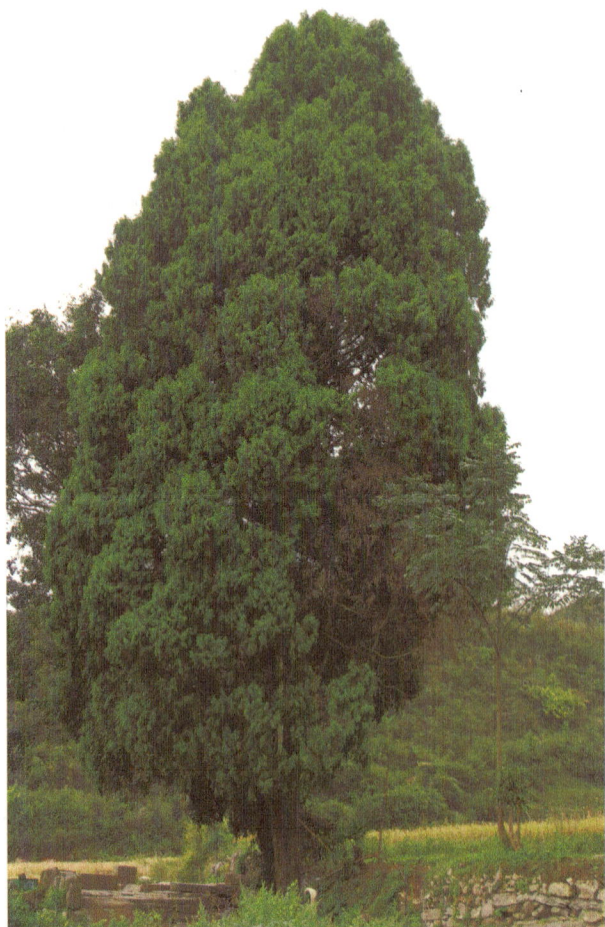

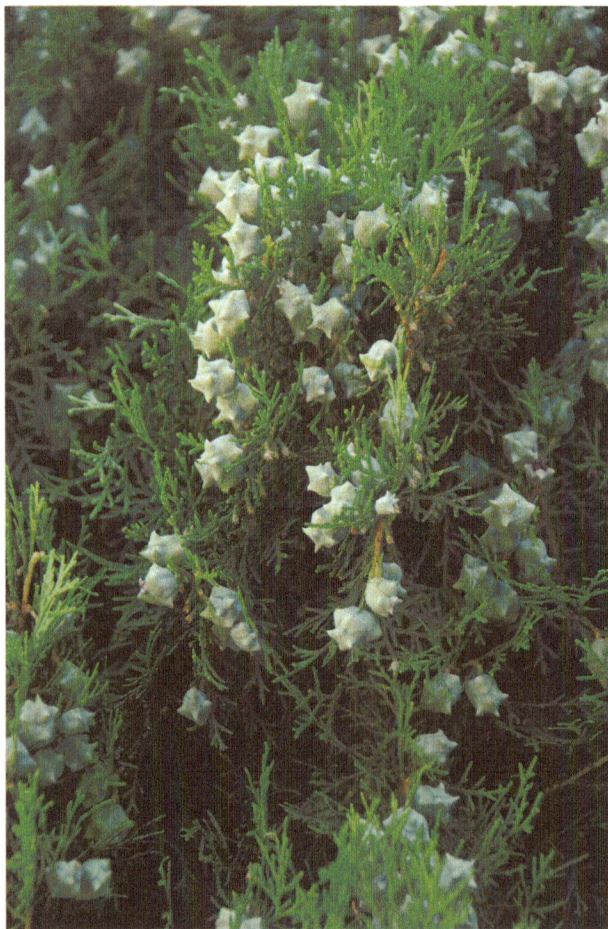

理研究显示，有止血、祛痰、镇咳、平喘、抗病原微生物等作用。现代临床用于治疗咯血、吐血、尿血、鼻血、血痢、便血、崩漏、咳嗽痰多、风湿关节痛、丹毒、腮腺炎、烫伤等。

【附】柏子仁

【来　源】柏科植物侧柏的种仁。

【性味功效】甘，平。养心安神，敛汗，润肠通便。

【现代用方】①《苗族药物集》治视力减退：柏子仁、猪肝。用法：加适量猪油，蒸后服。②《全国中草药新医疗法展览会技术资料选编》治脱发：当归、柏子仁各250g。用法：共研细末，炼蜜为丸，每日3次，每次饭后服6～9g。

【用法用量】内服：煎汤，10～15g，便溏者制霜用；或入丸、散。外用：适量，研末调敷；或鲜品捣敷。

【使用注意】便溏者及痰多者慎服。

【现代研究】化学研究显示，含脂肪油、皂苷、植物甾醇、维生素A、蛋白质等。药理研究显示有镇静作用。现代临床用于治疗惊悸怔忡、失眠健忘、盗汗、肠燥便秘等。

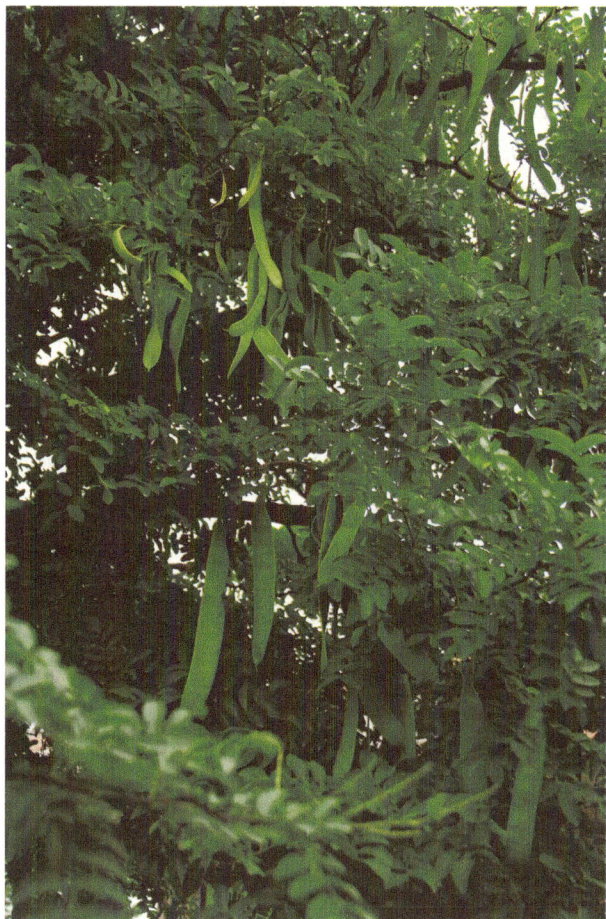

309 皂荚树（皂角、皂荚）

【古籍原文】生雍州川谷及鲁之邹县，怀、孟产者为胜，今处处有之。其木极有高大者，叶似槐叶，瘦长而尖，枝间多刺，结实有三种，形小者为猪牙皂荚，良，又有长六寸及尺二者，用之当以肥厚者为佳。味辛、咸，性温，有小毒。枯实为之使，恶麦门冬，畏空青、人参、苦参。可作沐药，不入汤。「救饥」采嫩芽煤熟，换水浸洗淘净，油盐调食。又以子不以多少，炒春去赤皮，浸软煮熟，以糖渍之，可食。「治病」文具本草木部条下。

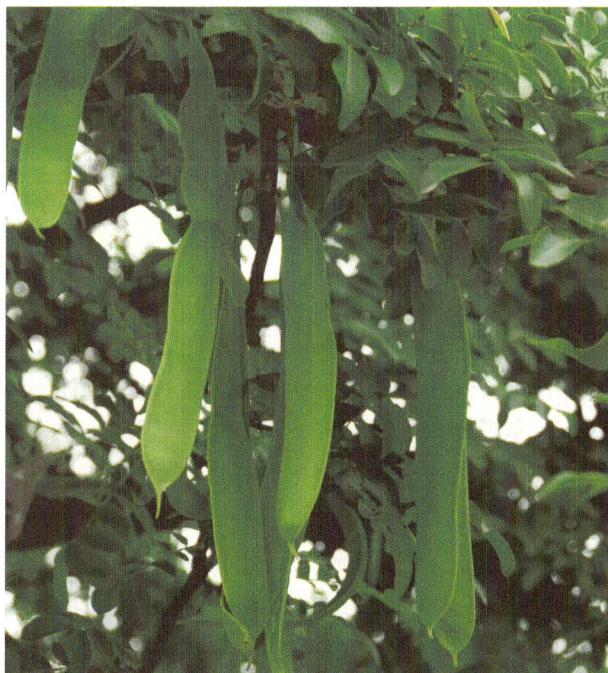

【来　源】为豆科植物皂荚Gleditsia sinensis Lam.的果实或不育果实。

【形态特征】乔木，高达15m。偶数羽状复叶；小叶片卵形、卵状披针形或长椭圆状卵形，先端钝，有时稍凸，基部斜圆形或斜楔形，边缘有细锯齿。花杂性，呈腋生及顶生总状花序；花萼钟形，卵状披针形；花瓣4片，淡黄白色，卵形或长椭圆形；雄蕊8枚；子房条形，扁平。荚果直而扁平。种子多数，扁平，长椭圆形。

【性味功效】辛、咸，温；有毒。祛痰止咳，开窍通闭，杀虫散结。

【古方选录】《金匮要略》皂荚丸：皂荚（刮去皮，用酥炙）八两末之，蜜丸梧子大。用法：以枣

膏和汤服三丸，日三夜一服。主治：咳逆上气，时时唾浊，但坐不得眠。

【用法用量】 内服：1～3g，多入丸、散。外用：适量，研末搐鼻；或煎水洗；或研末掺；或调敷；或熬膏涂；或烧烟熏。

【使用注意】 体虚者、咯血者及孕妇忌服。

【现代研究】 化学研究显示，荚果含三萜皂苷、蜡酸、二十九烷、正二十七烷、豆甾醇、谷甾醇、鞣质等。药理研究显示有抗菌、祛痰等作用。现代临床用于治疗咳喘、中风、神昏不语、癫痫、喉炎、痈肿疥癣、急性肠梗阻、小儿厌食症、产后急性乳腺炎、白癜风等。

310 楮桃树（楮实）

【古籍原文】 本草名楮实，一名榖实。生少室山，今所在有之。树有二种，一种皮有斑花纹，谓之斑榖，人多用皮为冠；一种皮无花纹，枝叶大相类，其叶似葡萄叶，作瓣叉，上多毛涩而有子者为佳。其桃如弹大，青绿色，后渐变深红色，乃成熟。浸洗去穰，取中子入药。一云皮斑者是楮皮，白者是榖皮，可作纸。实味甘，性寒。叶味甘，性凉。俱无毒。「救饥」采叶并楮桃带花，煤烂，水浸过，握干作饼，焙熟食之。或取树熟楮桃红蕊食之，甘美，不可久食，令人骨软。「治病」文具本草木部楮实条下。

【来　　源】 为桑科植物构树 *Broussonetia papyrifera*（L.）Vent. 的果实。

【形态特征】 落叶乔木，高达14～16m。单叶互生；叶片膜质或纸质，阔卵形至长圆状卵形，先端渐尖，基部圆形或浅心形，边缘有细锯齿或粗锯齿。花单性，雌雄异株；雄花序为柔荑花序，腋

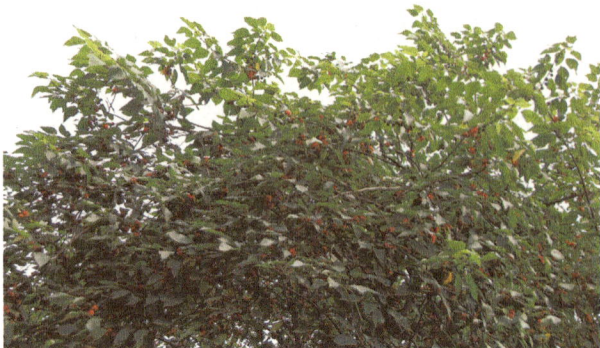

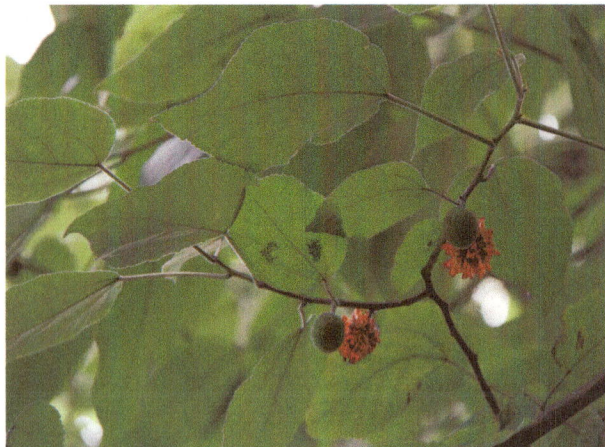

生，下垂；雌花序为头状花序；雄花具短柄，花被4裂，基部合生；雄蕊4枚；雌花苞片棒状，花被管状；雌蕊散生于苞片间，花柱细长，线形。聚花果肉质，呈球形，成熟时橙红色。

【性味功效】 甘，寒。滋肾益阴，清肝明目，健脾利水。

【古方选录】《圣济总录》拨云散：楮实（赤者）一两，荆芥穗半两，甘草（炙，锉）一分。用法：上三味，捣罗为细散，每服二钱七，腊茶调下，食后，临卧服。主治：一切眼内外翳膜，碜涩疼痛，畏光怕日，胬肉攀睛，及冷热泪。

【用法用量】 内服：煎汤，6～10g；或入丸、散。外用：适量，捣敷。

【使用注意】 脾胃虚寒、大便溏泻者慎服。

【现代研究】 化学研究显示，果实含皂苷、维生素、油脂等；种子含油、油中含不皂化物、饱和脂肪酸、油酸、亚油酸等。现代临床用于治疗腰膝酸软、阳痿、目昏、白内障、水肿、尿少等。

311 柘树（柘树果实）

【古籍原文】 本草有柘木。旧不载所出州土，今北土处处有之。其木坚劲，皮纹细密，上多白点，枝条多有刺，叶比桑叶甚小而薄，色颇黄淡，叶梢皆三叉，亦堪饲蚕。绵柘刺少，叶似柿叶微小，枝叶间结实状如楮桃而小，熟则亦有红蕊。味甘、酸。叶味甘、微苦。柘木味甘，性温，无毒。「救饥」采嫩叶煤熟，以水浸渎，作成黄色，换水浸去邪味，再以水淘净，油盐调食。其实红熟，甘酸可食。「治病」文具本草木部条下。

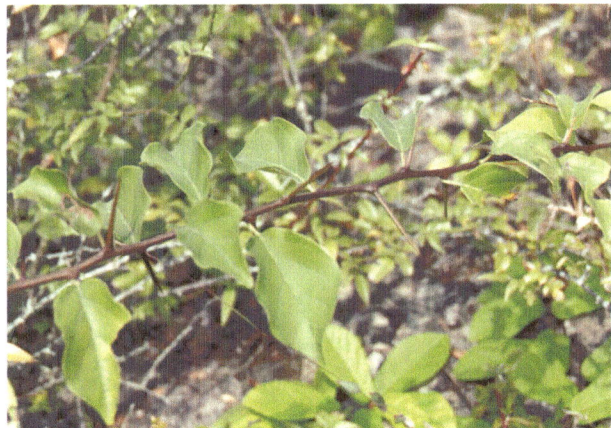

【来　　源】为桑科植物柘树*Maclura tricuspidata* Carr.的果实。

【形态特征】落叶灌木或小乔木，高达8m。单叶互生；托叶侧生；叶片近革质，卵圆形或倒卵形，先端钝或渐尖，基部楔形或圆形。花单性，雌雄异株，均为球形头状花序，具短梗，单个或成对着生于叶腋；雄花花被片4片，长圆形，基部有苞片2片或4片，雄蕊4枚，花丝直立；雌花花被片4片，花柱1枚，线状。聚花果球形，肉质，橘红色或橙黄色。

【性味功效】苦，平。清热凉血，舒筋活络。

【临床用方】《浙江民间常用草药》治跌打损伤：柘树。用法：将成熟果实切片、晒干、研粉，每次1汤匙，用黄酒吞服，每日2次，连用5～6日。

【用法用量】内服：煎汤，15～30g；或研末。

【现代研究】现代临床用于治疗跌打损伤。

【附】柘木白皮　柘树茎叶

　　柘木白皮：柘树的树皮或根皮。味甘、微苦，性平。内服：煎汤，15～30g，大剂量可用至60g。外用：适量，捣敷。功用：补肾固精，利湿解毒，止血，化瘀。主治：肾虚耳鸣、腰膝冷痛、遗精、

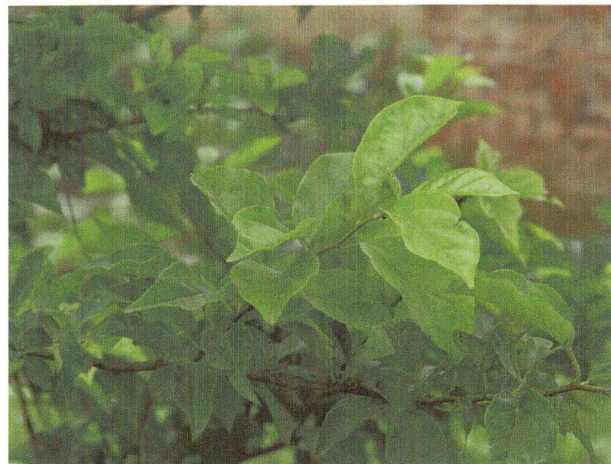

带下、黄疸、疮疖、呕血、咯血、崩漏、跌打损伤。孕妇禁用。

　　柘树茎叶：柘树的枝及叶。味甘、微苦，性凉。内服：煎汤，9～15g。外用：适量，煎水洗；或捣敷。功用：清热解毒，舒筋活络。主治：疟腮、痈肿、隐疹、湿疹、跌打损伤、腰腿痛。

叶及实皆可食

新　增

312 木羊角科（杠柳、香加皮）

【古籍原文】又名羊桃科，一名小桃花。生荒野中，紫茎，叶似初生桃叶，光俊，色微带黄，枝间开红白花，结角似豇豆角，甚细而尖艄，每两角并生一处。味微苦、酸。「救饥」采嫩梢叶煠熟，水

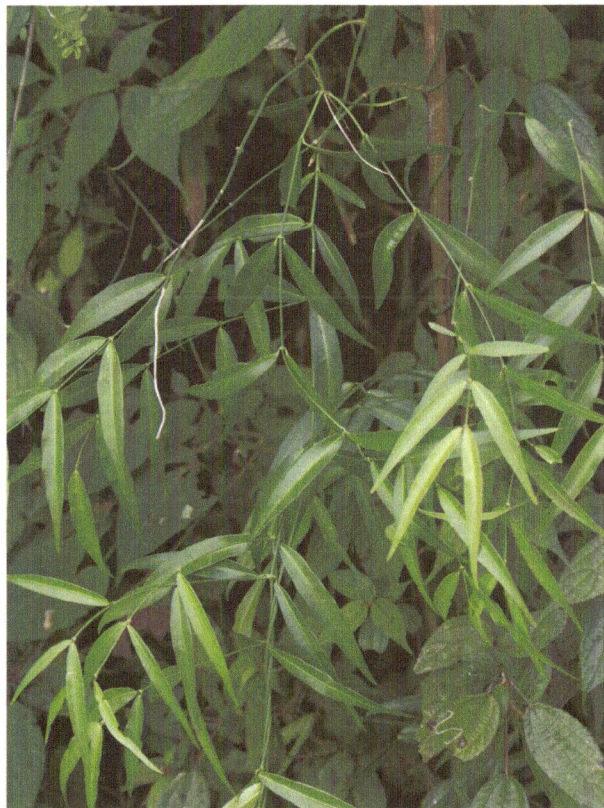

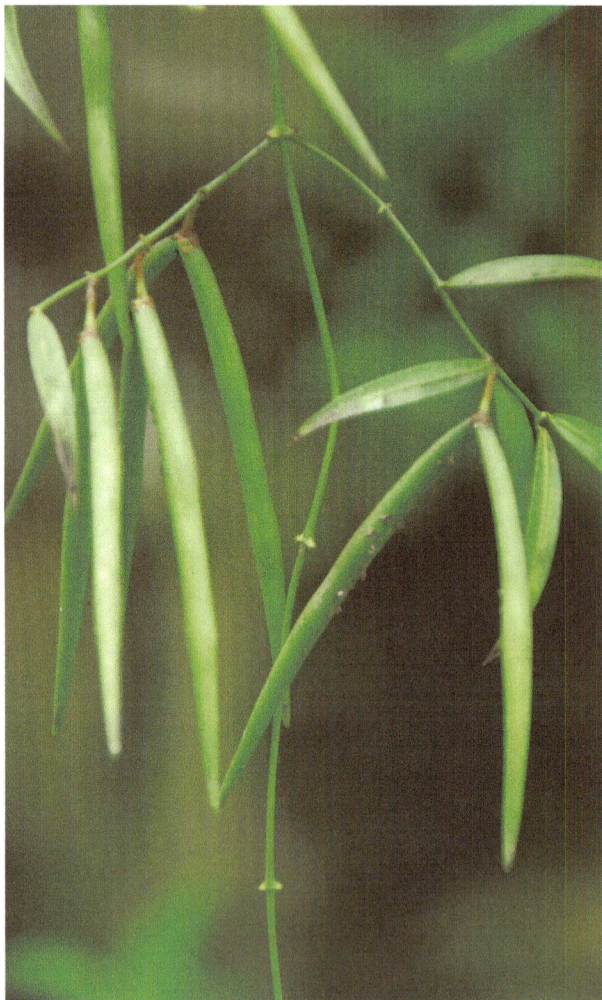

浸淘净，油盐调食。嫩角亦可煠食。

【来　　源】为萝摩科植物杠柳*Periploca sepium* Bunge的根皮。

【形态特征】落叶蔓性灌木，长1.5m。叶对生；叶片膜质，卵状长圆形，先端渐尖，基部楔形，侧脉多数。聚伞花序腋生，有花数朵；花萼5深裂；花冠紫红色，花冠裂片5片；雄花着生于副花冠内面，花药包围着柱头；心皮离生。蓇葖果双生，圆柱状。种子长圆形。

【性味功效】辛、苦，微温；有毒。祛风湿，利水消肿，强心。

【临床用方】《陕甘宁青中草药选》治风湿性关节炎，关节拘挛疼痛：香加皮、穿山龙、白鲜皮各15g。用法：用白酒泡24小时，每天服10ml。

【用法用量】内服：煎汤，4.5～9.0g；或浸酒；或入丸、散。外用：适量，煎水外洗。

【使用注意】本品有毒，不可作五加科植物五加皮的代用品，不宜过量或长期服用。

【现代研究】化学研究显示含多种苷类化合物，有杠柳毒苷和皂苷、杠柳苷等。药理研究显示，有强心、升高血压、抗癌及增强呼吸系统功能等作用；同时，也有较强的毒性，表现为严重心律失常。现代临床用于治疗风湿性关节炎肿痛、水肿、小便不利、心力衰竭等。

313 青檀树

【古籍原文】生中牟南沙岗间。其树枝条有纹细薄，叶形类枣叶，微尖艄，背白而涩，又似白辛树叶微小，开白花，结青子，如梧桐子大。叶味酸、涩，实味甘、酸。「救饥」采叶煠熟，水浸淘去酸味，油盐调食。其实成熟，亦可摘食。

【来　　源】为榆科植物小叶朴*Celtis bungeana* Bl.的嫩叶枝条。

【形态特征】落叶乔木，一年生枝无毛。叶互生，叶柄长5～10mm；无托叶；叶片斜卵形至椭圆形，先端渐钝，基部阔楔形，中上部边缘具锯齿，有时近全缘，上面无毛，下面脉腋常有柔毛。核果单生于叶腋，球形，紫黑色，果柄长1.2～2.8cm；果核平滑，稀有不明显网纹。

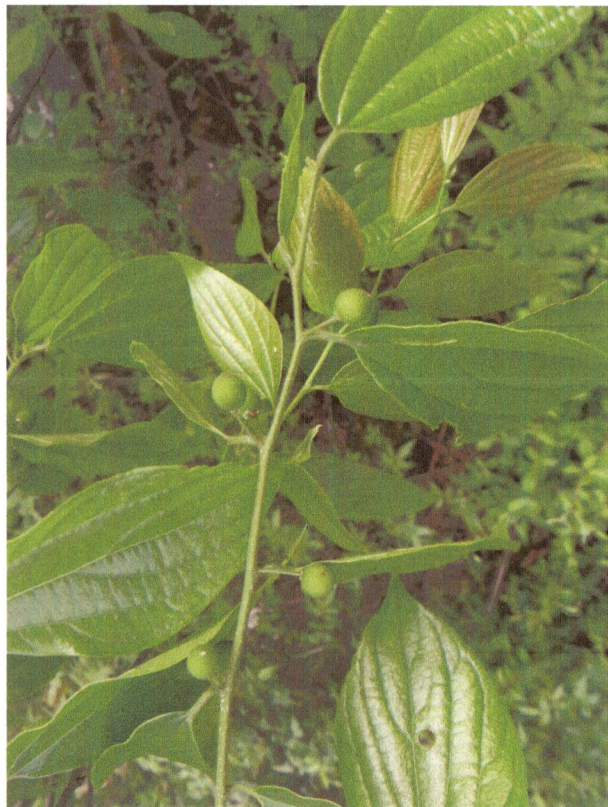

【性味功效】辛、微苦，凉。祛痰，止咳，平喘。

【临床用方】《全国中草药新医疗法展览会技术资料选编》治支气管哮喘、慢性支气管炎：棒棒木（即青檀树）60g，白糖15g。用法：水煎棒棒木约40分钟成浓茶色，放入白糖，连煎3次，每晚服1次。

【用法用量】内服：煎汤，30～60g。

【现代研究】化学研究显示，茎含挥发油、糖类、羟基桂皮酰胺类衍生物、生物碱；树皮和心材含生物碱、皂苷、β型强心苷、不饱和甾醇、内酯、挥发油、脂肪和糖类等。药理研究显示，有止咳、祛痰平喘、抗菌等作用。现代临床用于治疗慢性咳嗽、支气管哮喘、慢性气管炎等。

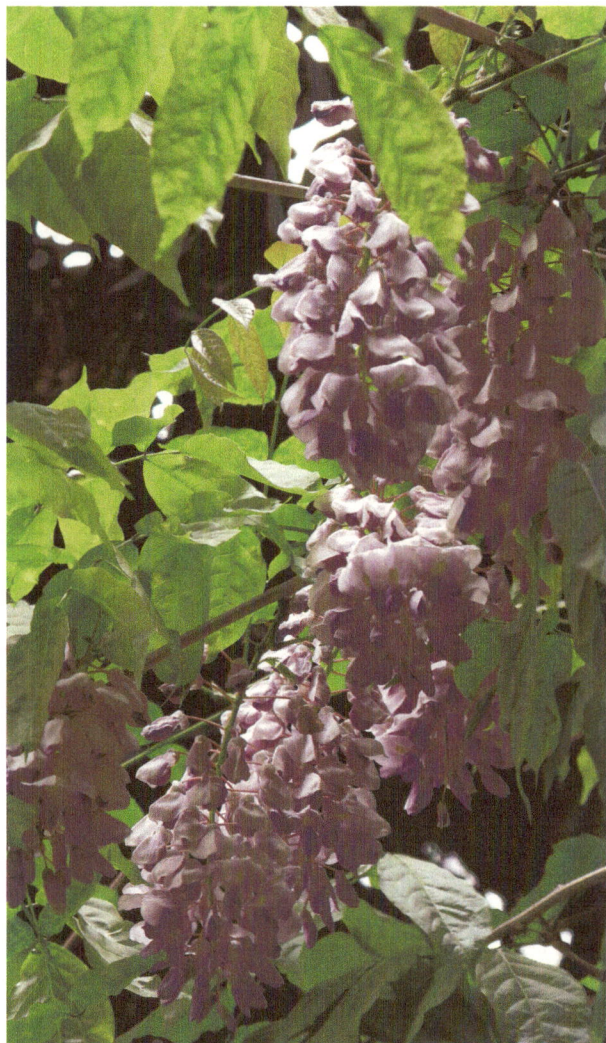

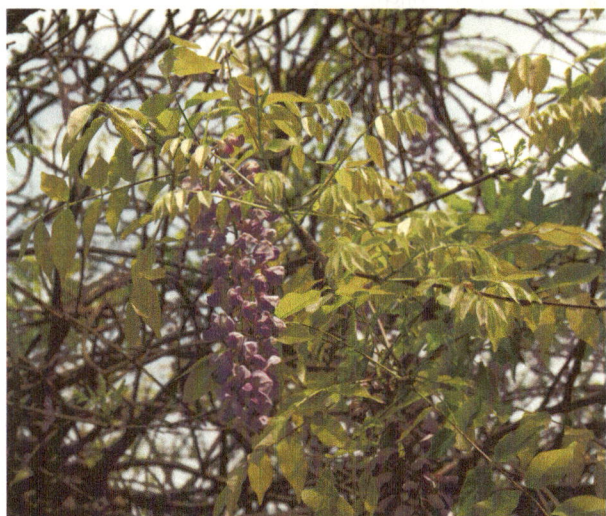

314 山苘树

【古籍原文】生密县梁家冲山谷中。树高丈余，叶似初生苘叶，又似芙蓉叶而小，又似牵牛花叶，叶肩两傍却又有角叉，开白花，结子如枸杞子大，熟则紫黑色。味甘酸。叶味苦。「救饥」采叶煤熟，水浸去苦味淘洗净，油盐调食。其子熟食时，摘取食之。

【现代研究】原文图文过于简略，现代研究暂时无法确定原植物品种。

花可食

新　增

315 藤花菜（藤萝）

【古籍原文】生荒野中沙岗间。科条丛生，叶似皂角叶而大，又似嫩椿叶而小，浅黄绿色，枝间开淡紫花。味甘。「救饥」采花煤熟，水浸淘净，油盐调食。微焯过，晒干煤熟，尤佳。

【来　源】为豆科植物紫藤*Wisteria sinensis* Sweet的茎或茎皮。

【形态特征】落叶攀缘灌木，茎缠绕于他物上。奇数羽状复叶，互生；托叶线状披针形；叶卵状披针形或矩圆状披针形。总状花序侧生；花萼钟状，5齿裂；花冠蝶形，蓝紫色；二体雄蕊；花柱内弯，柱头顶生。荚果长而扁平。种子扁圆形。

【性味功效】甘、苦，微温；有小毒。利水，除痹，杀虫。

【古方选录】《普济方》治休息痢肠滑：藤萝二两。用法：捣细为散，每于食前以粥饮调下二钱。

【用法用量】内服；煎汤，9~15g。

【现代研究】化学研究显示，茎皮含 β-谷甾醇、三十烷醇、原甾醇、山柰酚等。现代临床用于治疗浮肿、关节疼痛、肠道寄生虫病等。

【附】紫藤根　紫藤子

紫藤根：紫藤的根。味甘，性温。内服：煎汤，9~15g。功用：祛风除湿，舒筋活络。主治：痛风等，痹证。

紫藤子：紫藤的种子。味甘，性微温；有小毒。内服：煎汤（炒熟），15~30g；或浸酒。功用：活血，通络，解毒，驱虫。主治：筋骨疼痛、腹痛吐泻、小儿蛲虫病。

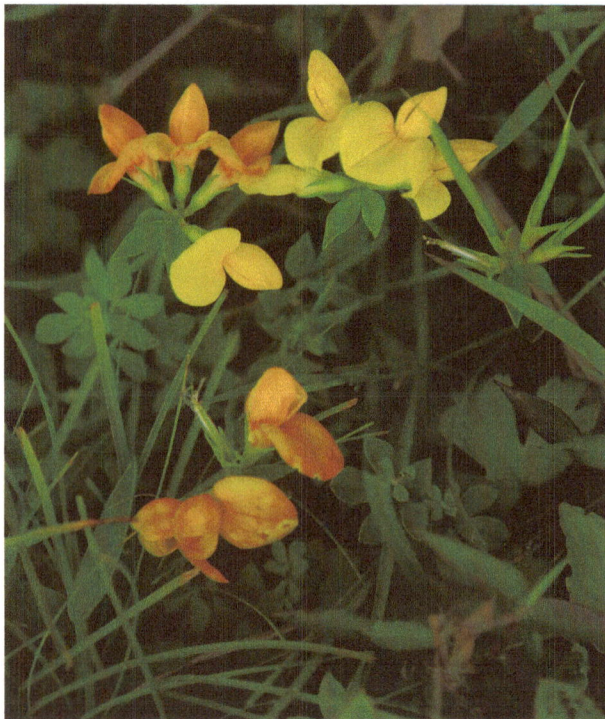

316 欛齿花

【古籍原文】本名锦鸡儿，花又名酱瓣子。生山野间，人家园宅亦多栽。叶似枸杞子叶而小，每四叶攒生一处，枝梗亦似枸杞，有小刺，开黄花，状类鸡形，结小角儿。味甜。「救饥」采花煠熟，油盐调食，炒熟吃茶亦可。

【来　　源】为豆科植物锦鸡儿*Caragana sinica*（Buchoz.）Rehd.的花。

【形态特征】灌木，高1~2m。托叶三角形；叶羽状排列，倒卵形或长圆状倒卵形，先端圆或微凹，有针尖，基部楔形。花单生；花萼钟形；花瓣黄色带红色，先端钝圆，基部楔形，旗瓣狭倒卵形，具短爪，翼瓣长圆形，爪长为瓣片之半，耳短，龙骨

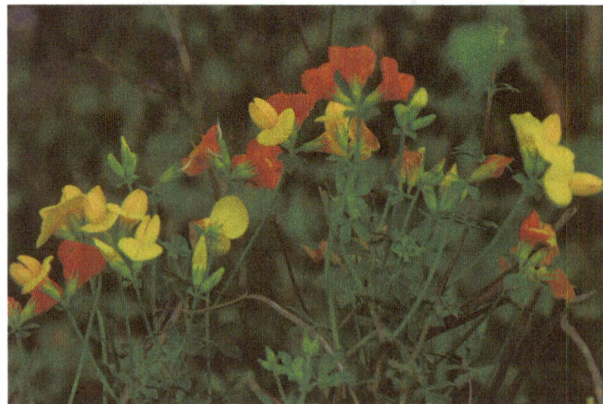

瓣比翼瓣短；雄蕊10枚，二体雄蕊；子房无毛。荚果圆筒形，褐色。

【性味功效】甘，微温。健脾益肾，活血祛风，解毒。

【临床用方】《陕西中草药》治虚劳咳嗽：欛齿花（蜜炙）30g，枇杷芋、羌活各9g。用法：水煎服。

【用法用量】内服：煎汤，3~15g；或研末。

【使用注意】《陕西中草药》：忌生、冷及酸味饮食。

【现代研究】现代临床用于治疗虚劳咳嗽、头晕耳鸣、腰膝酸软、带下、小儿消化不良、痘疹透发不畅、乳腺炎、痛风、跌仆损伤等。

317 楸树（楸木白皮）

【古籍原文】所在有之，今密县梁家冲山谷中多有。树甚高大，其木可作琴瑟，叶类梧桐叶而薄小，叶梢作三角尖叉，开白花。味甘。「救饥」采花煠熟，油盐调食，及将花晒干，或煠或炒，皆可食。

【来　　源】为紫葳科植物楸树*Catalpa bungei* C. A. Mey.的树皮及根皮的韧皮部。

【形态特征】小乔木，高8~12cm。单叶对生；叶

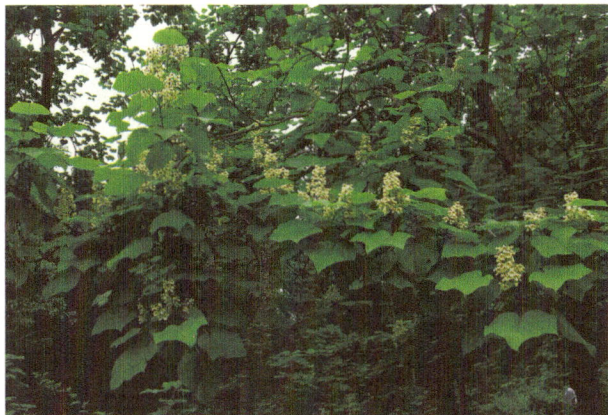

片三角状卵形或卵状长圆形，先端长渐尖，基部截形、阔楔形。顶生伞房状总状花序；花萼圆球形；花冠淡红色；雄蕊4枚，二强雄蕊；子房上位，花柱1枚，柱头2裂。蒴果线形。种子狭长椭圆形。

【性味功效】苦，凉。降逆气，解疮毒。

【古方选录】《太平圣惠方》治白癜风：楸木白皮五斤。用法：上细锉，以水五斗，煎取五升，滤去滓，放于慢火上再煎如糊膏，用不津器收，每取膏抹于患处，日二三上效。

【用法用量】内服：煎汤，3～9g。外用：适量，捣敷；或熬膏涂。

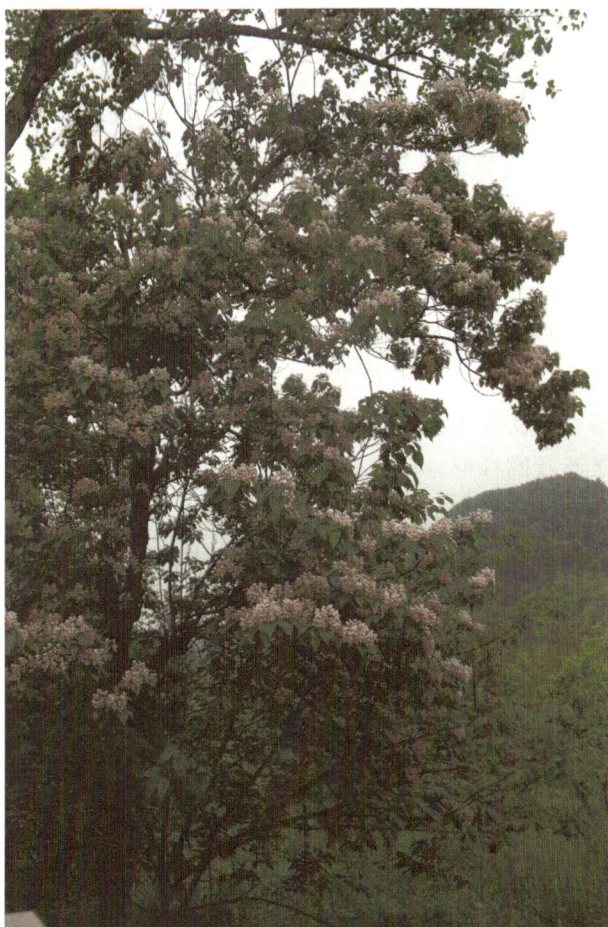

【现代研究】现代临床用于治疗呕吐、咳嗽、痈肿疮疡、痔瘘等。

318 腊梅花（蜡梅花）

【古籍原文】多生南方，今北土亦有之。其树枝条颇类李，其叶似桃叶而宽大，纹脉微粗，开淡黄花。味甘、微苦。「救饥」采花煤熟，水浸淘净，油盐调食。

【来　　源】为蜡梅科植物蜡梅 *Chimonanthus praecox*（L.）Link的花蕾。

【形态特征】落叶灌木，高达4m。叶对生，具短柄；叶片纸质或近革质，卵圆形至卵状椭圆形，先端渐尖，基部圆形至阔楔形，全缘。花先叶开放，芳香；花被多层，螺旋状排列；雄蕊5枚，花丝与花药近等长；雌蕊多数，分离。瘦果包藏于花托内，花托成熟后形成假果，坛状或倒卵状椭圆形。种子1颗。

【性味功效】辛、甘、微苦，凉；有小毒。解暑清热，理气开郁。

【临床用方】①《贵州民间药草》治久咳：蜡梅花9g。用法：泡开水服。②《岭南采药录》治汤火伤：蜡梅花（以）茶油浸（涂）。③《青岛中草药手册》治暑热心烦头昏：蜡梅花6g，扁豆花9g，鲜荷叶9g。用法：水煎服。

【用法用量】内服：煎汤，3～9g。外用：适量，浸油涂；或滴耳。

【使用注意】孕妇慎服。

【现代研究】化学研究显示，蜡梅花的香气成分含量最多的是罗勒烯，其次是芳樟醇、乙酸苄酯、水

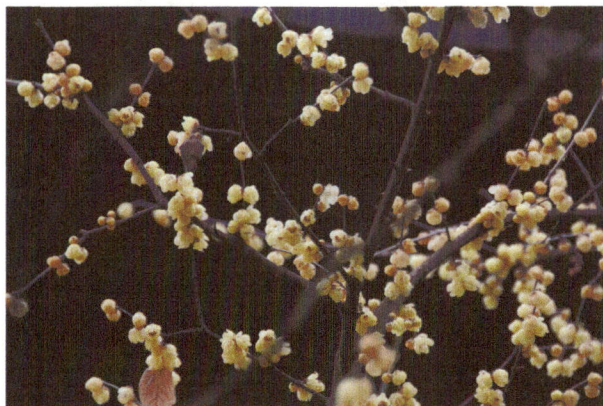

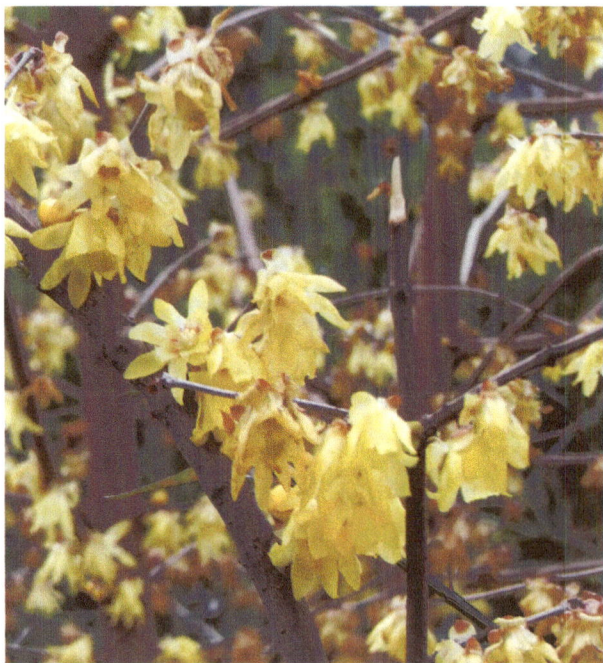

杨酸甲酯、侧伯烯、柠檬烯及苯甲醇；另含红豆杉氰苷、蜡梅苷、α-胡萝卜素、蜡梅碱。药理研究显示，对离体兔肠、子宫有兴奋作用。现代临床用于治疗暑热烦渴、头晕、胸闷脘痞、咽喉肿痛、百日咳、小儿麻疹、烫火伤、冻疮等。

319 马 棘

【古籍原文】生荥阳岗野间。科条高四五尺，叶似夜合树叶而小，又似蒺藜叶而硬，又似新生皂荚科叶，亦小，梢间开粉紫花，形状似锦鸡儿花，微小。味甜。「救饥」采花煠熟，水浸淘净，油盐调食。

【来　　源】为豆科植物马棘*Indigofera pseudotinctoria* Matsum.的根或地上部分。

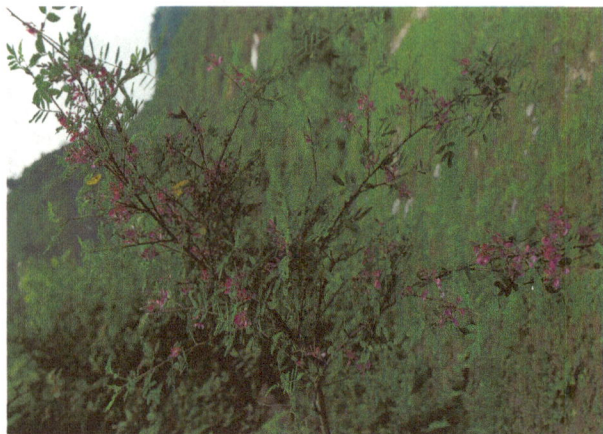

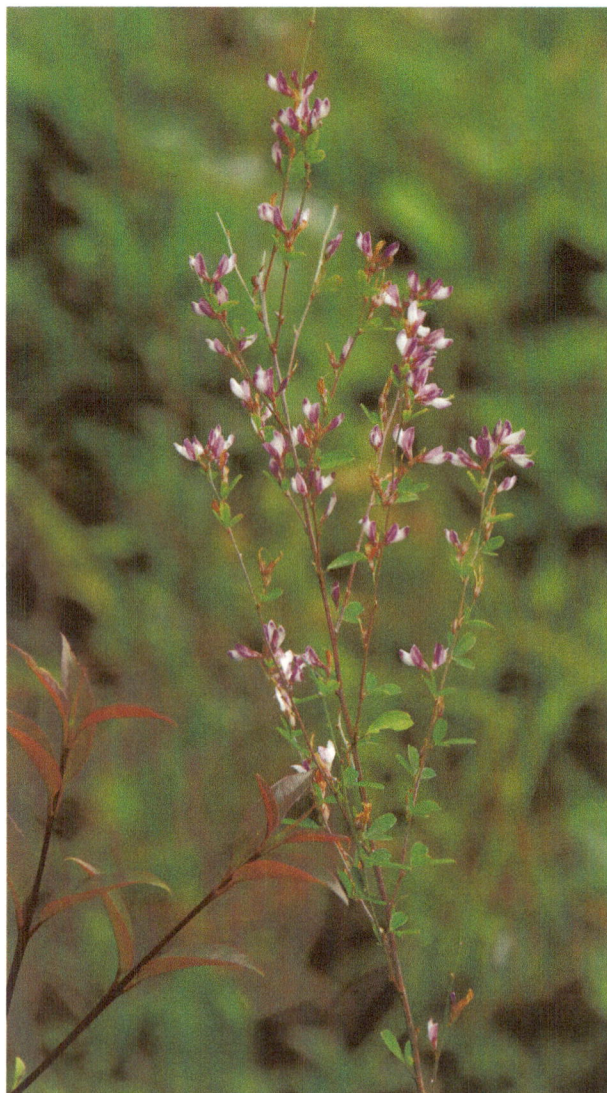

【形态特征】小灌木，高1～3m。茎多分支。叶互生；托叶小，狭三角形，奇数羽状复叶；叶片椭圆形、倒卵形或倒卵状椭圆形，先端圆或微凹。总状花序，花密集；花萼钟形，萼筒长1～2mm，蝶形；花淡红色或紫红色；雄蕊10枚，二体雄蕊。荚果线状圆柱形。种子椭圆形。

【性味功效】苦、涩，平。清热解表，散瘀消积。

【临床用方】①《彝药志》治风热感冒：马棘20～30g。用法：水煎服。②《彝药志》治肺炎高热：马棘20～30g，臭灵丹20g，生石膏25g，野韭菜根15g，土黄柏20g，黄连15g。用法：水煎服。

【用法用量】内服：煎汤，20～30g。外用：适量，鲜品捣敷；或干品或炒炭存性，研末，调敷。

【现代研究】现代临床用于治疗感冒、咳嗽、烧烫伤、疔疮、毒蛇咬伤、跌打损伤、消化不良等。

花叶皆可食

本草原有

320 槐树芽（槐花、槐米）

【古籍原文】本草有槐实。生河南平泽，今处处有之。其木有极高大者，《尔雅》云，槐有数种，叶大而黑者名櫰槐，昼合夜开者名守宫槐，叶细而青绿者但谓之槐，其功用不言有别。开黄花，结实似豆角状。味苦、酸、咸，性寒，无毒。景天为之使。「救饥」采嫩芽煤熟，换水浸淘洗去苦味，油盐调食。或采槐花，炒熟食之。「治病」文具本草木部槐实条下。

【来　　源】为豆科植物槐*Sophora japonica* L.的花及花蕾。

【形态特征】落叶乔木，高8～20m。奇数羽状复叶，互生；托叶镰刀状；小叶片卵状长圆形，先端渐尖具细凸尖，基部宽楔形，全缘。圆锥花序顶生；花萼钟状，5浅裂；花冠蝶形，乳白色；雄蕊10枚，分离，不等长；子房筒状，有细长毛，花柱弯曲。荚果肉质，串珠状。种子1～6颗，肾形。

【性味功效】苦，微寒。凉血止血，清肝明目。

【古方选录】《瑞竹堂经验方》治大肠下血：槐花、荆芥穗等分。用法：为末，酒服一钱匕。

【用法用量】内服：煎汤，5～10g；或入丸、散。外用：适量，煎水熏洗；或研末撒。

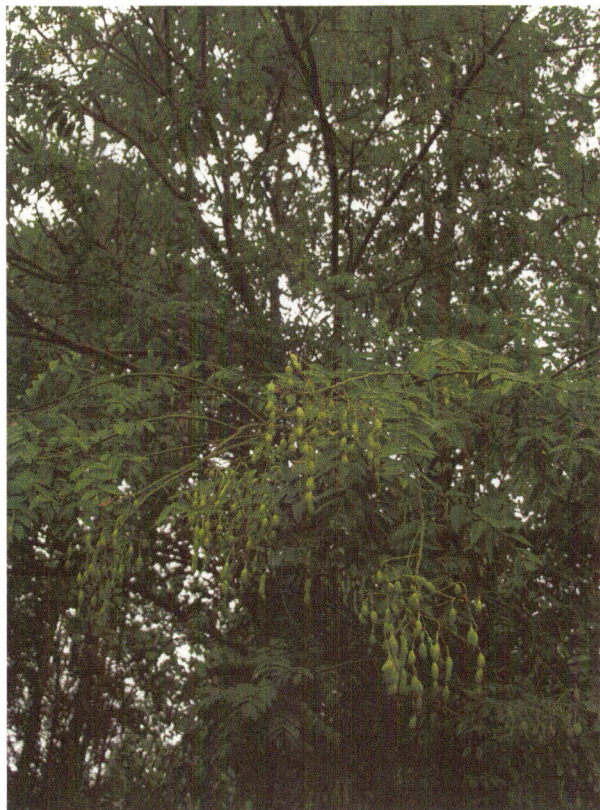

【使用注意】止血宜炒用，清热降火宜生用；脾胃虚寒者及阴虚发热而无实火者慎服。

【现代研究】化学研究显示，含三萜皂苷、黄酮类、白桦酯醇、槐花二醇、鞣质等。药理研究显示，有抗菌、止血、凝血作用。现代临床用于治疗痔疮下血、尿血、崩漏、吐血、衄血、痈肿疮疡、高脂血症、银屑病、颈淋巴结结核、急性乳腺炎等。

花叶实皆可食

新　增

321 棠梨树

【古籍原文】今处处有之，生荒野中。叶似苍术叶，亦有团叶者，有三叉叶者，叶边皆有锯齿，又似女儿茶叶，其叶色颇黚白，开白花，结棠梨如小楝子大。味甘、酸。花叶味微苦。「救饥」采花煤熟食，或晒干磨面作烧饼食亦可。及采嫩叶煤熟，

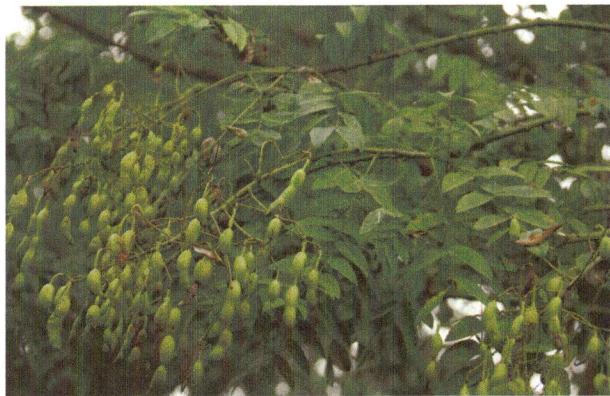

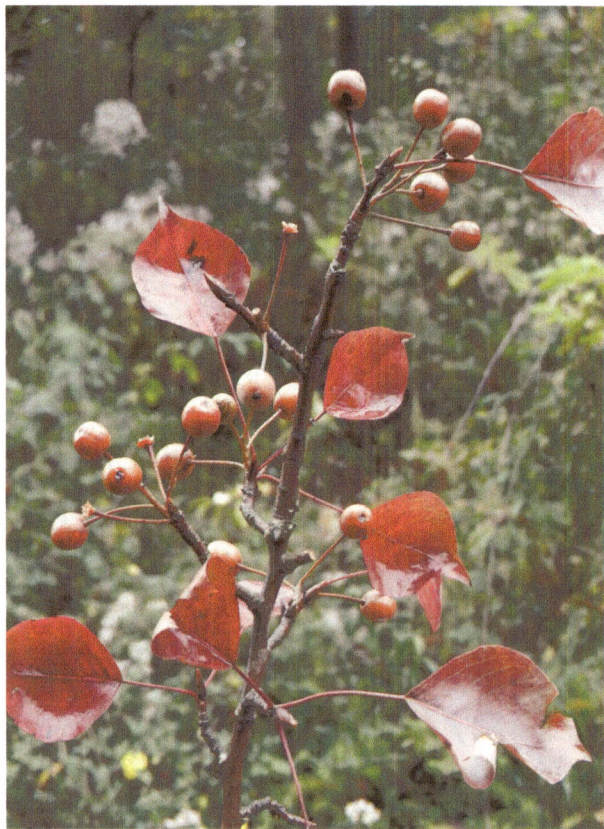

水浸淘净，油盐调食。或蒸晒作茶亦可。其棠梨经霜熟时摘食，甚美。

【来　　源】为蔷薇科植物杜梨*Pyrus betulaefolia* Bunge的果实。

【形态特征】乔木，高达10m。叶互生，短枝上簇生；托叶膜质，线状披针形至长卵形，先端渐尖，基部宽楔形，稀近圆形，边缘有粗锐锯齿。花两性，伞形总状花序，苞片膜质，线形；萼片5片，三角卵形；花瓣5片，宽卵形，白色；雄蕊20枚，花药紫色，花柱2~3枚。果实近球形。

【性味功效】酸、甘、涩，寒。涩肠，敛肺，消食。

【临床用方】①《湖南药物志》治腹泻：（棠梨）

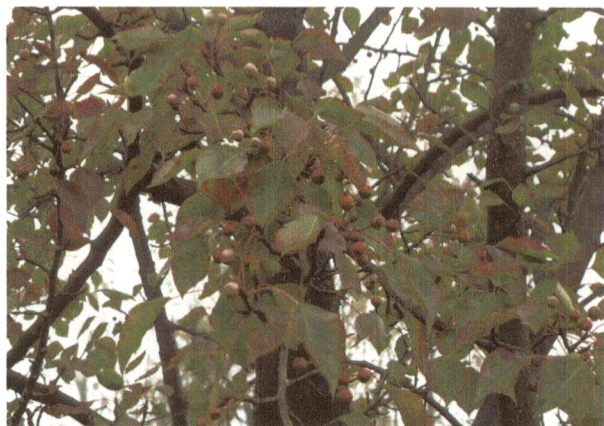

干果30g。用法：水煎服。②《青岛中草药手册》治霍乱吐泻、转筋腹痛：棠梨、木瓜各30g。用法：水煎服。

【用法用量】内服：煎汤，15~30g。

【现代研究】现代临床用于治疗感冒咳嗽、急性胃肠炎腹泻、消化不良等。

322 文冠花（文冠木）

【古籍原文】生郑州南荒野间。陕西人呼为崖木瓜。树高丈许，叶似榆树叶而狭小，又似山茱萸叶，亦细短，开花仿佛似藤花而色白，穗长四五寸，结实状似枳壳而三瓣，中有子二十余颗，如肥皂角子，子中瓤如栗子，味微淡，又似米面。味甘，可食。其花味甜。其叶味苦。「救饥」采花煠熟，油盐调食。或采叶煠熟，水浸淘去苦味，亦用油盐调食。及摘实取子，煮熟食瓤。

【来　　源】为无患子科植物文冠果*Xanthoceras sorbifolia* Bunge的茎或枝叶。

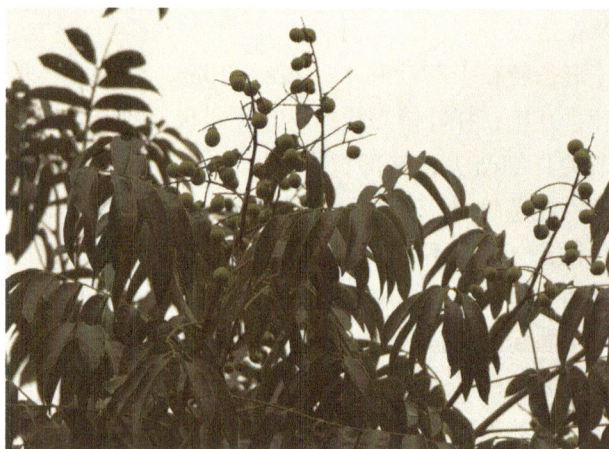

【形态特征】灌木或乔木，高可达8m。奇数羽状复叶，互生，长圆形至披针形，基部楔形，先端锐尖，边缘具尖锐锯齿。花杂性，总状花序，顶生或腋生；萼片5片，椭圆形；花瓣5片，白色，倒卵形，花盘薄而5裂；雄蕊8枚，花丝长而分离；子房长圆形，3室，花柱短肥，柱头3裂。蒴果绿色。种子球形。

【性味功效】甘、微苦，平。祛风除湿，消肿止痛。

【临床用方】《中国民族药志》治风湿热病：文冠木、诃子、川楝子、栀子各等分。用法：研成细

粉，每次3g，每日1～3次，水煎服。

【用法用量】内服：煎汤，3～9g；或熬膏，每次3g。外用：适量，熬膏敷。

【现代研究】化学研究显示，文冠果的表皮茎枝含2α,3β-二氢杨梅树皮素、2α,3β-二氢槲皮素、2β,3β-表儿茶精、2β,3β-表没食子儿茶精等；果含多种成分，如皂苷类、甾醇类、三萜醇类等。现代临床用于治疗急性风湿热、筋骨关节疼痛等。

叶皮及实皆可食

本草原有

323 桑葚树（桑叶）

【古籍原文】本草有桑根白皮。旧不载所出州土，今处处有之。其叶饲蚕，结实为桑葚，有黑白二种，桑之精英尽在于葚。桑根白皮东行根益佳，肥白者良，出土者不可用，杀人。味甘，性寒，无

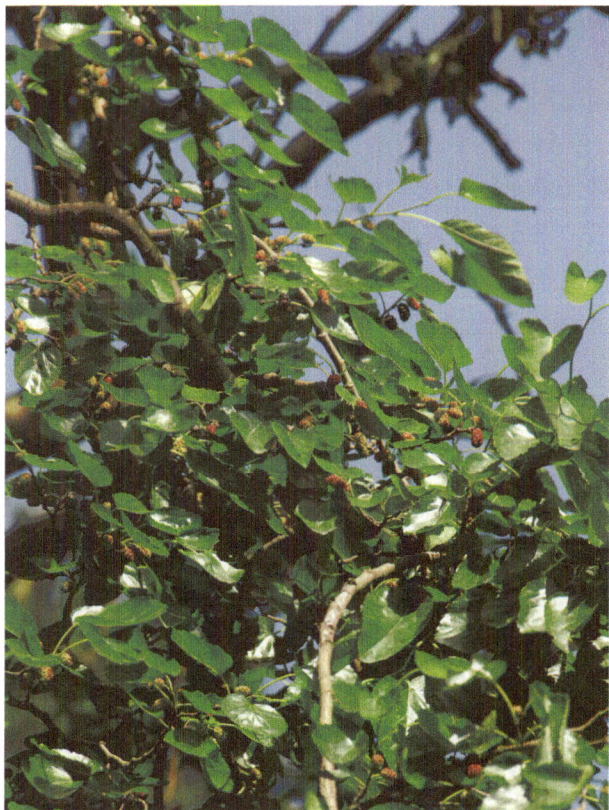

毒。制造忌铁器及铅。叶椏者名鸡桑，最甚入药。续断、麻子、桂心为之使。桑葚味甘，性暖。或云木白皮亦可用。「救饥」采桑葚熟者食之。或熬成膏，摊于桑叶上晒干，捣作饼收藏。或直取葚子晒干，可藏经年。及取葚子清汁置瓶中，封三二日即成酒，其色味似葡萄酒，甚佳。亦可熬烧酒，可藏经年，味力愈佳。其叶嫩老皆可煤食。皮炒干磨面，可食。「治病」文具本草木部桑根白皮条下。

【来　　源】为桑科植物桑*Morus alba* L.的叶。

【形态特征】落叶灌木或小乔木，高3～15m。单叶互生；叶片卵形或宽卵形，先端锐尖或渐尖，基部圆形或近心形，边缘有粗锯齿或圆齿。花单性，雌雄异株，雌、雄花序均排列成穗状柔荑花序，腋生；雄花具花被片4片，雄蕊4枚，中央有不育的雌蕊；雌花具花被片4片，基部合生，柱头2裂。瘦果。种子小。

【性味功效】甘、苦，寒。疏散风热，清肺润燥，清肝明目。

【古方选录】①《温病条辨》桑菊饮：杏仁三钱，连翘一钱五分，薄荷八分，桑叶二钱五分，菊花一钱，苦梗二钱，甘草（生）八分，苇根二钱。用法：水二杯，煮取一杯，日二服。功用：疏风清热，宣肺止咳。主治：太阴风温，但咳，身不甚热，微渴者。②《濒湖集简方》治风眼下泪：腊月不落桑叶适量。用法：煎汤日日温洗；或入芒硝。

【用法用量】内服：煎汤，4.5～9.0g；或入丸、散。外用：适量，水煎洗；或捣敷。

【使用注意】《得配本草》：肝燥者禁用。

【现代研究】化学研究显示，含脱皮固酮、芸香苷、桑苷、槲皮素、异槲皮素、东莨菪碱、东莨菪苷等。药理研究显示，有降血糖、抗菌、抗炎等作用。现代临床用于治疗风热感冒、上呼吸道感染咳嗽、高血压引起的头痛、眼睛肿痛、结膜炎、角膜炎、下肢象皮肿等。

【附】桑枝　桑白皮　桑葚

桑　枝

【来　　源】桑科植物桑的嫩枝。

【性味功效】微苦，平。祛风湿，通经络，行水气，利关节。

【古方选录】《普济本事方》治臂痛：桑枝一小升。用法：细切，炒香，以水三大升，煎取二升，

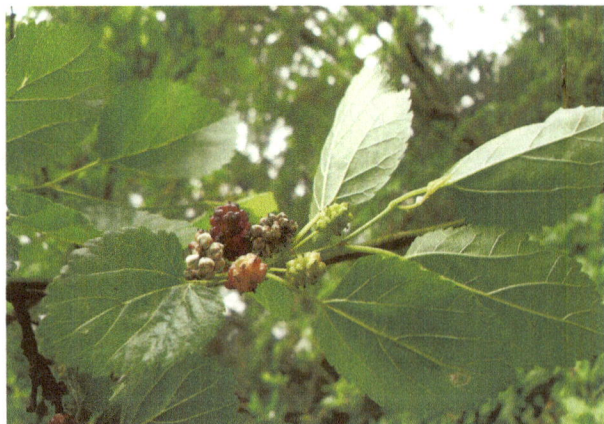

一日服尽，无时。

【用法用量】内服：煎汤，15～30g。外用：适量，煎水熏洗。

【现代研究】化学研究显示，含鞣质、糖分以及黄酮成分等。药理研究显示，有抗炎作用。现代临床用于治疗风湿痹痛、中风半身不遂、水肿脚气、肌体风痒、风湿性关节炎、类风湿性关节炎、强直性脊柱炎、痛风、骨关节炎等。

桑白皮

【来　源】桑科植物桑的根皮。

【性味功效】甘，寒。泻肺平喘，利水消肿。

【古方选录】《小儿要证直诀》泻白散：地骨皮、桑白皮（炒）各一两，甘草（炙）一钱。用法：锉散，入粳米一撮，水二小盏，煎七分，食前服。功用：清泻肺热，止咳平喘。主治：水饮停肺，气急喘嗽。

【用法用量】内服：煎汤，9～15g；或入散剂。外用：适量，捣汁涂；或煎水洗。

【使用注意】泻肺、利水生用，治肺虚咳嗽蜜炙用；肺寒无火者及风寒咳嗽者禁服。

【现代研究】化学研究显示，含多种黄酮衍生物，如桑皮素、桑皮色烯素、桑根皮素等。药理研究显示，有利尿、止咳、降温、降血压、抑制金黄色葡萄球菌等作用。现代临床用于治疗肺热喘咳、水饮停肺、胀满喘急、水肿、脚气、小便不利。

桑　葚

【来　源】桑科植物桑的果穗。

【性味功效】甘、酸，寒。滋阴养血，生津，润肠。

【古方选录】《本草纲目》桑椹酒：椹汁三斗。用法：重汤煮至一斗半，入白蜜二合，酥油一两，生

姜一合，煮令所得，瓶收，每服一合，和酒饮之。亦可以汁熬烧酒，藏之经年，味力愈佳。主治：百种风热。

【临床用方】《闽南民间草药》治心肾衰弱不寐或习惯性便秘：鲜桑葚30～60g。用法：水适量，煎服。

【用法用量】内服：煎汤，10～15g；或熬膏、浸酒；或入丸、散。外用：适量，浸水洗。

【使用注意】脾胃虚寒便溏者禁服。

【现代研究】化学研究显示，含糖、鞣酸、维生素、亚油酸等。药理研究显示，有增强免疫功能的作用。现代临床用于治疗肝肾不足和血虚精亏所致头晕目眩、腰酸耳鸣、须发早白、失眠多梦、津伤口渴、消渴、肠燥便秘、神经衰弱。

324 榆钱树（榆白皮）

【古籍原文】本草有榆皮，一名零榆。生颖川山谷、秦州，今处处有之。其木高大，春时未生叶，其枝条间先生榆荚，形状似钱而薄小，色白，俗呼为榆钱，后方生叶，似山茱萸叶而长，尖艄润泽。榆皮味甘，性平，无毒。「救饥」采肥嫩榆叶煤熟，水浸淘净，油盐调食。其榆钱煮糜羹食佳，但令人多睡。或煠过，晒干备用，或为酱，皆可食。榆皮刮去其上干燥皱涩者，取中间软嫩皮剉碎，晒干，炒焙极干，捣磨为面，拌糠粃草末蒸食，取其滑泽易食。又云，榆皮与檀皮为末，服之令人不饥。根皮亦可捣磨为面食。「治病」文具本草木部榆皮条下。

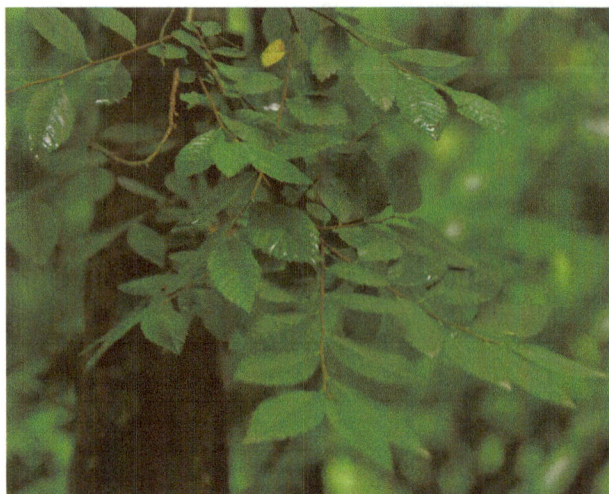

【来　　源】为榆科植物榆*Ulmus pumila* L.的树皮、根皮。

【形态特征】落叶乔木，树干端直，高达20m。叶互生，纸质；托叶早落；叶片倒卵形或椭圆状披针形，先端锐尖或渐尖，基部圆形或楔形。花先叶开放，簇生成聚伞花序，生于叶腋，花被钟形；雄蕊与花被同数，花药紫色；子房扁平，1室，花柱2枚。翅果近圆形或倒卵形，光滑，先端有缺口。种子位于翅果中央。

【性味功效】甘，微寒。利水通淋，祛痰，消肿解毒。

【古方选录】《普济方》治气淋、寒淋、小腹满及手足冷：榆白皮、当归各半两。用法：上细锉，水一大盏，剪六分，去滓，磨入石燕一枚，顿服。

【用法用量】内服：煎汤，9～15g；或研末。外用：适量，水煎洗；或捣敷；或研末调敷。

【使用注意】脾胃虚寒者慎服。

【现代研究】化学研究显示，含β-谷甾醇、豆甾醇等多种甾醇类，也含鞣质、树胶、脂肪油。药理研究显示有抗菌作用。现代临床用于治疗水肿、小便不利、淋浊、带下、咳喘痰多、失眠、内外出血、难产胎死不下、痈疽、秃疮、疥癣、紫癜、白癜风、小儿白秃疮、褥疮等。

【附】榆叶　榆荚仁

榆叶：榆树的叶。味甘，性平。内服：煎汤，5～10g；或入丸、散。外用：适量，煎水洗。功用：清热利尿，安神，祛痰止咳。主治：水肿、小便不利、石淋、尿浊、失眠、暑热困闷、痰多咳嗽、酒渣鼻。

榆荚仁：榆树的果实或种子。味甘、微辛，性平。内服：煎汤，10～15g。外用：适量，研末调敷。功用：健脾安神，清热利水，消肿杀虫。主治：失眠、食欲不振、带下、小便不利、水肿、小儿疳热羸瘦、烫火伤、疮癣。

笋可食

本草原有

325 竹 笋

【古籍原文】本草竹叶有䈽竹叶、苦竹叶、淡竹叶。《本经》并不载所出州土，今处处有之。竹之类甚多，而入药者惟此三种，人多不能尽别。䈽竹坚而促节，体圆而质劲，皮白如霜，作笛者有一种，亦不名䈽竹。苦竹亦有二种，一种出江西及闽中，本极粗大。笋味甚苦，不可啖。一种出江浙，近地亦时有之，肉厚而叶长阔。笋微苦味，俗呼甜苦笋，食所最贵者，亦不闻入药用。淡竹肉薄，节间有粉，南人以烧竹沥者，医家只用此一品。又有一种薄壳者，名甘竹叶，最胜。又有实中竹、篁竹，并以笋为佳，于药无用。凡取竹沥，惟用淡竹、苦竹、䈽竹尔。陶隐居云，竹实出蓝田，江东乃有花而无实，而顷来斑斑有实，状如小麦，堪可为饭。《图经》云，竹笋味甘，无毒。又云寒。

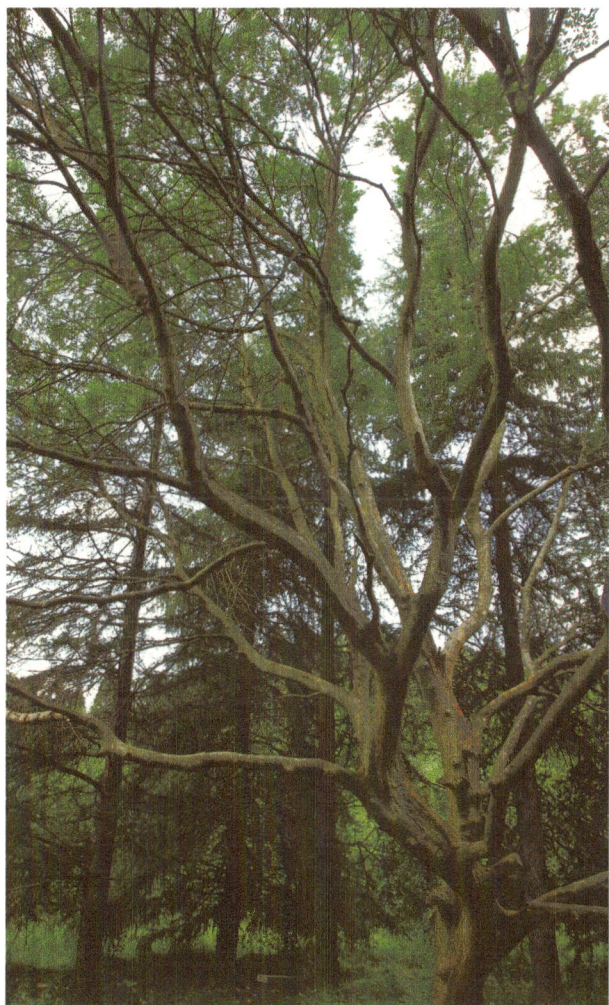

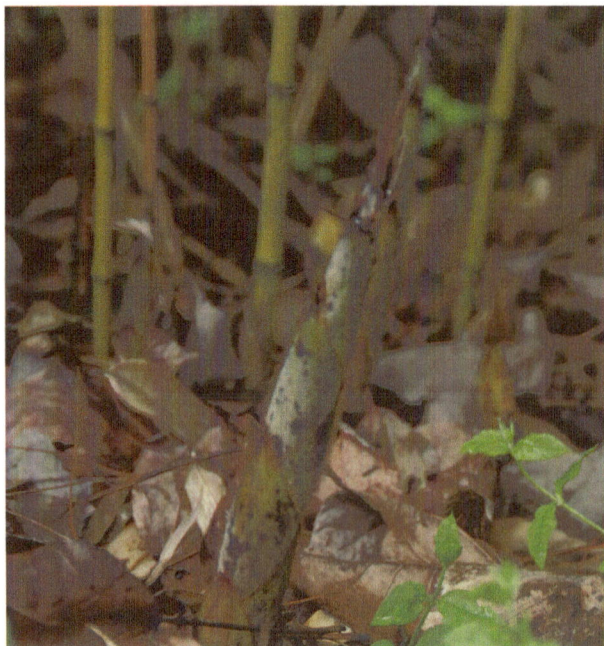

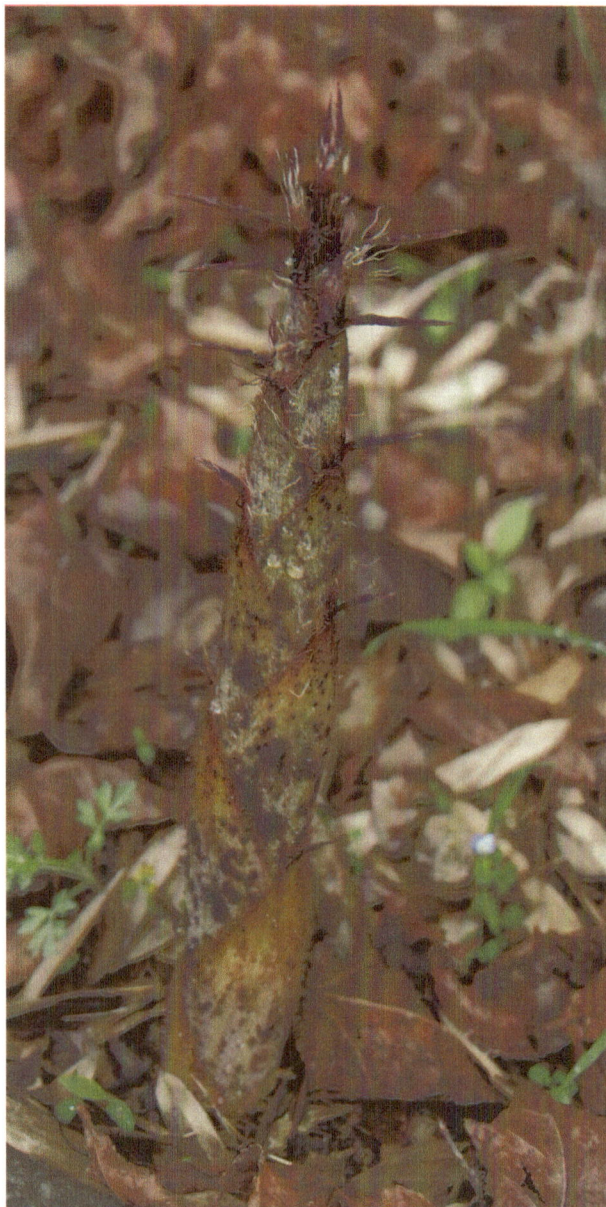

「救饥」采竹嫩笋煤熟，油盐调食。焯过，晒干煤
食尤好。「治病」文具本草木部竹叶条下。

【来　　源】为禾本科植物桂竹*Phyllostachys
bambusoides* Sieb. *et* Zucc.的嫩笋。

【形态特征】秆高10～15m，淡绿色。枝下各节无
芽，秆环平，但分支各节则隆起。节间具猪皮状皮
孔区，秆箨密布褐色斑点或斑块，先端截平，边缘
具较粗须毛。箨舌紫绿色；箨叶带状披针形，平直
下垂，每小枝有2～6片叶，披针形，翠绿色，至冬
季转黄色。生笋味微苦，熟笋无苦味。盛笋期5月
中旬。

【性味功效】淡、微苦，寒。祛风除湿，止咳平
喘，止血。

【用法用量】内服：煎汤，15～30g。

【现代研究】现代临床用于治疗风湿病、四肢筋骨
疼痛、咳嗽气喘、血崩等。

米谷部（二十种）

实可食

新 增

326 野豌豆

【古籍原文】生田野中。苗初就地拖秧而生，后分生茎叉，苗长二尺余，叶似胡豆叶稍大，又似苜蓿叶亦大，开淡粉紫花，结角似家豌豆角，但秕小。味苦。「救饥」采角煮食，或收取豆煮食，或磨面，制造食用，与家豆同。

【来　　源】为豆科植物大巢菜*Vicia sativa* L.的全草或种子。

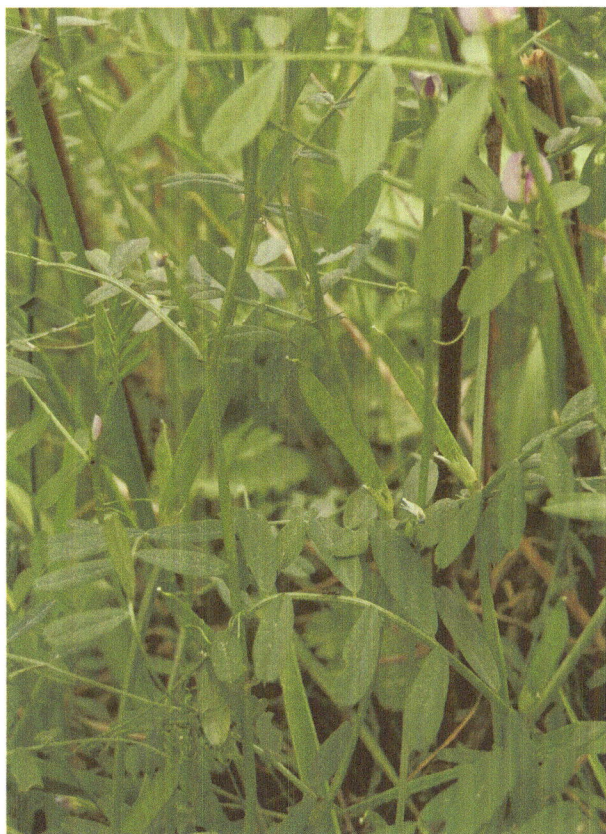

【形态特征】一年生或二年生草本，高25～50cm。偶数羽状复叶，叶轴顶端具卷须；托叶戟形；叶片长圆形或倒披针形，先端截形。总状花序腋生，花梗短，有黄色疏短毛，花冠深紫色或玫红色；花萼钟状，萼齿5枚，披针形，渐尖，有白色疏短毛；雄蕊10枚，二体雄蕊；子房无柄，花柱短，柱头头状。荚果线形，扁平，成熟时棕色。种子圆球形，棕色。

【性味功效】甘、辛，寒。益肾，利水，止血，止咳。

【临床用方】《青岛中草药手册》治阴囊湿疹：野豌豆30g，艾叶15g，防风15g。用法：水煎服，或趁热熏洗。

【用法用量】内服：煎汤，15～30g。外用：适量，水煎洗；或捣敷。

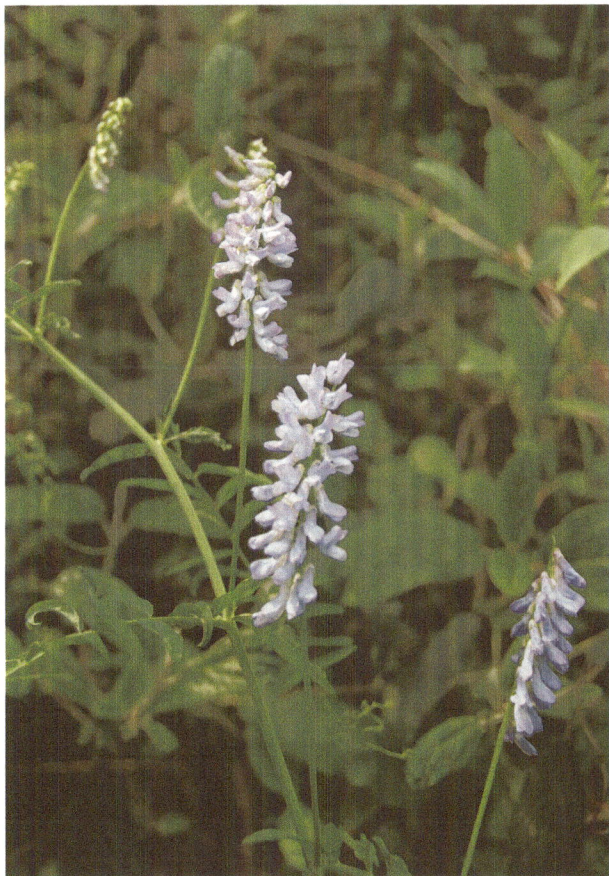

【现代研究】化学研究显示，全草含维生素、黄酮类、甾类、香豆素类等成分；种子含多种氨基酸、胺类、卵磷脂、蛋白质等；根含聚-β-羟基丁酸。现代临床用于治疗腰痛、遗精、黄疸、水肿、疟疾、鼻衄、心悸、咳嗽痰多、月经不调、疮疡肿毒等。

327 䝁豆（稆豆）

【古籍原文】生平野中，北土处处有之。茎蔓延附草木上，叶似黑豆叶而窄小，微尖，开淡粉紫花，结小角，其豆似黑豆，形极小。味甘。「救饥」打取豆，淘洗净，煮食。或磨为面，打饼蒸食皆可。

【来　源】为豆科植物野大豆Glycine soja Sieb. et Zucc.的种子。

【形态特征】一年生缠绕草本。茎细瘦。三出复叶，薄纸质；顶生小叶卵状披针形，先端急尖，基部圆形；托叶卵状披针形，急尖；小托叶狭披针形。总状花序腋生，花梗密生黄色长硬毛；花萼钟

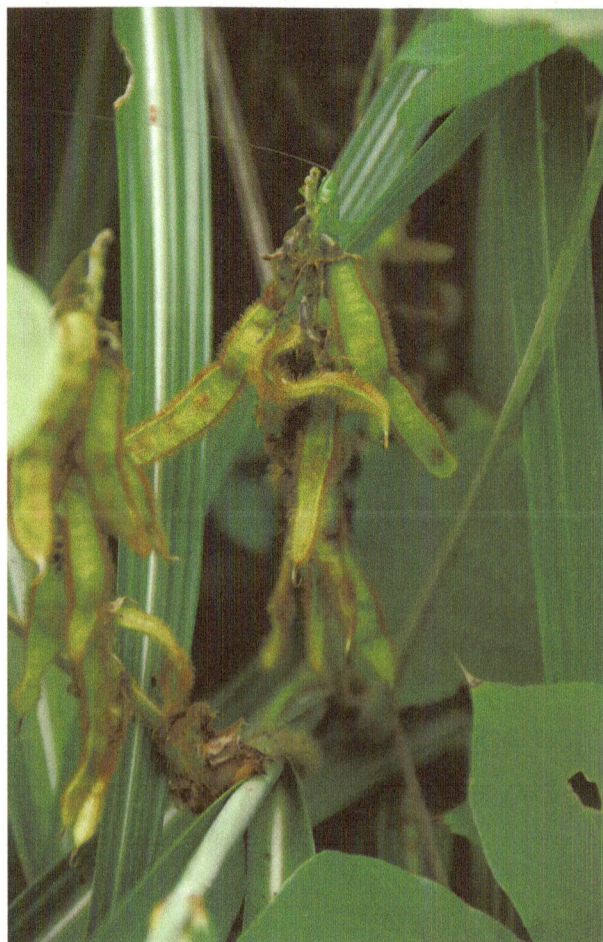

状，萼齿5枚，披针形，花冠紫红色。荚果长椭圆形，密生黄色长硬毛。种子2～4颗，黑色。

【性味功效】甘，凉。补益肝肾，祛风解毒。

【古方选录】《奇方类编》治盗汗：莲子七个，黑枣七个，浮麦一合，稆豆二合。用法：水煎服。

【用法用量】内服：煎汤，9～15g；或入丸、散。

【使用注意】本品润燥滑肠，故脾虚泄泻者慎服。

【现代研究】现代临床用于治疗腰痛、风湿病、筋骨关节疼痛、盗汗、消渴、小儿消化不良、皮肤痈肿等。

328 山扁豆

【古籍原文】生田野中。小科苗高一尺许，梢叶似蒺藜叶微大，根叶比苜蓿叶颇长，又似初生豌豆叶，开黄花，结小匾角儿。味甜。「救饥」采嫩角煤食，其豆熟时，收取豆煮食。

【来　源】为豆科植物含羞草决明Cassia mimosoides L.的全草。

【形态特征】一年生或多年生亚灌木状草本，高30～60cm。叶互生，偶数羽状复叶；托叶线状锥形；叶片线状镰形，先端短急尖。花腋生，单朵或数朵排成总状，总花梗顶端有2片苞片；萼片5片，披针形；花黄色；花瓣5片；雄蕊8～10枚；子房线形。荚果镰形，被毛。种子10～16颗。

【性味功效】甘、微苦，平。清热解毒，健脾利湿，通便。

【临床用方】①《贵州草药》治黄疸：山扁豆60g，地星宿15g。用法：水煎服。②《贵州草药》

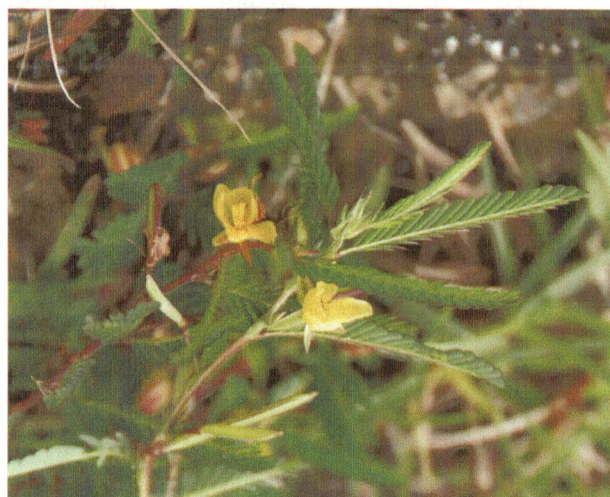

治水肿和淋证：山扁豆、萹蓄各60g。用法：水煎服。

【用法用量】内服：煎汤，9~18g。外用：适量，研末调敷。

【使用注意】过量服用引起腹泻；孕妇多食引起流产，忌用。

【现代研究】化学研究显示，地上部分含正三十一烷醇，茎叶含大黄酚。现代临床用于治疗黄疸、中暑吐泻、小儿消化不良、水肿、小便不利、习惯性便秘、皮肤疔疮痈肿、毒蛇咬伤、肺脓肿、漆疮等。

329 回回豆

【古籍原文】又名那合豆。生田野中。茎青，叶似蒺藜叶，又似初生嫩皂荚叶，而有细锯齿，开五瓣淡紫花，如蒺藜花样，结角如杏仁样而肥，有豆如牵牛子，微大。味甜。「救饥」采豆煮食。

【来　　源】为豆科草本植物鹰嘴豆Cicer arietinum L.的种子。

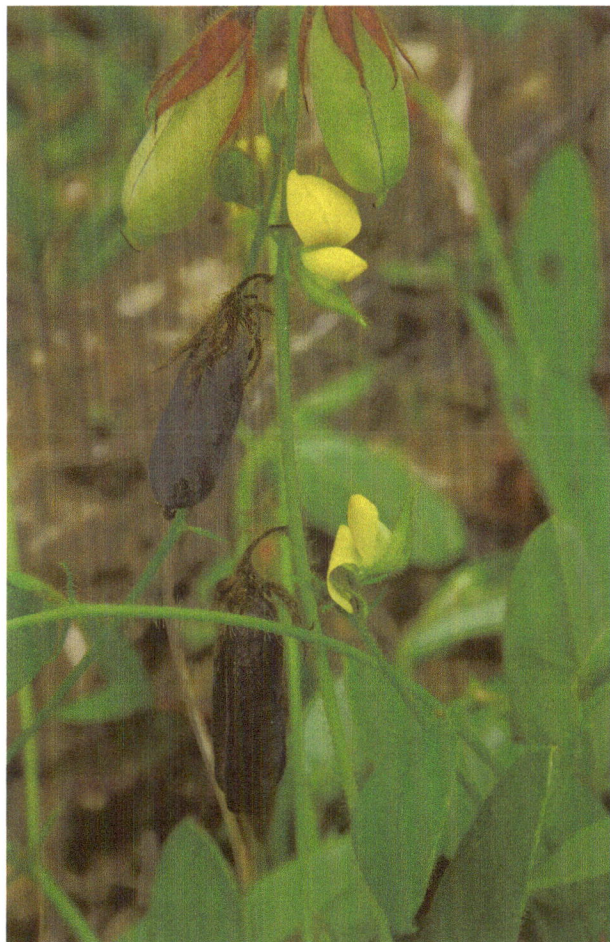

【形态特征】一年生草本，高25~50cm。奇数羽状复叶互生，有柄；托叶大而明显，小叶对生或互生；叶片卵形、倒卵形或椭圆形，先端尖，基部圆形，边缘有密锯齿。花单生叶腋；花萼浅钟状，萼片5片，线形或披针形；花冠蝶形，白色或淡紫色；雄蕊10枚，花柱内弯。荚果卵球形，膨胀，淡黄色。种子1~2颗，球形。

【性味功效】甘，平。清热解毒。

【用法用量】内服：煎汤，10~30g；或做食品，适量。

【现代研究】化学研究显示，种子含蛋白质、脂肪油、淀粉、矿物质和粗纤维等；发芽种子含异黄酮成分。现代临床用于治疗口渴、肝炎、皮肤痈疖等。

330 胡　豆

【古籍原文】生田野间。其苗初揭地生，后分茎叉，叶似苜蓿叶而细，茎叶梢间开淡葱白褐花，结小角，有豆如荙豆状。味甜。「救饥」采取豆煮食，或磨面食，皆可。

【现代研究】原文图文过于简略，现代研究暂时无法确定原植物品种。

331 蚕　豆

【古籍原文】今处处有之，生田园中。科苗高二尺许，茎方，其叶状类黑豆叶而团长光泽，纹脉竖直，色似豌豆，颇白，茎叶梢间开白花，结短角，其豆如豇豆而小，色赤。味甜。「救饥」采豆煮食。炒食亦可。

【来　　源】为豆科植物蚕豆Vicia faba L.的种子。

【形态特征】越年生或一年生草本，高30~180cm。茎直立。偶数羽状复叶；托叶大，小叶2~6片；叶片椭圆形或广椭圆形至长圆形，先端圆形或钝，全缘。总状花序腋生或单生；花萼钟状，5裂；花冠蝶形，白色，具红紫色斑纹；雄蕊10枚，二体雄蕊；子房无柄。荚果长圆形。种子2~4颗，椭圆形。

【性味功效】甘、微辛，平。健脾利水，解毒消肿。

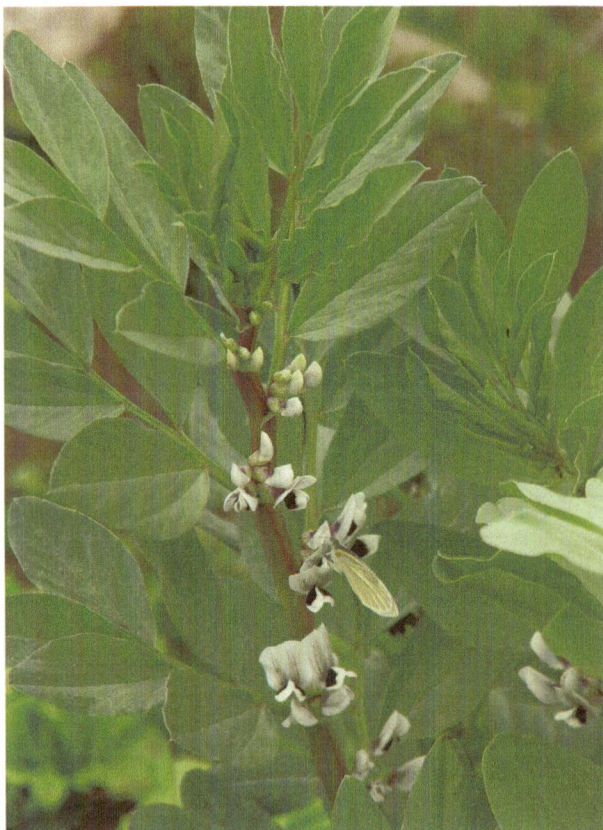

【古方选录】《指南方》治膈食：蚕豆适量。用法：磨粉，红糖调食。

【临床用方】《湖南药物志》治水肿：蚕豆60g，冬瓜皮60g。用法：水煎服。

【用法用量】内服：煎汤，30～60g；或研末；或做食品。外用：适量，捣敷；或烧灰敷。

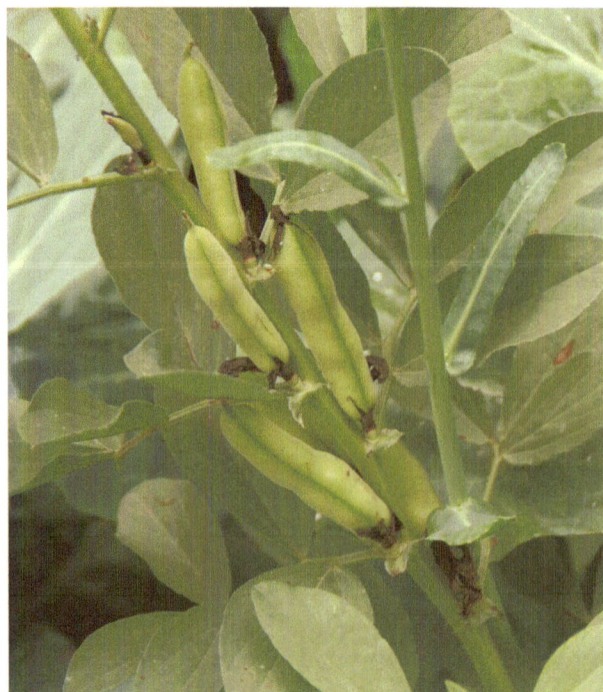

【使用注意】内服不宜过量，过量易致食积腹胀；对本品过敏者禁服。

【现代研究】化学研究显示，含卵磷脂、磷脂酰乙醇胺、磷脂酰肌醇、胆碱、维生素C等。现代临床用于治疗食积不化、水肿、疮毒等。

332 山菉豆（山豆根）

【古籍原文】生辉县太行山车箱冲山野中。苗茎似家菉豆茎微细，叶比家菉豆叶狭窄尖䂞，开白花，结角亦瘦小，其豆黪绿色。味甘。「救饥」采取其豆煮食，或磨面摊煎饼食，亦可。

【来　　源】为豆科植物花木蓝*Indigofera kirilowii* Maxim. ex Palibin的根。

【形态特征】小灌木，高30～100cm。茎直立。叶互生；托叶披针形，奇数羽状复叶；叶片宽卵形、菱状卵形或椭圆形，先端急尖，基部宽楔形，全缘。总状花序腋生；花萼短管状，5齿裂；花冠蝶形，淡红色，稀白色；雄蕊10枚；子房无柄。荚果线状圆柱形。种子数粒，长圆形。

【性味功效】苦，寒。清热利咽，解毒，通便。

【现代用方】①《安徽中草药》治热结便秘：山豆根15g。用法：水煎服。②《安徽中草药》治痔疮：山豆根15g，猪大肠适量。用法：水煮至肉

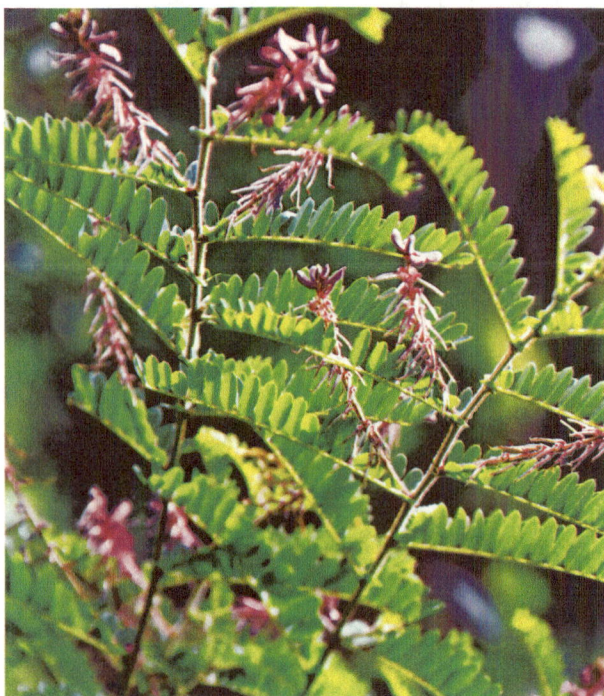

烂，食肉喝汤。

【用法用量】内服：煎汤，15～30g。外用：适量，研末敷，捣汁搽。

【现代研究】现代临床用于治疗暑温、热结便秘、咽喉肿痛、肺热咳嗽、黄疸、痔疮、秃疮、蛇虫犬咬伤、痔疮肿痛。

叶及实皆可食
本草原有

333 荞麦苗（荞麦）

【古籍原文】处处种之。苗高二三尺许，就地科叉生，其茎色红，叶似杏叶而软，微艄，开小白花，结实作三棱蒴儿。味甘平，性寒，无毒。「救饥」采苗叶煤熟，油盐调食。多食微泻。其麦或蒸，使气馏于烈日中，晒令口开，舂取仁煮作饭食，或磨为面，作饼蒸食皆可。「治病」文具本草米谷部条下。

【来　　源】为蓼科植物荞麦*Fagopyrum esculentum* Moench.的种子。

【形态特征】一年生草本，高40～100cm。茎直立。叶互生；叶片三角形或卵状三角形，先端渐尖，基部心形或戟形，全缘。花序总状或呈圆锥

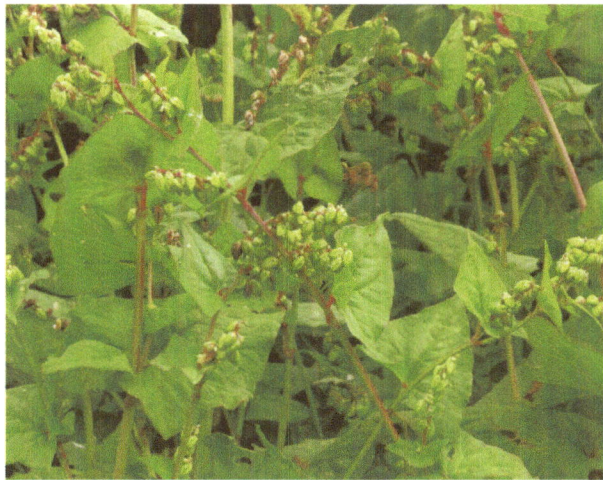

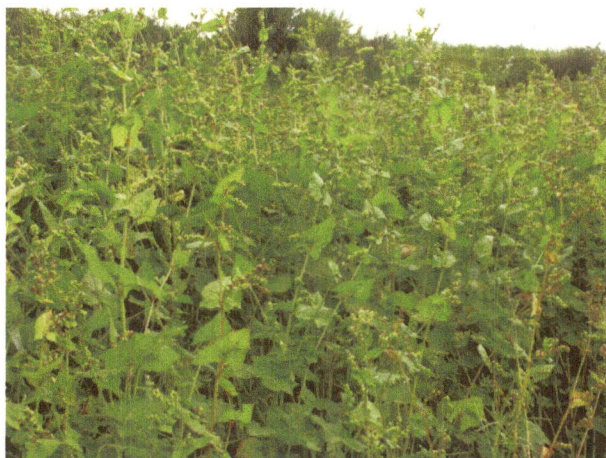

状，顶生或腋生，花梗长；花淡红色或白色，密集，花被5深裂；雄蕊8枚，短于花被，花柱3枚，柱头头状。瘦果卵形，顶端渐尖，黄褐色，光滑。

【性味功效】甘、微酸，寒。健脾消积，下气宽肠，解毒敛疮。

【古方选录】①《简便单方》治绞肠痧痛：荞麦面一撮。用法：炒黄，水煎服。②《方症汇要》治盗汗：荞麦粉。用法：早晨作汤圆，空心服，不用油盐。

【用法用量】内服：入丸、散；或制面服食。外用：适量，研末掺；或调敷。

【使用注意】不宜久服；脾胃虚寒者禁服。

【现代研究】化学研究显示，含槲皮素、槲皮苷、金丝桃苷、芸香苷、类胡萝卜素、叶绿素等。药理研究显示，有降血压、降血脂、降血糖等作用。现代临床用于治疗消化不良腹泻、痢疾、带下、自汗、盗汗、疱疹、丹毒、烫火伤、脚鸡眼等。

【附】荞麦秸

荞麦秸为荞麦的茎叶。味酸，性寒。内服：煎汤，10～15g。外用：适量，烧灰淋汁熬膏涂；或研末调敷。功用：下气消积，清热解毒，止血，降血压。主治：噎食、消化不良、痢疾、白带、痈肿、烫伤、咯血、紫癜、高血压、糖尿病并发视网膜炎。脾胃虚寒者慎服。

334 御米花（罂子粟）

【古籍原文】本草名罂子粟，一名象谷，一名米囊，一名囊子。处处有之。苗高一二尺，叶似靛叶色而大，边皱，多有花叉，开四瓣红白花，亦有千

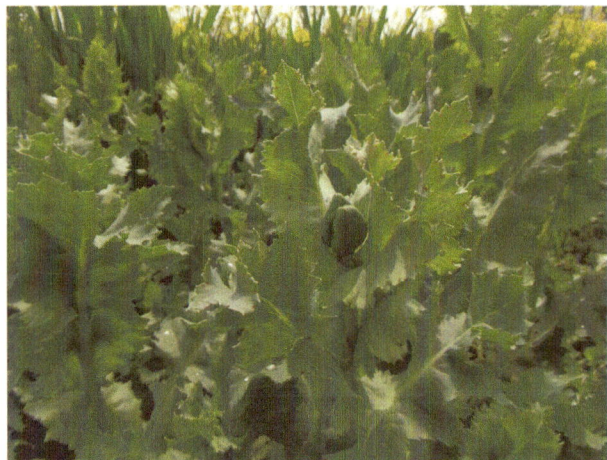

叶花者，结壳似舴艋头，壳中有米粒数千粒，似葶苈子，色白，隔年种则佳。米味甘，性平，无毒。「救饥」采嫩叶煠熟，油盐调食。取米作粥，或与面作饼，皆可食。其米和竹沥煮粥，食之极美。「治病」文具本草米谷部罂子粟条下。

【来　　源】为罂粟科植物罂粟*Papaver somniferum* L.的种子。

【形态特征】一年生或二年生草本，高30～60cm。茎直立。叶互生，无托叶；叶片先端渐尖或钝，基部心形，边缘为不整齐的波状锯齿。花单一，顶生；萼片2片，长椭圆形或阔卵形，绿色；花瓣4片，近圆形或近扇形，白色、粉红色、红色至紫色；雄蕊多数，花丝纤细，花药黄色；雌蕊1枚；子房长卵圆形，柱头5～18枚。蒴果球形或长圆状椭圆形。种子多数，细小，肾形。

【性味功效】甘，平。健脾开胃，清热利水。

【古方选录】《圣济总录》万灵汤：罂子粟（炒赤）半斤，甘草（炙，锉）一两。用法：上二味，粗捣筛，每服五钱匕，水一盏半，煎至八分，去

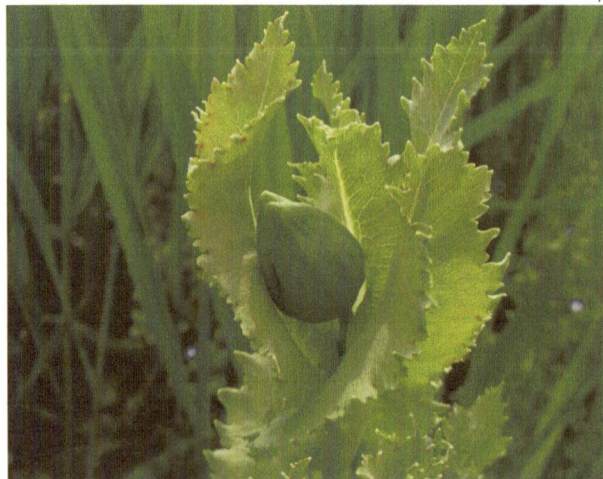

滓，临卧空温服。主治：赤白泻痢，腹脏疼痛，里急后重；并治疝气。

【用法用量】内服：煎汤，3～6g；或入丸、散。

【使用注意】脾胃有寒者慎服。

【现代研究】化学研究显示，含少量罂粟碱、吗啡。药理研究显示，有镇静、催眠、呼吸抑制、镇咳等作用。现代临床用于治疗腹泻、痢疾、咳喘等。

335　赤小豆

【古籍原文】本草旧云江淮间多种莳，今北土亦多有之。苗高一二尺，叶似豇豆叶微团艄，开花似豇豆花微小，淡银褐色，有腐气，人故亦呼为腐婢，结角比菉豆角颇大，角之皮色微白带红，其豆有赤、白、鼍色三种。味甘、酸，性平，无毒。合鲊食成消渴，为酱合鲊食成口疮，人食则体重。「救饥」采嫩叶煠熟，水淘洗净，油盐调食，明目。豆角亦可煮食。又法，亦小豆一升半，炒大豆黄一升半，焙，二味捣末，每服一合，新水下，日三服，尽三升，可度十一日不饥。又说，小豆食之，逐津液，行小便，久服则虚人，令人黑瘦枯燥。「治病」文具本草米谷部条下。

【来　　源】为豆科植物赤小豆*Phaseolus calcalatus* Roxb.的成熟种子。

【形态特征】一年生半攀缘草本。茎高达1.8m，密生倒毛。三出复叶，叶柄长8~16cm；托叶披针形，小叶披针形或卵状披针形，先端渐尖，基部阔三角形或近圆形，全缘或3浅裂，两面无毛。总状花序腋生，小花多；花萼短钟状，5齿；花冠蝶

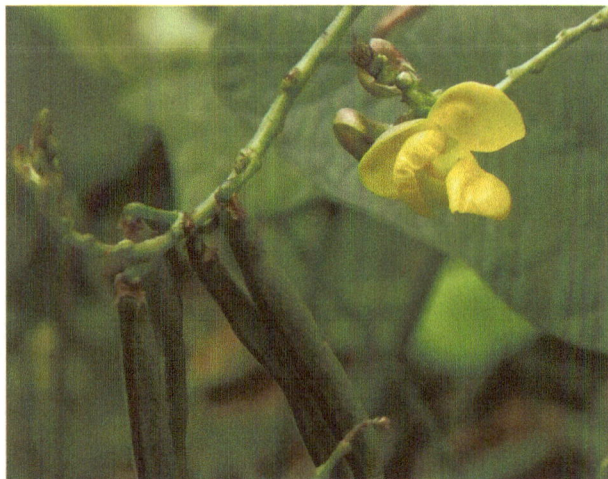

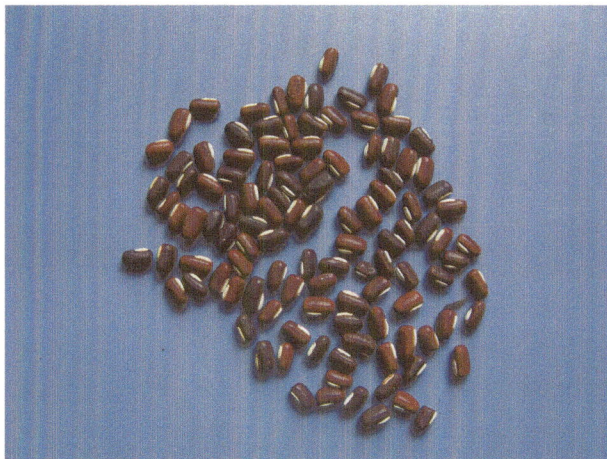

形，黄色；旗瓣肾形，龙骨瓣狭长；雄蕊10枚，二体雄蕊；花柱线形。荚果扁圆状线形。种子6~10颗。

【性味功效】 甘、酸，微寒。利水消肿退黄，清热解毒消痈。

【古方选录】 《肘后方》治卒大腹水病：白茅根一大把，赤小豆三升。用法：煮取干，去茅根食豆，水随小便下。

【用法用量】 内服：煎汤，10~30g；或入散。外用：适量，生研调敷；或煎汤洗。

【使用注意】 阴虚津伤者慎用。

【现代研究】 化学研究显示，含糖类、三萜皂苷、蛋白质、脂肪、碳水化合物、粗纤维、维生素B$_2$、烟酸等。现代临床用于治疗水肿、黄疸、便血、肿毒疮疡、癣疹等。

336 山丝苗（火麻仁、麻子仁）

【古籍原文】 本草有麻蕡，一名麻勃，一名苧，一名麻母。生太山川谷，今皆处处有之，人家园圃中多种莳，绩其皮以为布。苗高四五尺，茎有细线楞，叶形状似柳叶，而边皆有叉牙锯齿，每八九叶攒生一处，又似荆叶而狭，色深青，开淡黄白花，结实小如菉豆颗而匾。《图经》云："麻蕡，此麻上花勃勃者。"味辛，性平，有毒。麻子味甘，性平、微寒，滑利，无毒。入土者损人。畏牡蛎、白薇，恶茯苓。「救饥」采嫩叶煤熟，换水浸去邪恶气味，再以水淘洗净，油盐调食。不可多食，亦不可久食，动风。子可炒食，亦可打油用。「治病」文具本草米谷部麻蕡条下。

【来　　源】 为桑科植物大麻 *Cannabis sativa* L.的种仁。

【形态特征】 一年生草本，高1~3m。叶掌状全裂，裂片披针形或线状披针形，先端渐尖，基部狭楔形；托叶线形。雄花序长达25cm；花黄绿色；花被片5片；雄蕊5枚，花丝极短，花药长圆形；雌花绿色，花被片1片，紧包子房；子房近球形，外面包于苞片。瘦果为宿存黄褐色苞片所包，果皮坚脆。

【性味功效】 甘，平。润燥滑肠，利水通淋，活血。

【古方选录】 《伤寒论》麻子仁丸：麻子仁二升，芍药半升，枳实（炙）半斤，大黄（去皮）一斤，厚朴（炙，去皮）一尺，杏仁（去皮、尖，熬，别作脂）一升。用法：上六位，蜜和丸，如梧桐子大，饮服十丸，日三服，渐加，以知为度。功用：润肠泄热，行气通便。主治：伤寒趺阳脉浮而涩，浮则胃气强，涩则小便数，浮涩相搏，大便则硬，其脾为约（脾约证）。

【用法用量】 内服：煎汤，10~15g；或入丸、散。外用：适量，捣敷；或煎水洗。

【使用注意】 脾肾不足之便溏、阳痿、遗精、带下者慎服。

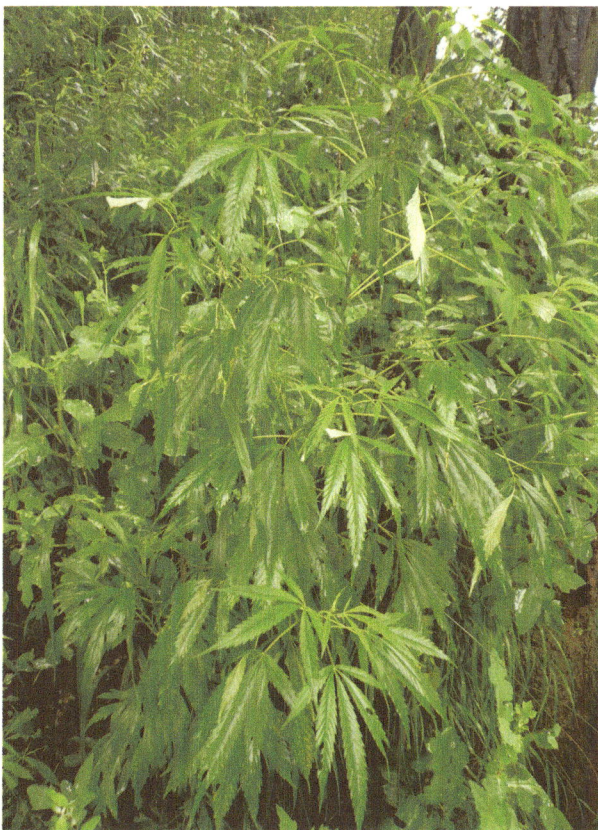

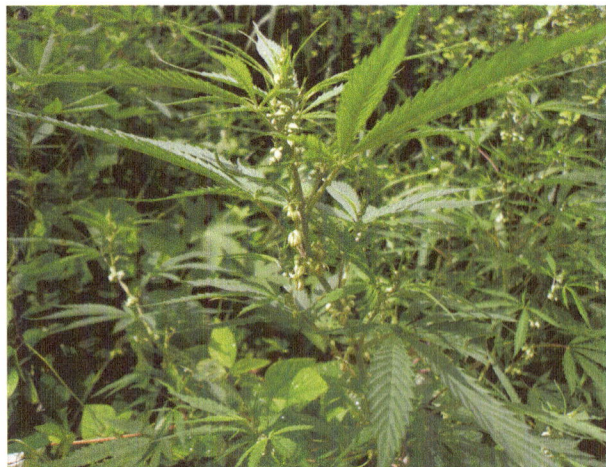

【现代研究】化学研究显示，含胡芦巴碱、脂肪油、玉蜀黍嘌呤等。药理研究显示，有降血压、降胆固醇等作用。现代临床用于治疗肠燥便秘、水肿、痢疾、月经不调、疮癣、丹毒等。

337 油子苗（胡麻）

【古籍原文】本草有白油麻，俗名脂麻。旧不著所出州土，今处处有之，人家园圃中多种。苗高三四尺，茎方，宽面四楞，对节分生枝叉，叶似苏子叶而长，尖䔖，边多花叉，叶间开白花，结四棱蒴儿，每蒴中有子四五十余粒。其子味甘、微苦，生则性大寒，无毒，炒熟则性热，压笮为油，大寒。「救饥」采嫩叶煠熟，水浸淘洗净，油盐调食。其子亦可炒熟食，或煮食及笮为油食，皆可。「治病」文具本草米谷部白油麻条下。

【来　　源】为胡麻科植物芝麻*Sesamum indicum* L.的种子。

【形态特征】一年生草本，高80～180cm。茎直立，四棱形。叶对生，或上部者互生，叶片卵形、长圆形或披针形，先端急尖或渐尖，基部楔形。花单生；花萼稍合生，绿色，5裂，裂片披针形；花冠筒状，唇形，白色，裂片圆形；雄蕊4枚，着生于花冠筒基部，花药黄色；雌蕊1枚；心皮2枚；子房圆锥形，花柱线形，柱头2裂。蒴果椭圆形。种子多数，卵形。

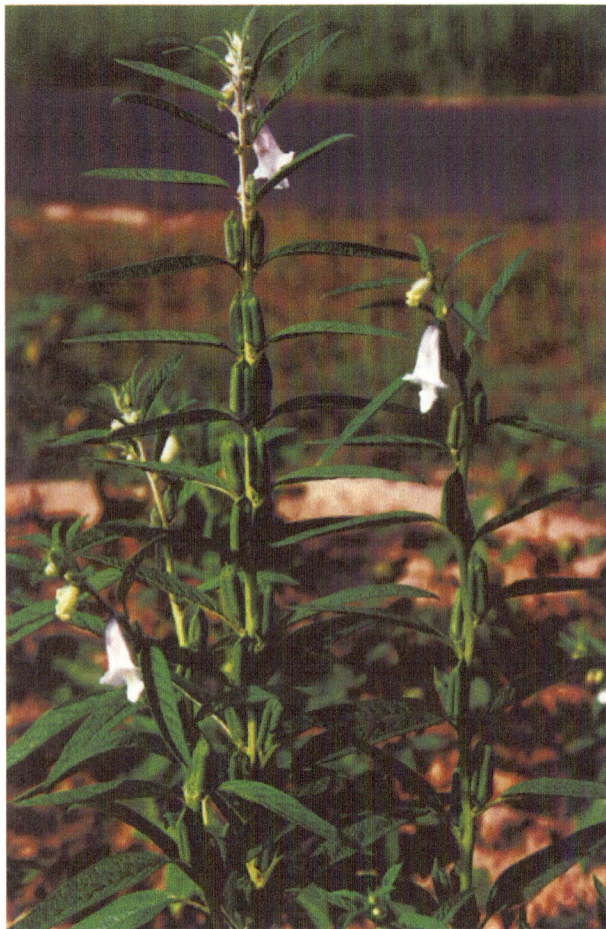

【性味功效】甘，平。补益肝肾，养血益精，润肠通便。

【古方选录】①《千金要方》治白发还黑：胡麻适量。用法：九蒸九曝，末之，以枣膏丸服之。②《千金要方》治小便尿血：胡麻三升。用法：杵末，以东流水二升浸一宿，平旦绞汁，顿热服。

【用法用量】内服：煎汤，9～15g；或入丸、散。外用：适量，捣敷；或煎水洗。

【使用注意】便溏者禁服。

【现代研究】化学研究显示，含脂肪油、芝麻苷、蛋白质、车前糖、芝麻糖等。药理研究显示，有降血糖、延缓衰老的作用。现代临床用于治疗年老头晕耳鸣、腰脚痿软、须发早白、肌肤干燥、便秘、痈疮、湿疹、烫火伤、痔疮、白癜风等。

根及实皆可食

新　增

338 黄豆苗（大豆、黑大豆）

【古籍原文】今处处有之，人家田园中多种。苗高一二尺，叶似黑豆叶而大，结角比黑豆角稍肥大。其叶味甘。「救饥」采嫩叶煠熟，水浸淘净，油盐调食。或摘角煮食，或收豆煮食，及磨为面食，皆可。

【来　源】为豆科植物大豆*Glycine max*（L.）Merr.的黑色种子。

【形态特征】一年生草本，高50～80cm。茎直立或上部蔓性，密生黄色长硬毛。三出复叶；托叶小，披针形；小叶3片，卵形、广卵形或狭卵形，全缘。总状花序短阔，腋生；花白色或紫色；花萼绿色，钟状，先端5齿裂；雄蕊10枚；子房线状椭圆形，花柱短，柱头头状。荚果长方状披针形。种子卵圆形或近于球形。

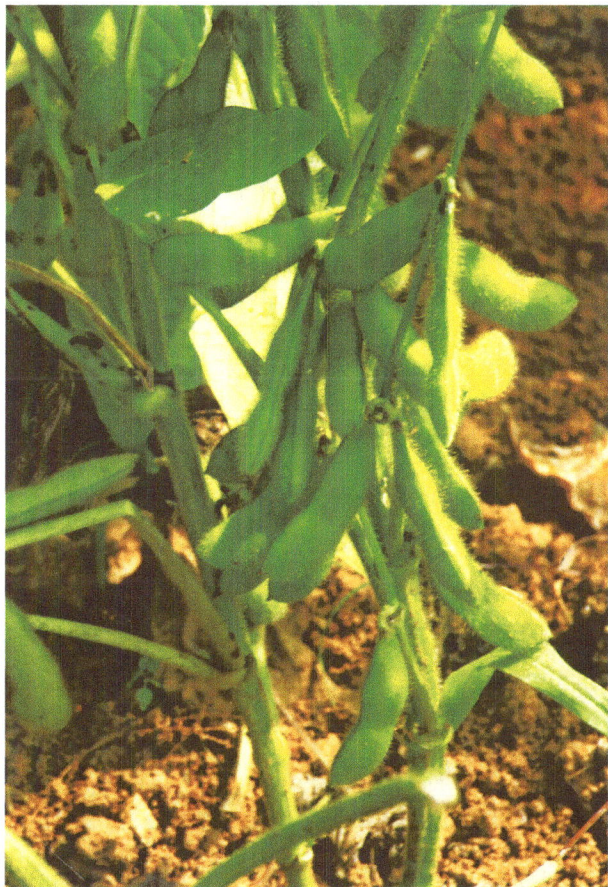

【性味功效】甘，平。活血利水，祛风解毒，健脾益肾。

【临床用方】①《福建药物志》治急、慢性肾炎：黑大豆60～95g，鲫鱼125～155g。用法：水煎服。②《福建药物志》治妊娠水肿：黑大豆95g，大蒜1粒。用法：水煎，调红糖适量服。

【用法用量】内服：煎汤，9～30g；或入丸、散。外用：适量，研末掺；或煮汁涂。

【使用注意】脾虚腹胀滑肠泄泻者慎服。

【现代研究】化学研究显示，含丰富的蛋白质、脂肪、碳水化合物、胡萝卜素、维生素B$_1$、维生素B$_2$、烟酸、异黄酮等。药理研究显示，有降血脂、抗动脉粥样硬化、减肥、扩张冠状动脉、增加心肌血流量、抗氧化、抗衰老、抗肿瘤、抗病毒等作用。现代临床用于治疗肾炎水肿、黄疸、遗尿、风湿病日久痉挛、痈肿疮毒、药物或食物中毒等。

339 刀豆苗（刀豆）

【古籍原文】处处有之，人家园篱边多种之。苗叶似豇豆叶肥大，开淡粉红花，结角如皂角状而长，其形似屠刀样，故以名之。味甜、微淡。「救饥」采嫩苗叶煠熟，水浸淘净，油盐调食。豆角嫩时煮食。豆熟之时，收豆煮食。或磨面食，亦可。

【来　源】为豆科植物刀豆*Canavalia gladiata*（Jacq.）DC.的种子。

【形态特征】一年生缠绕草质藤本，长达3m。茎无毛。三出复叶，顶生小叶宽卵形，先端渐尖或急尖，基部阔楔形；托叶细小。总状花序腋生，苞片卵形，早落；花萼钟状；花冠蝶形，淡红色或淡紫色；雄蕊10枚，联合为单体，花药同型；子房具短柄，被毛。荚果大而扁。种子10～14颗，扁平而光滑。

【性味功效】甘，温。温中下气，益肾补元。

【古方选录】《兰台轨范》治冷呃：刀豆子。用法：炙存性，酒服钱许。

【临床用方】《重庆草药》治肾虚腰痛：大刀豆子

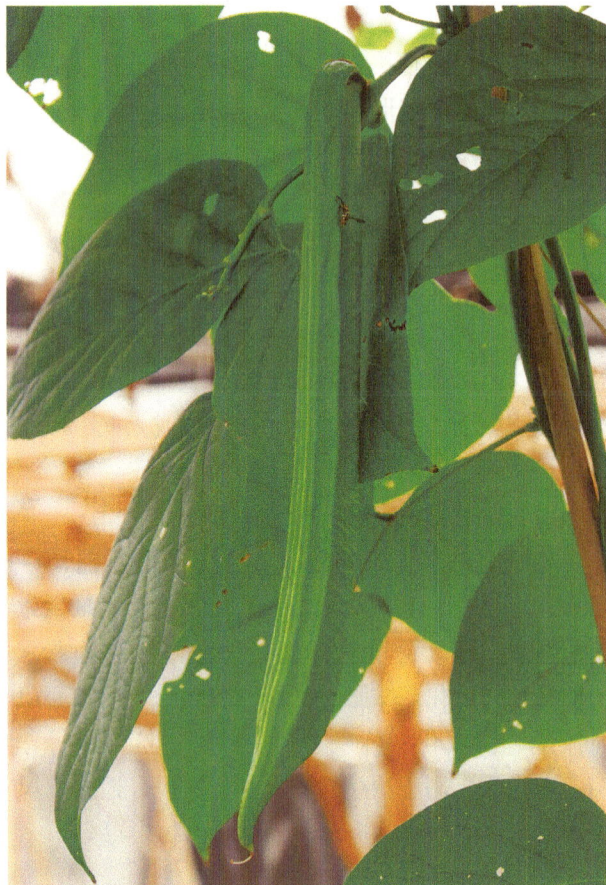

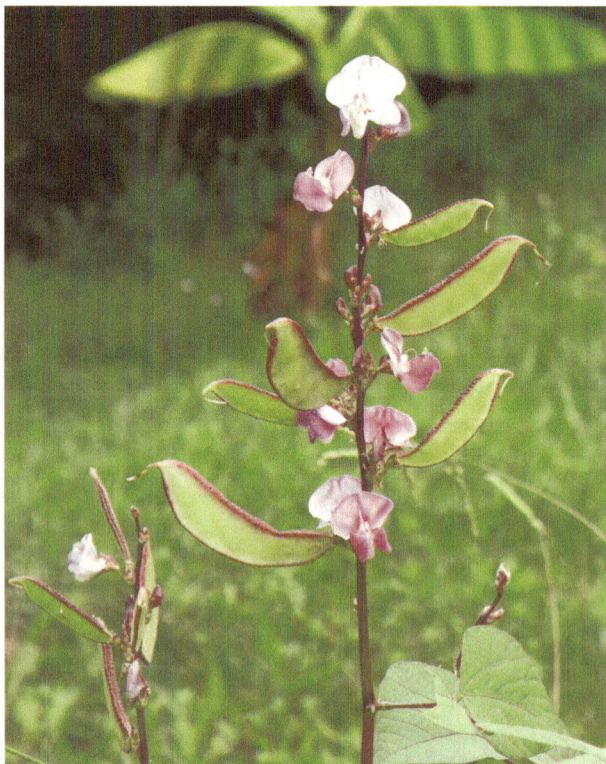

1对，小茴香6g，吴茱萸3g，破故纸3g，青盐6g。用法：打成粉，簀猪腰子吃。

【用法用量】内服：煎汤，9~15g；或烧存性，研末。

【使用注意】胃热患者禁服。

【现代研究】化学研究显示，含蛋白质、淀粉、可溶性糖、刀豆氨酸、刀豆四胺等。药理研究显示，对调节机体免疫反应具有重要作用。现代临床用于治疗呃逆、年老腰痛等。

340 眉儿豆苗（白扁豆）

【古籍原文】人家园圃中种之。妥蔓而生，叶似菉豆叶而肥大阔厚，润泽光俊，每三叶攒生一处，开淡粉紫花，结扁角，每角有豆止三四颗，其豆色黑匾而皆白眉，故名。味微甜。「救饥」采嫩苗叶煠食。豆角嫩时，采角煮食；豆成熟时，打取豆食。

【来　　源】为豆科植物扁豆*Dolichos lablab* L.的成熟种子。

【形态特征】一年生缠绕草质藤本，长达6m。三

出复叶；托叶披针形或三角状卵形；顶生小叶宽三角状卵形，先端尖，基部广楔形或截形，全缘。总状花序腋生，直立；花萼宽钟状；花冠蝶形，白色或淡紫色；雄蕊10枚，1枚单生，其余9枚的花丝部分联合成管状，将雌蕊包被；子房线形，有绢毛，花柱近先端有白色髯毛，柱头头状。荚果镰形或倒卵状长椭圆形，扁平。种子2~5颗，扁椭圆形。

【性味功效】甘、淡，平。健脾，化湿，消暑。

【古方选录】《妇人良方》治妇人赤白带下：白扁豆。用法：炒黄为末，米饮调下。

【用法用量】内服：煎汤，10~15g；或生品捣研，水绞汁；或入丸、散。

【使用注意】健脾止泻宜炒用，消暑养胃解毒宜生用；不宜多食，以免壅气伤脾。

【现代研究】化学研究显示，含棕榈酸、亚油酸、反油酸、胡芦巴碱、蛋氨酸、胡萝卜素、蔗糖、葡萄糖、水苏糖。药理研究显示，有抗菌、抗病毒、提高细胞免疫功能的作用。现代临床用于治疗慢性胃炎、消化不良便溏、白带过多、中暑吐泻等。

341 紫豇豆苗

【古籍原文】人家园圃中种之。茎叶与豇豆同，但

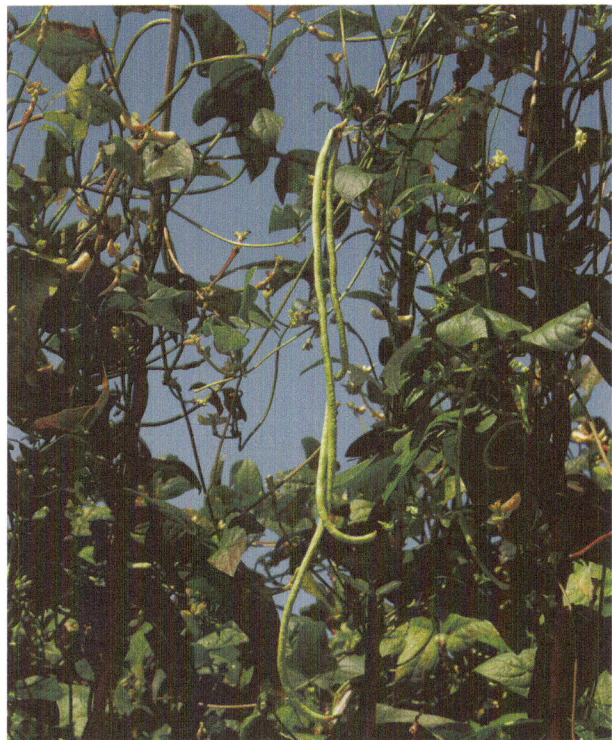

结角色紫，长尺许。味微甜。「救饥」采嫩苗叶煤熟，油盐调食。角嫩时，采角煮食，亦可做菜食。豆成熟时，打取豆食之。

【来　　源】为豆科植物豇豆Vigna unguiculata（L.）Waip.的种子。

【形态特征】一年生缠绕草本。茎无毛或近无毛。三出复叶，互生；顶生小叶菱状卵形，先端急尖，基部近圆形或宽楔形；托叶菱形。总状花序腋生，小苞片匙形；花萼钟状，萼齿5枚，三角状卵形，无毛；花冠蝶形，淡紫色或带黄白色；雄蕊10枚；子房无柄。荚果条形，稍肉质而柔软。种子多颗，肾形或球形。

【性味功效】甘、咸，平。健脾利湿，补肾涩精。

【临床用方】《常用草药治疗手册》治食积腹胀、嗳气：生豇豆适量。用法：细嚼咽下，或捣碎泡冷开水服。

【用法用量】内服：煎汤，30～60g；或煮食；或研末，6～9g。

【使用注意】气滞便结者禁用。

【现代研究】化学研究显示，种子含多种氨基酸，如胱氨酸、天冬氨酸、苏氨酸、丝氨酸、谷氨酸，以及一种抑制胰蛋白酶和糜蛋白酶的蛋白质等。现代临床用于治疗消化不良、腹泻、痢疾、腰痛、遗精、口渴、白带过多、小便频数等。

342 苏子苗（白苏）

【古籍原文】人家园圃中多种之。苗高二三尺，茎方，窊面四楞，上有涩毛，叶皆对生，似紫苏叶而大，开淡紫花，结子比紫苏子亦大。味微辛，性温。「救饥」采嫩叶煤熟，换水淘洗净，油盐调食。子可炒食，亦可筲油用。

【来　　源】为唇形科植物白苏Perilla frutescens（L.）Britt.的叶。

【形态特征】一年生草本，高0.5～2.0m。茎直立，钝四棱形。叶对生；叶片阔卵形或圆形，先端短尖或凸尖，基部圆形或阔楔形。轮伞花序2花，组成顶生及腋生总状花序；花萼钟形；花冠通常白色；雄蕊4枚，花药2室，花柱先端2浅裂，花盘前方呈指状膨大。小坚果近球形，具网纹。

【性味功效】辛，温。疏风宣肺，理气消食，解鱼蟹毒。

【临床用方】①《草药手册》治风寒感冒：白苏15g。用法：水煎，加冰糖调服后睡取微汗。②《福建民间草药》治冷痢：白苏茎叶9～15g，红糖少许。用法：水煎服。

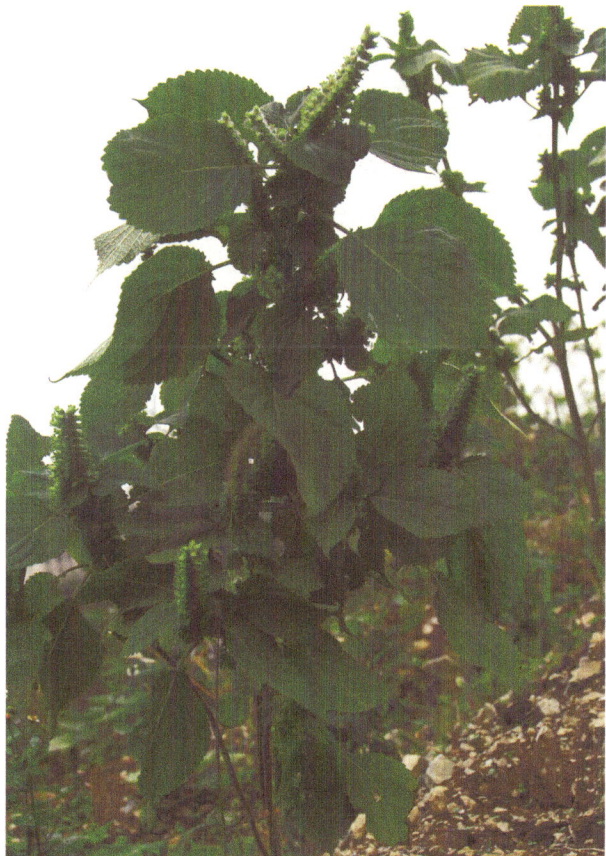

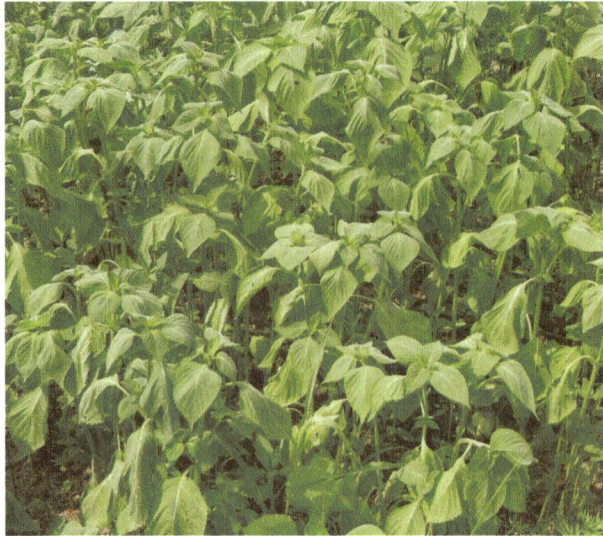

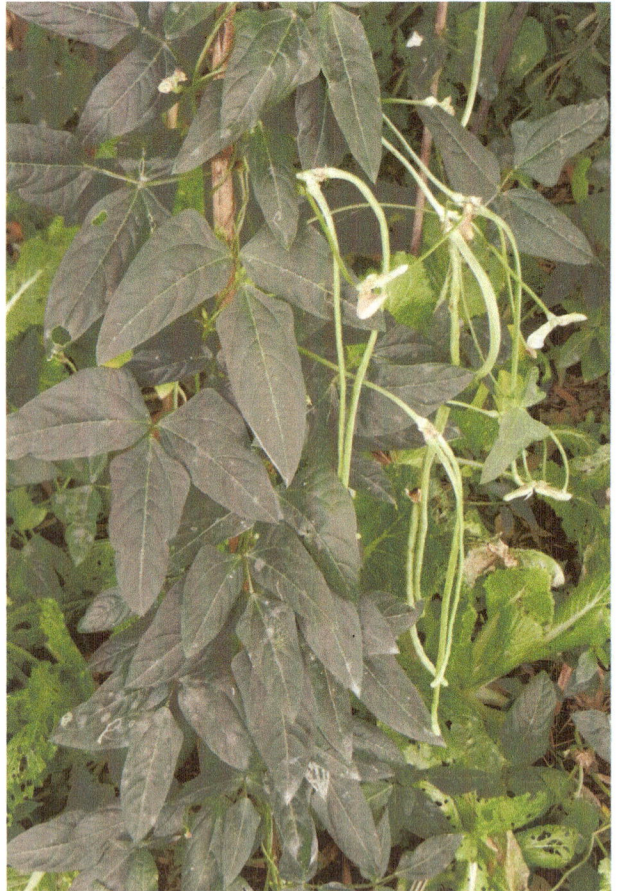

【用法用量】内服：煎汤，5～10g；或研末。

【使用注意】阴虚者慎用。

【现代研究】化学研究显示，含紫苏醛、紫苏酮、香薷酮、豆甾醇等。化学研究显示，有轻泻、抑菌等作用。现代临床用于治疗感冒咳嗽气喘、饮食不化吐泻、痢疾、鱼蟹中毒、蛇虫咬伤等。

343 豇豆苗

【古籍原文】今处处有之，人家田园中多种。就地拖秧而生，亦延篱落，叶似赤小豆叶而极长稍，开淡粉紫花，结角长五七寸。其豆味甘。「救饥」采嫩叶煠熟，水浸淘净，油盐调食。及采嫩角煠食亦可。其豆成熟时，打取豆食。

【来　源】为豆科植物豇豆 *Vigna unguiculata* （L.）Waip.的种子。

【形态特征】一年生缠绕草本。茎无毛或近无毛。三出复叶，互生；顶生小叶菱状卵形，先端急尖，基部近圆形或宽楔形；托叶菱形。总状花序腋生，小苞片匙形；花萼钟状，三角状卵形；花冠蝶形；雄蕊10枚；子房无柄，花柱顶部里侧有淡黄色髯毛。荚果条形，稍肉质而柔软。种子多颗，肾形或球形，褐色。

【性味功效】甘、咸，平。健脾利湿，补肾涩精。

【临床用方】《贵州草药》治血尿：豇豆子适量。用法：研末，每次3g，酒、水各半吞服。

【用法用量】内服：煎汤，30～60g；或煮食；或研末，6～9g。

【使用注意】气滞便结者禁用。

【现代研究】化学研究显示，种子含多种氨基酸，如胱氨酸、天冬氨酸、苏氨酸、丝氨酸、谷氨酸，以及一种抑制胰蛋白酶和糜蛋白酶的蛋白质等。现代临床用于治疗消化不良、腹泻、痢疾、呕吐、腰痛、遗精、口渴、白带增多等。

344 山黑豆

【古籍原文】生密县山野中。苗似家黑豆，每三叶攒生一处，居中大叶如菉豆叶，傍两叶似黑豆叶，微圆，开小粉红花，结角比家黑豆角极瘦小，其豆亦极细小。味微苦。「救饥」苗叶嫩食，采取煠熟，水淘去苦味，油盐调食。结角时，采角煮食，或打取豆食，皆可。

【现代研究】据《救荒本草校释与研究》，认为本品为豆科植物山黑豆 *Dumasia truncata* Sieb. et Zucc.。据安徽师范大学学报报道，认为 *Dumasia truncata* Sieb. et Zucc.为截叶山黑豆。

其余内容未见记载。

345 舜芒谷（藜、红心藜）

【古籍原文】 俗名红落藜。生田野，及人家田庄窠上多有之。科苗高五尺余，叶似灰菜叶而大，微带红色，茎亦高粗，可为拄杖，其中心叶甚红，叶间出穗，结子如粟米颗，灰青色。味甜。「救饥」采嫩苗叶晒干，揉去灰，煠熟，油盐调食。子可磨面，做烧饼蒸食。

【来　　源】 为藜科植物红心藜*Chenopodium album* L. var. *centrorubrum* Makino的果实。

【形态特征】 一年生草本，高30～150cm。茎直立。叶片菱状卵形至宽披针形，先端急尖或微钝，基部楔形至宽楔形，边缘具不整齐锯齿。花两性，花簇于枝上部排列成穗状或圆锥状花序，花被片5片；雄蕊5枚，花药伸出花被，柱头2枚。果皮与种子贴生。种子横生，双凸镜状，边缘钝，黑色，有光泽。

【性味功效】 苦、微甘，寒。清热祛湿，杀虫止痒。

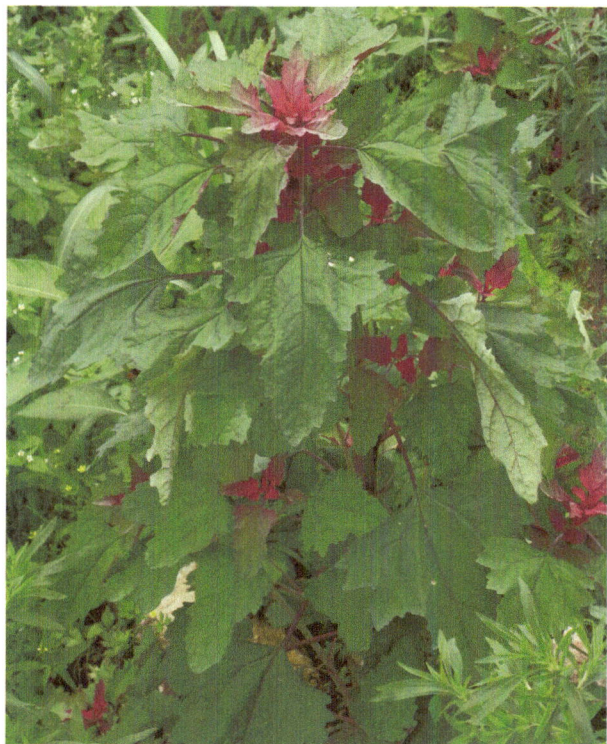

【现代研究】 现代临床用于治疗小便不利、水肿、头疮、耳脓等。

果部（二十三种）

实可食

本草原有

346 樱桃树（樱桃）

【古籍原文】处处有之。古谓之含桃。叶似桑叶而狭窄，微软，开粉红花，结桃似郁李子而小，红色鲜明。味甘，性热。「救饥」采果红熟者食之。「治病」文具本草果部条下。

【来　源】为蔷薇科植物樱桃Cerasus pseudocerasus（Lindl.）G. Don的果实。

【形态特征】落叶灌木或乔木，高3～8m。叶互生；叶片卵形或长圆状卵形，先端渐尖或尾状渐尖，基部圆形。花两性，花序伞房状或近伞形；萼筒钟状，萼片5片，三角状卵圆形或卵状长圆形；花瓣5片，白色，卵圆形；雄蕊30～35枚，花柱与雄蕊近等长，无毛；雌蕊1枚；子房上位。核果近球形，红色。种子1颗。

【性味功效】甘、酸，温。补脾益肾。

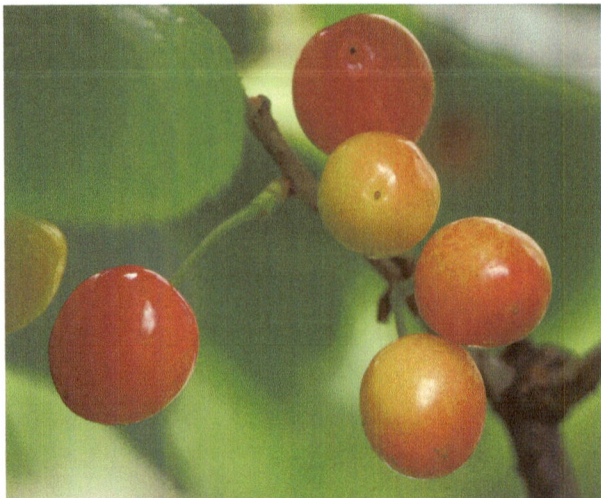

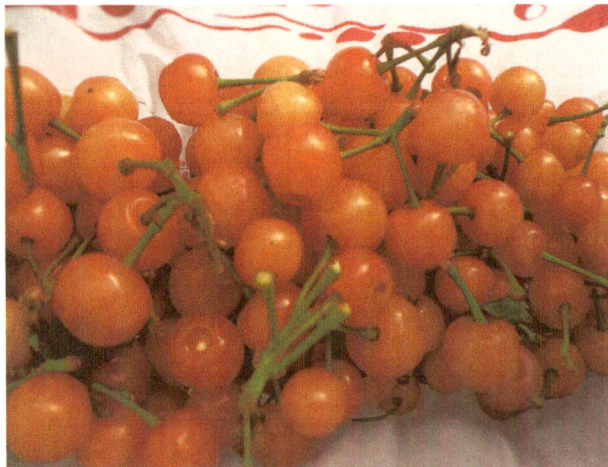

【临床用方】①《草药手册》防治喉症：樱桃500g。用法：熬水或泡酒服。②《中草药学》治冻疮：鲜樱桃。用法：放瓶内埋于地下，入冬时取出外涂患处。

【用法用量】内服：煎汤，30～150g；或浸酒。外用：适量，浸酒涂擦；或捣敷。

【使用注意】不宜多食。

【现代研究】现代临床用于治疗消化不良所致腹泻、遗精、腰腿疼痛等。现主要作水果食用。

347 胡桃树（胡桃、核桃）

【古籍原文】一名核桃。生北土，旧云张骞从西域将来，陕洛间多有之，今钧郑间亦有。其树大株，叶厚而多阴，开花成穗，花色苍黄，结实外有青皮包之，状似梨，大熟时沤去青皮，取其核是。胡桃味甘，性平。一云性热，无毒。「救饥」采核桃沤去青皮，取瓤食之，令人肥健。「治病」文具本草果部条下。

【来　源】为胡桃科植物胡桃Juglans regia L.的种仁。

【形态特征】落叶乔木，高达30～35m。奇数羽状复叶；小叶5～11片，长圆状卵形、椭圆形或倒

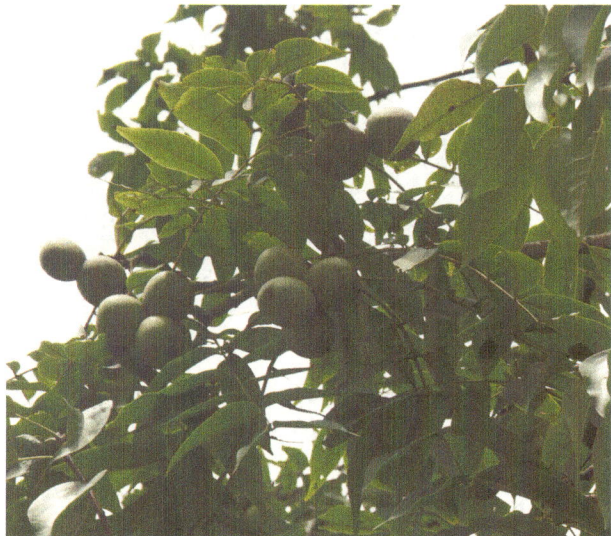

卵形，先端钝或锐尖，基部圆形，全缘。花单性，雌雄同株；雄花集成柔荑花序，腋生，下垂，雄蕊15～30枚；雌花序生于幼枝顶端，排列成穗状；子房下位，花柱短，柱头2裂。果实近球形，外果皮肉质，灰绿色；内果皮坚硬，有浅皱褶，黄褐色。

【性味功效】甘、涩，温。补肾益精，温肺定喘，润肠通便。

【古方选录】《本草纲目》引《萧大尹方》治久嗽不止：核桃仁（煮熟，去皮）五十个，人参五两，杏仁（麸炒，汤浸去皮）三百五十个。用法：研匀，入炼蜜，丸梧子大，每空心细嚼一丸，人参汤下，临卧再服。

【用法用量】内服：煎汤，9～15g；单味嚼服，10～30g；或入丸、散。

【使用注意】痰火积热、阴虚火旺、大便溏泄者禁服；不可与浓茶同服。

【现代研究】化学研究显示，含粗蛋白、粗脂类、

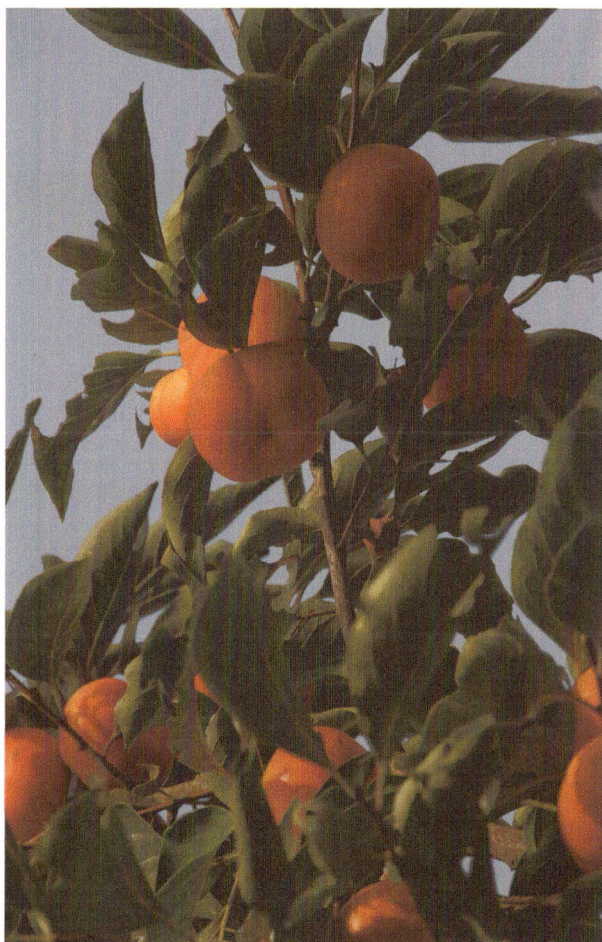

糖类、多种游离的必需氨基酸等。药理研究显示有抗癌作用。现代临床用于治疗年老腰痛脚弱、尿频、遗尿、遗精、久咳喘促、便秘等，现主要作为干果食用。

348 柿树（柿子、柿饼）

【古籍原文】旧不载所出州土，今南北皆有之，然华山者皮薄而味甘珍，宣、歙、荆、襄、闽、广诸州，但生啖，不堪为干。椑柿，压丹石毒，乌柿，宣越者性温，诸柿食之皆善而益人。其树高一二丈，叶似软枣叶，颇小而头微团，结实种数甚多，有牛心柿、蒸饼柿、盖柿、塔柿、蒲楪红柿、黄柿、朱柿、椑柿。其干柿，火干者谓之乌柿。诸柿味甘，性寒，无毒。「救饥」摘取软熟柿食之。其柿未软者，摘取以温水蘸熟之食。粗心柿不可多食，令人腹痛。生柿弥冷，尤不可多食。「治病」文具本草果部条下。

【来　　源】为柿科植物柿 *Diospyros kaki* Thunb.的

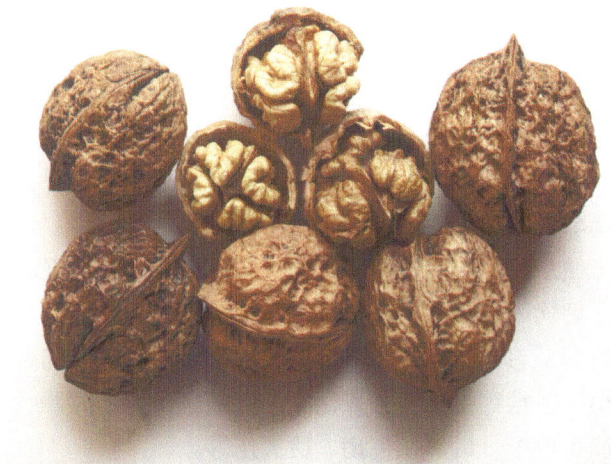

成熟果实。

【形态特征】落叶大乔木，高达14m。单叶互生；叶片卵状椭圆形至倒卵形或近圆形，先端渐尖或钝，基部阔楔形，全缘。花杂性；雄花呈聚伞花序，雌花单生叶腋；花萼下部短筒状，4裂；花冠黄白色，钟形；子房上位，8室，花柱自基部分离。浆果形状种种，多为卵圆球形，橙黄色或鲜黄色，基部有宿存萼片。种子褐色，椭圆形。

【性味功效】甘、涩，凉。清热，润肺，生津，解毒。

【临床用方】①《中草药学》治地方性甲状腺肿：未成熟柿适量。用法：捣取汁，冲服。②《草药手册》治桐油中毒：柿子或柿饼2~3个。用法：内服。

【用法用量】内服：适量，作食品；或煎汤；或烧炭研末；或在未成熟时，捣汁冲服。

【使用注意】脾胃虚寒、痰湿内盛、外感咳嗽、脾虚泄泻、疟疾等慎服；禁食鲜柿。

【现代研究】化学研究显示，果实含蔗糖、葡萄糖、果糖；未成熟果实含鞣质、瓜氨酸；新鲜果实含碘。药理研究显示有祛痰、镇咳作用。现代临床用于治疗咳嗽、吐血、口疮、痢疾、便血、慢性支气管炎等。可作为水果或干果食用。

349 梨树（梨子）

【古籍原文】出郑州及宣城，今处处有之。其树叶似棠叶而大，色青，开花白色，结实形样甚多。鹅梨出郑州，极大，味香美而浆多。乳梨出宣城，皮厚而肉实，味极长。水梨出北都，皮薄而浆多，味

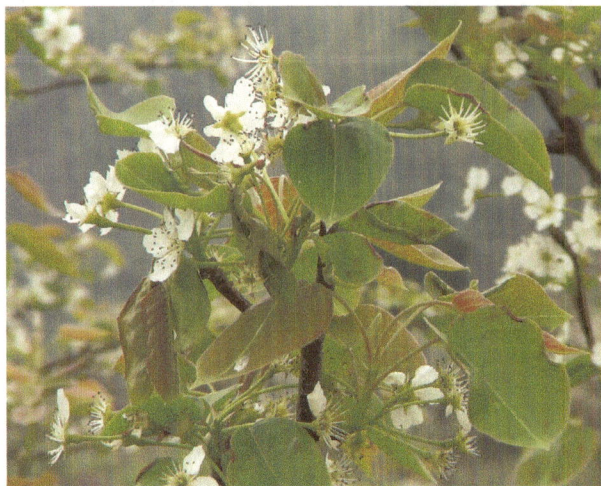

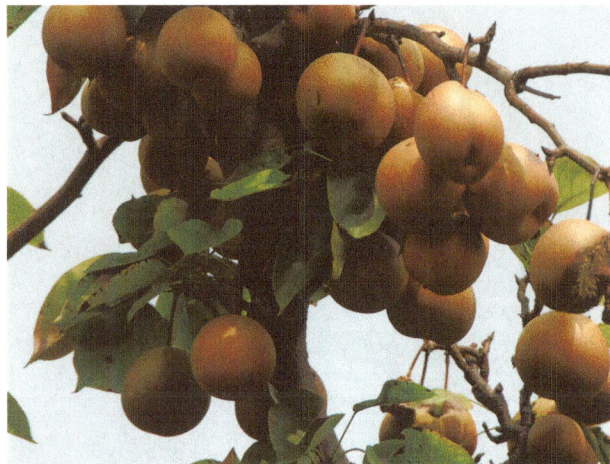

差短。又有消梨、紫煤梨、赤梨、甘棠、御儿梨、紫花梨、青梨、茅梨、桑梨之类，不能尽具其名。梨实味甘、微酸，性寒，无毒。「救饥」其梨结硬未熟时，摘取煮食。已经霜熟，摘取生食。或蒸食亦佳。或削其皮，晒作梨糁，收而备用，亦可。「治病」文具本草果部条下。

【来　　源】为蔷薇科植物沙梨 *Pyrus pyrifolia* （Burm. f.）Nakai的成熟果实。

【形态特征】乔木，高达5~8m。托叶膜质，边缘具腺齿；叶片卵形或椭圆形，先端渐尖或急尖，基部圆形或近心形，边缘有带刺芒尖锐齿。伞形总状花序；花瓣卵形，先端呈啮齿状，基部具有短爪；雄蕊20枚，长约为花瓣的一半，花柱5枚或4枚，离生，无毛。果实卵形或近球形。种子倒卵形，微扁，褐色。

【性味功效】甘、微酸，凉。清肺化痰，生津止渴。

【古方选录】①《鲁府禁方》治小儿痰嗽：甜梨一个，入硼砂一分。用法：纸包水湿火煨，熟吃。②《食疗本草》治卒咳嗽：梨一个。用法：刺作五十个孔，每孔内以椒一粒，以面裹，于热火灰中煨令熟，出，停冷，去椒食之。

【用法用量】内服：煎汤，15~30g；或生食，1~2枚；或捣汁；或蒸服；或熬膏。外用：适量，捣敷。

【使用注意】脾虚便溏、肺寒咳嗽者及产妇慎服。

【现代研究】化学研究显示，白梨果实含蔗糖、果糖等；沙梨果实含苹果酸、枸橼酸、果糖、葡萄糖、蔗糖等。现代临床用于治疗咳嗽少痰、烦躁、津少口干、口渴及疮疡、烫火伤等。

350 葡 萄

【古籍原文】生陇西、五原、敦煌山谷及河东，旧云汉张骞使西域得其种，还而种之，中国始有，盖北果之最珍者，今处处有之。苗作藤蔓而极长大，盛者一二本，绵被山谷，叶类丝瓜叶，颇壮，而边多花叉，开花极细，而黄白色，其实有紫白二色，形之圆锐亦二种，又有无核者。味甘，性平，无毒。又有一种蘡薁，真相似，然蘡薁乃是千岁藟，但山人一概收而酿酒。「救饥」采葡萄为果食之，又熟时取汁以酿酒饮。「治病」文具本草果部条下。

【来　　源】为葡萄科植物葡萄 *Vitis vinifera* L.的成熟果实。

【形态特征】高大缠绕藤本。叶纸质，互生，圆形或圆卵形，常3～5裂，基部心形，边缘有粗而稍尖锐的齿缺。花杂性，异株，圆锥花序大而长，与叶对生，花序柄无卷须；花萼极小，杯状，全缘或有不明显的5齿裂；花瓣5片，黄绿色；雄蕊5枚，花盘隆起，基部与子房合生；子房2室，每室有胚珠2枚，花柱短，圆锥形。浆果卵圆形至卵状矩圆形，富汁液，熟时紫黑色或红而带青色。

【性味功效】甘、酸，平。补气血，强筋骨，利小便。

【古方选录】《本经逢原》强肾：葡萄、人参各一钱。用法：火酒浸一宿，晨涂于手心，摩擦腰脊，能助膂力强壮；若卧时摩擦腰脊，力能助肾之坚强，服之尤为得力。

【用法用量】内服：煎汤，15～30g；或捣汁；或熬膏；或浸酒。外用：适量，浸酒涂擦；或捣汁含咽；或研末撒。

【使用注意】阴虚内热、胃肠实热者或痰热内蕴者慎服。

【现代研究】化学研究显示，果含葡萄糖、果糖、少量蔗糖、木糖、酒石酸、苹果酸，并含各种花色素的单葡萄糖苷和双葡萄糖苷；果皮含矢车菊素、芍药花素、飞燕草素等。药理研究显示，具有抗氧化活性，能消除实验系统中的氧自由基，抑制脂质过氧化。现代临床用于治疗咳嗽少痰、心悸、盗汗、烦渴、水肿、痘疹不透等。

351 李子树（李子）

【古籍原文】本草有李核人。旧不载所出州土，今处处有之。其树大，高丈余，叶似郁李子叶，微尖䩾而润泽光俊，开白花，结实种类甚多，见《尔雅》者有："休，无实李，李之无实者，一名赵李李。痤，接虑李，即今之麦李，细实有沟道，与麦同熟，故名之。驳，赤李，其子赤者是也。又有青李、绿李、赤李、房陵李、朱仲李、马肝李、黄

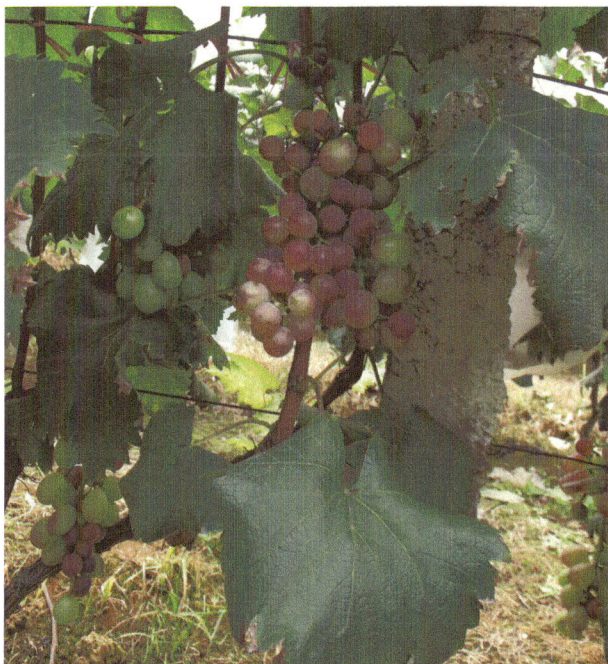

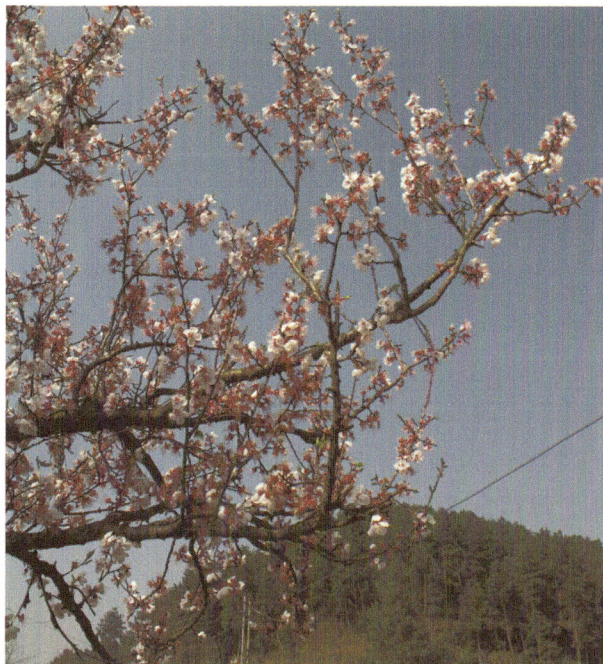

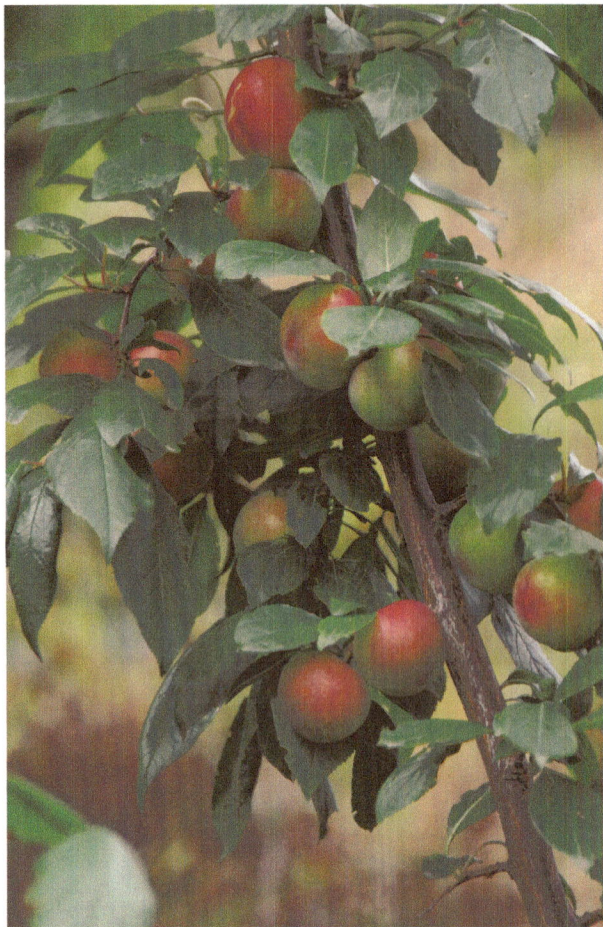

饮：鲜李子适量。用法：捣绞汁，冷服。②《天目山药用植物志》治胃痛呕恶：（李子）干果实30g，鲜鱼腥草根120g，厚朴15～18g。用法：水煎，冲红糖，早、晚饭前各服1次。

【用法用量】内服：煎汤，10～15g；鲜者，生食，每次100～300g。

【使用注意】不宜多食；脾胃虚弱者慎服。

【现代研究】化学研究显示，含赤霉素A32、β－胡萝卜素、隐黄质、叶黄素、新黄素、维生素A等。现代临床用于治疗久病体弱潮热、口渴、食积不消化等。

352 木 瓜

【古籍原文】生蜀中并山阴兰亭，而宣州者佳，今处处有之。其树枝状似奈，花深红色，叶又似柿叶，微小而厚，《尔雅》谓之楙，其实形如小瓜，又似栝楼而小，两头尖长，淡黄色。味酸，性温，无毒。「救饥」采成熟木瓜食之，多食亦不益人。「治病」文具本草果部条下。

李、紫李、水李，散见书传，美其味之可食，皆不入药。今有穿条红、御黄子。"其李实味甘、微苦，一云味酸。核人味苦，性平，无毒。「救饥」摘取李实色熟者食之。不可临水上食，亦不可和蜜食，损五脏。及与雀肉同食，和浆水食，令人霍乱涩气。多食令人虚热。「治病」文具本草果部李核人条下。

【来　　源】为蔷薇科植物李Prunus salicina Lindl.的成熟果实。

【形态特征】小乔木，高9～12m。叶互生；叶片长方状倒卵形或椭圆状倒卵形，先端短尖或渐尖，基部楔形，边缘有细密浅圆形钝重锯齿。花两性，通常3朵簇生；萼筒杯状，萼片及花瓣均为5片；花瓣白色；雌蕊多数，排成不规则2轮；雄蕊1枚，柱头盘状；心皮1枚，与萼筒分离。核果球形或卵球形，绿黄色或带紫红色，有光泽，被蜡粉。核卵圆形或长圆形，有细皱纹。

【性味功效】甘、酸，平。清热，生津，消积。

【临床用方】①《泉州本草》治骨蒸劳热或消渴引

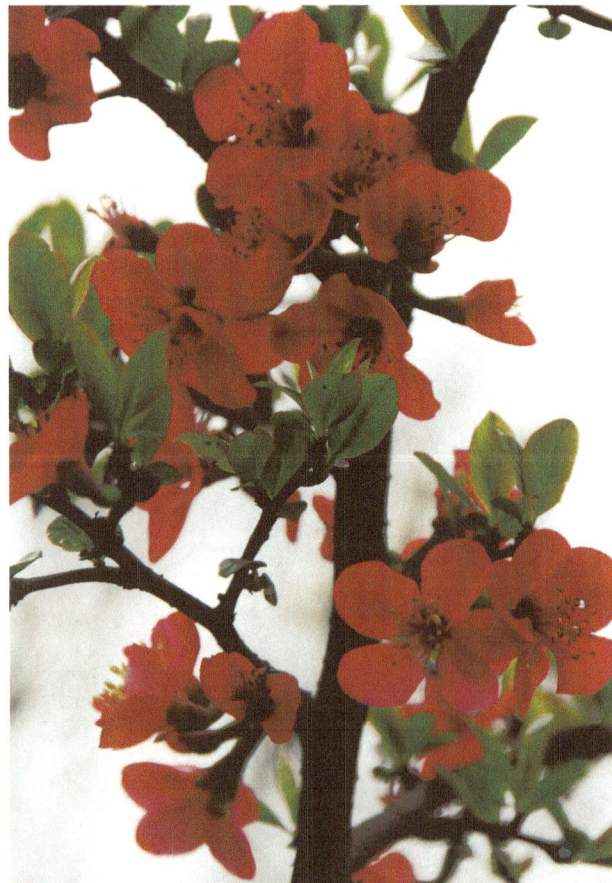

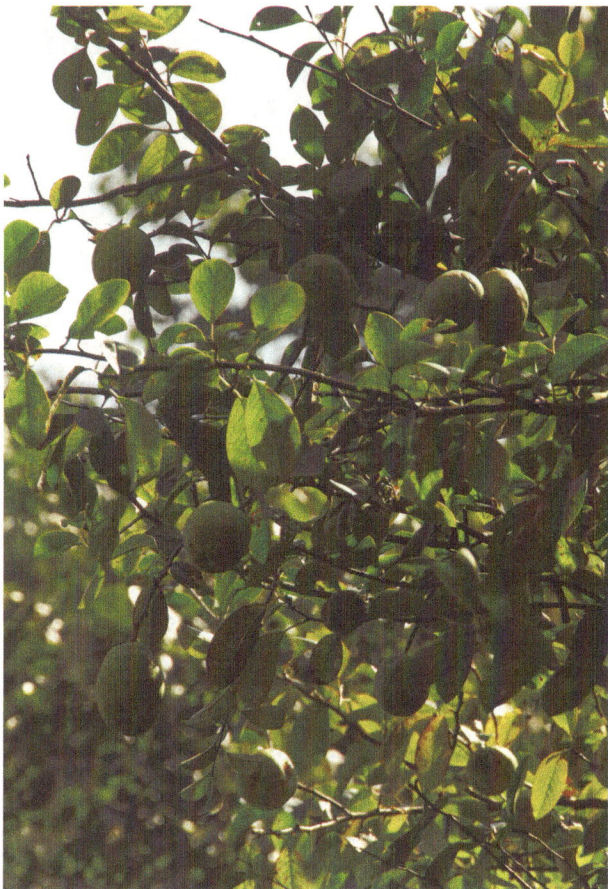

353 楂子树（木瓜）

【古籍原文】旧不著所出州土，今巩县赵峰山野中多有之。树高丈许，叶似冬青树叶稍阔厚，背色微黄，叶形又似棠梨叶，但厚，结果似木瓜，稍团。味酸、甜、微涩，性平。「救饥」果熟时采摘食之，多食损齿及筋。「治病」文具本草果部木瓜条下。

【来　源】为蔷薇科植物榅桲 *Cydonia oblonga* Mill.的成熟果实。

【形态特征】灌木或小乔木，有时高达8m。单叶互生；托叶边缘有腺齿，早落；叶片卵形至长圆形，先端急尖，基部圆形或近心形，全缘。花两性，单生，苞片早落；萼筒钟状，萼片5片；花瓣5片，倒卵形，白色；雄蕊20枚，花柱5枚；子房下位，5室。果实梨形，黄色，有香味。

【性味功效】酸、甘，微温。温中下气，消食，止泻，解酒。

【用法用量】内服，生食1～2枚；或熟食。

【使用注意】不宜多食。

【现代研究】化学研究显示，果实含糖、鞣质、原果胶、有机酸和挥发油；果皮含庚基乙基醚和壬基

【来　源】为蔷薇科植物皱皮木瓜 *Chaenomeles speciosa*（Sweet）Nakai的成熟果实。

【形态特征】落叶灌木，高约2m。叶片卵形至椭圆形，基部楔形至宽楔形，边缘有尖锐锯齿。花先叶开放，3～5朵簇生于二年生老枝上；萼筒钟状，萼片直立，先端钝圆，全缘或有波状齿；花瓣倒卵形或近圆形，基部延伸成短爪，猩红色；雄蕊45～50枚，花柱5枚，柱头头状。果实球形或卵球形，黄色或黄绿色。

【性味功效】酸，温。舒经活络，和胃化湿。

【古方选录】《普济方》木瓜散：木瓜、车前子、罂粟壳各等分。用法：上为细末，每服二钱，米饮调下。主治：下痢赤白。

【用法用量】内服：煎汤，5～10g；或入丸、散。外用：适量，煎水熏洗。

【使用注意】内有郁热、小便短赤者忌服。

【现代研究】化学研究显示，含苹果酸、酒石酸、枸橼酸、齐墩果酸、皂苷等。药理研究显示，有保肝、抗菌等作用。现代临床用于治疗急性风湿热关节疼痛、肢体酸重、中暑吐泻转筋等。

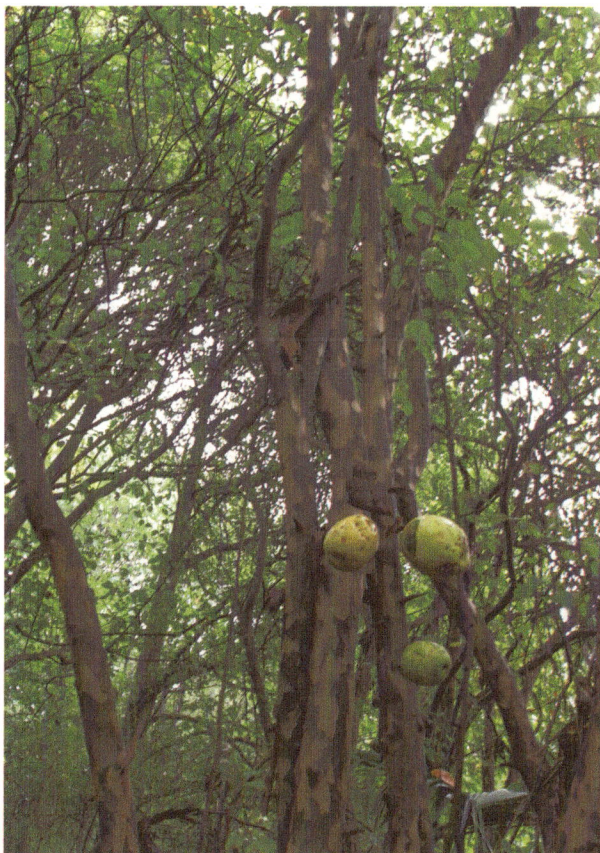

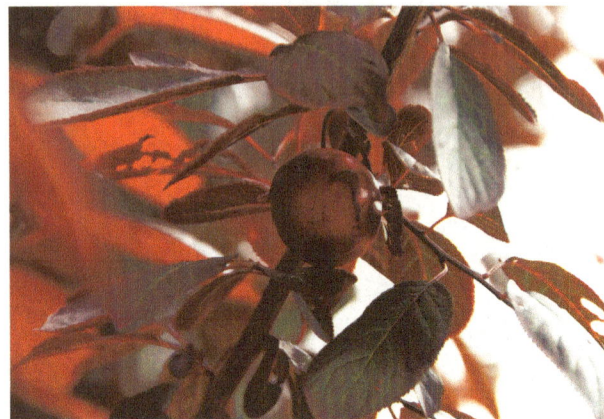

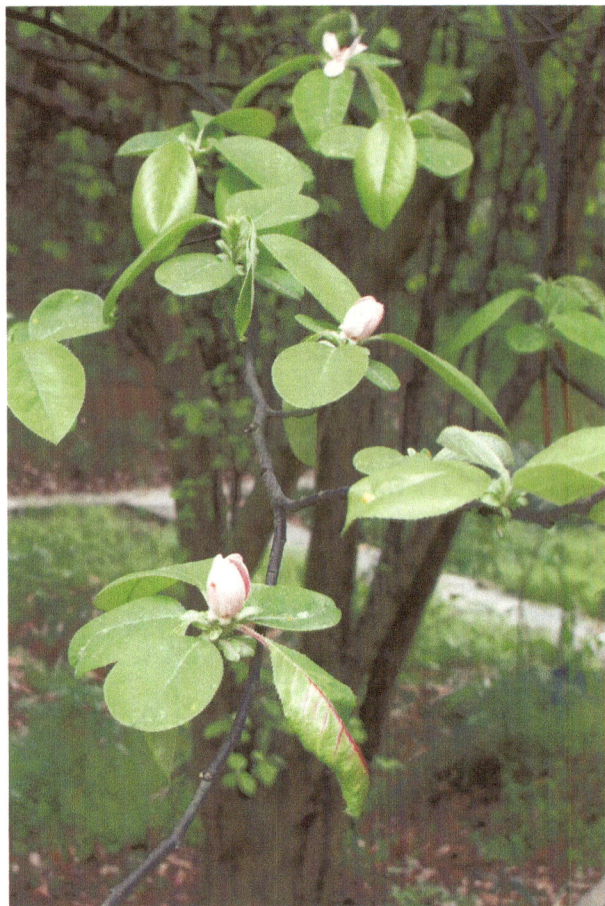

乙基醚；种子含黏液质、苦杏仁苷和脂肪油。现代临床用于治疗消化不良所致脘腹痞胀、呕吐酸水、水泻等。

354 郁李子（郁李仁）

【古籍原文】本草郁李人，一名爵李，一名车下李，一名雀梅，即奥李也，俗名蕤梨儿。生隰州高山川谷丘陵上，今处处有之。木高四五尺，枝条花叶皆似李，惟子小，其花或白或赤，结实似樱桃，

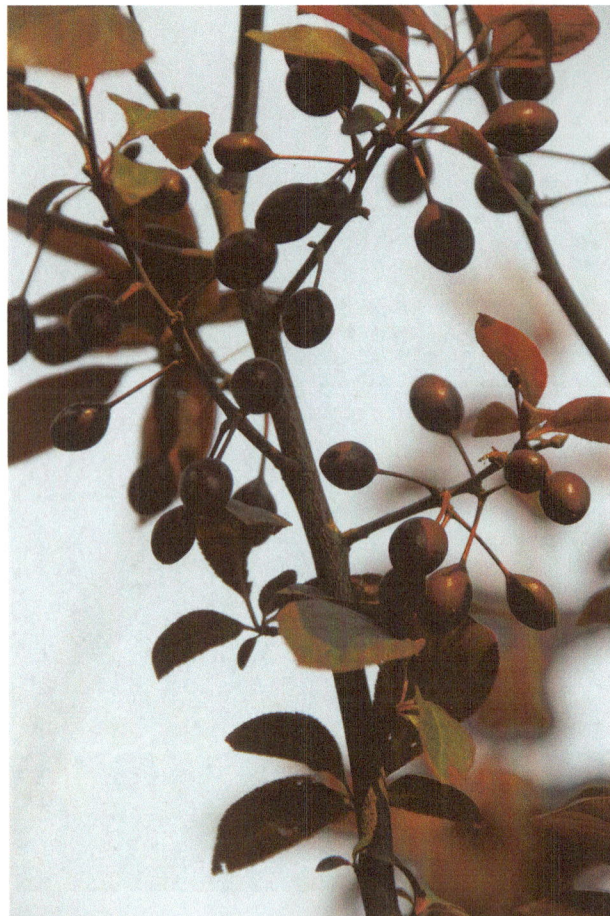

赤色。其人味酸，性平，一云味苦、辛。其实味甘、酸，根性凉。俱无毒。「救饥」其实红熟时摘取食之，酸甜味美。「治病」文具本草木部郁李人条下。

【来　　源】为蔷薇科植物郁李*Prunus japonica* Thunb.的成熟种子。

【形态特征】落叶灌木，高1.0~1.5m。老枝灰褐色，小枝纤细、光滑。单叶互生；叶片长卵形或卵圆形，下部最宽，先端长尾状，基部圆形，边缘有尖锐重锯齿，沿主脉具短柔毛；托叶线形，呈篦状分裂。花先叶开放或与花同时开放；花萼钟状，萼片5片；花瓣5片，粉红色或近白色；雄蕊多数，花丝丝状；雌蕊1枚；子房1室，花柱被柔毛。核果近球形，暗红色，光滑。

【性味功效】辛、苦、甘，平。润燥滑肠，下气利水。

【古方选录】《圣济总录》郁李仁散：郁李仁（去皮、尖，炒）、陈皮（去白，酒一盏煮干）、京三棱（炮制）各一两。用法：上三味，捣罗为散，每服一钱匕，空心煎熟水调下。主治：风热气秘。

【用法用量】内服：煎汤，3~10g；或入丸、散。

【使用注意】孕妇慎服。

【现代研究】化学研究显示，种子含苦杏仁苷，郁李仁苷A、B，蛋白质，脂肪油，挥发性有机酸等；新鲜果实含蔷薇苷A、B。药理研究显示，有泻下、抗炎和镇痛作用。现代临床用于治疗消化不良所致便秘、水肿小便不利等。

355 菱角

【古籍原文】本草名芰实，一名菱。处处有之。水中拖蔓生，叶浮水上，三尖锯齿叶，开黄白花，花落而实生。实有二种，一种四角，一种两角，两角中又有嫩皮而紫色者，谓之浮菱，食之尤美。味甘，性平，无毒。一云性冷。「救饥」采菱角鲜大者，去壳生食。壳老及杂小者，煮熟食。或晒其实，火燔以为米充粮。作粉极白润，宜人。服食家蒸曝，蜜和饵之，断谷长生。又云，杂白蜜食，令人生虫。一云多食脏冷，损阳气，痿茎，腹胀满。暖姜酒饮，或含吴茱萸，咽津液即消。「治病」文具本草果部芰实条下。

【来　　源】为菱科植物菱Trapa bispinosa Roxb.或乌菱Trapa bicornis Osbeck的果肉。

【形态特征】①菱：一年生水生草本。叶2型；浮生叶聚生于茎顶，呈莲座状；叶柄长5～10cm，中部膨胀成宽1cm的海绵质气囊，被柔毛；叶上面绿色无毛，下面脉上有毛；沉浸叶羽状细裂。花两性，白色，单生于叶腋；花萼4深裂；花瓣4片；雄蕊4枚；子房半下位，2室，花柱钻状，柱头头状，花盘鸡冠状。坚果倒三角形，两端有刺，两刺间距离3～4cm。②乌菱：形态与菱相似，不同点在于其果实具两角，平展，先端向下弯曲，连角宽

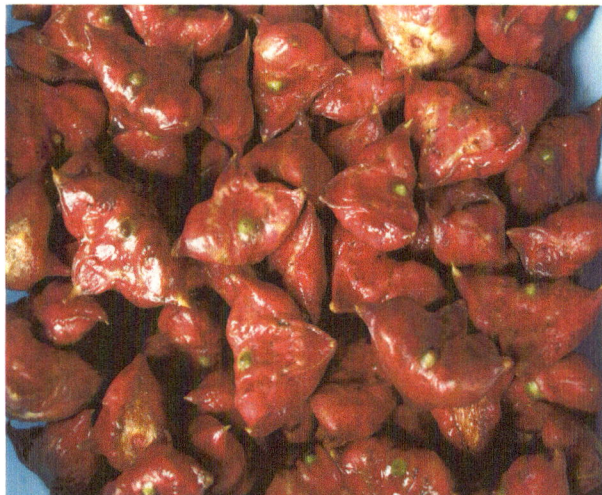

4～6cm。花期7～8月，果期9～10月。

【性味功效】甘，凉。健脾益胃，除烦止渴，解毒。

【临床用方】《常见抗癌中草药》治消化道溃疡、胃癌初起：菱角60g，薏苡仁30g。用法：水煎，当茶饮。

【用法用量】内服：煎汤，9～15g，大剂量可用至60g；或生食。

【使用注意】清暑热、除烦渴宜生用，补脾益胃宜熟用；脾胃虚寒、中焦气滞者慎服。

【现代研究】化学研究显示，含淀粉、葡萄糖、蛋白质、麦角甾-4，6，8（14），22-四烯-3-酮、β-谷甾醇等。药理研究显示有抗癌作用。现代临床用于治疗消化不良所致腹泻、中暑烦渴、口渴、饮酒过度、痢疾等。

实可食

新　增

356 软枣（君迁子）

【古籍原文】一名丁香柿，又名牛乳柿，又呼羊矢枣，《尔雅》谓之椑。旧不载所出州土，今北土多有之。其树枝叶条干皆类柿，而结实甚小，干熟则紫黑色。味甘，性温。一云微寒，无毒。多食动

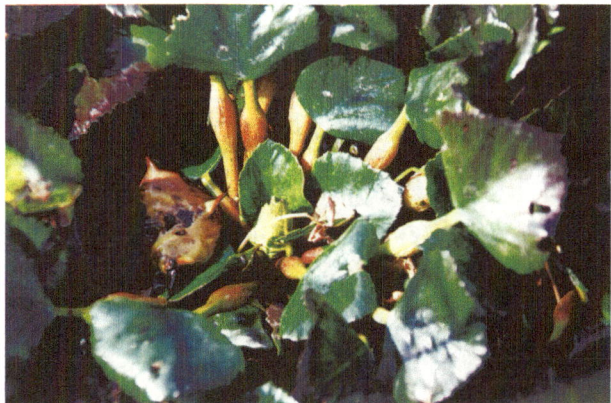

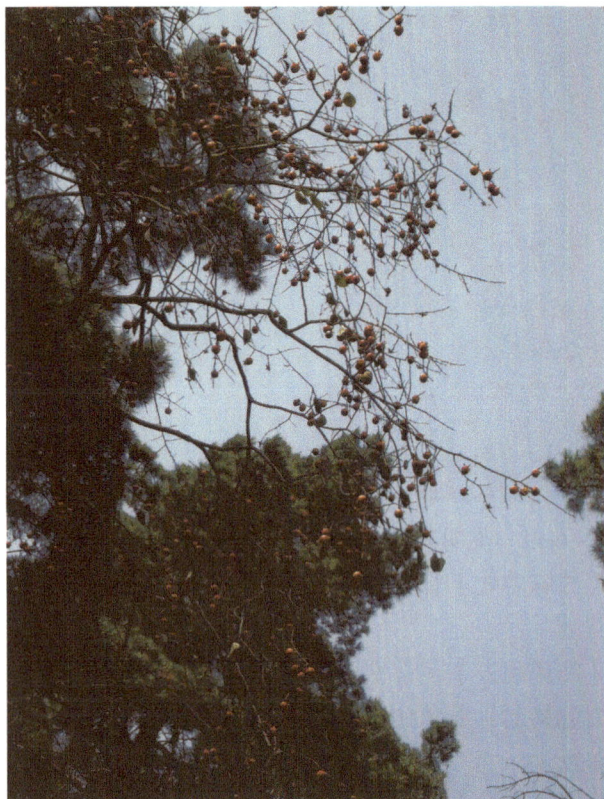

风，发冷风咳嗽。「救饥」采取软枣成熟者食之，其未熟，结硬时摘取，以温水渍养，酾去涩味，另以水煮熟食之。

【来　　源】为柿树科植物君迁子*Diospyros lotus* Linn.的成熟果实。

【形态特征】落叶乔木，高可达30m。单叶互生；叶片椭圆形至长圆形，先端渐尖或急尖，基部钝圆或阔楔形。花单性，雌雄异株，簇生于叶腋；花淡黄色至淡红色，雄花1~3朵腋生，花萼钟形，4裂，花冠壶形，4裂，雄蕊16枚，子房退化；雌花单生，花萼4裂，裂片反曲，退化雌蕊8枚，花柱4枚。浆果近球形至椭圆形，被白蜡质。

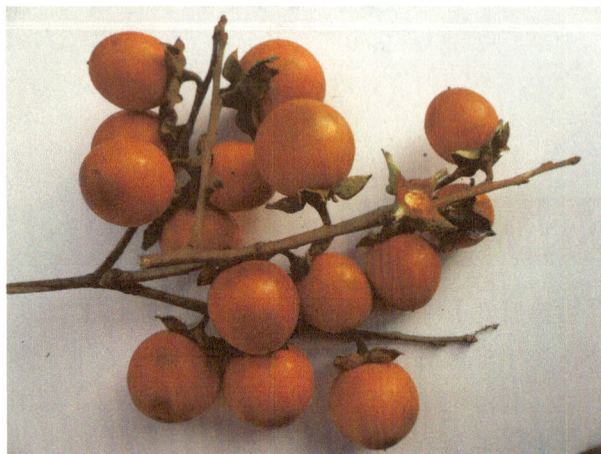

【性味功效】甘、涩，凉。清热，止渴。

【临床用方】①《食物性能歌括400味》治暑热烦渴：君迁子。用法：水煎，代茶饮。②《食物性能歌括400味》治消渴：君迁子（不拘多少）。用法：生食。

【用法用量】内服；煎汤，15~30g。

【使用注意】脾胃虚寒者慎服。

【现代研究】化学研究显示含鞣质。药理研究显示，有抗致突变和抗癌变、抗染色体损伤的作用。现代临床用于治疗热病口渴。

357 野葡萄

【古籍原文】俗名烟黑。生荒野中，今处处有之。茎叶及实俱似家葡萄，但皆细小，实亦稀疏。味酸。「救饥」采葡萄颗紫熟者食之，亦中酿酒饮。

【来　　源】为葡萄科植物蘡薁*Vitis adstricta* Hance的果实。

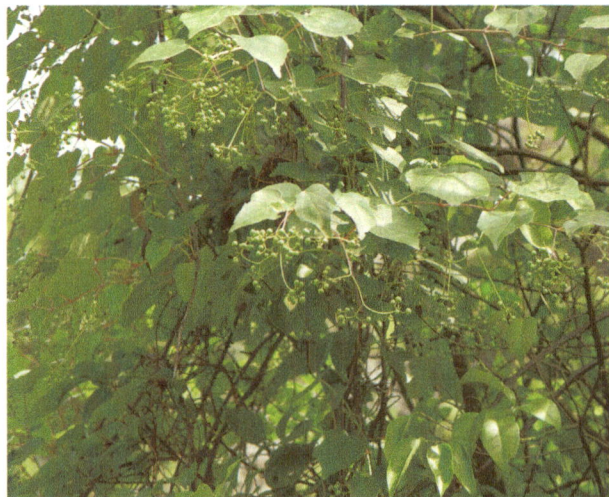

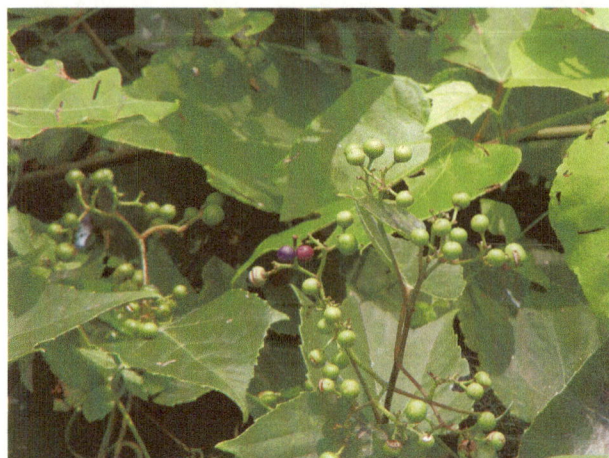

【形态特征】木质藤本。单叶互生；叶片宽卵形，3深裂，中央裂片菱形，侧生裂片不等2裂或不裂。花杂性，异株，圆锥花序长5~8cm，轴和分支有锈色短柔毛，无毛；花萼盘形，全缘；花瓣5片，早落，雄蕊5枚。浆果球形，熟时紫色。

【性味功效】甘、酸，平。生津止渴。

【用法用量】内服；适量，嚼食。

【现代研究】本品滋味不佳，其果实除酿酒外，少有实用。现代临床用于治疗暑热伤津口渴。

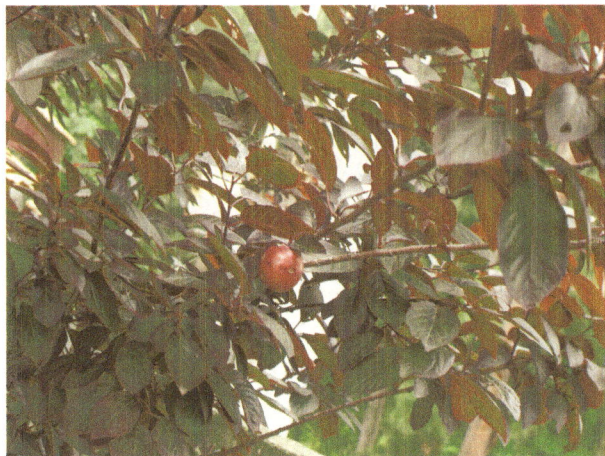

358 梅杏树（鸡血李）

【古籍原文】生辉县太行山山谷中。树高丈余，叶似杏叶而小，又颇尖艄，微涩，边有细锯齿，开白花，结实如杏实大，生青熟则黄色。味微酸。「救饥」摘取黄熟梅果食之。

【来　　源】为蔷薇科植物鸡血李*Prunus simonii* Carr的根或叶。

【形态特征】乔木，高5~8m。树冠金字塔形，直立分支。叶互生；托叶膜质；叶片长圆状倒卵形或长圆状披针形，先端急尖或渐尖，基部楔形或宽楔形，边缘有细密钝圆锯齿。花两性；萼筒钟状，萼片5片，长圆形；花瓣白色；雄蕊多数，花丝长短不等，排成2轮；雌蕊1枚；心皮无毛。核果扁球形，红色，果肉淡黄色，有浓香味；粘核，核小，扁球形。

【性味功效】苦，寒。清热除烦，利水通淋，止血。

【临床用方】①《贵州草药》治水肿：鸡血李叶60g，车前草30g。用法：水煎服。②《贵州草药》治吐血：鸡血李根60g。用法：水煎服。

【用法用量】内服：煎汤，9~60g。外用：适量，捣敷。

【现代研究】现代临床用于治疗水肿、吐血、崩漏、跌打损伤致瘀血作痛等。

359 野樱桃（山樱桃）

【古籍原文】生钧州山谷中。树高五六尺，叶似李叶更尖，开白花，似李子花，结实比樱桃又小，熟则色鲜红。味甘、微酸。「救饥」摘取其果红熟者食之。

【来　　源】为蔷薇科植物山樱桃*Cerasus tomentosa*（Thunb.）Wall.的果实。

【形态特征】落叶灌木，高可达3m。单叶互生；托叶线形；叶片卵状椭圆形或倒卵状椭圆形，先端急尖或渐尖，基部楔形。花两性，花叶同开或近先叶开放；萼片5片，三角状卵形；花瓣5片；白色或

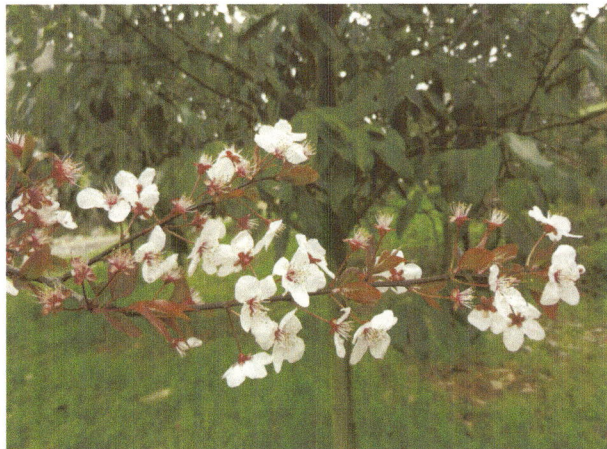

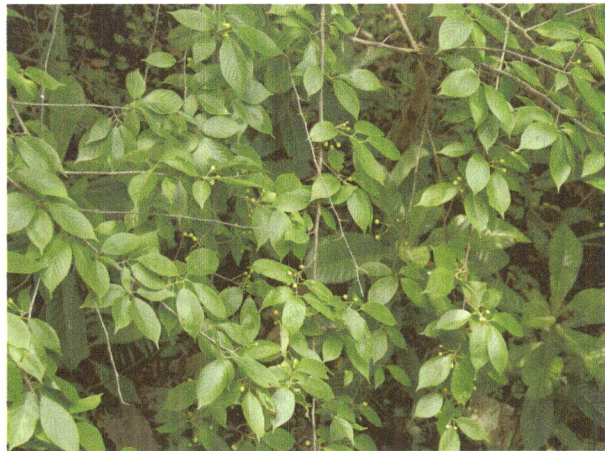

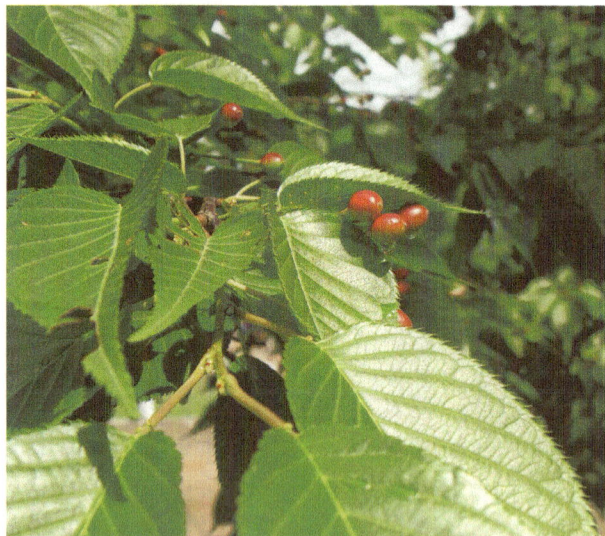

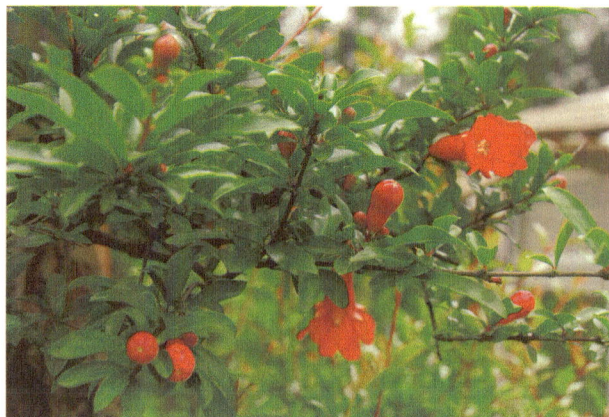

粉红色；雄蕊20～25枚，短于花瓣，花柱与雄蕊近等长或稍长；子房被毛或仅先端或基部被毛。核果近球形，红色。

【性味功效】甘、辛，平。健脾，益气，固精。

【临床用方】《食物性能歌括400味》治泻痢、遗精：山樱桃250g。用法：水煎服，每日2次。

【用法用量】内服：煎汤，100～300g。

【现代研究】化学研究显示，含糖类、蛋白质、维生素C等。现代临床用于治疗消化不良所致腹泻、便秘、遗精等。

叶及实皆可食

本草原有

360 石 榴

【古籍原文】本草名安石榴，一名丹若，《广雅》谓之若榴。旧云汉张骞使西域得其种还，今处处有之。木不甚高大，枝柯附干，自地便生作丛，种极易成，折其枝条，盘土中便生。其叶似枸杞叶而长，微尖，叶绿，微带红色，花有黄赤二色，实亦有甘酸二种，甘者可食，酸者入药。味甘、酸，性温，无毒。又有一种，子白，莹澈如水晶者，味亦

甘，谓之水晶石榴。「救饥」采嫩叶煤熟，油盐调食。榴果熟时，摘取食之。不可多食，损人肺，及损齿令黑。「治病」文具本草果部条下。

【来　源】为石榴科植物石榴*Punica granatum* L.的成熟果实。

【形态特征】落叶灌木或乔木，高2～5m。叶对生或簇生；叶片倒卵形至长椭圆形，先端尖或微凹，基部渐狭，全缘。花1朵至数朵，生小枝顶端或腋生；萼筒钟状，红色；花瓣6片，红色；雄蕊多

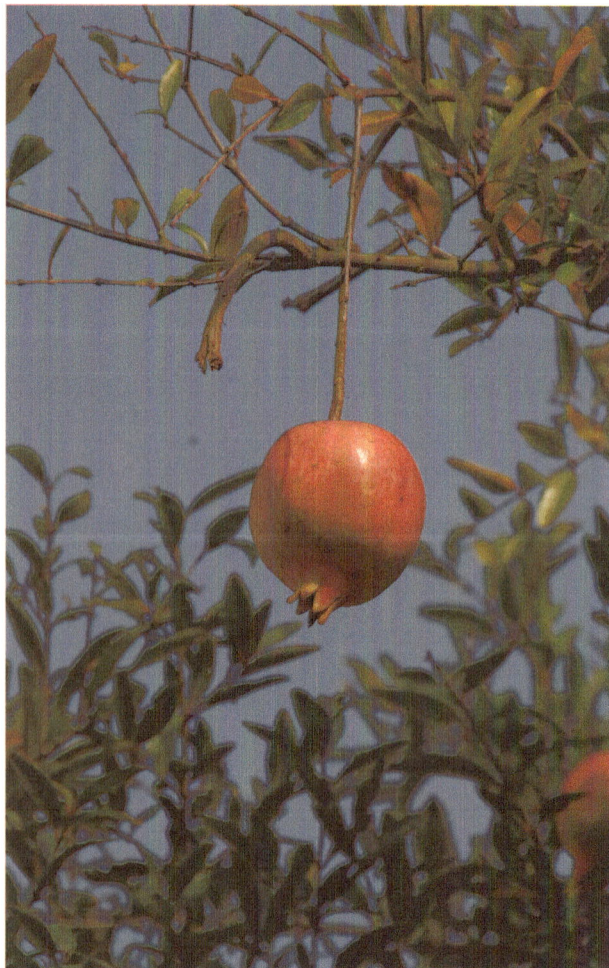

数，花药球形，花丝细短；雌蕊1枚；子房下位或半下位，花柱圆形，柱头头状。浆果近球形，果皮肥厚，革质。种子多数，倒卵形，带棱角。

【性味功效】甘、酸、涩，温。生津止渴，杀虫。

【现代用方】①《食物性能歌括400味》治便血：石榴1个。用法：煅炭存性，研末，加白糖适量，拌匀，温开水送服，每次10g，每日3次。②《食物性能歌括400味》治扁桃体炎、口腔溃疡、咽喉痛：鲜石榴2个。用法：取肉（带种子），捣碎，水煎，取汁，含漱，每日数次。

【用法用量】内服；煎汤，3~9g；或捣汁。

【使用注意】不宜过量服用。

【现代研究】化学研究显示，含糖类、蛋白质、脂肪、维生素C、钙、磷、钾、有机酸等。现代临床用于治疗咽燥口渴、蛔虫病、久痢不止等。

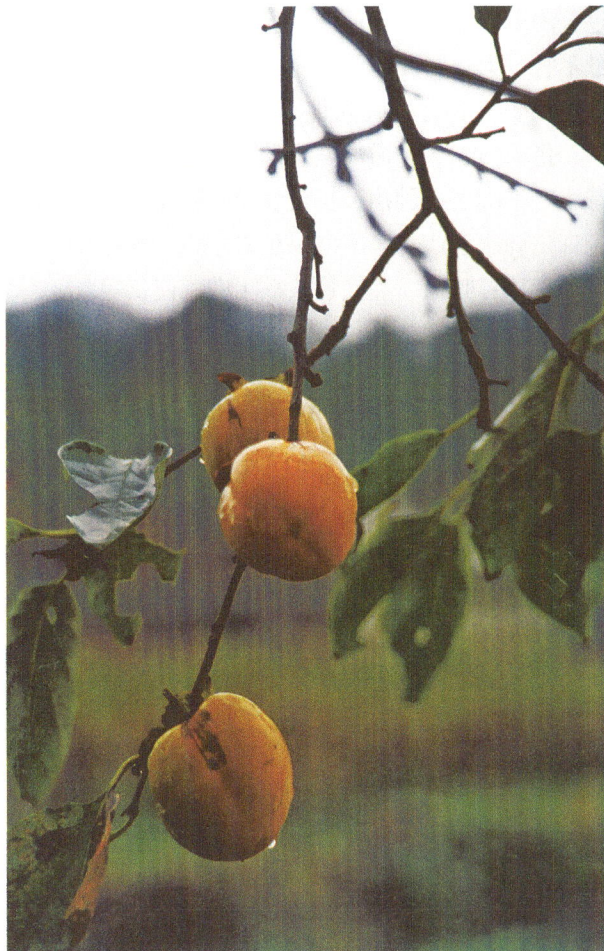

361 杏树（杏仁、苦杏仁）

【古籍原文】本草有杏核人。生晋山川谷，今处处有之。其实有数种，黄而圆者名金杏，熟最早。扁而青黄者名木杏，其子皆入药。又小者名山杏，不堪入药。其树高丈余，叶颇圆，淡绿，颇带红色，叶似木葛叶而光嫩，微尖，开花色红，结实金黄色。核人味甘、苦，性温、冷利，有毒。得火良，恶黄芩、黄耆、葛根，解锡毒，畏蘘草。杏实味酸，性热。「救饥」采叶煤熟，以水浸渍作成黄

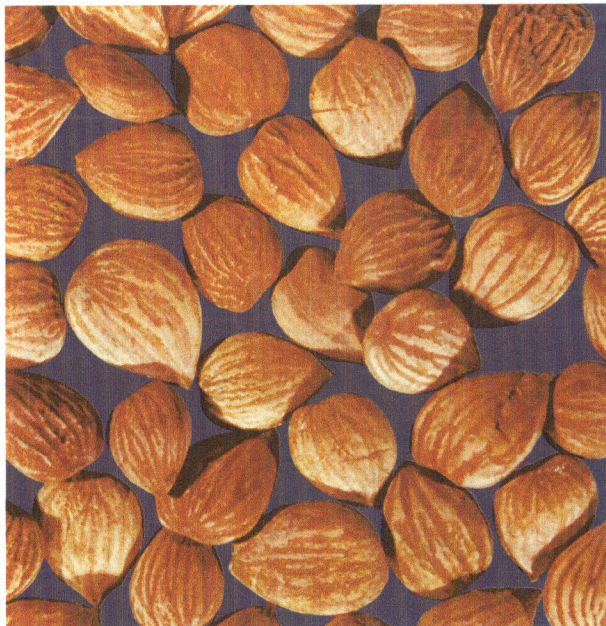

色，换水淘净，油盐调食。其杏黄熟时摘取食。不可多食，令人发热，及伤筋骨。「治病」文具本草果部杏核人条下。

【来　源】为蔷薇科植物杏 *Prunus armeniaca* L.及同属多种植物的成熟种仁。

【形态特征】落叶乔木，高5~10m。树皮暗灰褐色，有光泽。叶互生，宽卵形或近圆形，先端具短尖头，边缘具细锯齿。花单生小枝顶端，先叶开放；花萼筒钟形，萼裂片5片；花瓣5片，白色或粉红色；雄蕊多数，短于花瓣；子房1室，被柔毛。核果心状卵圆形，略扁。种子味苦。

【性味功效】苦，微温；有小毒。降气化痰，止咳平喘，润肠通便。

【古方选录】《圣济总录》双仁丸：桃仁、杏仁（并去双仁皮尖，炒）各半两。用法：上二味细研，水调生面少许，和丸如梧桐子大，每服十丸，生姜、蜜汤下，微利为度。主治：上气喘急。

【用法用量】内服；煎汤，3~10g；或入丸、散。

【使用注意】杏仁用时须打碎，杏仁霜入煎剂须布

包；阴虚咳喘者及大便溏泻者禁服；本品有毒，用量不宜过大；婴儿慎服。

【现代研究】化学研究显示，含苦杏仁苷、脂肪油、蛋白质、各种游离氨基酸等。药理研究显示，有止咳平喘、抗肿瘤、抗炎、镇痛、抗突变作用；苦杏仁苷水解产物氢氰酸易引起中毒。现代临床用于治疗感冒咳嗽、支气管咳嗽喘满、便秘等。

362 枣树（大枣、红枣）

【古籍原文】本草有大枣，干枣也。一名美枣，一名良枣。生枣出河东平泽及近北州郡，青、晋、绛、蒲州者特佳，江南出者，坚燥少肉。树高一二丈，叶似酸枣叶而大，比皂角叶亦大，尖艄光泽，叶间开青黄色小花，结实种数甚多。《尔雅》云："壶枣，江东呼枣大而锐上者为壶，壶犹瓠也。边，腰枣，一名细腰，又为辘轳枣。桥，白枣，即今枣子，白乃熟。遵，羊枣，实小而圆，紫黑色，俗又呼为羊矢枣。洗，太枣，河东猗氏县出大枣，如鸡卵。蹶泄，苦枣，云子味苦。晳，无实枣，云不著子者。还味，稔枣，云还味，短味也。又有水菱枣、御枣，即扑落苏也。又有牙枣，皆味甘美，其余不能尽别其名。"大枣味甘，性平，无毒。杀乌头毒。牙齿有病人切忌食。生枣味甘、辛。多食令人寒热腹胀，羸瘦人不可食。蒸煮食，补肠胃，肥中益气。不宜合葱食。「救饥」采嫩叶煠熟，水

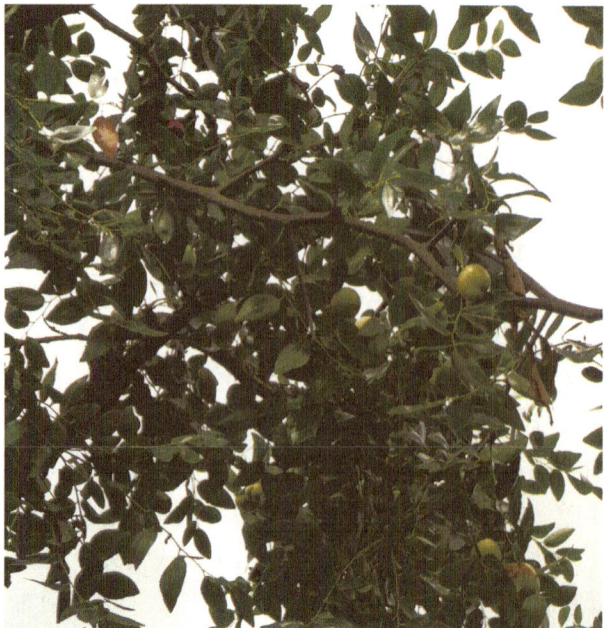

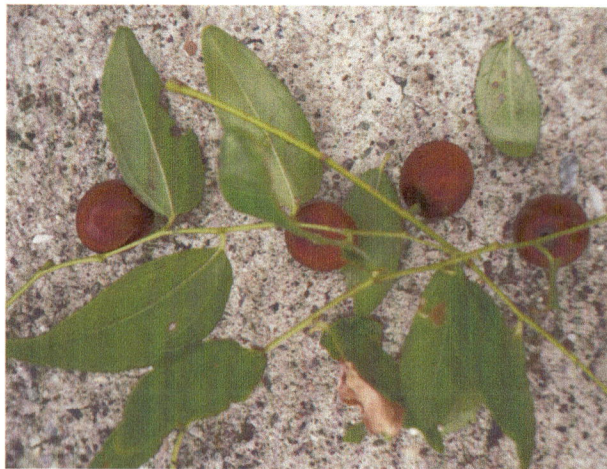

浸作成黄色，淘净，油盐调食。其枣红熟时摘取食之。其结生硬未红时，煮食亦可。「治病」文具本草果部大枣条下。

【来　　源】为鼠李科植物枣 *Zizyohus jujuba* Mill. 的成熟果实。

【形态特征】落叶灌木或小乔木，高达10m。单叶互生，纸质；叶片卵形、卵状椭圆形，先端钝圆或圆形，具小尖头，基部稍偏斜，近圆形，边缘具细锯齿。花两性，生于叶腋成聚伞花序；花萼5裂；花瓣5片，倒卵圆形；雄蕊5枚，花盘厚，肉质，圆形，5裂；子房2室。核果长圆形或长卵圆形，成熟时红色。种子扁椭圆形。

【性味功效】甘，温。补脾胃，益气血，安心神，调营卫，和药性。

【古方选录】《太平圣惠方》必效方：枣（肥干者）四颗，栀子四枚，干姜一分。用法：上件药同烧为灰，细研为散，每服以粥饮调下半钱，日三四服。主治：小儿脓血痢，每日三二十行。

【用法用量】内服：煎汤，9～15g。

【使用注意】本品甘味腻滞，凡湿盛、痰滞、食滞者慎服。

【现代研究】化学研究显示，含蛋白质、糖类、有机酸、黏液质、维生素A、维生素B_2、维生素C、钙、磷、铁等。药理研究显示，有中枢抑制、护肝、增强肌力、抗变态反应、抗肿瘤等作用。现代临床用于治疗久病虚弱、消化不良食少便溏，心悸失眠、内痔出血等。

363 桃树（桃仁）

【古籍原文】本草有桃核人。生太山川谷，河南、陕西出者尤大而美，今处处有之。树高丈余，叶状似柳叶而阔大，又多纹脉，开花红色，结实品类甚多，其油桃光小，金桃色深黄，昆仑桃肉深紫红色，又有饼子桃、面桃、鹰嘴桃、雁过红桃、冻桃之类，名多不能尽载。山中有一种桃，正是《月令》中桃始华者，谓山桃，不堪食啗，但中入药。桃核人味苦、甘，性平，无毒。「救饥」采嫩叶煤熟，水浸作成黄色，换水淘净，油盐调食。桃实熟软时，摘取食之。其结硬未熟时，亦可煮食。或切作片，晒干为糁，收藏备用。「治病」文具本草果部桃核人条下。

【来　源】为蔷薇科植物桃*Prunus persica*（L.）Batsch或山桃*P.davidiana*（Carr.）Franch.的成熟种仁。

【形态特征】桃：落叶小乔木，高3～8m。叶互生，在短枝上呈簇生状；叶片椭圆状披针形至倒卵状披针形，边缘具细锯齿。花通常单生，先于叶开放；萼片5片；花瓣5片，倒卵形，粉红色；雄蕊多数；子房1室，花柱细长，柱头小，圆头状。核果近球形，果肉白色或黄色。种子1颗，扁卵状心形。

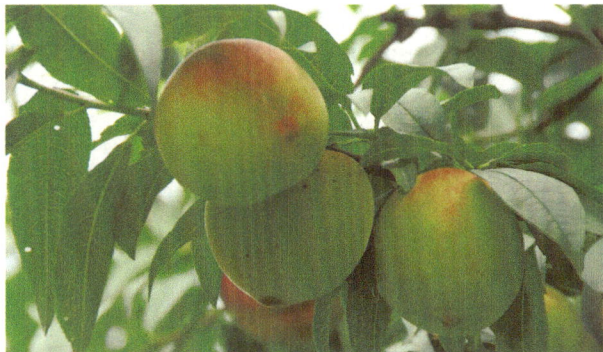

【性味功效】苦、甘，平；有小毒。活血祛瘀，润肠通便。

【古方选录】①《万病回春》治食郁久，胃脘有瘀血作痛：生桃仁适量。用法：连皮细嚼，以生韭菜捣自然汁一盏送下。②《食医心境》治上气咳嗽、胸膈痞满、气喘：桃仁（去皮、尖）三两。用法：以水一升，研取汁，和粳米二合，煮粥食之。

【用法用量】内服：煎汤，6～10g，用时打碎；或入丸、散。

【使用注意】制霜用须包煎；无瘀滞者及孕妇禁服；过量服用可引起中毒。

【现代研究】化学研究显示，含苦杏仁苷、苦杏仁酶、尿囊素酶、乳糖酶、挥发油、脂肪油。药理研究显示，有扩张血管、抗凝血、抗血栓形成、抗炎、抗过敏等作用。现代临床用于治疗血吸虫病性肝硬化、冠心病、痛经、经闭、产后腹痛、跌打损伤、瘀血肿痛、肺脓肿、急性阑尾炎腹痛、便秘等。

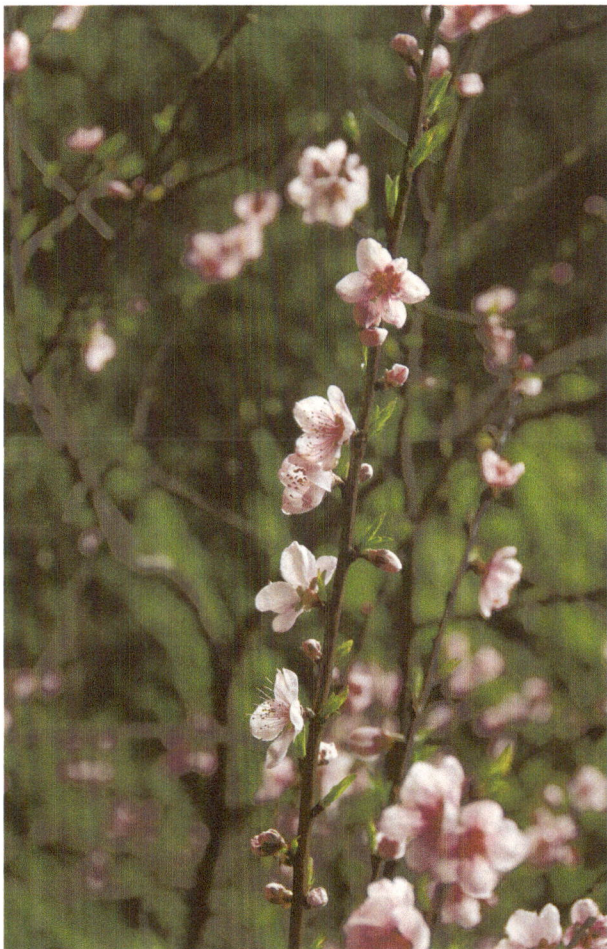

叶及实皆可食

新　增

364 沙果子树（花红）

【古籍原文】一名花红。南北皆有，今中牟岗野中

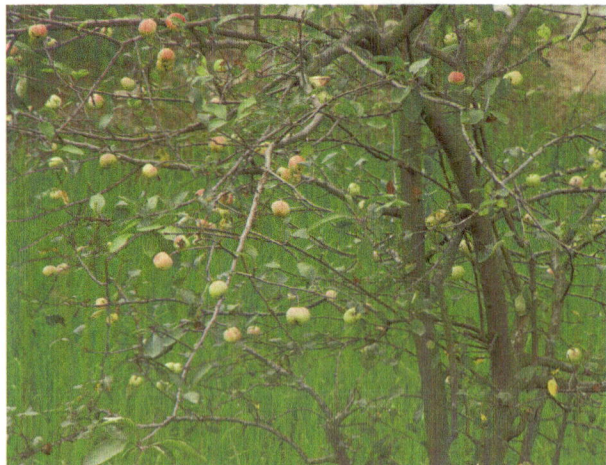

亦有之，人家园圃亦多栽种。树高丈余，叶似樱桃叶而色深绿，又似急藜子叶而大，开粉红花，似桃花瓣，微长不尖，结实似李而甚大。味甘、微酸。「救饥」摘取红熟果食之。嫩叶亦可煤熟，油盐调食。

【来　　源】为蔷薇科植物花红*Malus asiatica* Nakai.的成熟果实。

【形态特征】小乔木，高4～6m。叶互生；叶片卵形或椭圆形，先端急尖或渐尖，基部圆形或宽楔形，边缘有细锐锯齿。花两性，伞房花序；萼筒钟状，萼片5片，三角状披针形；花瓣5片，倒卵形或长圆状倒卵形，淡粉红色；雄蕊17～20枚，花丝长短不等，比花瓣短，花柱4枚（5枚）。梨果卵形或近球形，黄色或红色。

【性味功效】酸、甘，温。下气宽胸，生津止渴，和中止痛。

【古方选录】《食医心镜》治水痢：花红（半熟者）十枚。用法：以水二升，煎取一升，和花红空心食。

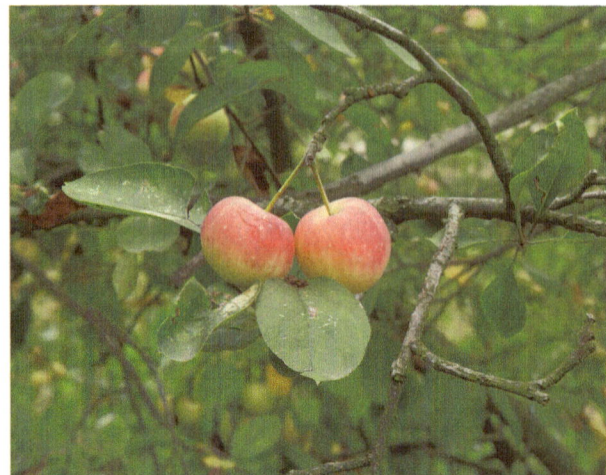

【用法用量】内服：煎汤，30～90g；或捣汁。外用：适量，研末调敷。

【使用注意】不宜多食。

【现代研究】化学研究显示，含蛋白质、叶酸、脂肪、维生素B$_1$、维生素B$_2$、维生素C、烟酸及胡萝卜素等。现代临床用于治疗消化不良食少、腹胀及糖尿病口渴、霍乱、吐泻腹痛、细菌性痢疾等。

根叶可食

本草原有

365 芋苗（芋头）

【古籍原文】本草一名土芝，俗名芋头。生田野中，今处处有之，人家多栽种。叶似小荷叶而偏长不圆，近蒂边皆有一劂儿，根状如鸡弹大，皮色茶褐，其中白色。味辛，性平，有小毒。叶冷，无毒。「救饥」本草芋有六种，青芋细长，毒多，初

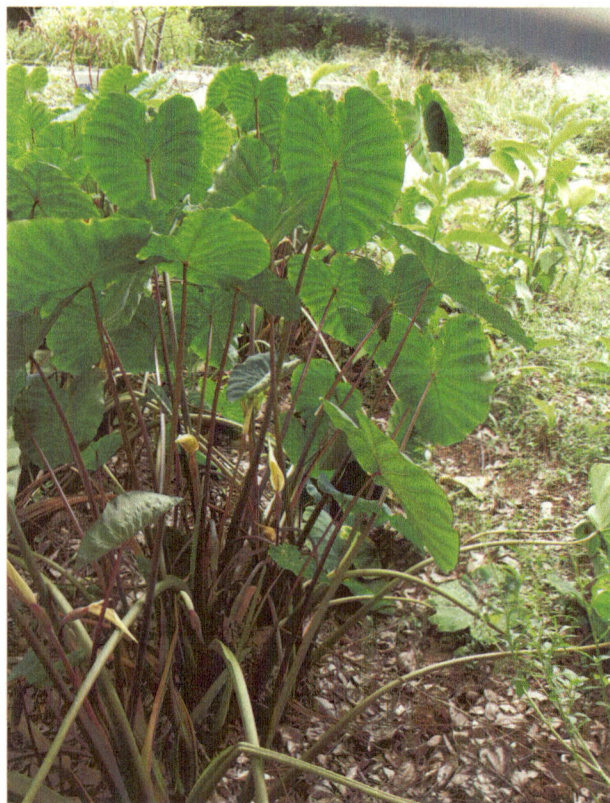

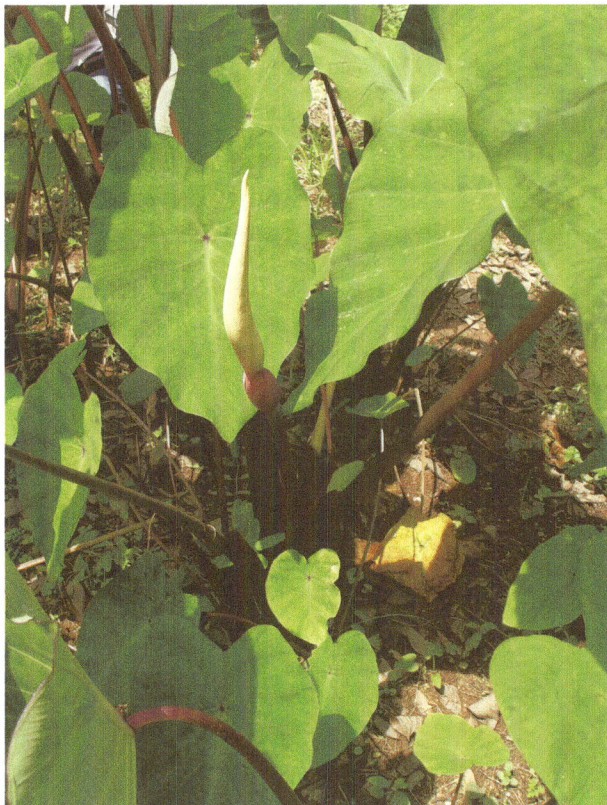

钙、磷、铁等。现代临床用于治疗体质虚弱、消化不良食少口渴、鸡眼、疥癣、烫火伤等。

366 铁荸脐（荸荠）

【古籍原文】本草名乌芋，又名蒐茨，一名藉姑，一名水萍，一名槎牙，亦名茨菰，又名燕尾草，《尔雅》谓之芍。有二种，根黑、皮厚、肉硬白者谓之猪荸脐，皮薄、色淡紫、肉软者谓之羊荸脐。生水田中，叶似莎草叶而厚肥，梢又长窄，叶间生葶，其葶三棱，梢头开花酱褐色，根即荸脐。味苦、甘，性微寒。「救饥」采根煮熟食，制作粉，食之厚人肠胃，不饥，服丹石人尤宜食，解丹石毒，孕妇不可食。「治病」文具本草果部乌芋条下。

【来　源】为莎草科植物荸荠 *Eleacharis dulcis*（Burm. f.）Trin. ex Henchel 的球茎。

【形态特征】多年生水生草本，高30～100cm。匍匐根茎细长，顶端膨大成球茎。秆丛生，圆柱状。

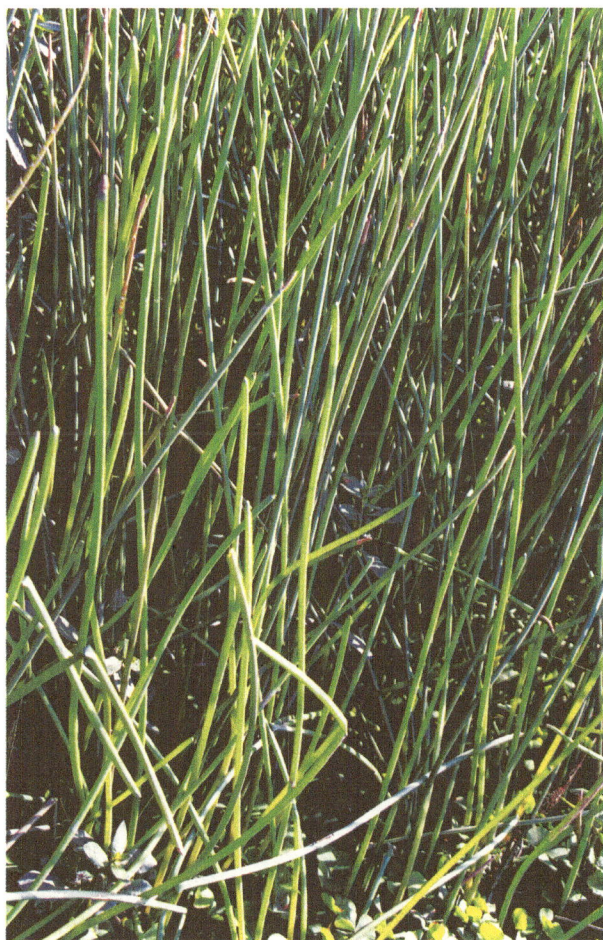

煮须要灰汁，换水煮熟乃堪食。白芋、真芋、连禅芋、紫芋毒少，蒸煮食之。又宜冷食，疗热止渴。野芋大毒，不堪食也。「治病」文具本草果部条下。

【来　源】为天南星科植物芋 *Colocasia esculenta*（L.）Schott 的根茎。

【形态特征】多年生植物。地下有卵形至长椭圆形的块茎，褐色，具纤毛。叶基生，常4～5片簇生，叶身阔大，质厚，卵状广椭圆形，全缘，具防水性。佛焰苞长约20cm，淡黄色；肉穗花序在苞内呈椭圆形，短于佛焰苞，具短附属体，上部生多数黄色雄花，占花穗之半，下部生绿色雌花，约占花穗的1/4；中性花位于中部，亦占花序的1/4。

【性味功效】甘、辛，平。健脾补虚，散结解毒。

【临床用方】《草药手册》治便血日久：芋头12g。用法：水煎服，白痢兑白糖，红痢兑红糖。

【用法用量】内服：煎汤，60～120g；或入丸、散。外用：适量，捣敷；或醋磨涂。

【使用注意】生品有毒，不可服食，但可入丸、散；不宜多食。

【现代研究】化学研究显示，含蛋白质、多糖、淀粉、脂类、维生素B$_1$、维生素B$_2$、维生素C、

无叶片，秆基部有叶鞘2～3个。小穗圆柱状，淡绿色，有多数花；鳞片卵状长圆形螺旋状排列；柱头3枚。小坚果宽倒卵形，双凸状，棕色，光滑。花柱基三角形，宽为小坚果的1/2。

【性味功效】甘，寒。清热生津，化痰，消积。

【古方选录】《温病条辨》五汁饮：荸荠汁、梨汁、鲜苇根汁、麦冬汁、藕汁（或用蔗浆）适量。用法：临时斟酌多少，和匀凉服，不甚喜凉者，重汤炖温服。主治：太阴温病，口渴甚，吐白沫黏滞不快者。

【用法用量】内服：煎汤，60～120g；或嚼食；或捣汁；或浸酒，或澄粉。外用：适量，煅存性研末撒；或澄粉点目；或生用涂擦。

【使用注意】虚寒者及血虚者慎服。

【现代研究】化学研究显示，含荸荠素、淀粉、蛋白质、脂肪、钙、磷、B族维生素、维生素C、烟酸等。现代临床用于治疗发烧口渴、咽喉炎肿痛、麻疹透发不畅、感冒咳嗽、痢疾、黄疸、消化不良食少、皮肤赘疣、痔疮出血、高血压等。

根及实皆可食

本草原有

367 莲藕（莲实、莲子）

【古籍原文】本草有藕实，一名水芝丹，一名莲。生汝南池泽，今处处有之，生水中。其叶名荷，圆径尺余，其花世谓之莲花，色有红白二种，花中结实，谓之莲房，俗名莲蓬，其莲青皮里白子为的，即莲子也，的中青心为薏，其至秋，表皮色黑而沉水，就蓬中干者，谓之石莲，其根谓之藕。《尔雅》云："荷，芙蕖。其茎茄，其叶蕸，其本蔤，云是茎下白蒻在泥中，藕节间初生萌芽也。其花菡萏，其实莲，其根藕。"其中的，的中薏是也。芙蕖其总名，别名芙蓉。又云："其花未发为菡萏，已发为芙蓉。"莲实茎味甘，性平、寒，无毒。

「救饥」采藕煠熟食、生食皆可。莲子蒸食，或生食亦可。又可休粮，仙家贮石莲子、干藕经千年者，食之至妙。又以实磨为面食，或屑为米，加粟煮饭食，皆可。「治病」文具本草果部藕实条下。

【来　　源】为睡莲科植物莲 *Nelumbo nucifera* Gaertn.的成熟种子。

【形态特征】多年生水生草本。根茎横生，肥厚。节间膨大，内有多数纵行通气孔洞。节上生叶，叶片圆形。花单生于花梗顶端，芳香，红色、粉红色或白色；花瓣椭圆形或倒卵形；雄蕊多数，花药条形，花丝细长；心皮多数，埋藏于膨大的花托内；子房椭圆形，花柱极短。花后结"莲蓬"，倒锥形，有小孔20～30个，每孔内含果实1颗。坚果椭圆形或卵形。种子卵形或椭圆形。

【性味功效】甘、涩，平。补脾止泻，益肾固精，养心安神。

【古方选录】①《神农本草经疏》治下痢，饮食不入（俗名"噤口痢"）：鲜莲肉二两，黄连、人参各五钱。用法：水煎服，细细与呷。②《医学入门》莲肉糕：莲肉（炒）、粳米（炒）各四两，茯苓二两。用法：共为末，砂糖调和，每五六匙，白滚汤下。主治：病后胃弱，不能饮食。

【用法用量】内服：煎汤，6～15g；或入丸、散。

【使用注意】中满痞胀，大便燥结者禁服。

【现代研究】化学研究显示，含碳水化合物、蛋白质、脂肪、钙、磷、铁、维生素B_1、维生素B_2、维生素C、烟酸等。现代临床用于治疗慢性结肠炎久泻、慢性痢疾、遗精、小便不利、妇人崩漏带下、失眠等。

【附】藕

【来　　源】睡莲科植物莲的肥大根茎。

【性味功效】甘，寒。清热生津，凉血，散瘀，止血。

【古方选录】《太平圣惠方》治时气烦渴不止：生藕。用法：捣绞取汁一中盏，入生蜜一合，搅令匀，不计时候，分为二服。

【用法用量】内服：生食，捣汁；或煮食，适量。

【使用注意】忌铁器；脾胃虚寒之人忌食生藕。

【现代研究】化学研究显示，含丰富的蛋白质、糖、钙、磷和多种维生素，其中以维生素C及食物纤维含量居高。现代临床用于治疗高热烦渴、吐

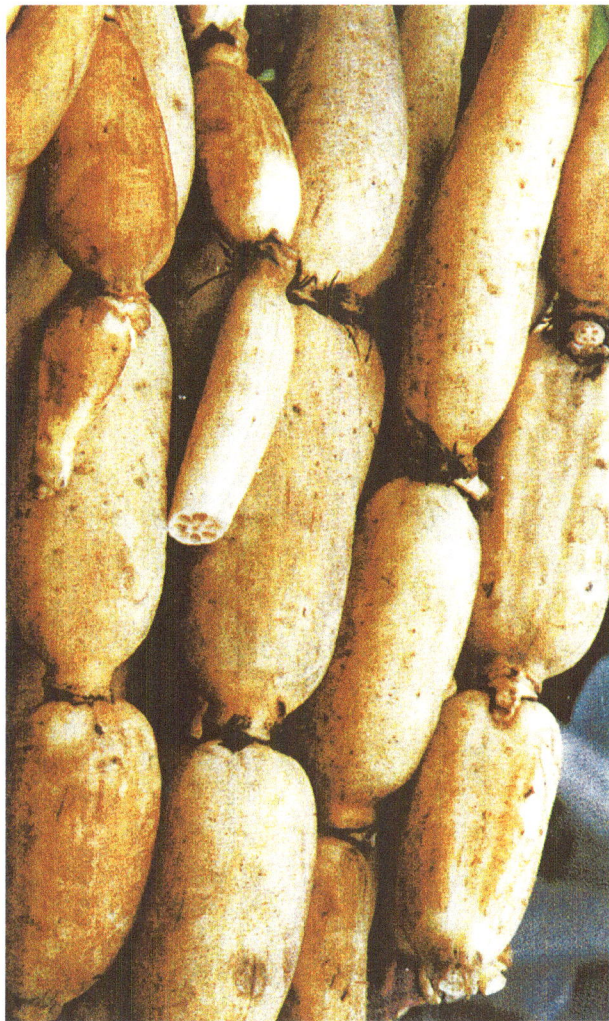

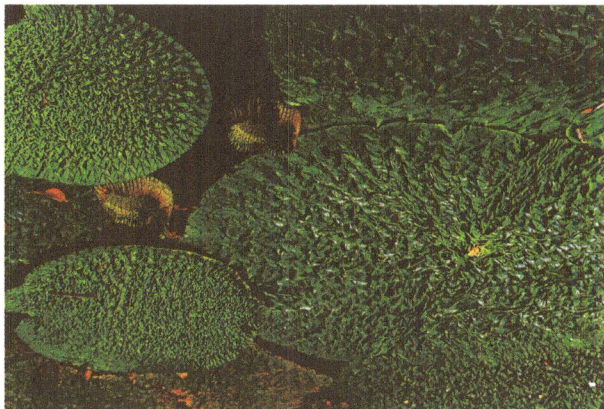

显的茎。初生叶沉水，箭形；后生叶浮于水面；叶片椭圆状肾形或圆状盾形。花单生，花梗粗长，多刺，伸出水面；萼片4片，直立，披针形，肉质，外面绿色，有刺，内面带紫色；花瓣多数，分3轮排列，带紫色；雄蕊多数；子房半下位，8室，无花柱，柱头红色。浆果球形。种子球形，黑色，坚硬，具假种皮。

【性味功效】 甘、涩，平。固肾涩精，补脾止泻。

【古方选录】《方脉正宗》治老幼脾肾虚热及久痢：芡实、山药、茯苓、白术、莲肉、薏苡仁、白扁豆各四两，人参一两。用法：俱炒燥为末，白汤调服。

【用法用量】 内服：煎汤，15～30g；或入丸、散；亦可适量，煮粥食。

【使用注意】 大小便不利者禁服；食滞不化者慎服。

【现代研究】 化学研究显示，含淀粉、蛋白质、粗纤维、钙、磷、铁、维生素B、维生素C、烟酸、胡萝卜素等。现代临床用于治疗遗精、带下、小便失禁、腹泻等。

血、衄血、便血等。

368 鸡头实（芡实）

【古籍原文】 一名芡，一名雁喙实，幽人谓之雁头。出雷泽，今处处有之，生泽中。叶大如荷而皱，背紫有刺，俗谓鸡头盘，花结实，形类鸡头，故以名之。中有子，如皂荚子大，艾褐色，其近根茎嫩者名芡蒟，人采以为菜茹。实味甘，性平，无毒。「救饥」采嫩根茎煤食。实熟采实，剥人食之。蒸过，烈日晒之，其皮即开，春去皮，捣人为粉，蒸煤作饼，皆可食。多食不益脾胃气，兼难消化。生食动风冷气，与小儿食不能长大，故驻年耳。「治病」文具本草果部条下。

【来　　源】 为睡莲科植物芡 *Euryale ferox* Salisb.的成熟种仁。

【形态特征】 一年生水生草本，具白色须根及不明

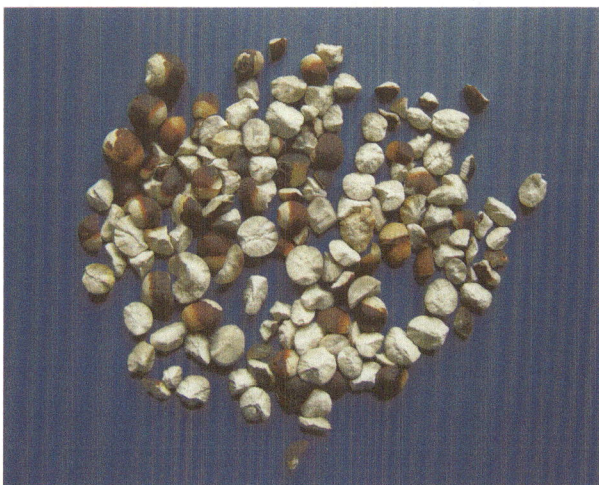

菜部（四十六种）

叶可食

本草原有

369 芸薹菜（芸薹、油菜）

【古籍原文】今处处有。叶似菠菜叶，比菠菜叶两傍多两叉，开黄花，结角似蔓菁角，有子如小芥子大。味辛，性温，无毒。经冬根不死，辟蠹。「救

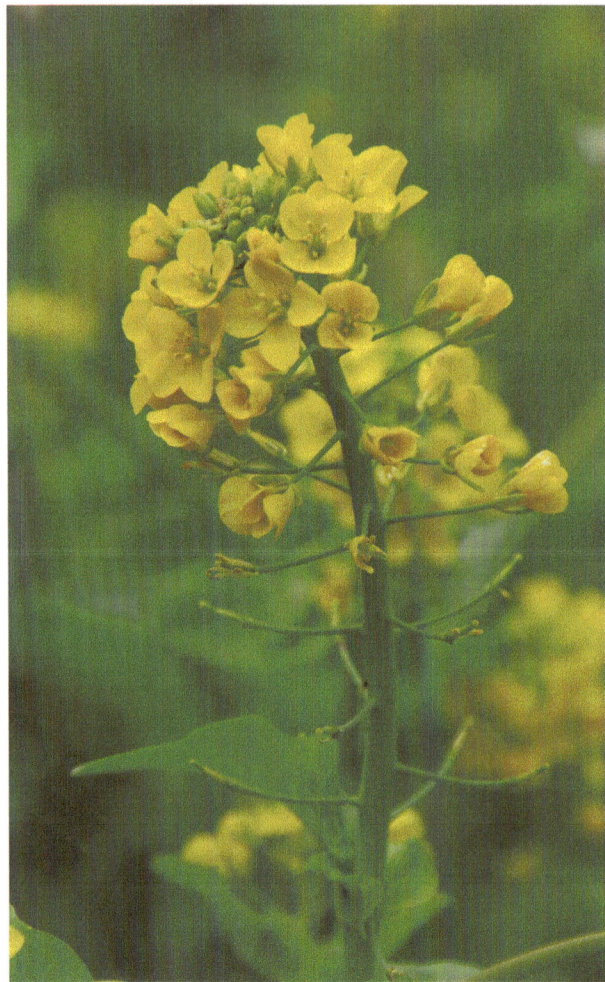

饥」采苗叶煠熟，水浸淘洗净，油盐调食。「治病」文具本草菜部条下。

【来　源】为十字花科植物油菜*Brassica campestris* L. var. *oleifera* DC.的嫩茎叶。

【形态特征】一年生或二年生草本，高约1m。茎粗壮。基生叶及下部茎生叶呈琴状分裂，先端裂片长卵圆形或长方状圆形；茎中部及上部的叶倒卵状椭圆形或长方形，先端锐尖，基部心形，半抱茎。花序为疏散的总状花序；萼片4片，绿色；花瓣4片，鲜黄色，呈倒卵形；雄蕊6枚；雌蕊1枚；子房上位。长角果。种子多数。

【性味功效】辛、甘，平。凉血散血，解毒消肿。

【古方选录】《太平圣惠方》治血痢不止、腹中疞痛、心神烦闷：芸薹适量。用法：捣，绞取汁二合，蜜一合，同暖令温服之。

【用法用量】内服：煮食，30～300g；捣汁服，20～100ml。

【使用注意】麻疹后、疮疖、目疾患者不宜食。

【现代研究】化学研究显示，含蛋白质、脂肪、胡萝卜素、B族维生素、维生素C、钙、磷、铁、粗纤维。药理研究显示，有降眼压的作用。现代临床用于治疗细菌性痢疾便脓血、丹毒、乳腺炎、风疹、感冒咳嗽咯血等。

370 苋 菜

【古籍原文】本草有苋实，一名马苋，一名莫实，细苋亦同，一名人苋，幽蓟间讹呼为人杏菜。生淮阳川泽及田中，今处处有之。苗高一二尺，茎有线楞，叶如小蓝叶而大，有赤白二色，家者茂盛而大，野者细小，叶薄。味甘，性寒，无毒。不可与鳖肉同食，生鳖瘕。「救饥」采苗叶煠熟，水淘洗净，油盐调食。晒干煠食尤佳。「治病」文具本草菜部条下。

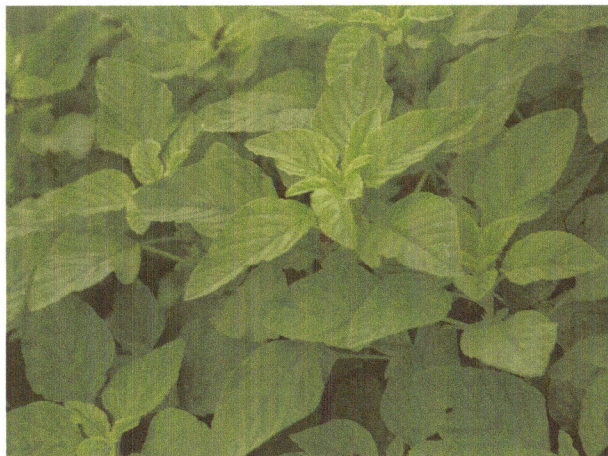

【来　　源】为苋科植物苋*Amaranthus tricolor* L.的茎叶。

【形态特征】一年生草本，分支较多。叶对生；叶片卵状椭圆形至披针形；叶有红色、紫色或绿紫杂色等。花单性或杂性，密集成簇，花簇球形，腋生或顶生；花被片3片，矩圆形，具芒尖；雄蕊3枚；雌花柱2~3枚。胞果矩圆形。种子黑褐色。

【性味功效】甘，微寒。清热解毒，通利二便。

【古方选录】《普济方》紫苋粥方：紫苋叶（细切）一握，粳米三合。用法：上以水，先煎苋菜取汁，去滓，下米煮粥，空心食之立瘥。主治：产前后赤白痢。

【用法用量】内服：煎汤，30~60g；或煮粥。外用：适量，捣敷；或煎液熏洗。

【使用注意】脾虚便溏者慎服。

【现代研究】化学研究显示，含赖氨酸、胡萝卜素、维生素C、钙、磷、铁、亚油酸、苋菜红苷、棕榈酸等。药理研究显示有抗菌作用。现代临床用于治疗痢疾、蛇虫蜇伤、疮毒肿痛等。

371 苦苣菜

【古籍原文】本草云野苣也，又名褊苣，俗名天精菜。旧不著所出州土，今处处有之。苗搨地生，其叶光者似黄花苗叶，叶花者似山苦荬叶，茎叶中皆有白汁。味苦，性平，一云性寒。「救饥」采苗叶煠熟，用水浸去苦味，淘洗净，油盐调食。生亦可食。虽性冷，甚益人，久食轻身少睡，调十二经脉，利五脏。不可与血同食，作痔疾。一云不可与蜜同食。「治病」文具本草菜部条下。

【来　　源】为菊科植物苦苣*Lactuca versicolor*（Fisch.）Sch. Bip. 的全草或根。

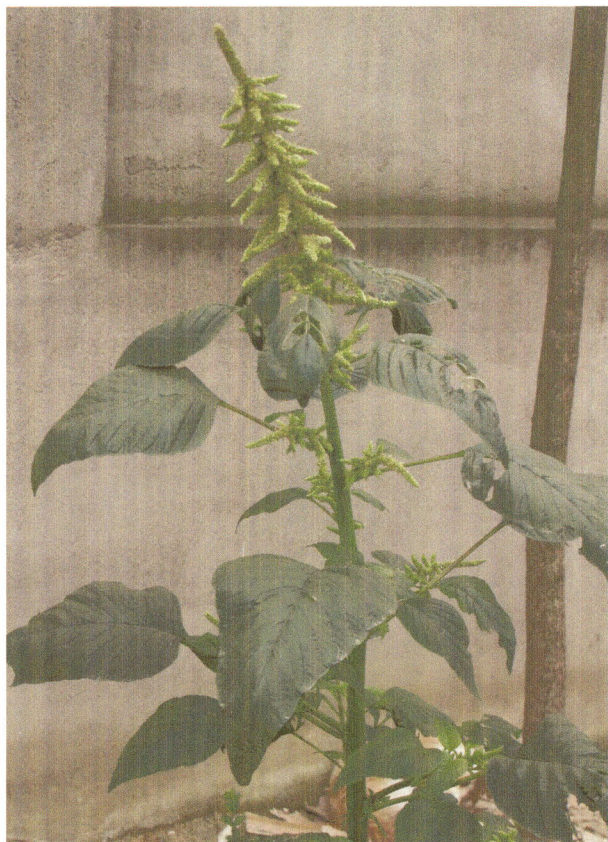

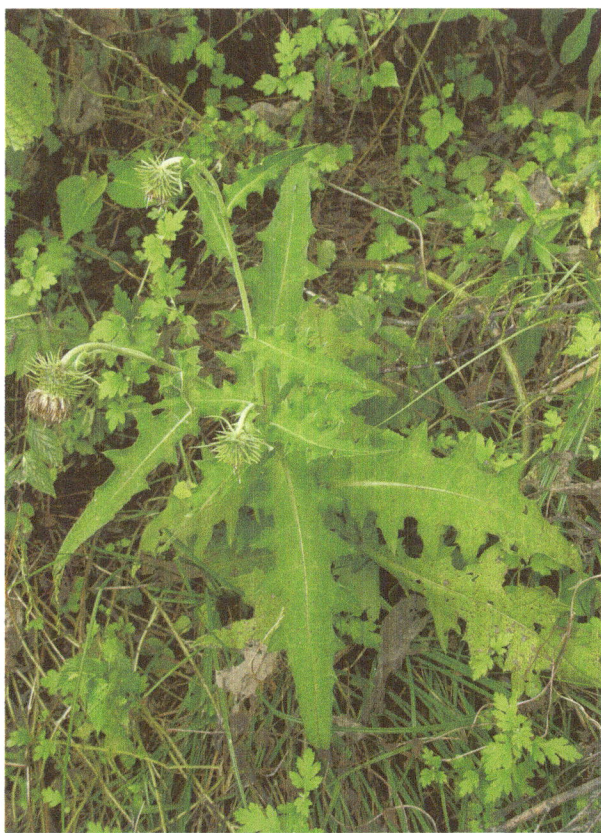

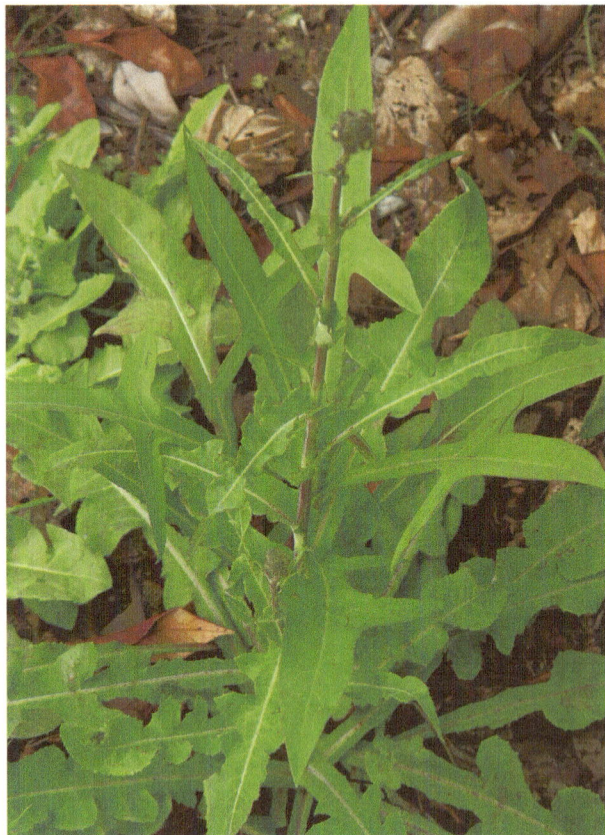

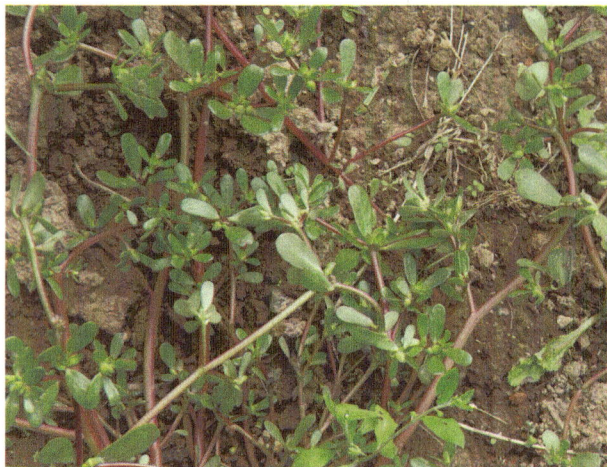

【形态特征】多年生草本，高15～30cm，全株无毛。根茎柔弱，平生。叶大部分基生；叶片线形或线状长圆形，全缘或间有疏离的锯齿。头状花序小，组成1个疏松、柔弱、伞房花序式的圆锥花序；花舌状，黄色；雄蕊5枚，着生于花冠管上；子房下位，柱头2裂。瘦果略扁平。

【性味功效】苦，寒。清热解毒。

【临床用方】①《福建药物志》治睾丸炎：苦苣菜30g，猪瘦肉125g。用法：水炖服。②《河北中草药》治黄水疮：苦苣菜。用法：研末，香油调敷患处。

【用法用量】内服：煎汤，9～15g；或捣汁。外用：适量，捣敷；或研末调敷；或煎水洗。

【使用注意】《千金要方·食治》载："不可共蜜食之。"

【现代研究】现代临床用于治疗黄疸、胃炎、痢疾、感冒咳嗽、睾丸炎、疔疮痈肿、黄水疮等。

372 马齿苋菜（马齿苋）

【古籍原文】又名五行草。旧不著所出州土，今处

处有之。以其叶青、梗赤、花黄、根白、子黑，故名五行草耳。味甘，性寒、滑。「救饥」采苗叶，先以水焯过，晒干，煠熟，油盐调食。「治病」文具本草菜部条下。

【来　　源】为马齿苋科植物马齿苋*Portulaca oleracea* L.的全草。

【形态特征】一年生肉质草本，高20～30cm，全株光滑无毛。茎圆柱形。叶互生或对生；叶片肥厚肉质，倒卵形或匙形，先端钝圆，基部阔楔形，全缘。花两性，较小，黄色；萼片2片，对生，卵形，基部与子房联合；花瓣5片，倒心形，先端微凹；雄蕊8～12枚，花药黄色；雌蕊1枚；子房半下位，1室，花柱顶端4～6裂，形成线状柱头。蒴果短圆锥形，棕色，盖裂。种子多数，黑褐色。

【性味功效】酸，寒。清热解毒，凉血止痢，除湿通淋。

【古方选录】《太平圣惠方》马齿粥：马齿苋（切）二大握，粳米三合。用法：上以水和马齿苋煮粥，不着盐醋，空腹淡食。主治：血痢。

【用法用量】内服：煎汤，10～15g，鲜品30～60g；

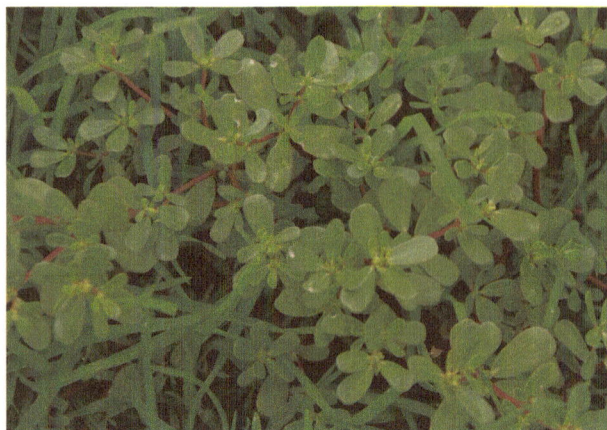

或绞汁。外用：适量，捣敷；或烧灰研末调敷；或煎水洗。

【使用注意】脾虚便溏者及孕妇禁服；忌与甲鱼同食。

【现代研究】化学研究显示，含大量去甲肾上腺素、多量钾盐、多种有机酸、氨基酸、糖类、蛋白质、脂肪、钙、磷、铁、胡萝卜素、维生素等。药理研究显示，有兴奋子宫、抗菌的作用。现代临床用于治疗细菌性痢疾、急性膀胱炎小便不通、崩漏、痔疮便血、疮疡痈疖、丹毒等。

373 苦荬菜

【古籍原文】俗名老鹳菜。所在有之，生田野中。人家园圃种者为家苦荬，脚叶似白菜小叶，抱茎而生，梢叶似鸦嘴形，每叶间分叉，撺葶如穿叶状，梢间开黄花。味微苦，性冷，无毒。「救饥」采苗叶煠熟，以水浸洗淘净，油盐调食。出蚕蛾时，切不可取拗，令蛾子赤烂。蚕妇忌食。「治病」文具

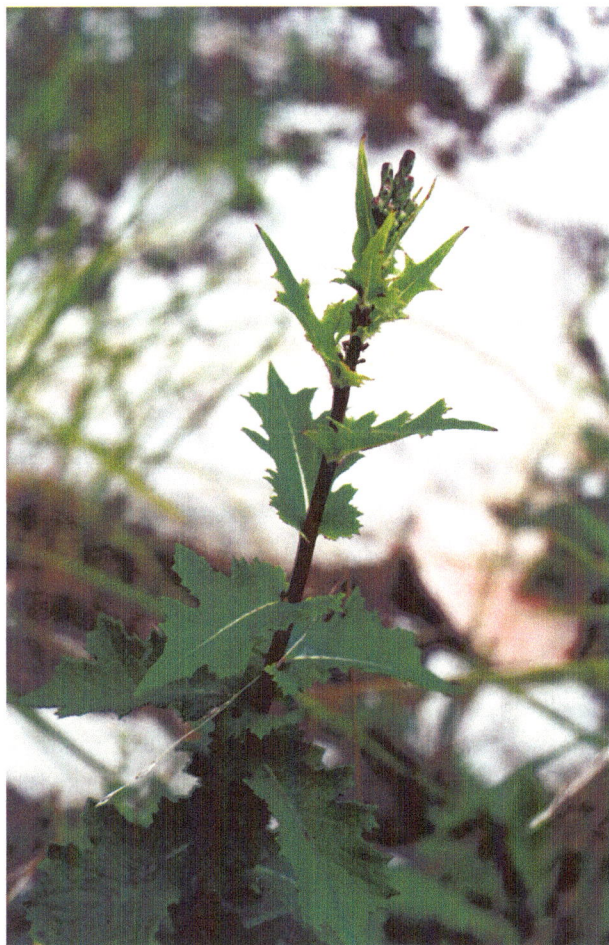

本草菜部条下。

【来　　源】为菊科植物苦荬菜 *Ixeris denticulate*（Houtt.）Stebb.的全草。

【形态特征】多年生草本，高30~80cm。茎直立。基生叶丛生，花期枯萎、卵形、长圆形或披针形，先端急尖，基部渐狭成柄，边缘波状齿裂或羽状分裂；茎生叶互生，舌状卵形，先端急尖，基部微抱茎，耳状，边缘具不规则的锯齿。头状花序排列成伞房状，具细梗，总苞片长约7mm；花全为舌状花，黄色，先端5齿裂。瘦果黑褐色，纺锤形，稍扁平。

【性味功效】苦，寒。清热解毒，消肿止痛。

【临床用方】①《湖南药物志》治口内生疮：苦荬菜全草适量。用法：水煎，含漱。②《针灸资生经》治血淋、尿血：苦荬菜一把。用法：酒、水各半，煎服。

【用法用量】内服：煎汤，9~15g，鲜品30~60g。外用：适量，捣敷；或捣汁涂；或研末调搽；或煎水洗；或含漱。

【现代研究】现代临床用于治疗皮肤痈疖疔毒、乳腺炎肿痛、咽喉炎肿痛、黄疸、痢疾、带下、跌打损伤等。

374 菾菜（厚皮菜、红牛皮菜）

【古籍原文】所在有之，生田野中，人家园圃中多种。苗叶揭地生，叶类白菜而短，叶茎亦窄，叶头稍团，形状似糜匙样。味咸，性平、寒，微毒。「救饥」采苗叶煠熟，以水浸洗净，油盐调食。不

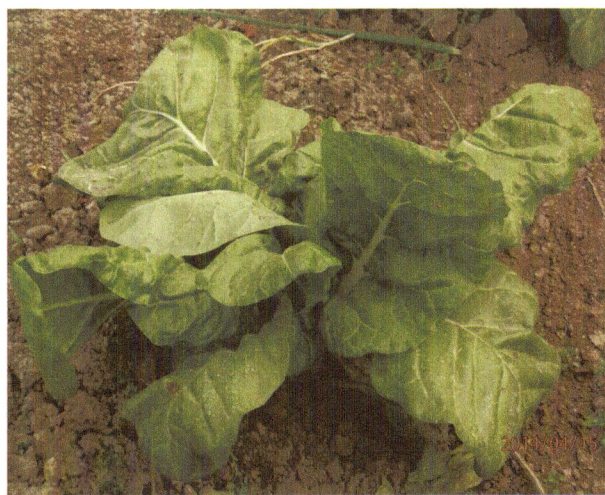

可多食，动气破腹。「治病」文具本草菜部条下。

【来　源】为藜科植物厚皮菜*Beta vulgaris* L.的茎叶。

【形态特征】一年生或二年生草木，高30～100cm。茎至开花时抽出。叶互生；基生叶卵形或长圆状卵形，先端钝，基部楔形或心形，边缘波浪形；茎生叶菱形、卵形，较小，最顶端的变为线形苞片。花小，两性，单生或2～3朵聚生，为一长而柔软展开的圆锥花序；花被片5片，基部与子房结合，果时包覆果实，变硬革质；雄蕊5枚，生于肥厚的花盘上。种子横生，圆形或肾形。

【性味功效】甘、苦，寒。清热解毒，行瘀止血。

【古方选录】《本草经集注》治时行热病初得：厚皮菜。用法：捣汁皆饮，得除，瘥。

【用法用量】内服：煎汤，15～30g，鲜品60～120g；或捣汁。外用：适量，捣敷。

【使用注意】脾虚泄泻者忌服。

【现代研究】现代临床用于治疗时行热病、痔疮、麻疹透发不畅、吐血、闭经、痈肿、跌打损伤、蛇虫咬伤等。

375 邪　蒿

【古籍原文】生田园中，今处处有之。苗高尺余，似青蒿，细软，叶又似胡萝卜叶，微细而多花叉，茎叶稠密，梢间开小碎瓣黄花。苗叶味辛，性温平，无毒。「救饥」采苗叶煠熟，水浸淘净，油盐调食。生食微动风气，作羹食良。不可同胡荽食，令人汗臭气。「治病」文具本草菜部条下。

【来　源】为菊科植物香蒿*Artemisia apiacea* Hance.的地上部分。

【形态特征】一年生草本，植株有香气。根直立，单一，侧根少。茎单生，高30～150cm，上部多分支。叶两面青绿色或淡绿色；基生叶与茎下部叶三回栉齿状羽状分裂，花期叶凋谢；中部叶长圆形、长圆状卵形或椭圆形；上部叶与苞片叶一至二回栉齿状羽状分裂。头状花序半球形或近半球形；花淡黄色；雌花10～20朵；两性花30～40朵。瘦果长圆形至椭圆形。

【现代研究】据查《植物名实图考》可知，清代以

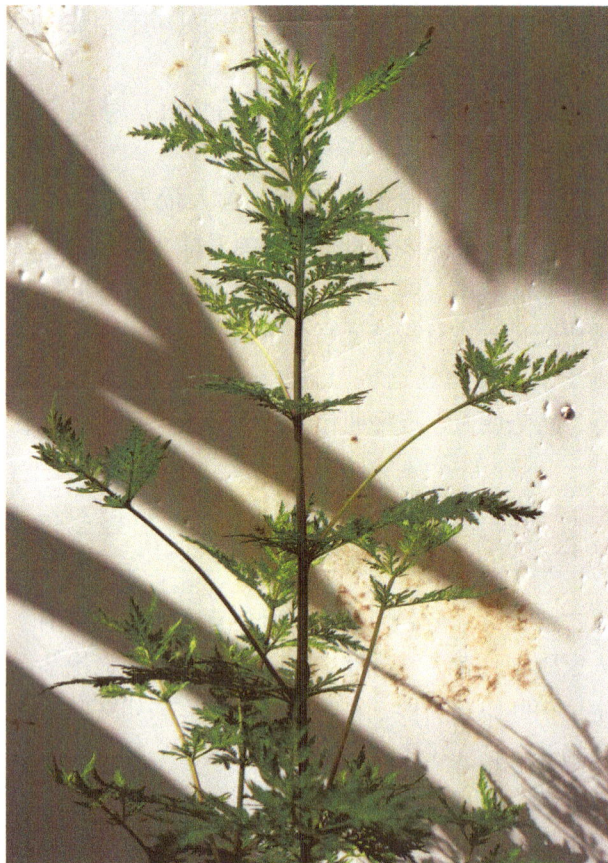

前，香蒿与黄花蒿均作为青蒿使用，且尤多用色深青之香蒿。但关于两者的现代研究和调查结果显示，仅黄花蒿含有抗疟有效成分青蒿素，且又因其资源丰富、产量大，使用最为广泛，故现在临床以黄花蒿为青蒿的正品。

376 同蒿（茼蒿菜）

【古籍原文】处处有之，人家园圃中多种。苗高三尺，叶类胡萝卜叶而肥大，开黄花，似菊花。味辛，性平。「救饥」采苗叶煠熟，水浸淘净，油盐调食。不可多食，动风气，熏人心，令人气满。「治病」文具本草菜部条下。

【来　源】为菊科植物南茼蒿*Chrysanthemum segetum* L. 的茎叶。

【形态特征】一年生草本，高1m。茎直立，光滑，柔软，富肉质。叶互生，无柄，椭圆形、倒卵状披针形或倒卵状椭圆形，边缘有不规则的深齿裂或羽裂，裂片椭圆形，先端钝。头状花序单生于枝端，花杂性；舌状花1层，雌性，黄色或黄白色；管状

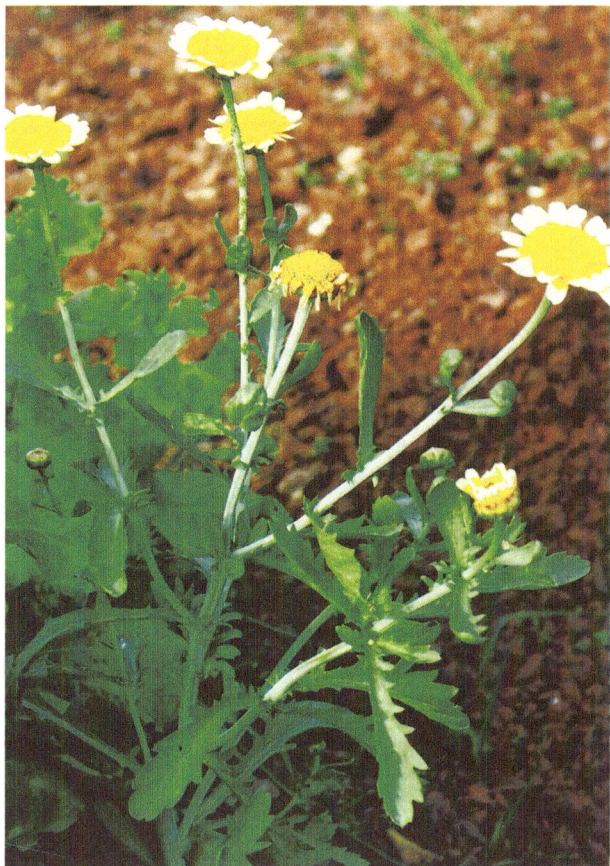

花多层，两性；雄蕊5枚，着生于花冠上，花丝分离；子房下位，花柱2枚。瘦果长三棱形，有棱角。

【性味功效】辛、甘，凉。和脾胃，消痰饮，安心神。

【临床用方】《食物中药与便方》治热咳痰浓：鲜茼蒿菜90g。用法：水煎去渣，加冰糖适量，溶化后分2次饮服。

【用法用量】内服：煎汤，鲜品60～90g。

【使用注意】不可多食；泄泻者禁服。

【现代研究】化学研究显示，地上部分含伞形花内酯、东莨菪素、7-甲氧基香豆精、挥发油、胆碱、多种氨基酸、糖类、维生素C等。现代临床用于治疗消化不良、大便秘结、咳嗽痰多等。

377 冬葵菜（冬葵子）

【古籍原文】本草冬葵子，是秋种葵，覆养经冬，至春结子，故谓冬葵子。生少室山，今处处有之。苗高二三尺，茎及花叶似蜀葵而差小，子及根俱味甘，性寒，无毒。黄芩为之使。根解蜀椒毒。叶味甘，性滑利，为百菜主，其心伤人。「救饥」采叶煠熟，水浸淘净，油盐调食。服丹石人尤宜食。天行病后食之，顿丧明。热食亦令人热闷动风。「治病」文具本草菜部条下。

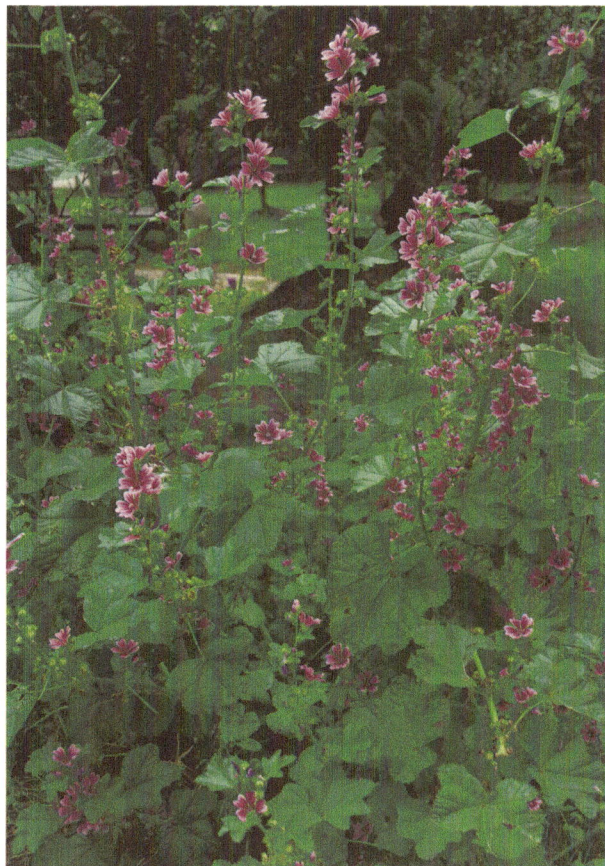

【来　　源】为锦葵科植物野葵Malva verticillata L.的果实。

【形态特征】二年生草本，高60～90cm。茎被星状长柔毛。叶互生；托叶卵状披针形；叶片肾形至圆形。花3朵至数朵簇生于叶腋间，总苞的小苞片3片，线状披针形；花萼杯状，5裂，广三角形；花冠淡白色至淡红色；花瓣5片；雄蕊柱长4mm，被毛，花柱分支10～11个。果扁圆形，背面光滑。种子肾形，紫褐色。

【性味功效】甘，寒。利水通淋，滑肠通便，下乳。

【古方选录】《千金要方》治小儿小便不通：冬葵子一升。用法：以水二升，煮取一升，分服，入滑石末六铢。

【用法用量】内服：煎汤，6～15g；或入散剂。

【使用注意】脾虚肠滑者禁服；孕妇慎服。

251

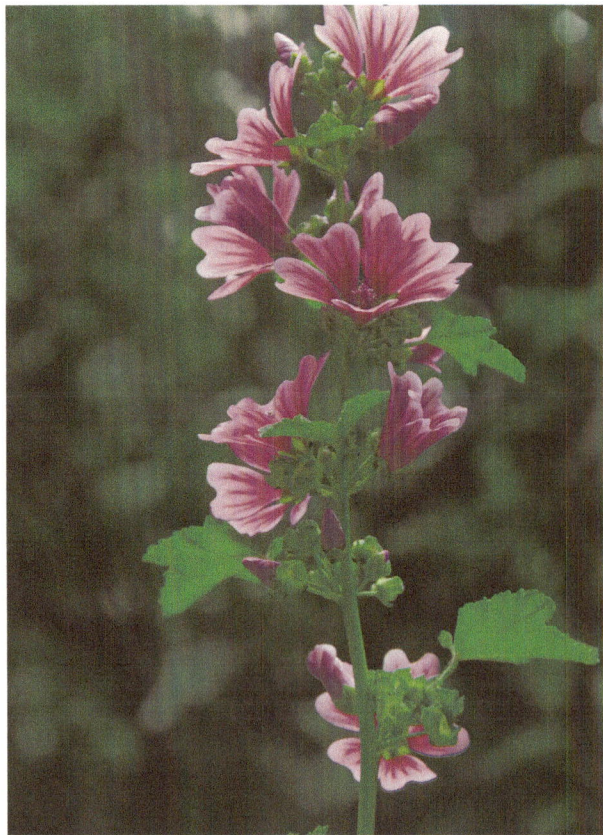

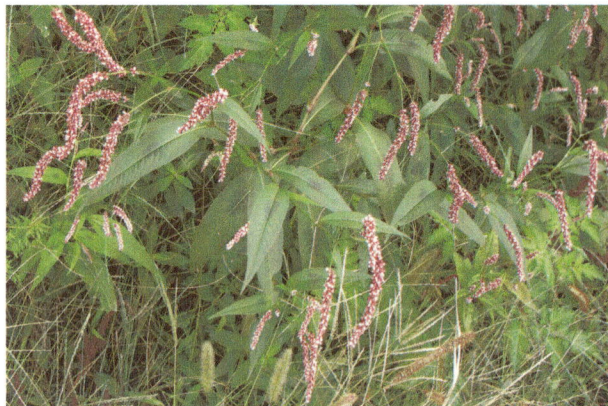

红，茎微赤，梢间出穗，开花赤色。茎叶味辛，性温。「救饥」采苗叶煠熟，换水浸去辣气，淘净，油盐调食。「治病」文具本草菜部蓼实条下。

【来　源】为蓼科植物柳叶蓼 *Polygonum lapathifolium* L. var. *salicifolium* Sibth.的全草。

【形态特征】一年生草本，高0.5～2.5m。茎直立，多分支，节稍膨大。叶互生；托叶鞘膜质；叶片披针形，先端渐尖，基部楔形，全缘或微波状。圆锥花序顶生或腋生；花小，绿白色或粉红色，密生，花被4～5裂，有脉，无腺点；雄蕊通常6枚，花柱2

【现代研究】化学研究显示，种子含中性多糖、酸性多糖及肽聚糖等。药理研究显示，冬葵子中的中性多糖可增强网状内皮系统的吞噬活性。现代临床用于治疗淋病、水肿、大便秘结、乳汁不下等。

【附】冬葵叶　冬葵根

　　冬葵叶：冬葵的嫩苗或叶。味甘，性寒。内服：煎汤，10～30g，鲜品可用至60g；或捣汁。外用：适量，捣敷；或研末调敷；或煎水含漱。功用：清热，利湿，滑肠，通乳。主治：肺热咳嗽、咽喉肿痛、热毒下痢、湿热黄疸、二便不通、乳汁不下、疮疖痈肿、丹毒。脾虚肠滑者禁服；孕妇慎服。

　　冬葵根：冬葵的根。味甘，性寒。内服：煎汤，15～30g；或捣汁。外用：适量，研末调敷。功用：清热利水，解毒。主治：水肿、热淋、带下、乳痈、疳疮、蛇虫咬伤。阳虚者慎服。

378 蓼芽菜（绵毛大马蓼）

【古籍原文】本草有蓼实。生雷泽川泽，今处处有之。叶似小蓝叶微尖，又似水荭叶而短小，色微带

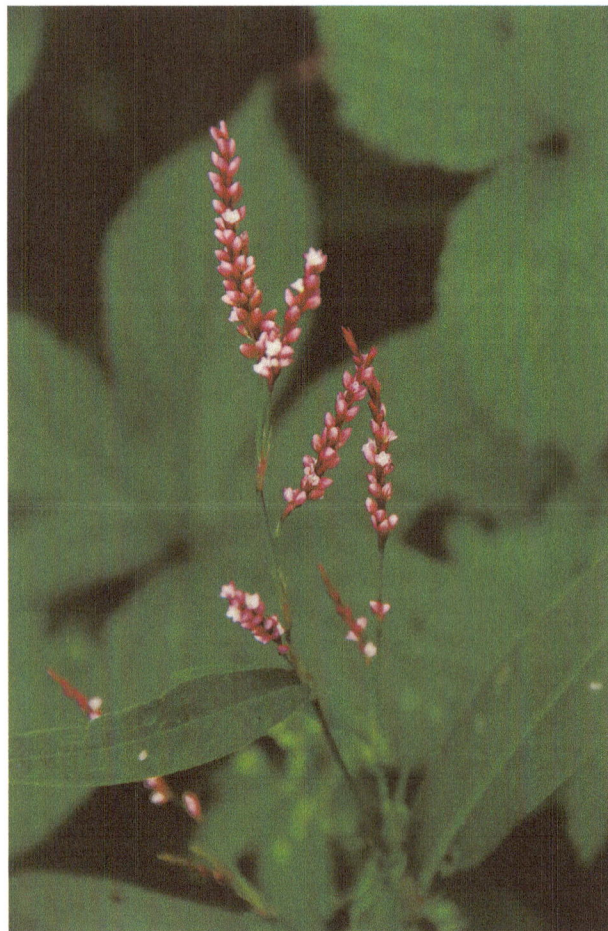

枚。瘦果卵圆形，扁平，黑褐色而光亮，包于宿存花被内。

【性味功效】辛，温。解毒，健脾，化湿，活血，截疟。

【临床用方】①《福建药物志》治肠炎、痢疾：绵毛大马蓼根（研末）24g。用法：温开水送服，每日服2次。②《福建药物志》治中暑腹痛：绵毛大马蓼鲜叶芽12g，食盐少许。用法：捣烂或搓烂，开水送服。

【用法用量】内服：煎汤，10～20g。

【现代研究】药理研究显示，果实水煎剂对志贺杆菌、福氏痢疾杆菌有一定抑制作用。现代临床用于治疗肠炎、痢疾、中暑腹痛、疟疾、小儿消化不良等。

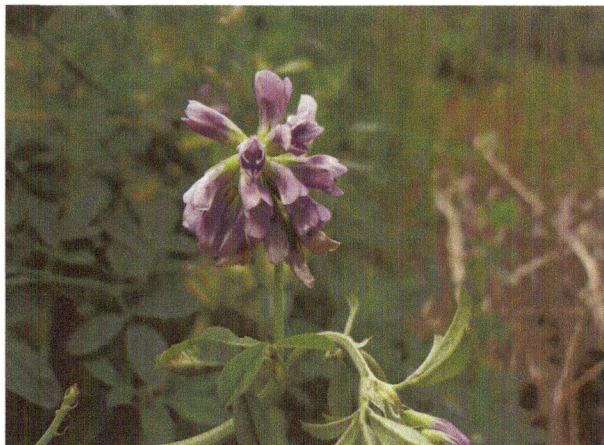

379 苜蓿

【古籍原文】出陕西，今处处有之。苗高尺余，细茎，分叉而生，叶似锦鸡儿花叶，微长，又似豌豆叶，颇小，每三叶攒生一处，梢间开紫花，结弯角儿，中有子如黍米大，腰子样。味苦，性平，无毒。一云微甘淡，一云性凉。根寒。「救饥」苗叶嫩时，采取煤食。江南人不甚食，多食利大小肠。「治病」文具本草菜部条下。

【来　　源】为豆科植物紫苜蓿*Medicago sativa* L.的全草。

【形态特征】多年生草本，高30～100cm。根粗而长。茎直立或有时斜升，多分支。三出复叶；托叶狭披针形或锥形；小叶长圆状倒卵形或披针形，先端钝或圆，具小刺尖，基部楔形。短总状花序

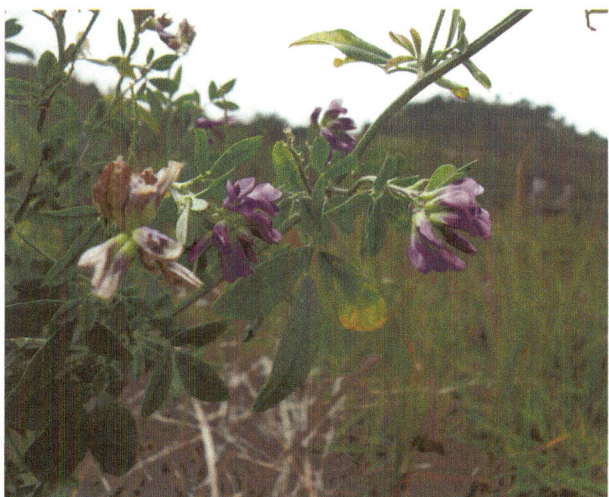

腋生，具5～20朵花，花通常较密集；花萼筒状钟形，有毛，萼齿锥形或狭披针形；花紫色或蓝紫色。荚果螺旋形。种子小，肾形，1～10颗。

【性味功效】苦、涩、微甘，平。清热凉血，利湿退黄，通淋排石。

【古方选录】《新修本草》治热病烦满、目黄赤、小便黄、酒疸：苜蓿。用法：捣汁，服一升，令人吐利即愈。

【用法用量】内服：煎汤，15～30g；或捣汁，鲜品90～150g；或研末，3～9g。

【使用注意】苜蓿不可同蜜食，令人下利。

【现代研究】化学研究显示，含皂苷、卢瑟醇、苜蓿二酚、蛋白质、维生素A_1、维生素B_1、维生素B_2、维生素C、矿物质等。药理研究显示，有抗动脉粥样硬化和提高免疫力的作用。现代临床用于治疗黄疸、肠炎、痢疾、水肿、尿路结石、痔疮出血等。

380 薄荷

【古籍原文】一名鸡苏。旧不著所出州土，今处处有之。茎方，叶似荏子叶，小颇细长，又似香菜叶而大，开细碎黪白花，其根经冬不死，至春发苗。味辛苦，性温，无毒。一云性平。东平龙脑岗者尤佳。又有胡薄荷，与此相类，但味少甘为别，生江浙间，彼人多作茶饮，俗呼为新罗薄荷。又有南薄荷，其叶微小。「救饥」采苗叶煤熟，换水浸去辣味，油盐调食。与薤作齑食相宜。煎豉汤，暖酒和饮，煎茶，并宜。新病瘥人勿食，令人虚汗不止。猫食之即醉，物相感尔。「治病」文具本草菜部

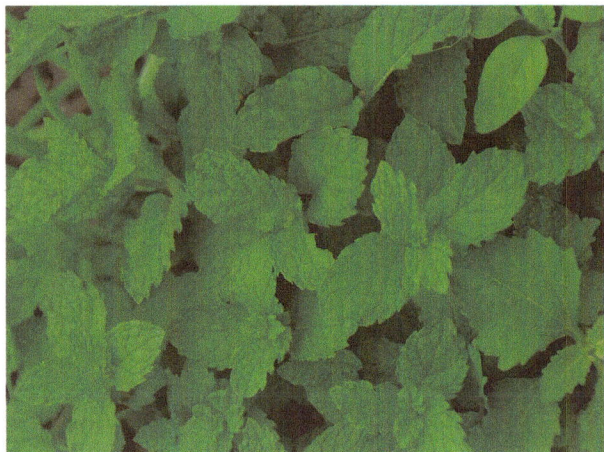

条下。

【来　　源】为唇形科植物薄荷*Mentha canadaensis* L.的全草或叶。

【形态特征】多年生草本，高30~80cm。茎直立，锐四棱形，多分支。单叶对生；叶形变化较大，披针形、卵状披针形、长圆状披针形至椭圆形，先端锐尖或渐尖，基部楔形至近圆形，边缘在基部以上疏生粗大的牙齿状锯齿。轮伞花序腋生，轮廓球形；花萼钟形；花冠淡紫色至白色；雄蕊4枚，花丝丝状，花药卵圆形，花柱略超出雄蕊。小坚果长卵形，黄褐色或淡褐色。

【性味功效】辛，凉。散风热，清头目，利咽喉，透疹，解郁。

【古方选录】《医学衷中参西录》清解汤：薄荷叶四钱，蝉蜕（去足，土）三钱，生石膏（捣细）六钱，甘草一钱五分。用法：水煎服。主治：温病初得，头疼，周身骨节酸疼，肌肤壮热，背微感寒无汗，脉浮滑者。

【用法用量】内服：煎汤，3~6g，不可久煎，宜后下；或入丸、散。外用：适量，煎水洗；或捣汁涂敷。

【使用注意】表虚汗多者禁服。

【现代研究】化学研究显示，主要含挥发油，油中主要成分为薄荷醇、薄荷酮、薄荷烯酮、莰烯、蒎烯、柠檬烯、迷迭香酸和兰香油烃等。药理研究显示，有兴奋中枢神经、发汗解热、解痉、保肝利胆、抗早孕、抗炎、促进透皮吸收、抗微生物等作用。现代临床用于治疗急性上呼吸道感染、急性咽炎、急性扁桃体炎、风疹瘙痒、胃炎、更年期综合征、乳腺增生、慢性附件炎、痛经、神经官能症等。

381 荆 芥

【古籍原文】本草名假苏，一名鼠蓂，一名姜芥。生汉中川泽，及岳州、归德州，今处处有之。茎方窊面，叶似独扫叶而狭小，淡黄绿色，结小穗，有细小黑子，锐圆，多野生，以香气似苏，故名假苏。味辛，性温，无毒。「救饥」采嫩苗叶煠熟，水浸去邪气，油盐调食。初生香辛可嗽，人取作生菜腌食。「治病」文具本草菜部假苏条下。

【来　　源】为唇形科植物多裂叶荆芥*Schizomepeta multifida* (L.) Briq.及其同属近缘植物的茎叶和花穗。

【形态特征】多年生草本，高40~50cm。茎基部木质化，上部四棱形，被白色长柔毛。叶对生；叶羽状深裂或分裂，先端锐尖，基部近截形至心形。多数轮伞花序组成顶生穗状花序；花萼紫色，三角形；花冠二唇形，蓝紫色，干后淡黄色；雄蕊4枚，花药淡紫色，花柱细长，柱头2裂。小坚果4

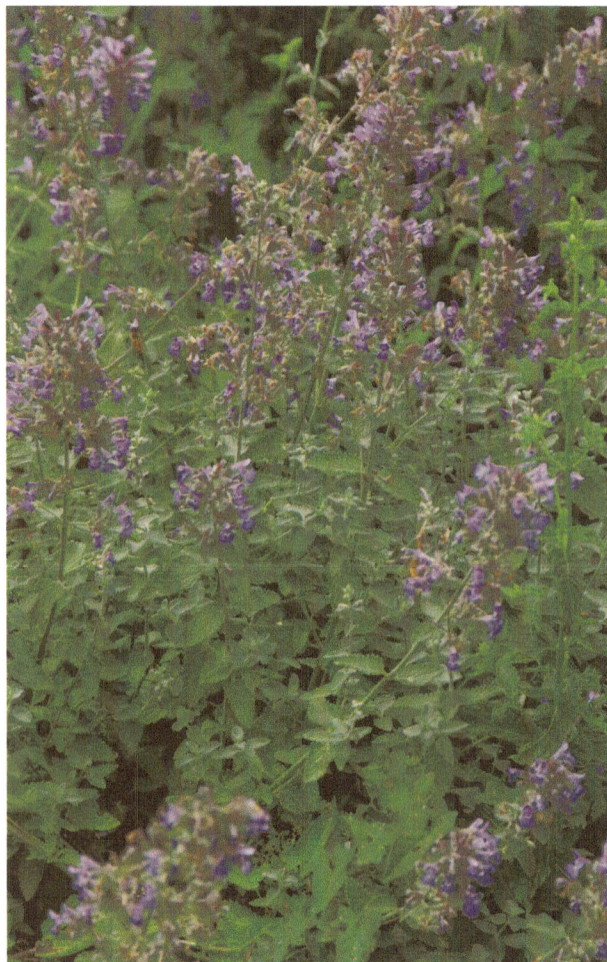

枚，扁长圆形。

【性味功效】辛、微苦，微温。祛风，解表，透疹，止血。

【古方选录】《滇南本草》治寒邪伏于肺肝，头目眩疼、鼻流清涕、目珠胀疼、畏光怕日：荆芥穗一钱，白菊花一钱五分，川芎一钱，栀仁（炒）二钱。用法：引用灯芯草，煎服。

【用法用量】内服：煎汤，3～10g；或入丸、散。外用：适量，煎水熏洗；或捣烂敷；或研末调敷。祛风解表生用，止血炒炭用。

【使用注意】表虚自汗、阴虚头痛者禁服。

【现代研究】化学研究显示，含挥发油1%～2%，穗含挥发油4.11%，油中主要成分为右旋薄荷酮、消旋薄荷酮、左旋胡薄荷酮、少量右旋柠檬烯；还含荆芥苷及黄酮类成分等。药理研究显示，可使汗腺分泌旺盛，有微弱解热作用；还有解痉、镇静、抗炎、祛痰、平喘、抗过敏等作用；荆芥炭有明显止血作用。现代临床用于治疗感冒、麻疹不透、皮肤瘙痒和丘疹样荨麻疹等。

382 水薪（水芹）

【古籍原文】俗作芹菜，一名水英。出南海池泽，今水边多有之。根茎离地二三寸，分生茎叉，其茎方，窊面四楞，对生叶，似痢见菜叶而阔短，边有大锯齿，又似薄荷叶而短，开白花，似蛇床子花。味甘，性平，无毒。又云大寒。春秋二时，龙带精入芹菜中，人遇食之，作蛟龙病。「救饥」发英时采之，煤熟食。芹有两种，秋芹取根，白色，赤芹

取茎叶，并堪食。又有渣芹，可为生菜食之。「治病」文具本草菜部条下。

【来　　源】为伞形科植物水芹Oenanthe javanica (Bl.) DC.的全草。

【形态特征】多年生草本，高15～80cm。全株无毛。茎直立或基部匍匐，节上生根。基生叶叶片轮廓三角形或三角状卵形，一至二回羽状分裂。复伞形花序顶生，小总苞片2～8片，线形；小伞形花序有花10～25朵；萼齿线状披针形；花瓣白色，倒卵形；花柱基圆锥形，花柱直立或叉开。双悬果椭圆形或近圆锥形。

【性味功效】苦，凉。清热，利尿，凉血解毒。

【古方选录】《太平圣惠方》：鲜水芹白根适量。用法：去叶捣，井水和服。主治：小便淋痛。

【用法用量】煎服，30～60g；或捣汁饮，每次20～50ml。

【使用注意】脾胃虚寒者慎服。

【现代研究】化学研究显示，含α-蒎烯、β-蒎烯、月桂烯、苄醇、水芹素、欧芹酸和多种游离氨

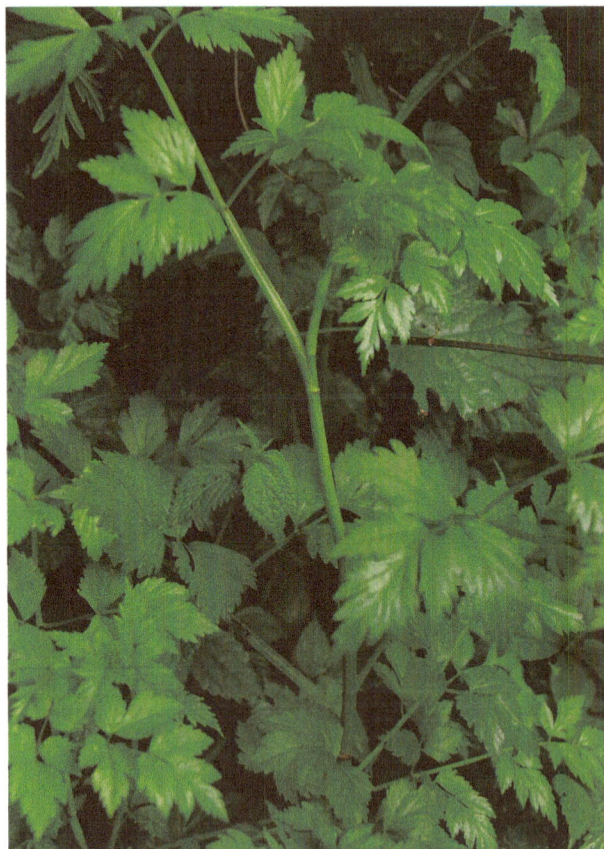

基酸等。药理研究显示，有保肝、抗心律失常、降血脂和抗过敏等作用。现代临床用于治疗高血压头痛、眩晕及疮痈、急性腮腺炎、痢疾、消化不良、带下、泌尿道感染等。

叶可食

新 增

383 香 菜

【古籍原文】生伊洛间，人家园圃种之。苗高一尺许，茎方，窊面四棱，茎色紫，稀叶似薄荷叶微小，边有细锯齿，亦有细毛，梢头开花作穗，花淡藕褐色。味辛香，性温。「救饥」采苗叶煠熟，油盐调食。

【来　　源】为唇形科植物罗勒*Ocimum basilicum* L.的全草。

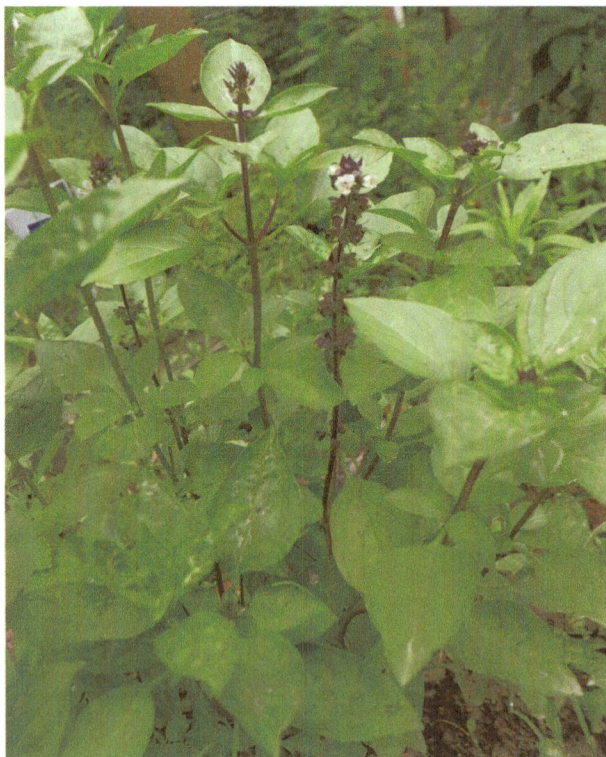

【形态特征】一年生草本，高20～80cm，全株芳香。茎直立。叶对生；叶片卵形或卵状披针形，全缘或疏锯齿。轮伞花序有6个，组成有间断的顶生总状花序；花萼钟形，外面被短柔毛，萼齿5枚；花冠淡紫色或白色，伸出花萼；雄蕊4枚；子房4裂，花柱与雄蕊近等长，柱头2裂，花盘具4枚浅齿。小坚果长圆状卵形。

【性味功效】辛、甘，温。疏风解表，化湿和中，行气活血，解毒消肿。

【古方选录】《太平圣惠方》治头风白屑：香菜、

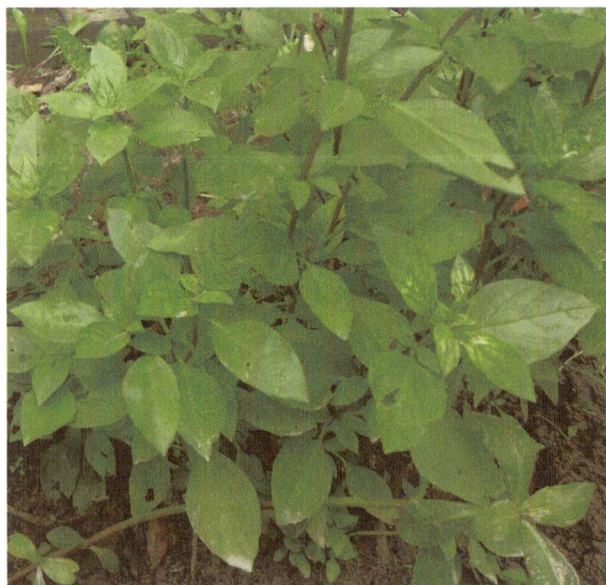

白芷各等分。用法：水煎汁，入鸡子白搅匀，敷数十次，终身不生。

【用法用量】内服：煎汤，5~15g，大剂量可用至30g；或捣汁；或入丸、散。外用：适量，捣敷；或烧存性，研末调敷；亦可煎汤洗；或含漱。

【使用注意】气虚血燥者慎服。

【现代研究】化学研究显示主要含挥发油，油中主要成分为丁香油酚、牻牛儿醇、芳樟醇、甲基胡椒酚、罗勒烯等；另含总黄酮苷0.6%~1.1%，苷元主要为槲皮素和山柰酚。药理研究显示，有增强胃屏障作用。现代临床用于治疗感冒头痛、发热咳嗽、中暑、食积不化、不思饮食、呕吐泻痢、遗精、月经不调、牙痛口臭、皮肤瘙痒、跌打损伤、蛇虫咬伤等。

384 银条菜（凤花菜）

【古籍原文】所在人家园圃多种。苗叶皆似莴苣，细长，色颇青白，撺葶高二尺许，开四瓣淡黄花，结荚似荞麦荚而圆，中有子如油子大，淡黄色。其叶味微苦，性凉。「救饥」采苗叶煠熟，水浸淘净，油盐调食。生揉亦可食。

【来　　源】为十字花科植物球果蔊菜*Rorippa globosa* (Turcz.) Thllung的全草。

【形态特征】一年生或二年生草本，高20~80cm。茎单一，分支或不分支。叶片长圆形至倒卵状披针形，基部渐狭。总状花序多数，呈圆锥花序式排列；花小，黄色；萼片4片；花瓣4片，倒卵形；雄蕊6枚。短角果实近球形，顶端具宿存短花柱。种

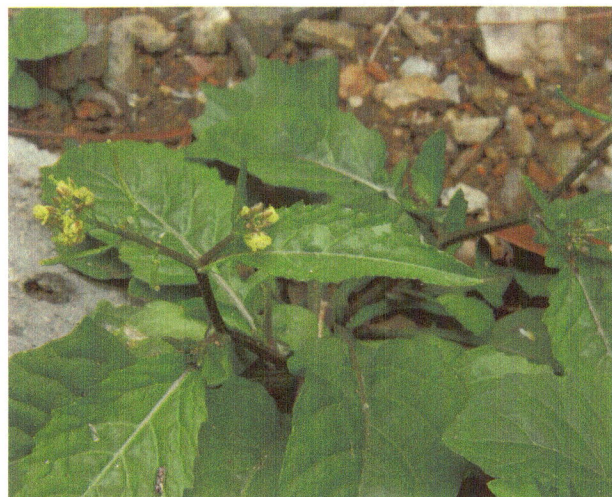

子多数，淡褐色，极细小，扁卵形。

【性味功效】辛、苦，凉。清热利尿，解毒，消肿。

【临床用方】《高原中草药治疗手册》治黄疸型肝炎：风花菜、萹蓄、苦荞叶、茵陈各适量。用法：水煎服。

【用法用量】内服：煎汤，2~5钱。外用：适量，捣敷。

【现代研究】现代临床用于治疗黄疸、水肿、小便淋涩尿痛、咽喉炎肿痛、皮肤痈肿、烧伤等。

385 后庭花（红苋菜）

【古籍原文】一名雁来红。人家园圃多种之。叶似人苋叶，其叶中心红色，又有黄色相间，亦有通身红色者，亦有紫色者，茎叶间结实，比苋实微大，其叶众叶攒聚，状如花朵，其色娇红可爱，故以名之。味甜、微涩，性凉。「救饥」采苗叶煠熟，水浸淘净，油盐调食。晒干煠食为佳。

【来　　源】为苋科植物苋*Amaranthus tricolor* L.的茎叶。

【形态特征】一年生草本，分支较多。叶对生；叶片卵状椭圆形至披针形，叶有红色、紫色或绿紫杂色等。花单性或杂性，密集成簇，花簇球形，腋生或顶生；花被片3片，矩圆形，具芒尖；雄蕊3枚；雌花柱2~3枚。胞果矩圆形。种子黑褐色。

【性味功效】甘，微寒。清热解毒，通利二便。

【古方选录】《本草纲目》治漆疮瘙痒：红苋菜适量。用法：煎汤洗之。

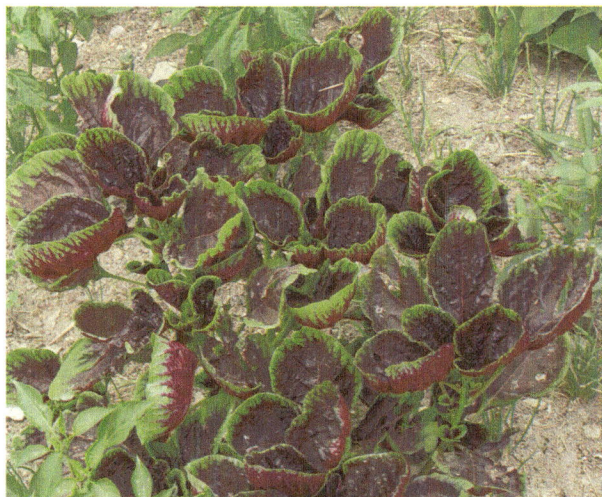

【临床用方】《草药手册》治走马牙疳：红苋菜茎叶适量，红枣1个。用法：共烧灰存性，用竹管吹于牙龈处。

【用法用量】内服：煎汤，30～60g；或煮粥。外用：适量，捣敷；或煎液熏洗。

【使用注意】脾虚便溏者慎服。

【现代研究】化学研究显示，含赖氨酸、胡萝卜素、维生素C、钙、磷、铁、亚油酸、苋菜红苷、棕榈酸等。药理研究显示有抗菌作用。现代临床用于治疗细菌性痢疾、大便秘结、蛇虫蜇伤、疮毒等。

386 火焰菜

【古籍原文】人家园圃多种。苗叶俱似菠菜，但叶梢微红，形如火焰，结子亦如菠菜子。苗叶味甜，性微冷。「救饥」采苗叶煠熟，水淘洗净，油盐调食。

【来　源】为藜科植物恭菜*Beta vulgaris* L. var. *cruenta* Alef.的根。

【形态特征】二年生或多年生草本，高60～120cm。根肉质，肥厚，圆锥形或纺锤形，外皮紫红色或黄白色。茎直立。基生叶有长柄；叶片长圆形，全缘而呈波状；茎生叶较小，卵形或披针状长圆形，先端渐尖，基部渐狭。花序圆锥状；花小，黄绿色；花被5裂；雄蕊5枚，生于肥厚的花盘上；子房藏于花盘内，柱头3枚。胞果聚生，球状，褐色。种子扁平，红褐色，光亮。

【性味功效】甘，平。清热解毒，散瘀止血，宽胸下气。

【用法用量】内服：煎汤，15～30g。

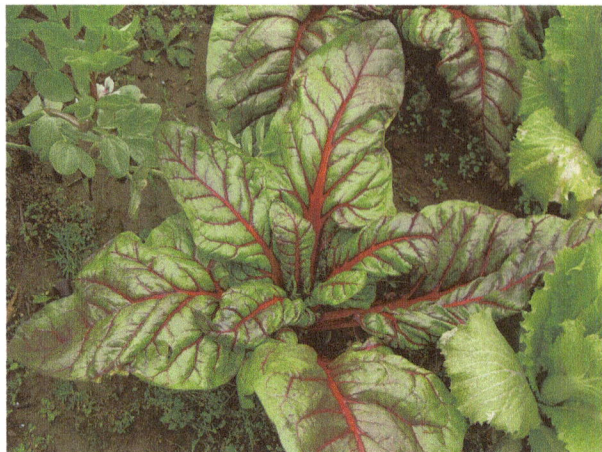

【现代研究】化学研究显示，含甜菜碱、胆碱、阿魏酸、齐墩果酸、蔗糖、葡萄糖、果糖、棉子糖等。药理研究显示有通经作用。现代临床用于治疗消化不良食后胸膈胀闷。

387 山　葱

【古籍原文】一名隔葱，又名鹿儿葱。生辉县太行山山野中。叶似玉簪叶微团，叶中撺葶，似蒜葶，甚长而涩，梢头结蕾葵，似葱蕾葵微小，开白花，结子黑色。苗味辣。「救饥」采苗叶煠熟，油盐调食。生腌食亦可。

【来　源】为百合科植物茖葱*Allium victorialis* L.的鳞茎。

【形态特征】多年生草本。鳞茎长椭圆形，鳞茎皮成丝网状。叶长卵形或长椭圆形，全缘。花茎长30～60cm；花小，绿白色至淡紫色，簇生于茎顶，呈伞形花序排列；花被片6片；雄蕊6枚；子房上位，3室，花柱丝状，柱头小。蒴果，室背开裂。种子黑色。

【性味功效】辛，温。散瘀，止血，解毒。

【临床用方】《内蒙古中草药》治外伤、跌打肿痛：山葱15g。用法：水煎服；或鲜品捣烂外敷。

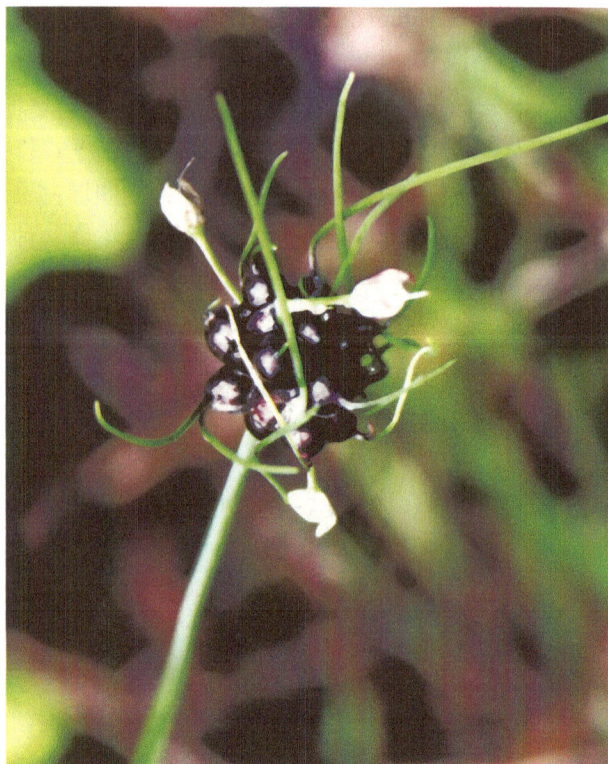

【用法用量】内服：煎汤，鲜品15~30g。外用：适量，捣敷。

【使用注意】阴虚火盛者慎服。

【现代研究】化学研究显示，含有甲基烯丙基二硫化物、二烯丙基二硫化物、甲基烯丙基三硫化物、皂苷等。现代临床用于治疗跌打损伤、瘀血疼痛、鼻齿衄血、疮痈肿痛等。

388 背 韭

【古籍原文】生辉县太行山山野中。叶颇似韭菜而甚宽大，根似葱根。味辣。「救饥」采苗叶煠熟，油盐调食。生腌食亦可。

【现代研究】文字描述过于简略，现代研究暂时无法确定原植物品种。

389 水芥菜

【古籍原文】水边多生。苗高尺许，叶似家芥菜叶，极小，色微淡绿，叶多花叉，茎叉亦细，开小黄花，结细短小角儿。叶味微辛。「救饥」采苗叶煠熟，水浸去辣气，淘洗过，油盐调食。

【来　　源】为十字花科植物沼生蔊菜*Rorippa islandica* (Oed.) Borb.的全草。

【形态特征】一年生或二年生草本，高15~50cm。茎直立，具棱。基生叶多数，具柄，叶片羽状深裂

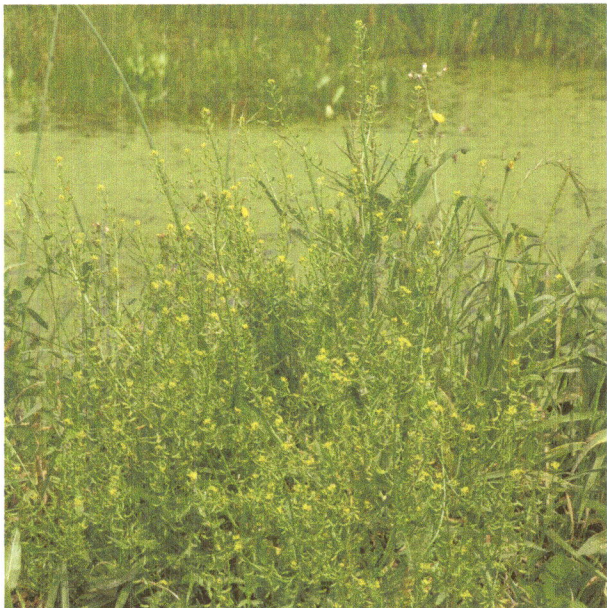

或大头羽裂，长圆形至狭长圆形，边缘具不规则浅裂或呈深波状；茎生叶向上渐小，近无柄，叶片羽状深裂或具齿，基部耳状抱茎。总状花序顶生或腋生；花小，多数，黄色或淡黄色；萼片长椭圆形；花瓣长倒卵形至楔形；雄蕊6枚，花丝线状。短角果椭圆形或近圆柱形。种子多数，褐色，细小。

【性味功效】辛、苦，凉。清热解毒，利水消肿。

【用法用量】内服：煎汤6~15g。外用：适量，捣敷。

【现代研究】化学研究显示，种子含芥子碱。现代临床用于治疗感冒发热、咽喉炎肿痛、黄疸、水肿、关节炎肿痛、皮肤痈肿和烫火伤等。

390 遏蓝菜（菥蓂）

【古籍原文】生田野中下湿地。苗初搨地生，叶似初生菠菜叶而小，其头颇团，叶间撺葶分叉，上结荚儿，似榆钱状而小。其叶味辛香、微酸，性微温。「救饥」采苗叶煠熟，水浸取酸辣味，复用水

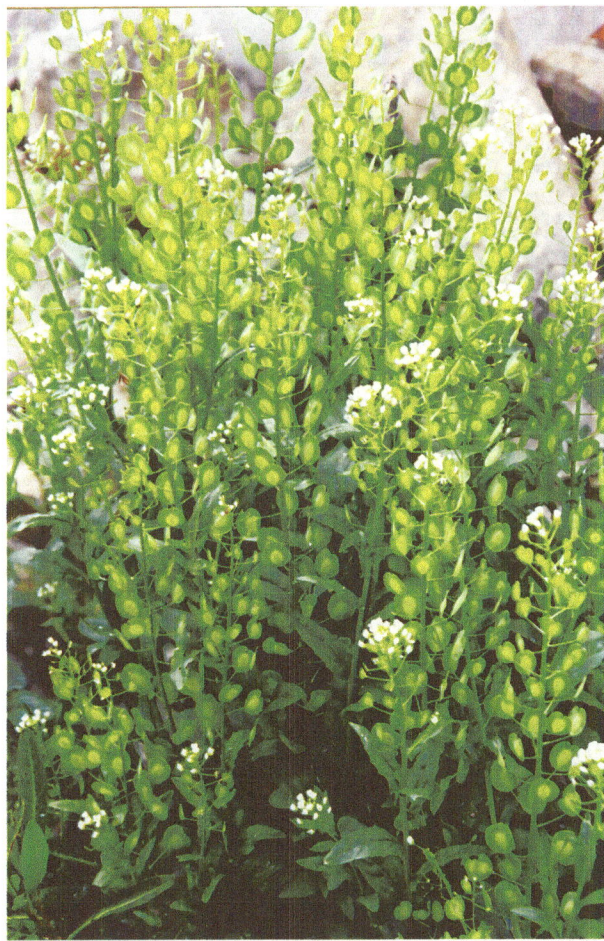

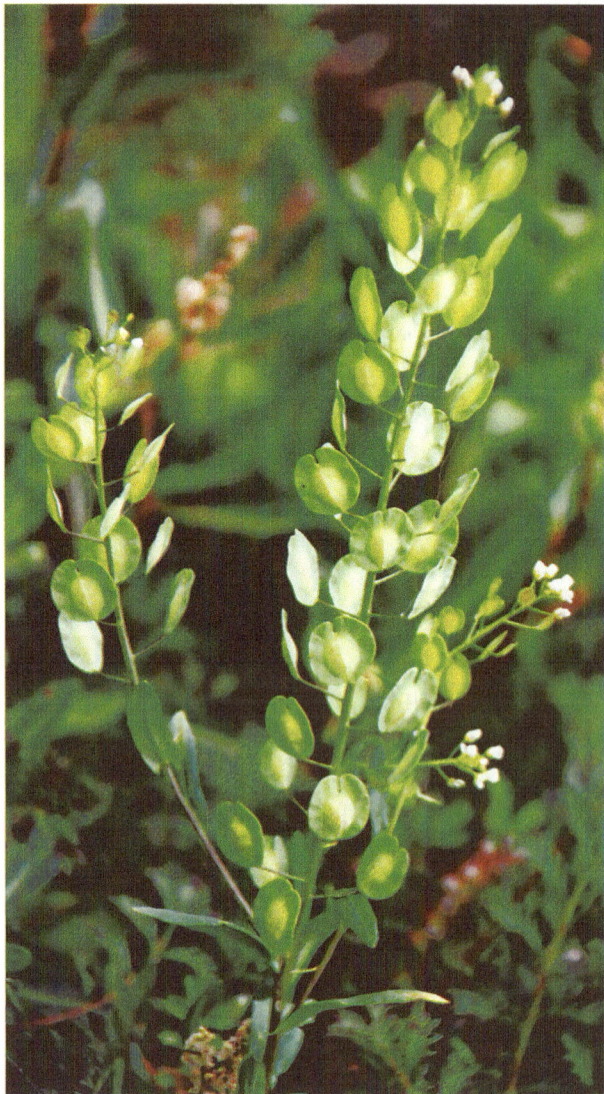

淘净，作齑，油盐调食。

【来　　源】为十字花科植物菥蓂*Thlaspi arvense* L.的全草。

【形态特征】一年生草本，高9～60cm，无毛。茎直立。基生叶倒卵状长圆形，先端钝圆或急尖，基部抱茎，两侧箭形，边缘具疏齿。总状花序顶生，花白色；萼片4片；花瓣长圆状倒卵形；雄蕊6枚，分离；雌蕊1枚；子房2室，柱头头状，近2裂，花柱短或长。短角果近圆形或倒宽卵形。种子5～10颗，卵形。

【性味功效】苦、甘，微寒。清热解毒，利水消肿。

【临床用方】《福建中草药》治产后子宫内膜炎：菥蓂干全草15g。用法：水煎，调红糖服。

【用法用量】内服：煎汤，10～30g，鲜品加倍。

【现代研究】化学研究显示含有芥子油苷，主要成分为黑介子苷。药理研究显示，有杀菌及增加尿酸排出等作用。现代临床用于治疗结膜炎肿痛、肺脓肿、肠痈、腹泻、痢疾、产后腹痛、消化不良、肾炎水肿、肝硬化腹水、疮痈肿毒等。

391 牛耳朵菜

【古籍原文】一名野芥菜。生田野中。苗高一二尺，苗茎似莴苣色，叶似牛耳朵形而小，叶间分撺葶叉，开白花，结子如粟粒大。叶味微苦辣。「救饥」采苗叶淘洗净，煠熟，油盐调食。

【现代研究】《植物名实图考》卷十二引录本条，药图亦相似。本品当为十字花科芸薹属（*Brassica*）植物，品种不详。

392 山白菜

【古籍原文】生辉县山野中。苗叶颇似家白菜，而叶茎细长，其叶尖艄，边有锯齿叉，又似莙荙菜叶而尖瘦，亦小。味甜、微苦。「救饥」采苗叶煠熟，水淘净，油盐调食。

【现代研究】《植物名实图考》卷五引录本条，药图亦相似。本品当为十字花科芸薹属（*Brassica*）植物，品种不详。

393 山宜菜

【古籍原文】又名山苦菜。生新郑县山野中。苗初揭地生，叶似薄荷叶而大，叶根两傍有叉，背白，又似青荬儿菜叶，亦大。味苦。「救饥」采苗叶煠熟，油盐调食。

【现代研究】《植物名实图考》卷五引录本条，药图亦相似，但因本条图文过于简略，现代研究暂时无法确定原植物品种。

394 山苦荬（苦荬菜）

【古籍原文】生新郑县山野中。苗高二尺余，茎似莴苣葶而节稠，其叶甚盛花，有三五尖叉，似花苦

C、D及木樨草素、斑鸠菊酸、维生素C等成分。药理研究显示，有抗肿瘤作用。现代临床用于治疗肠炎、痢疾、黄疸、乳腺炎、吐血、衄血、尿血、便血、崩漏、急性胃炎腹痛、慢性支气管炎咳嗽、痔疮等。

395 南芥菜

【古籍原文】人家园圃中亦种之。苗初掋地生，后撺葶叉，叶似芥菜叶，但小而有毛涩，茎叶梢头开淡黄花，结小尖角儿。叶味辛辣。「救饥」采苗叶煠熟，水浸淘去涩味，油盐调食。生焯过，腌食亦可。

【现代研究】本条图文过于简略，现代研究暂时无法确定原植物品种。

396 山莴苣

【古籍原文】生密县山野间。苗叶掋地生，叶似莴苣叶而小，又似苦苣叶而却宽大，叶脚花叉颇少，叶头微尖，边有细锯齿，叶间撺葶，开淡黄花。苗叶味微苦。「救饥」采苗叶煠熟，水浸淘去苦味，油盐调食。生揉亦可食。

【来　　源】菊科植物山莴苣Lactuca indica L.的全草或根。

【形态特征】二年生草本，高90～120cm。茎上部有分支。叶互生；叶形多变化，条形、长椭圆状条形或条状披针形。头状花序在茎枝顶端排成宽或窄的圆锥花序，每个头状花序有小花25朵；舌状花，淡黄色或白色。瘦果黑色，压扁，边缘不明显，内弯，每面仅有1条纵肋，喙短而明显。

【性味功效】苦，寒。清热解毒，活血，止血。

【临床用方】①《河南中草药手册》治疮疖肿毒及无名肿毒、乳痈：鲜山莴苣根适量。用法：捣烂如泥，敷患处。②《河南中草药手册》治扁桃体炎：山莴苣30g。用法：水煎，分2次服。

【用法用量】内服：煎汤，9～15g。外用：适量，鲜品，捣敷。

【使用注意】脾胃虚寒者慎用。

【现代研究】化学研究显示，含有α-香树脂醇、

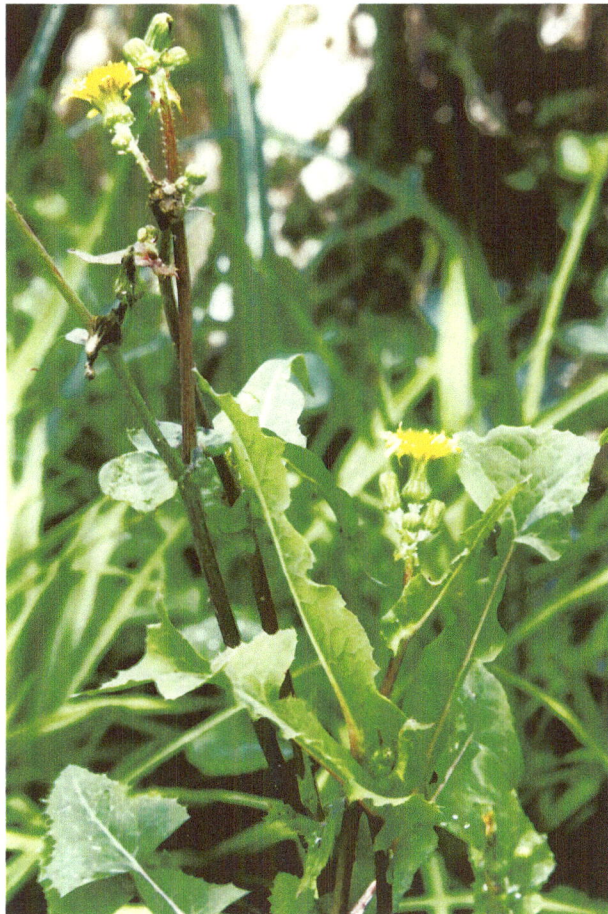

苣叶，甚大，开淡棠褐花，表微红。味苦。「救饥」采嫩苗叶煠熟，水淘去苦味，油盐调食。

【来　　源】为菊科植物苦苣菜Sonchus oleraceus L.的全草。

【形态特征】一年生或二年生草本，高30～100cm。茎直立，中空，具乳汁，顶端及中上部或具有稀疏腺毛。叶互生，长椭圆状披针形，先端锐尖，边缘羽裂或琴状羽裂，有不规则刺状尖齿；基部叶有短柄；茎上叶无柄，耳郭状抱茎。头状花序顶生，总苞圆筒状；舌状花黄色；雄蕊5枚；子房下位。瘦果倒卵状椭圆形，扁平，成熟时红褐色。

【性味功效】苦，寒。清热解毒，凉血止血。

【临床用方】①《东北药用植物志》治黄疸：苦苣菜花子（研细）10g。用法：水煎服。②《曲靖中草药手册》治扁桃体炎：鲜苦苣菜、贯众各30g。用法：共捣烂，冷开水浸泡，兑红糖服，频饮。

【用法用量】内服：煎服，15～30g。外用：适量，捣汁涂抹；或水煎浸洗。

【使用注意】脾胃虚寒者忌用。

【现代研究】化学研究显示，含苦苣菜苷A、B、

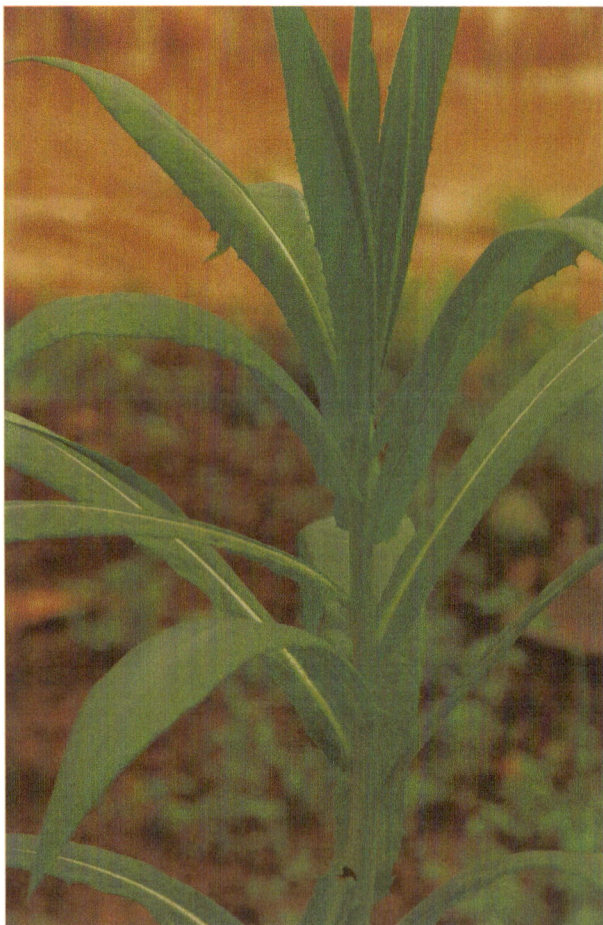

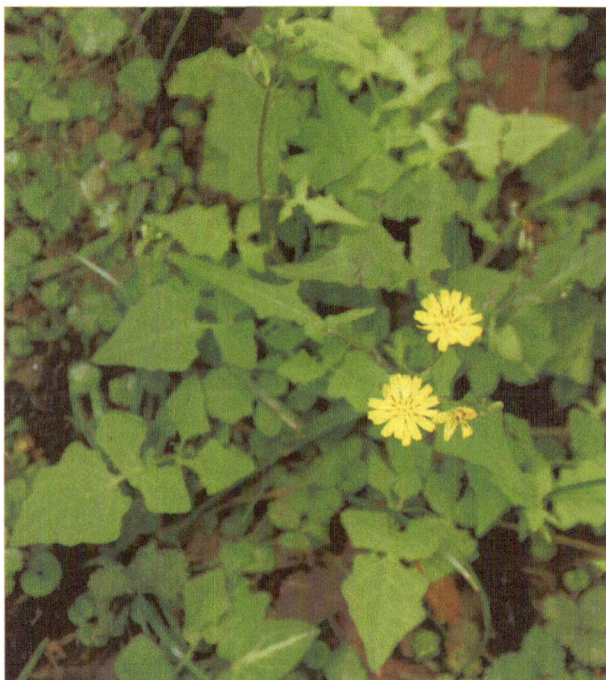

β-香树脂醇、羽扇豆醇、豆甾醇等。药理研究显示，有降低胆固醇的作用。现代临床用于治疗咽喉炎肿痛、阑尾炎腹痛、皮肤疮疖肿痛、子宫颈炎、产后腹痛、痔疮出血等。

397 黄鹌菜

【古籍原文】生密县山谷中。苗初揭地生，叶似初生山莴苣叶而小，叶脚边微有花叉，又似孛孛丁叶而头颇团，叶中撺生葶叉，高五六寸许，开小黄花，结小细子，黄茶褐色。叶味甜。「救饥」采苗叶煠熟，换水淘净，油盐调食。

【来　源】为菊科植物黄鹌菜*Youngia japonica* (L.) DC.的根或全草。

【形态特征】一年生或二年生草本，高15～80cm，植物体有乳汁，须根肥嫩，白色。茎直立。基生叶丛生，倒披针形，琴状或羽状半裂；茎生叶互生，少数，叶形同基生叶，等样分裂或不裂。头状花序小而窄，排列成聚伞状圆锥花丛；舌状花黄色，花

冠先端具5齿，具细短软毛。瘦果红棕色或褐色，稍扁平。

【性味功效】甘、微苦，凉。清热解毒，利尿消肿。

【临床用方】①《福建药物志》治咽喉炎：鲜黄鹌菜30g。用法：捣烂取汁，调蜜服。②《中草药手册》治乳腺炎：鲜黄鹌菜30～60g。用法：水煎，酌加酒服，渣捣烂，加热敷患处。

【用法用量】内服：煎汤：9～15g，鲜品30～60g；或捣汁。外用：适量，鲜品，捣敷；或捣汁含漱。

【现代研究】现代临床用于治疗感冒咽痛、眼结膜炎、乳腺炎、皮肤疮疖肿痛、毒蛇咬伤、痢疾、肝硬化腹水、急性肾炎、血尿、风湿关节炎、跌打损伤等。

398 燕儿菜

【古籍原文】生密县山涧边。苗叶揭地生，叶似匙头样，颇长，又似牛耳朵菜叶而小，微涩，又似山莴苣叶亦小，颇硬而头微团。味苦。「救饥」采苗叶煠熟，换水浸淘净，油盐调食。

【现代研究】《植物名实图考》卷五引录本条，药图亦相似，但因本条图文过于简略，现代研究暂时无法确定原植物品种。

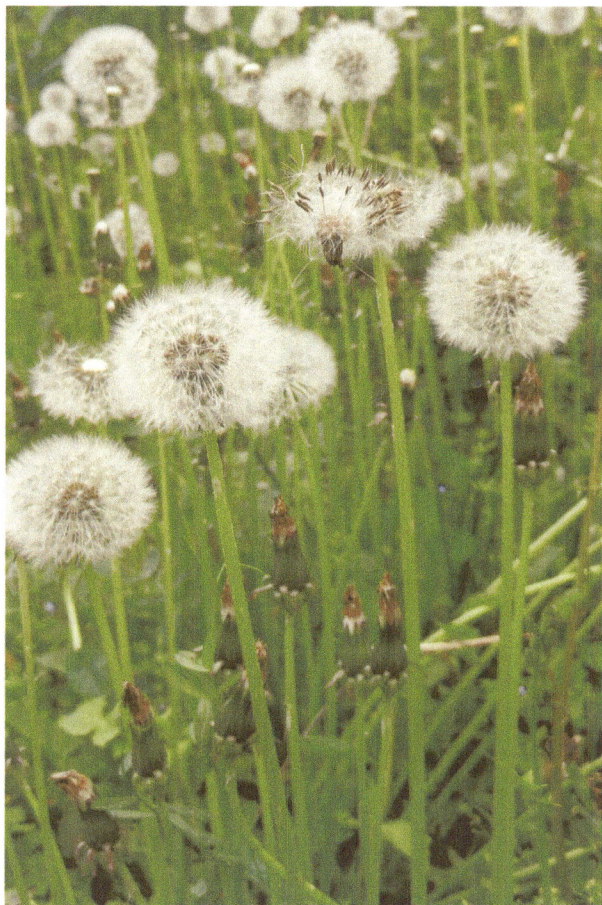

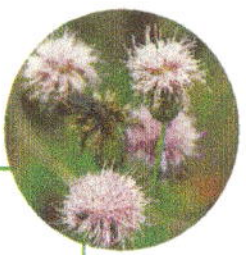

399 孛孛丁菜（蒲公英）

【古籍原文】又名黄花苗。生田野中，苗初搨地生，叶似苦苣叶微短小，叶丛中间撺葶，梢头开黄花，茎叶折之皆有白汁。味微苦。「救饥」采苗叶煠熟，油盐调食。

【来　　源】为菊科植物蒲公英*Taraxacum mongolicum* Hand. -Mazz.及其同属近缘植物的全草。

【形态特征】多年生草本植物，高10～25cm。全株含白色乳汁，被白色熟软毛。叶根生，排列成莲座状；叶片线状披针形、倒披针形或倒卵形。花茎由叶丛中抽出，头状花序单一，顶生全为舌状花，两性，总苞片多层，花冠黄色；雄蕊5枚，花药合生成筒状包于花柱外，花丝分离；雌蕊1枚；子房下位，花柱细长，柱头2裂，有短毛。瘦果倒披针形。

【性味功效】苦、甘，寒。清热解毒，消痈散结，清利湿热。

【古方选录】《经验良方》蒲公英汤：蒲公英、芦根、野艾蒿各二钱，大黄一钱。用法：水煎服。主治：黄疸。

【用法用量】内服：煎汤，10～30g，大剂量60g；或捣汁；或入散剂。外用：适量，捣敷；或煎汤熏洗患处。

【使用注意】大剂量可致缓泻；非实热证者及阴疸者慎服。

【现代研究】化学研究显示，含蒲公英甾醇、蒲公英素、蒲公英苦素、胆碱、菊糖、果胶、树脂等。药理研究显示，有抗病原微生物、抗肿瘤、抗胃溃疡、利胆及保肝等作用。现代临床用于治疗乳腺炎、肺脓肿、阑尾炎、流行性腮腺炎、淋巴结结核、感冒发热、咳嗽、咽喉肿痛、胃炎、肠炎、痢疾、肝炎、胆囊炎、尿路感染、蛇虫咬伤等。

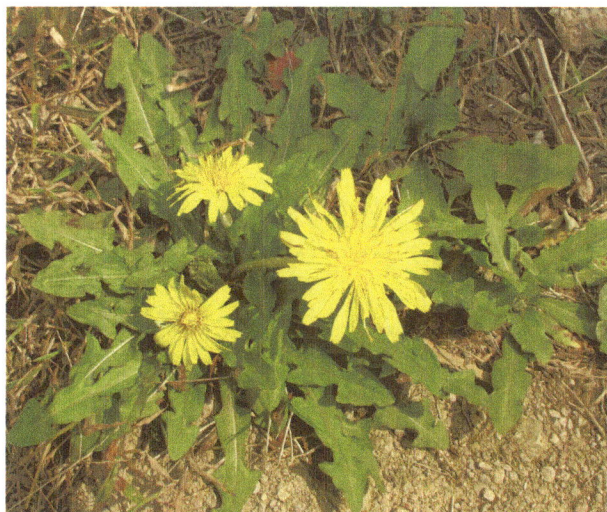

400 柴　韭

【古籍原文】生荒野中。苗叶形状如韭，但叶圆细而瘦，叶中撺葶开花，如韭花状，粉紫色。苗叶味辛。「救饥」采苗叶煠熟，水浸淘净，油盐调食。生腌食亦可。

【现代研究】为百合科葱属植物，现代研究暂时无法确定原植物品种。

401 野　韭

【古籍原文】生荒野中。形状如韭，苗叶极细弱，叶圆，比柴韭又细小，叶中撺葶，开小粉紫花，似韭花状。苗叶味辛。「救饥」采苗叶煠熟，油盐调

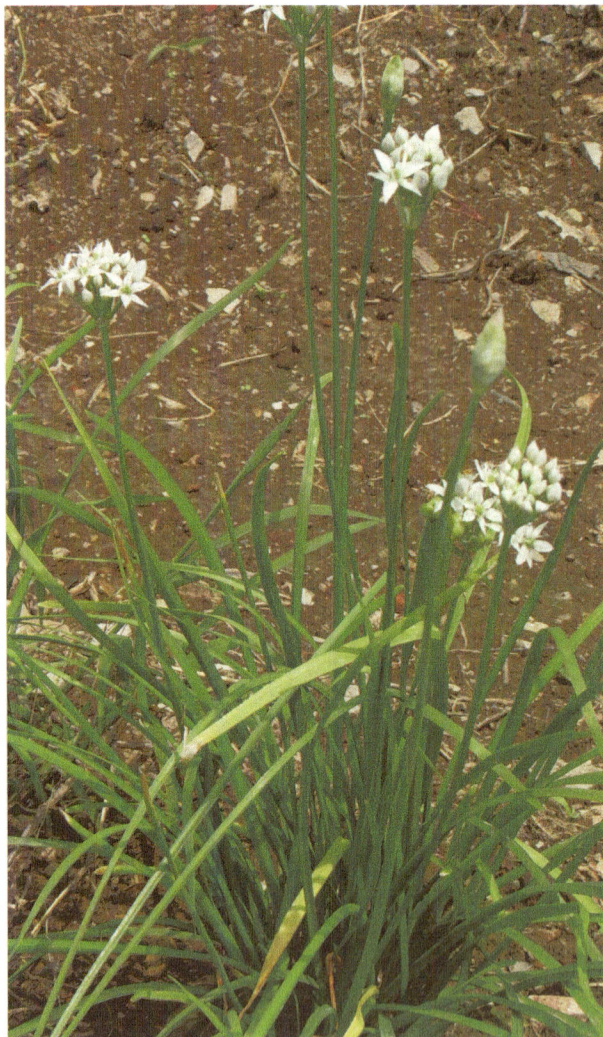

根可食

新 增

402 甘露儿（地牯牛）

【古籍原文】人家园圃中多栽。叶似地瓜儿叶甚阔，多有毛涩，其叶对节生，色微淡绿，又似薄荷叶，亦宽而皱，开红紫花，其根呼为甘露儿，形如小指，而纹节甚稠，皮色黔白。味甘。「救饥」采根洗净，煤熟，油盐调食。生腌食亦可。

【来　　源】为唇形科水苏属植物草石蚕*Stachys siebddii* Miq.的块茎及全草。

【形态特征】多年生草本。根状茎匍匐，其上密集须根及在顶端有串珠状肥大块茎的横走小根状茎；

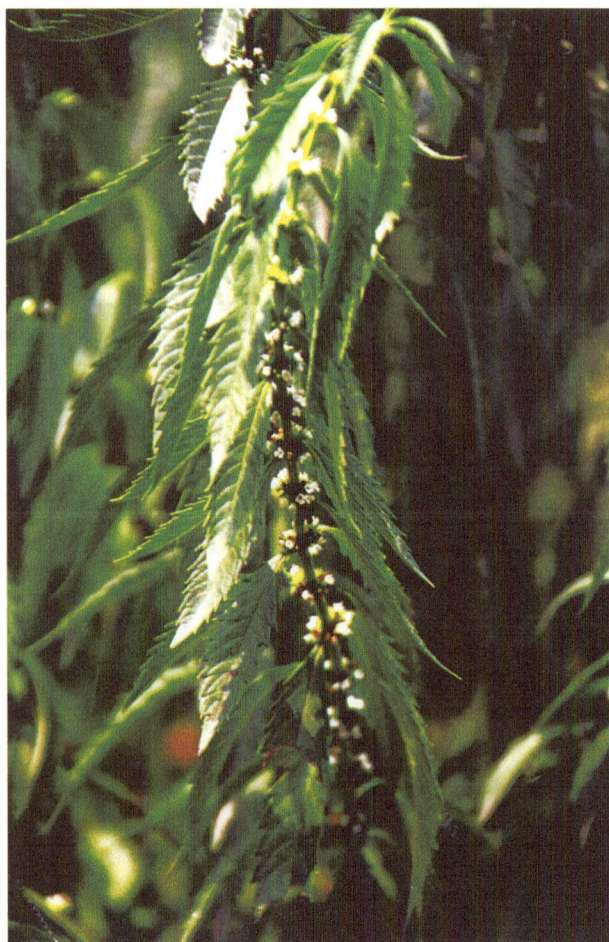

食。生腌食亦可。

【来　　源】为百合科植物多星韭*Allium wallichii* Kunth的全草。

【形态特征】多年生草本。鳞茎圆柱状不显著，具稍粗的根。叶狭条形至宽条形，具明显的中脉。花葶三棱状柱形，高10～100cm，下部被叶鞘；伞形花序扇状至半球状，具多数疏散或密集的花；花红色、紫红色、紫色至黑紫色，花丝等长，锥形；子房倒卵状球形，具3个圆棱，基部不具凹陷的密穴，花柱比子房长。

【性味功效】辛、甘，平。活血散瘀，祛风止痒。

【临床用方】做菜食可健脾养血、强筋壮骨。

【用法用量】内服：煎汤，9～15g。外用：适量，捣敷。

【现代研究】现代临床用于治疗跌打损伤、枪伤、荨麻疹、牛皮癣、漆疮等。

茎高30～120cm，在棱及节上有硬毛。叶对生；叶片卵形或长椭圆状卵形。轮伞花序通常具花6朵；花萼狭钟状，齿5枚，三角形；花冠粉红色至紫红色。小坚果卵球形，黑褐色，具小瘤。

【性味功效】甘，平。解表清肺，利湿解毒，补虚健脾。

【临床用方】《贵州草药》治风热感冒：地牯牛草60g。用法：水煎服。

【用法用量】内服：煎汤，全草15～30g，根30～60g；或浸酒；或焙干研末。外用：适量，煎水洗；或捣敷。

【使用注意】不宜生食或多食。

【现代研究】化学研究显示，含水苏苷A、B、C及水苏碱、胆碱、水苏糖等。现代临床用于治疗感冒发热、久病咳嗽、黄疸、疮疡肿毒、毒蛇咬伤等。

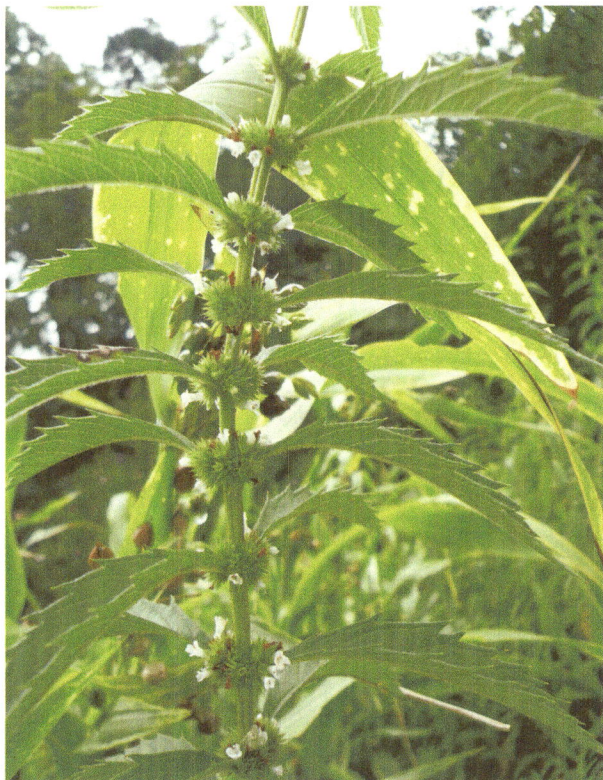

403 地瓜儿苗（泽兰）

【古籍原文】生田野中。苗高二尺余，茎方四楞，叶似薄荷叶，微长大，又似泽兰叶，拂茎而生，根名地瓜，形类甘露儿更长。味甘。「救饥」掘根洗净，煠熟，油盐调食。生腌食亦可。

【来源】为唇形科植物毛叶地瓜儿苗*Lycopus lucidus* Turcz. var. *hirtus* Regel的地上部分。

【形态特征】多年生草本，高80～120cm。地下

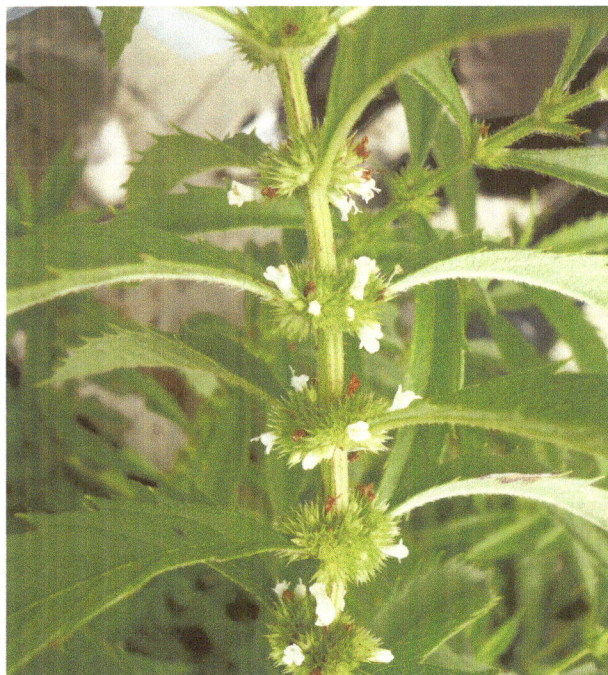

根茎横走，稍肥厚，白色。茎直立，方形4棱，中空，茎棱上被白色小硬毛，节上密集硬毛。叶交互对生，披针形至广披针形，先端长锐尖或渐尖，基部楔形，边缘有粗锯齿，近革质；叶柄短。轮伞花序腋生，花小，多数；花萼钟形，先端5裂；花瓣白色，钟形。坚果扁平。

【性味功效】苦、辛，微温。活血化瘀，行水消肿，解毒消痈。

【古方选录】《鸡峰普济方》泽兰汤：泽兰叶三两，当归、白芍各一两，甘草半两。用法：上为粗末，每服五钱匕，水二盏，煎至一盏，去滓温服，不以时。主治：经候微少，渐渐不通；手足骨肉烦痛，日就羸瘦，渐生潮热，其脉微数。

【用法用量】内服：煎汤，6～12g；或入丸、散。外用：适量，鲜品捣敷；或煎水熏洗。

【使用注意】孕妇；无血瘀或血虚者慎服。

【现代研究】化学研究显示，含挥发油和鞣质等。药理研究显示，可减少血小板数量、抑制血小板功能、促进纤溶活性，故有抗血栓形成及抗凝血作用，以及强心和较强抑制伤寒杆菌、痢疾杆菌、金黄色葡萄球菌等作用。现代临床用于妇女经闭、痛经、产后腹痛、痈肿疮毒、心功能不全性水肿、流行性出血热、蛇咬伤、跌打损伤和外伤出血等。

根叶皆可食

本草原有

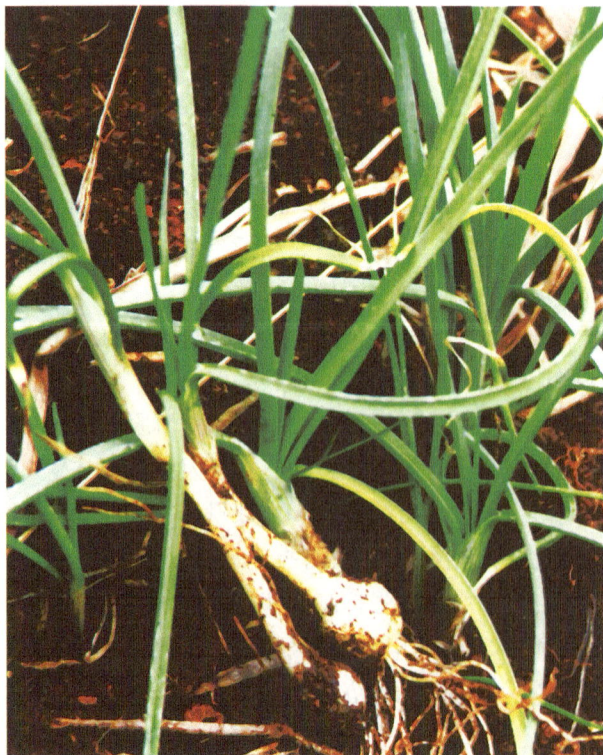

404 泽蒜（小蒜）

【古籍原文】又名小蒜。生田野中，今处处有之。生山中者名蒚。苗似细韭，叶中心撺葶，开淡粉紫花，根似蒜而甚小。味辛，性温，有小毒。又云热，有毒。「救饥」采苗根作羹，或生腌，或煠熟，油盐调，皆可食。「治病」文具本草菜部小蒜条下。

【来　　源】为百合科植物山蒜*Allium nipponicum* Fr. *et* Sav.的鳞茎。

【形态特征】多年生草本。鳞茎广卵形，白色，仅如枣大，外有膜被。叶根生，细长，管状，色绿。伞形花序顶生，苞片2片，卵形，膜质；花小，花被片6片，卵状披针形，先端钝，白色，或有紫色背线；雄蕊6枚，卵状，花药长圆形；子房上位，3室，花柱丝状。蒴果，室背开裂。种子黑色。

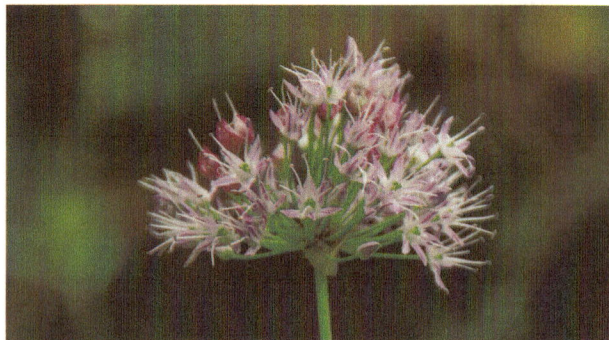

【性味功效】辛，温。温中去积，散瘀止痛。

【临床用方】①治心腹胀痛：小蒜100g。用法：加水适量，水煎取汁，顿服。②治毒虫咬伤：小蒜适量。用法：捣汁，涂于患处。

【用法用量】内服：煎汤；或捣汁生食等。

【使用注意】阴虚火旺、目疾、咽痛者慎用。

【现代研究】化学研究显示，含蛋白质、维生素C、磷、钙、大蒜糖、烯丙基硫化合物等。现代临床用于治疗腹部包块、瘀血肿胀疼痛、消化不良腹胀、皮肤痈肿、跌仆损伤等。

根叶皆可食

新　增

405 楼子葱

【古籍原文】人家园圃中多栽。苗叶根茎俱似葱，其叶梢头又生小葱四五枝，叠生三四层，故名楼子葱。不结子，但掐下小葱，栽之便活。味甘、辣，性温。「救饥」采苗茎连根择去细须，煠熟，油盐调食。生亦可食。「治病」与本草菜部下葱同用。

【现代研究】为百合科葱属植物，现代研究暂时无法确定原植物品种。

406 薤韭（韭菜）

【古籍原文】一名石韭。生辉县太行山山野中。叶似蒜叶而颇窄狭，又似肥韭叶微阔，花似韭花颇

大，根似韭根甚粗。味辣。「救饥」采苗叶煠熟，油盐调食。生亦可食。冬月采取根煠食。

【来　源】为百合科植物韭菜*Allium tuberosum* Rottl. ex Spreng. 的叶。

【形态特征】多年生草本植物，高20～45cm。具特殊强烈气味。根茎横卧；鳞茎狭圆锥形，簇生，鳞式外皮黄褐色。叶基生，条形，扁平。伞形花序簇生状或球状，多花；花白色或微带红色；花被片6片，狭卵形至长圆状披针形，花丝基部合生，狭三角状锥形；子房外壁具细的疣状突起。蒴果具倒心形的果瓣。

【性味功效】辛，温。补肾，温中，行气，散瘀，解毒。

【古方选录】《方脉正宗》治阳虚肾冷、阳道不振；或腰膝冷痛、遗精梦泄：韭菜白八两，胡桃肉（去皮）二两。用法：同芝麻油炒熟，日食之，服一月。

【临床用方】①《福建药物志》治急性乳腺炎：鲜韭菜60～90g。用法：捣烂，敷患处。②《中草药手册》治荨麻疹：韭菜、甘草各15g。用法：煎

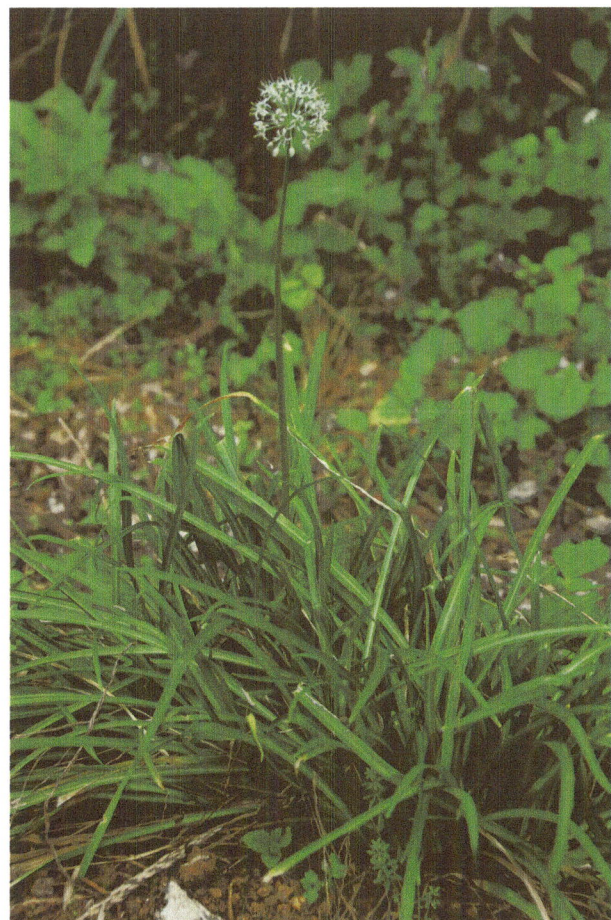

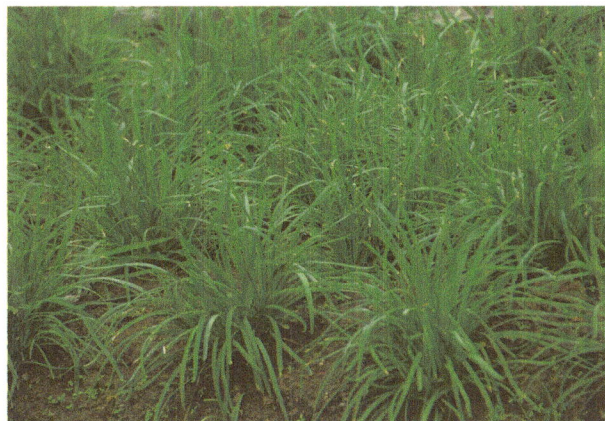

服，或用韭菜炒食。

【用法用量】内服：捣汁，60～120g；或煮粥；或炒熟做羹。外用：适量，捣敷；或煎水熏洗；或热熨。

【使用注意】阴虚内热者及疮疡、目疾患者慎食。

【现代研究】化学研究显示，含挥发油、硫化物、苷类、蛋白质、脂肪、糖类、胡萝卜素、维生素B、维生素C、钙、磷等。药理研究显示，有抗突变、抗滴虫作用。现代研究用于治疗阳痿、腹痛、反胃、胸前疼痛、衄血、吐血、尿血、痢疾、痔疮、痈疮肿毒、漆疮、跌打损伤等。

【附】韭根　韭子

韭根：韭的根。味辛，性温。内服：煎汤，鲜品30～60g；或捣汁。外用：适量，捣敷；或温熨；或研末调敷。功用：温中，行气，散瘀，解毒。主治：里寒腹痛、食积腹胀、胸痹疼痛、赤白带下、衄血、吐血、漆疮、疮癣、跌打损伤。阴虚内热者慎服。

韭子：韭的种子。味辛甘，性温。内服：煎汤，6～12g；或入丸、散。功用：补益肝肾，壮阳固精。主治：肾虚阳痿、腰膝酸软、遗精、尿频、尿浊、带下清稀。阴虚火旺者禁服。

407 水萝卜

【古籍原文】生田野下湿地中。苗初攒地生，叶似荠菜形而厚大，锯齿尖花，叶又似水芥叶，亦厚大，后分茎叉，梢间开淡黄花，结小角儿，根如白菜根而大。味甘，辣。「救饥」采根及叶煠熟，油盐调食。生亦可食。

【来　源】为十字花科植物沼生蔊菜*Rorippa islandica* (Oed.) Borb.的全草。

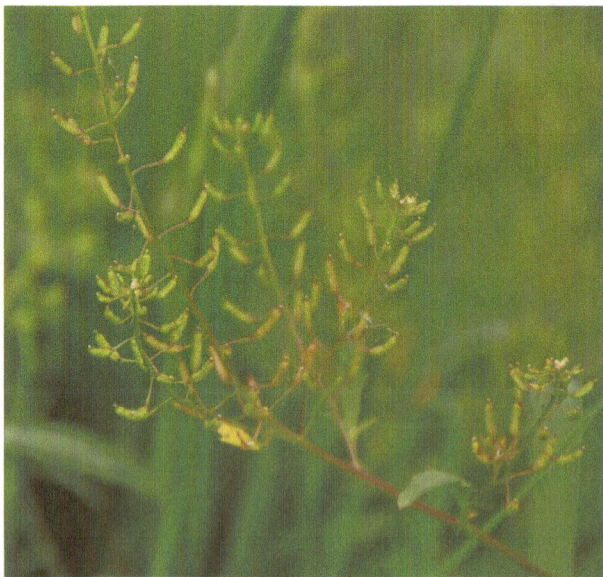

【形态特征】一年生或二年生草本，高15～50cm。茎直立，下部常带紫色，具棱。基生叶多数，叶片羽状深裂或大头羽裂，长圆形至狭长圆形；茎生叶向上渐小，叶片羽状深裂或具齿，基部耳状抱茎。总状花序顶生或腋生；花小，多数，黄色；萼片长椭圆形；花瓣长倒卵形至楔形；雄蕊6枚，花丝线状。短角果椭圆形或近圆柱形。种子每室2行，多数，褐色，细小，近卵形而扁。

【性味功效】辛、苦，凉。清热解毒，利水消肿。

【用法用量】内服：煎汤，6～15g。外用：适量，捣敷。

【现代研究】化学研究显示，种子含芥子碱。现代临床用于治疗感冒、咽喉肿痛、黄疸、水肿、关节炎、痈肿、烫火伤等。

408 野蔓菁（芜菁）

【古籍原文】生辉县栲栳圈山谷中。苗叶似家蔓菁叶而薄小，其叶头尖䂗，叶脚花叉甚多，叶间撺出枝叉，上开黄花，结小角，其子黑色，根似白菜根颇大。苗叶根味微苦。「救饥」采苗叶煠熟，水浸淘净，油盐调食。或采根，换水煮去苦味食之，亦可。

【来　　源】为十字花科草本植物芜菁*Brassica rapa* L.的根或叶。

【形态特征】二年生草本，高100cm。块根肉质，球形、扁圆形或长圆形。外皮白色、黄色或红色，内面白色，无辣味。茎直立，有分支。基生叶大头羽裂或为复叶，边缘波状或浅裂；中部及上部的茎生叶长圆状披针形，无毛，带粉霜。总状花序顶生；萼片4片，长圆形；花瓣4片，黄色，倒披针形；雄蕊4长2短；雌蕊1枚，柱头头状。长角果细圆柱形，具喙。种子球形，褐色或浅棕黄色。

【性味功效】辛、甘、苦，温。消食下气，解毒消肿。

【古方选录】《肘后备急方》治卒毒肿起、急痛：芜菁根（大者，削去上皮）一个。用法：熟捣，苦酒和如泥，煮三沸，急搅之，出，敷肿，帛裹上，日再三易。

【用法用量】内服：煮食或捣汁饮。外用：适量，捣敷。

【使用注意】不可多食，令人气胀。

【现代研究】化学研究显示，含蛋白质、脂肪、维生素C、维生素B$_1$、维生素B$_2$、糖、淀粉、烟酸、钙、铁、胡萝卜素等。药理研究显示，有抗菌、抗寄生虫、抑制甲状腺素合成等作用。现代临床用于治疗饮食不消化、腹痛、咳嗽、皮肤疔毒痈肿等。

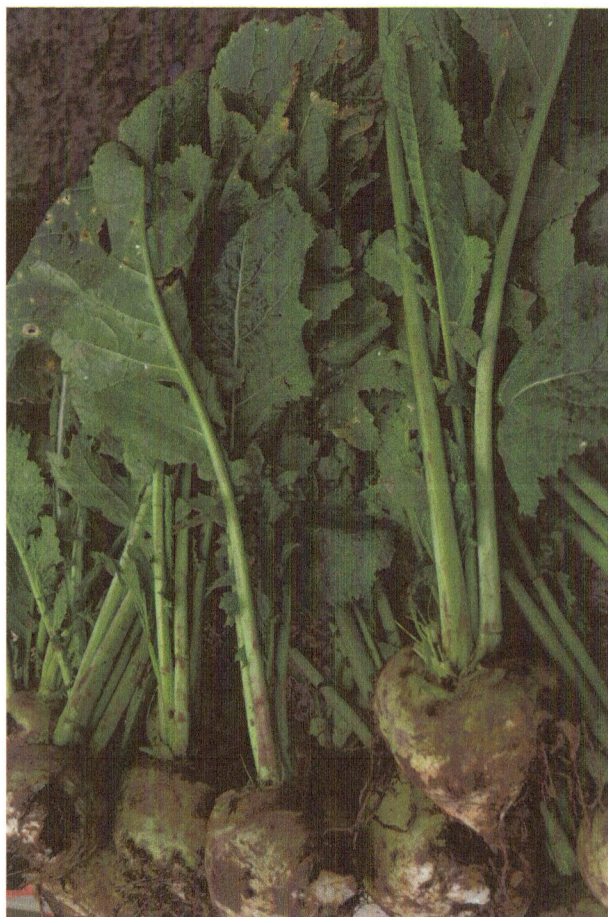

叶及实皆可食

本草原有

409 荠 菜

【古籍原文】生平泽中，今处处有之。苗搨地生，作锯齿叶，三四月出葶，分生茎叉，梢上开小白花，结实小似菥蓂子。苗叶味甘，性温，无毒。其实亦呼菥蓂子。其子味甘，性平。患气人食之动冷疾，不可与面同食，令人背闷。服丹石人不可食。「救饥」采子，用水调搅，良久成块，或作烧饼，或煮粥食，味甚粘滑。叶煤作菜食，或煮作羹，皆可。「治病」文具本草菜部条下。

【来　　源】为十字花科植物荠菜Capsella bursa-pastoris（L.）Medic.的全草。

【形态特征】一年生或二年生草本，高30～40cm。茎直立，有分支。叶自根丛生，羽状深裂，上部裂片三角形；茎生叶长圆形或线状披针形，顶部几成线形，边缘有缺刻或锯齿。总状花序顶生或腋生；萼片4片，绿色；花瓣4片，白色。短角果呈倒三角形。种子细小。

【性味功效】甘、淡，凉。凉肝止血，平肝明目，清热利湿。

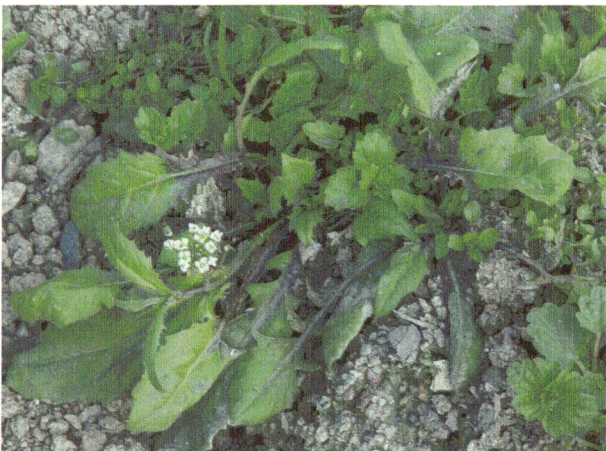

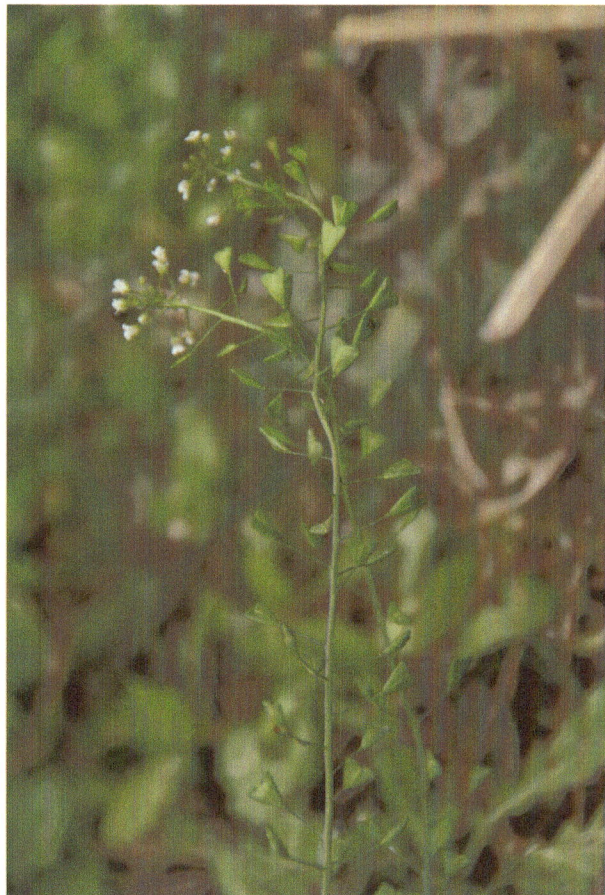

【临床用方】①《广西中草药》治崩漏及月经过多：荠菜、龙芽草各30g。用法：水煎服。②《福建药物志》治尿血：鲜荠菜125g。用法：水煎，调冬蜜服；或加陈棕榈炭3g，冲服。

【用法用量】内服：煎汤，15～30g，鲜品60～120g；或入丸、散。外用：适量，捣汁点眼。

【现代研究】化学研究显示，含荠菜酸、生物碱、多种氨基酸、黄酮类、糖类、蛋白质、胡萝卜素、维生素B、维生素C、钙、磷、铁等。药理研究显示，有兴奋子宫、双向调节凝血时间、抗肿瘤等作用。现代临床用于治疗吐血、衄血、咯血、尿血、崩漏、眼睛红肿疼痛、眼底出血、高血压、痢疾、肾炎水肿、乳糜尿等。

410 紫 苏

【古籍原文】一名桂荏。又有数种，有勺苏、鱼苏、山苏。出简州及无为军，今处处有之。苗高二尺许，茎方，叶似苏子叶微小，茎叶背面皆紫色，而气甚香，开粉红花，结小蒴，其子状如黍颗。味

辛，性温。又云味微辛、甘。子无毒。「救饥」采叶煤食，煮饮亦可。子研汁煮粥食之皆好。叶可生食，与鱼作羹，味佳。「治病」文具本草菜部苏子条下。

【来　　源】为唇形科植物紫苏*Perilla frutescens* (L.) Britt. var. *arguta* (Benth.) Hand. - Mazz.的叶或带叶的小软枝。

【形态特征】一年生草本，高30～200cm。茎直立，多分支，紫色、绿紫色或绿色。叶对生，紫红色或绿色，被长节毛；叶片阔卵形、卵状圆形或卵状三角形，边缘具粗锯齿。轮伞花序，顶生和腋生；花萼钟状，5齿；花冠唇形，白色或紫红色；雄蕊4枚，花药2室，花盘在前边膨大；雌蕊1枚；子房4裂，花柱基底着生，柱头2裂。小坚果近球形，灰棕色或褐色，有网纹。

【性味功效】辛，温。散寒解表，宣肺化痰，行气和中，安胎，解鱼蟹毒。

【古方选录】①《不知医必要》苏叶汤：苏叶、防风、川芎各一钱五分，陈皮一钱，甘草六分。用法：加生姜两片，煎服。主治：伤风发热。②《博济方》紫苏饮：紫苏、贝母、款冬花、汉防己各一分。用法：上四味研为细末，每服一钱，水一茶碗，煎至七分，去滓，温服，日再。主治：咳嗽。

【用法用量】内服：煎汤，5～10g。外用：适量，捣敷研末掺；或煎汤熏洗。

【使用注意】阴虚气虚者及温病者慎服。

【现代研究】化学研究显示，含紫苏醛、左旋柠檬烯及少量α-蒎烯等；还含精氨酸、苷类、鞣质以及铜、铬、锌、镍、铁等。药理研究显示，有镇静、解热、促进消化液分泌、增强胃肠蠕动、止咳

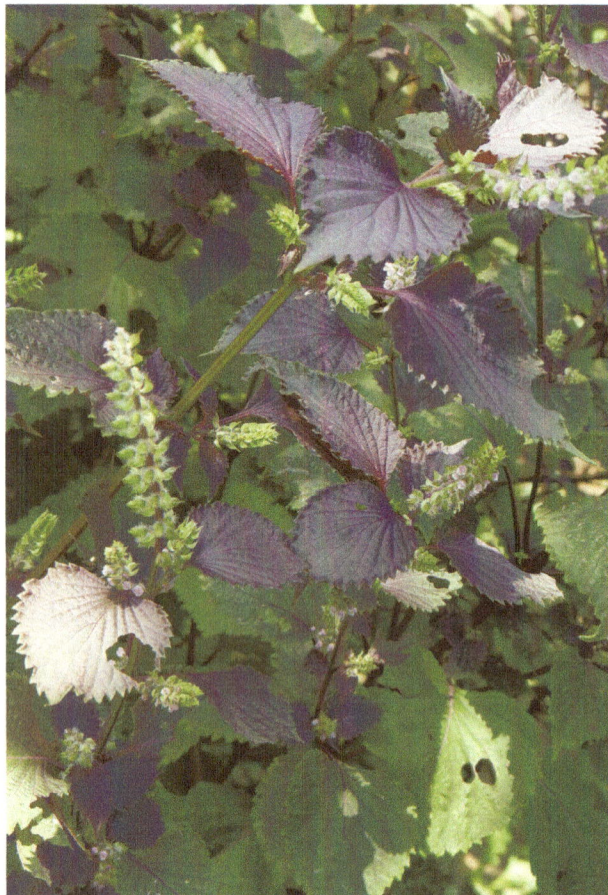

祛痰平喘、止血、抗凝血、升高血糖、抗炎、抗微生物等作用。现代临床用于治疗感冒咳嗽痰多、恶心呕吐、腹痛腹泻、早期妊娠呕吐、食鱼蟹中毒、急性上呼吸道感染、胃肠型感冒、慢性支气管炎等。

【附】紫苏梗　紫苏子

紫苏梗：紫苏的茎。味辛，性温。内服：煎汤，5～10g；或入散剂。功用：理气宽中，安胎，活血。主治：脾胃气滞、脘腹痞满、胎气不和、水肿脚气、咯血吐衄等，不宜久煎。

紫苏子

【来　　源】为唇形科植物紫苏的成熟果实。

【性味功效】辛，温。降气化痰，止咳平喘，润肠通便。

【古方选录】《外台秘要》治梦遗：苏子一升。用法：炒为末，酒调方寸匕，日再服。

【用法用量】内服：煎汤，5～10g；或入丸、散。

【使用注意】肺虚咳喘、脾虚便溏者禁服。

【现代研究】化学研究显示，含挥发油、脂肪油、维生素B₁及氨基酸等。药理研究显示有抗癌作用。现代临床用于治疗慢性支气管炎、支气管哮喘、肺

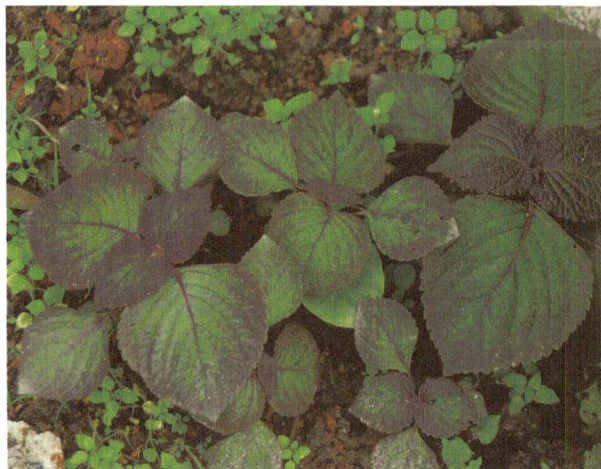

气肿、肺源性心脏病等所致的咳嗽气喘及肠燥便秘、顽固性咳嗽、肠道蛔虫病等。

411 荏子（白苏子）

【古籍原文】所在有之，生园圃中。苗高一二尺，茎方，叶似薄荷叶，极肥大，开淡紫花，结穗似紫苏穗，其子如黍粒，其枝茎对节生，东人呼为蔫，以其苏字，但除禾边故也。味辛，性温，无毒。「救饥」采嫩苗叶煠熟，油盐调食。子可炒食，又研之杂米作粥，甚肥美。亦可笮油用。「治病」文具本草菜部条下。

【来　　源】为唇形科植物白苏*Perilla frutescens* (L.) Britt.的果实。

【形态特征】一年生草本，高0.5～2.0m。茎直立，钝四棱形。叶对生，全为绿色；叶片阔卵形或圆形，边缘在基部以上有粗锯齿。轮伞花序有花2朵，组成顶生及腋生总状花序；花萼钟形，齿2枚，齿披针形；花冠通常白色，冠筒短；雄蕊4枚，花药2室，花柱先端2浅裂，花盘前方呈指状膨大。小坚果近球形，具网纹。

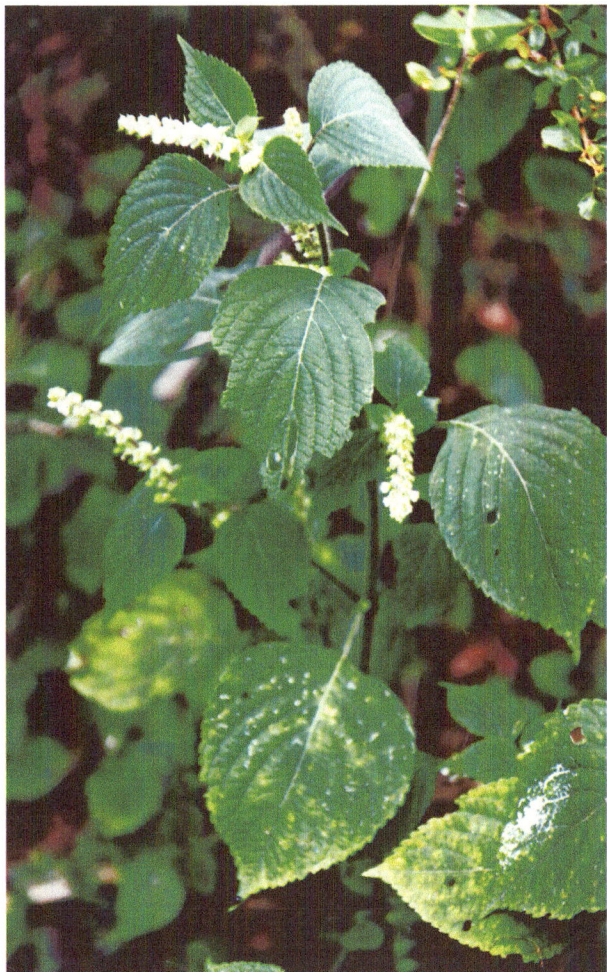

【性味功效】辛，温。降气祛痰，润肠通便。

【临床用方】①《福建药物志》治痰饮咳嗽：白苏子、橘皮各9～15g。用法：水煎服。②《福建药物志》防治流感：白苏子6g，青蒿、马兰、连钱草各9g。用法：水煎服。

【用法用量】内服：煎汤，5～10g。

【现代研究】化学研究显示，含左旋紫苏醛、白苏烯酮、松茸醇、左旋芳樟醇、脂肪油、α-亚麻酸等。化学研究显示，有调血脂、抑制肿瘤、抗血栓作用。现代临床用于治疗感冒咳逆喘痰、消化不良便秘等。

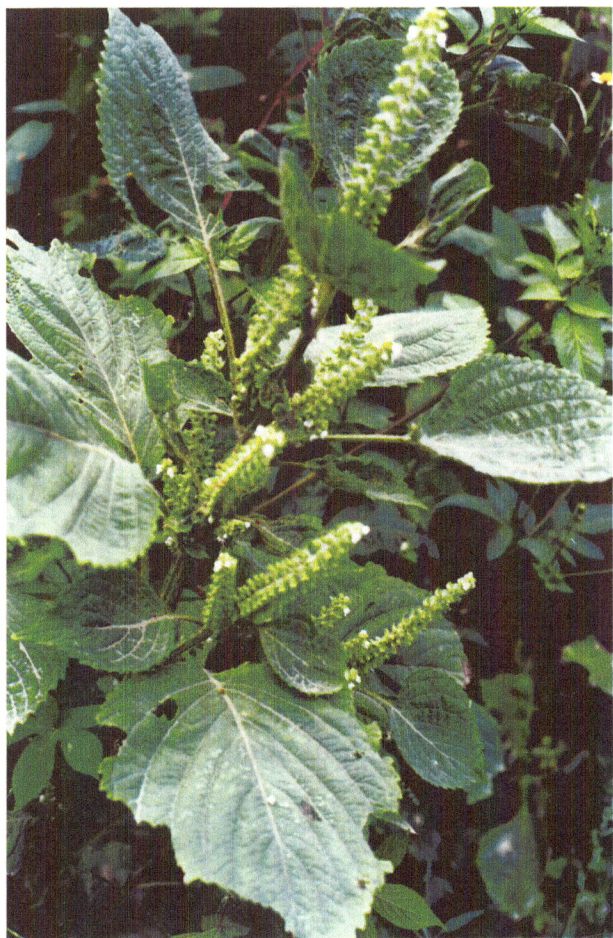

叶及实皆可食

新　增

---

412 灰菜（灰藜）

【古籍原文】生田野中，处处有之。苗高二三尺，茎有紫红线楞，叶有灰焅，结青子，成穗者甘，散穗者微苦。性暖，生墙下树下者不可用。「救饥」采苗叶煠熟，水浸淘净去灰气，油盐调食。晒干煠食尤佳。穗成熟时，采子捣为米，磨面作蒸饼食，皆可。

【来　源】为藜科植物小叶藜*Chenopodium album* L.的幼嫩全草。

【形态特征】二年生或隔年生草本，高20～120cm。茎直立粗壮。单叶互生；叶片长卵形或矩圆形，边缘有波状牙齿。春季开草绿色小花，花两性，排成腋生或顶生的圆锥花序；花被片5片，卵状椭圆形；雄蕊5枚，柱头2裂。胞果完全包于花被内或顶端稍露，果皮薄，和种子紧贴。种子双凸镜形，光亮。

【性味功效】甘，平；有小毒。清热祛湿，解毒消肿，杀虫止痒。

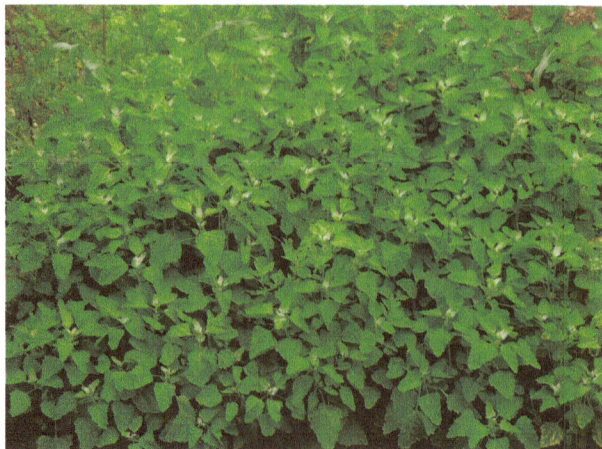

【临床用方】①《草药手册》治产后瘀血腹痛：鲜灰菜60g。用法：水煎服。②《上海常用中草药》治痢疾腹泻：灰菜全草30～60g。用法：水煎服。

【用法用量】内服：煎汤，15～30g。外用：适量，煎水漱口；或熏洗；或捣涂。

【使用注意】本品有光敏作用，皮肤过敏者慎服。

【现代研究】化学研究显示，含挥发油、齐墩果酸、L-亮氨酸、β-谷甾醇等。药理研究显示，有抗菌、光敏作用。现代临床用于治疗发热咳嗽、痢疾、腹泻、腹痛、疝气、龋齿痛、湿疹、白癜风、疮疡肿痛、毒蛇咬伤等。

---

413 丁香茄儿

【古籍原文】亦名天茄儿。延蔓而生，人家园篱边多种。茎紫，多刺，藤长丈余，叶似牵牛叶，甚大而无花叉，又似初生嫩苘叶却小，开粉紫边紫色心筒子花，状如牵牛花样，结小茄，如丁香样而大，有子如白牵牛子，亦大。味微苦。「救饥」采茄儿煠食，或腌作菜食。嫩叶亦可煠熟，油盐调食。

【来　源】为旋花科植物丁香茄*Calonyction muricatum* (L.) G. Don的种子。

【形态特征】一年生粗壮缠绕草本。茎圆柱形。单叶互生；叶片心形，先端长锐尖或尾状尖，脉极凸出。花单一或呈腋生的卷曲花序，花两性；萼片5片，卵形，肉质；花冠紫色或淡紫色，花冠管长圆形，冠檐漏斗状，裂片5片，三角形；雄蕊5枚，花丝长，花药大，基部心形，花盘浅杯状；子房无毛，2室，柱头大，二球状。蒴果球状卵形，具锐尖头。种子4颗，三棱形，黑色。

【性味功效】苦，寒。泻下，解蛇毒。

【用法用量】内服：煎汤，6～10g。外用：适量，研末调敷。

【现代研究】化学研究显示含麦角生物碱。药理研究显示，有较强的抗细菌、真菌活性等作用。现代研究用于治疗大便秘结、毒蛇咬伤等。

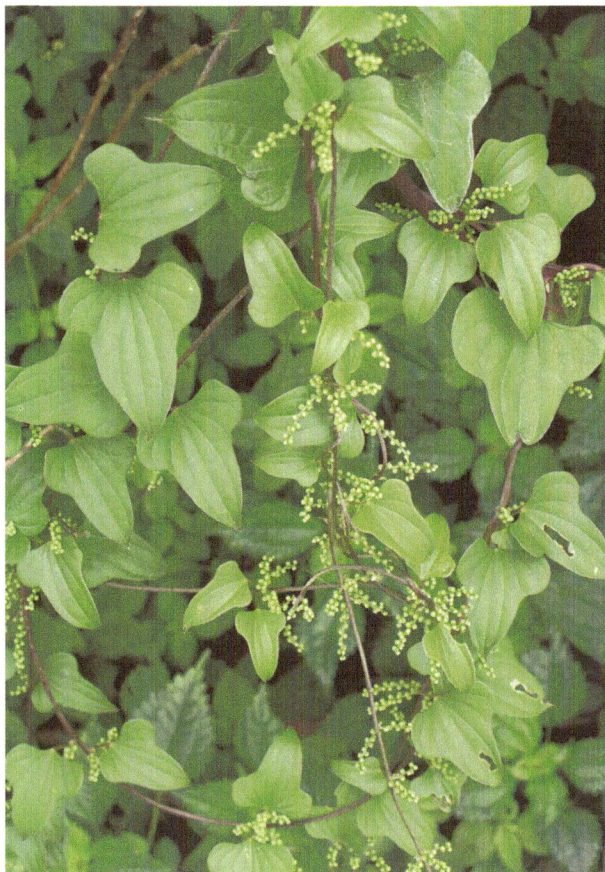

根及实皆可食

本草原有

414 山药

【古籍原文】本草名薯蓣，一名山芋，一名诸薯，一名修脆，一名儿草，秦楚名玉延，郑越名土藷。出明州、滁州，生嵩山山谷，今处处有之。春生苗，蔓延篱援，茎紫色，叶青，有三尖角，似千叶狗儿秧叶而光泽，开白花，结实如皂荚子大，其根皮色黔黄，中则白色，人家园圃种者肥大如手臂，味美。怀孟间产者，入药最佳。味甘，性温、平，无毒。紫芝为之使，恶甘遂。「救饥」掘取根，蒸食甚美，或火烧熟食，或煮食皆可。其实亦可煮食。「治病」文具本草草部薯蓣条下。

【来　源】为薯蓣科植物薯蓣Dioscorea opposite Thunb.的根茎。

【形态特征】缠绕草质藤本。块茎长圆柱形，垂直生长，长可达1m；新鲜时断面白色，富黏性，干后呈白色粉质。茎通常带紫红色，右旋，无毛。单叶，在茎下部的互生，中部以上的对生；叶片变异大，卵状三角形至宽卵状戟形；叶腋内常有珠芽

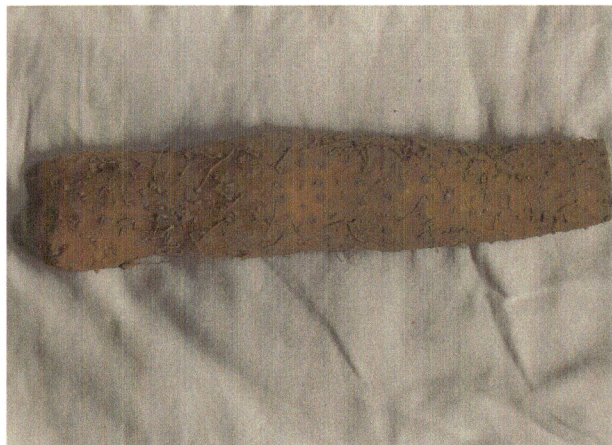

（即零余子）。雌雄异株；雄花序为穗状花序，雄蕊6枚；雌花序为穗状花序。蒴果不反折，三棱状扁圆形或三棱状圆形。种子四周有膜质翅。

【性味功效】甘，平。补脾养胃，生津益肺，补肾涩精。

【古方选录】《圣济总录》山芋丸：山芋、白术各一两，人参三分。用法：上三味，捣罗为细末，煮白面糊为丸，如小豆大，每服三十丸，空心食前温酒饮下。主治：脾胃虚弱，不思饮食。

【用法用量】内服：煎汤，15～30g，大剂量用主60～250g；或入丸、散。外用：适量，捣敷。

【使用注意】补阴宜生用，健脾止泻宜炒黄用；湿盛中满者或有实邪、积滞者禁服。

【现代研究】化学研究显示，含薯蓣皂苷元、糖蛋白、多糖、多巴胺、止杈素、多种甾醇及多种无机元素等。药理研究显示，有降血糖、促消化、提高免疫力等作用。现代临床用于治疗婴幼儿腹泻、白带过多、细菌性痢疾、胃肠功能失调腹泻、冻疮等。

中文药名索引

方剂名索引

拉丁学名索引

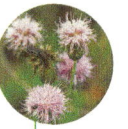

Carthamus tinctorius L. 红花/008

Carum carvi L. 葛缕子/040

Caryopteris nepetaefolia (Benth.) Maxim 荆芥叶莸/084

Cassia mimosoides L. 含羞草决明/216

Cassia tora L. 小决明/161

Catalpa bungei C. A. Mey. 楸树/207

Celosia argentea L. 青葙/038

Celtis bungeana Bl. 小叶朴/204

Cerastium glomeratum Thuill. 球序卷耳/046

Cerasus pseudocerasus (Lindl.) G. Don 樱桃/228

Cerasus tomentosa (Thunb.) Wall. 山樱桃/237

Chaenomeles speciosa (Sweet) Nakai 皱皮木瓜/233

Chelidonium majus L. 白屈菜/057

Chenopodium album L. var. centrorubrum Makino 红心藜/227

Chenopodium album L. 小叶藜/272

Chenopodium serotinum L. 小藜/059

Chimonanthus praecox (L.) Link 蜡梅/207

Chrysanthemum segetum L. 南茼蒿/250

Cicer arietinum L. 鹰嘴豆/217

Cirsium japonicum Fisch. ex DC. 大蓟/004

Cirsium setosum (Willd.) MB. 刺儿菜/003

Clematis hexapetala Pall. 棉团铁线莲/080

Clematis intricate Bge. 黄花铁线莲/162

Clinopodium chinense (Benth.) O. Ktze. 风轮菜/037

Cnidium monnieri（L.）Cuss. 蛇床/017

Coix lacryma - jobi L. var. ma - yuen (Romanet) Stapf 薏苡/124

Coix lacryma -jobi L. var. monilifer Watt. 川谷/128

Colocasia esculenta (L.) Schott 芋/243

Commelina diffusa Burm. f. 竹节草/032

Cornus macrophylla Wall. 梾木/174

Cornus officinalis Sieb. et Zucc. 山茱萸/191

Corydalis taliensis Franch. 金钩如意草/099

Cotinus coggyria Scop. 黄栌/172

Crataegus pinnatifida Bunge var. major N. E. Br. 山里红/193

Cryptotaenia japonica Hassk. 鸭儿芹/095

Cucubalus baccifer L. 狗筋蔓/091

Cydonia oblonga Mill. 榅桲/233

Cynanchum atratum Bge. 白薇/142

Cynanchum auriculatum Royle ex Wight 牛皮消/150

Cynanchum chinense R. Br. 鹅绒藤/105

Cynanchum paniculatum (Bunge) Kitag. 徐长卿/084

Cynanchum stauntonii （Decne.）Schltr. ex Lévl. 柳叶白前/056

Cynanchum thesioides (Freyn) K. Schum. 地稍瓜/135

D

Dalbergia hupeana Hance. 黄檀/181

Daucus carota L. 野胡萝卜/116

Dendranthema boreale (Makino) Ling 甘野菊/060

Dendranthema morifolium（Ramat.）Tzvel. 菊/159

Descurainia sophia (L.) Webb. ex Prantl. 播娘蒿/042、074

Dianthus chinensis L. 石竹/007

Dioscorea opposite Thunb. 薯蓣/118、273

Diospyros kaki Thunb. 柿/229

Diospyros lotus Linn. 君迁子/236

Dolichos lablab L. 扁豆/224

Duchesnea indica (Andr.) Focke. 蛇莓/137

E

Echinochloa crusgalli (L.) Beauv. 稗/127

Elaeagnus umbellata Thunb. 牛奶子/194

Eleacharis dulcis (Burm.f.) Trin. ex Henchel 荸荠/243

Eleusine coracana (L.) Gaertn. 穇子/127

Epilobium hirsutum L. 柳叶菜/046

Epimedium sagittatum (Sieb. et Zucc.) Maxim. 箭叶淫羊藿/028

Erodium stephanianum Willd. 牻牛儿苗/102

Euonymus verrucosoides Loes. 疣点卫矛/185

Euphorbia helioscopia L. 泽漆/016

Euphorbia humifusa Willd. 地锦草/098

Euptelea pleiospermn Hook. f. et Thonms 领春木/174

Euryale ferox Salisb. 芡/245

F

Fagopyrum esculentum Moench. 荞麦/219

Ficus carica L. 无花果/193

Foeniculum vulgare Mill. 茴香/018、064

G

Galium verum L. 蓬子菜/143

Gentiana manshurica Kitag. 条叶龙胆/022

Gleditsia heterophylla Bunge 野皂荚/187

Gleditsia sinensis Lam. 皂荚/201

Glycine max (L.) Merr. 大豆/223

Glycine soja Sieb. et Zucc. 野大豆/216

Glycyrrhiza pallidiflora Maxim. 刺果甘草/075

Gnaphalium japonicum Thunb. 白背鼠曲草/102

Gueldenstaedtia verna (Georgi) Boriss. 米口袋/144

P

P. davidiana (Carr.) Franch. 山桃/241

Panicum miliaceum L. 黍/129

Papaver somniferum L. 罂粟/220

Patrinia heterophylla Bge. 异叶败酱/054

Patrinia scabra Bunge 糙叶败酱/093

Penthorum chinense Pursh 扯根菜/058

Perilla frutescens (L.) Britt. var. arguta (Benth.) Hand.-Mazz. 紫苏/270

Perilla frutescens (L.) Britt. 白苏/225、271

Periploca sepium Bunge 杠柳/204

Peucedanum praeuptorum Dunn 白花前胡/023

Phaseolus calcalatus Roxb. 赤小豆/220

Phragmites australis Trin. 芦苇/154

Phyllostachys bambusoides Sieb. et Zucc. 桂竹/214

Physalis alkekengi L. var. franchetii (Mast.) Makino 挂金灯/139

Phytolacca acinosa Roxb. 商陆/110

Picrasma quassioides (D. Don) Benn. 苦木/180

Picris hieracioides L. 毛连菜/052

Pistacia chinensis Bunge 黄连木/175

Plantago asiatica L. 车前/010

Platycladus orientalis (Linn.) Franco. 侧柏/200

Platycodon grandiflorum（Jacq.）A. DC. 桔梗/018

Polygala tenuifolia Willd. 远志/148

Polygonatum odoratum (Mill.) Druce 玉竹/107

Polygonatum sibiricum Red. 黄精/146

Polygonum amphibium L. 两栖蓼/034

Polygonum aviculare L. 萹蓄/006

Polygonum cuspidatum Sieb. et Zucc. 虎杖/088

Polygonum lapathifolium L. var. salicifolium Sibth. 柳叶蓼/252

Polygonum multiflorum Thunb. 何首乌/157

Polygonum orientale L. 红蓼/010

Populus davidiana Dode. 山杨/171

Populus pseudo-simonii Kitag. 小青杨/179

Portulaca oleracea L. 马齿苋/248

Potamogeton crispus L. 菹草/151

Potentilla chinensis Ser. 委陵菜/078

Potentilla discolor Bge. 翻白草/121

Potentilla flagellaris Willd. ex Schlecht. 匍枝委陵菜/123

Potentilla supina L. 朝天委陵菜/072

Prinsepia uniflora Batal. 单花扁核木/188

Prunella vulgaris L. 夏枯草/019

Prunus armeniaca L. 杏/239

Prunus japonica Thunb. 郁李/234

Prunus persica (L.) Batsch 桃/241

Prunus salicina Lindl. 李/232

Prunus simonii Carr 鸡血李/237

Pueraria lobata (Willd.) Ohwi. 野葛/156

Punica granatum L. 石榴/238

Pyrus betulaefolia Bunge 杜梨/210

Pyrus pyrifolia (Burm. f.) Nakai 沙梨/230

Q

Quercus acutissima Carr. 麻栎/189

Quercus baronii Skan. 橿子栎/196

Quercus glandulifera Bl. var. brevipetiolata Nakai. 短柄枹栎/181

R

Rabdosia amethystoides (Benth.) Hara 香茶菜/100

Ranunculus chinensis (Bunge) 回回蒜/069

Rehmannia glutinosa Libosch. 地黄/147

Rhamnella franguloides (Maxim) Weberb. 猫乳/198

Rhamnus parvifolius Bge. 小叶鼠李/182

Rhamnus utilis Decne. 冻绿/176

Rhaponticum uniflorum (L.) DC. 祁州漏芦/021

Rhus chinensis Mill. 盐肤木/177

Rorippa globosa (Turcz.) Hayek 球果蔊菜/050、257

Rorippa indica (L.) Hiern 蔊菜/042

Rorippa islandica (Oed.) Borb. 沼生蔊菜/259、267

Rosa multiflora Thunb. 多花蔷薇/101

Rotala indica (Willd.) Koehne 节节菜/061

Rubia cordifolia L. 茜草/140

Rubus hirsutus Thunb. 刺蘑/131

Rumex japonicus Houtt. 羊蹄/138

S

Sagittaria trifolia L. var. sinensis (Sims) Makino 慈姑/164

Salvia japonica Thunb. 鼠尾草/083

Sanguisorba officinalis L. 地榆/025

Sanicula chinensis Bge. 变豆菜/086

Sanicula orthacantha S. Moore 直刺变豆菜/090

Saposhnikovia divaricata (Tuncz.) Schischk. 防风/014

Schizomepeta multifida (L.) Briq. 多裂叶荆芥/254

Scilla scilloides (Lindl.) Druce 绵枣儿/117

Scirpus validus Vahl 水葱/152